训练伤康复指引

主　编　杨英昕　常　祺　张治宇
副主编　包永欣　杜　菲　张怡冰
　　　　杨　旭　刘　佳

辽宁科学技术出版社
·沈阳·

图书在版编目（CIP）数据

训练伤康复指引 / 杨英昕，常祺，张治宇主编．—沈阳：辽宁科学技术出版社，2023.12

ISBN 978-7-5591-3215-4

Ⅰ．①训… Ⅱ．①杨… ②常… ③张… Ⅲ．①训练伤—康复医学 Ⅳ．① R873.09

中国国家版本馆 CIP 数据核字（2023）第 157834 号

出版发行：辽宁科学技术出版社

（地址：沈阳市和平区十一纬路25号 邮编：110003）

印 刷 者：辽宁鼎籍数码科技有限公司

经 销 者：各地新华书店

幅面尺寸：185 mm × 260 mm

印　　张：30

字　　数：620 千字

出版时间：2023 年 12 月第 1 版

印刷时间：2023 年 12 月第 1 次印刷

责任编辑：卢山秀

封面设计：顾　娜

版式设计：义　航

责任校对：黄跃成

书　　号：ISBN 978-7-5591-3215-4

定　　价：128.00元

联系电话：024-23284367

邮购热线：024-23284502

序　一

由于编制体制调整，北部战区总医院将沈河、和平等院区部分科室进行整合，成立了全新的康复医学科。在资源整合矛盾多、业务升级病患多、病区搬迁杂事多、人员调配困难多的情况下，杨英昕主任带领科室全体人员，在很短时间内高标准、高质量地完成了这本《训练伤康复指引》的编写，这种只争朝夕的进取精神、迎难而上的拼搏精神、枕戈待旦的敬业精神，让我产生敬佩之情。

军事训练是增强体能、提高战斗力的有力保障。官兵进行军事训练时，如果组织方法不科学、防护措施不到位、训练动作不规范、心理素质不过硬，极易导致训练伤发生，造成非战斗减员。康复医学科的同志们，紧盯这一制约战斗力生成的瓶颈问题，着眼未来战争对军事训练的新要求、新挑战，从工作实际出发，编写了这本具有很强现实意义的标准作业指导。

仔细研读后，我发现这本书有几个特点：一是科学性，以循证医学为依据，参考资料均为公认的国内外最权威发展成果；二是实用性，书中内容既有基础理论，又有技术方法，更有多位作者的实践经验和辩证思考；三是针对性，所列两大部分40种疾病，均为部队训练中常见病、多发病；四是全面性，全书坚持中西医结合，在借鉴现代康复医学治疗技术的同时，不忘吸纳中医传统康复技术和方法。

“姓军为战”是习主席对全军卫勤工作者提出的明确要求，也是北部战区总医院不懈的追求。希望康复医学科全体同志继续秉持“让祖国放心、让人民安心、让官兵舒心、让患者暖心”的使命担当，问心而立，向战而研，把自己逐步锻造成强军坐标系中最坚固的一环。

邢文荣

中国人民解放军北部战区总医院院长

2023 年 8 月 20 日

序　二

康复医学是现代医学的一个重要分支，是卫生健康工作的重要组成部分，在维护人民群众身心健康中发挥着重要作用。康复医学以改善受损功能、提高生活质量、重塑生命尊严为核心宗旨，直接体现了一个国家的民生事业发展水平和社会文明发达程度。

自 20 世纪下半叶开始，康复医学这门新兴的技术专业和康复治疗师这个新兴职业，显示了强劲的发展势头和成长活力，反映了医疗和病患对这门专业的迫切需求。国家近年来也相继出台了一系列政策规定，大大推动了康复医学工作发展。但是，快速发展带来的必然是“供求矛盾”的凸显，特别是迫切需要一套与实际工作相适应的“指南”，为康复医学从业人员提供工作规范和技术指导。

北部战区总医院康复医学科编纂的这部《训练伤康复指引》可谓是“应运而生”。这本《训练伤康复指引》遵循大健康大康复的理念，以康复医学常见疾病为主线，以康复医学技术方法为重点，以康复从业人员实操规范为准则，坚持追本溯源介绍每种疾病的概念、相关解剖结构、手术术式，坚持科技创新研判康复评定模式，坚持中西医结合并重制订康复计划、规范护理流程，既体现当今现代康复医学发展水平，又体现中国传统技术特色，是一套适合康复医学工作者的“实操宝典”。

作为一名从事康复医学研究与临床工作 30 余年的老同志，我深深地感到欣慰，衷心感谢北部战区总医院康复医学科全体同志的付出，感谢你们的辛勤努力，感谢你们为康复医学阵地增添了新鲜的血液。

狭路相逢智勇者胜，百舸争流奋楫者先，让我们一起为祖国的康复医学事业踔厉奋发，奋勇前行。

孙永新

辽宁省医学会物理医学与康复医学分会主任委员

中国医科大学附属第一医院康复医学科教授　博士生导师

2023 年 5 月 11 日

本书编委会

主　编　杨英昕　常　祺　张治宇

副主编　包永欣　杜　菲　张怡冰　杨　旭　刘　佳

编　委（按姓名笔画排序）

马　迪　马新棋　王　丹　王　坤　王亚龙　王成刚
王光旭　王梦璐　邓志筠　田　杨　田恩泽　田琳琳
史振广　包永欣　冯　静　朱　敏　任彩婷　刘天龙
刘允鹏　刘　佳　刘桂楠　许浩田　孙晓颖　杜　菲
李　丹　李　伟　李　阳　李　尊　李二伟　李洪岩
李博洋　杨　旭　杨英昕　吴增晖　张　尹　张　倩
张天洋　张永敏　张治宇　张怡冰　张孟博　陈雪丹
金墨林　周艳群　郑大鹏　赵　迪　赵美月　赵紫薇
郝长宏　胡靖郁　战　美　段英超　侯志远　俞倩馥
姜晓玲　姜琳琳　祚丹丹　栾绍斋　高　玲　郭　帅
郭思宁　曹赓祥　常　祺　梁　操　梁晓杰　董津含
韩　巍　韩芳芳　程慧敏　甄天旭　褚艳丽

目录

第一章

骨 折

第一节 腕关节骨折术后

手腕骨折是暴力外伤所致的骨折，属于急性病，主要致病原因是患者摔倒手着地等，临床上主要表现为腕关节疼痛、肿胀、关节障碍等症状，可严重危害人体健康，好发于儿童、骨质疏松的老年人。手腕骨折一般包括腕骨骨折和桡骨远端骨折。手腕骨折多为间接暴力引起，跌倒时手部着地，暴力向上传导，发生腕骨骨折或桡骨远端骨折。伸直型骨折常由于跌倒时肘部伸展，前臂旋前，腕关节背伸，手掌着地受伤所致。屈曲型骨折常由于跌倒时腕背着地、腕关节急骤掌屈，或手掌伸展，旋后位着地所致。暴力通常经手掌传递到远排腕骨，在掌骨撞击下造成远排腕骨骨折，远排腕骨可能会同时受到近排腕骨或桡骨远端的撞击或挤压。暴力可进一步传递到近排腕骨，在桡骨远端、尺骨远端等共同作用下导致近排腕骨骨折。

流行病学调查显示，手部骨折是最常见的肢体损伤，约占所有骨折的18%。腕部骨折以柯莱斯（Colles）骨折最常见，次为舟骨骨折，单独尺骨茎突或桡骨茎突骨折较少见。在腕骨骨折中，目前最为常见的是手舟骨骨折，约占所有手部骨折的10%，并占所有腕骨骨折的60%～70%[1-2]。其次为三角骨骨折，占腕骨骨折的13%～28%。大多角骨、钩骨、头状骨和小多角骨的骨折，占腕骨骨折的2%～4%。而豌豆骨骨折最为罕见，占手部骨折的0.5%～1%[3-5]。

【临床解剖】

腕骨共8块，分为近侧列腕骨、远侧列腕骨两列腕骨。近侧列腕骨从桡侧起有舟骨、月骨、三角骨和豌豆骨，远侧列腕骨有大多角骨、小多角骨、头状骨和钩骨。

腕骨的结构理论：1921年，Navarro提出腕骨可以划分为内、中、外三个纵列的纵列论；Taleisnik于1976年对Navarro的纵列论进行补充修正，内侧列腕骨由三角骨单独构成，中央列腕骨由原排4块腕骨和月骨构成，而外侧列腕骨由手舟骨构成；Meber支持纵列论的观点；Lange、Berger、Ruby则同意把腕骨分为远排腕骨和近排腕骨的概念，远排腕骨和近排腕骨各为一组紧密结合体并围绕各自固定轴旋转，手舟骨起两排腕骨的桥梁作用；Lichtman将腕关节描述成一个环状结构：远、近两排腕骨分别为远环端、近环端，大多角骨、舟骨间关节和三角骨间关节头尾相连，由此形成一个椭圆形的环状结构；20世纪80年代，Palmer 和 Kapandji 更明确地提出了腕关节三纵列（柱）的概念，即由舟骨、大多角骨、小多角骨和第 1、2 掌骨组成外纵列（或外侧柱），由月骨、头状骨和第 3 掌骨组成中间列（中间柱），由三角骨、钩骨和第 4、5 掌骨组成内侧纵列（内侧柱），尺侧纵列在三角软骨复合体的支持下发挥作用。

狭义的腕关节仅指桡腕关节，但从功能上讲，腕关节应包括桡尺远侧关节、桡腕关节、腕骨间关节和腕掌关节。它们在结构上相互联系，运动时为一功能整体，故常将它们称为腕关节复合体。腕关节是人体关节中最复杂的关节，这种复杂的结构，有利于手部功能的发挥，也是上肢承受力量的缓冲区。

一、桡尺远侧关节

（一）桡尺远侧关节组成

桡尺远侧关节由两部分组成，即垂直部和横部。前者由桡骨的尺切迹与尺骨头环状关节面构成，后者由尺骨头和关节盘构成。桡骨的尺切迹表面覆盖一层透明软骨，尺骨头的环状关节面的深层为透明软骨，浅层为纤维软骨。

桡尺远侧关节的关节囊薄弱且松弛，附于桡、尺骨相邻关节面的周缘。关节囊纤维层的前、后部较厚，滑膜层宽阔，其上部呈囊状膨出，突向前臂骨间膜下部的前方形成囊状隐窝。

关节腔狭长，呈 L 形，由桡骨的尺切迹与尺骨头环状关节面之间，向内延伸至尺头关节面与关节盘近侧面之间。桡尺远侧关节由两条关节囊韧带加强：一条位于关节的前面，叫桡尺掌侧韧带，旋后时该韧带紧张；另一条位于关节的后面，叫桡尺背侧韧带，旋前时该韧带紧张。桡尺远侧关节主要依靠桡尺掌、背韧带和关节盘维持稳定。

（二）桡尺远侧关节血供和神经支配

桡尺远侧关节的血供来自骨间前、后动脉的分支及腕掌、背侧网的分支，神经来自骨间前、后神经的分支。

二、桡腕关节

（一）桡腕关节组成

桡腕关节为典型的双轴椭圆关节，由桡骨远端的腕关节面和尺骨头下方的纤维性关节盘远侧面形成的关节窝，与近侧列腕骨的舟骨、月骨和三角骨构成的关节头共同组成。在舟骨、月骨和三角骨中，舟骨与月骨的关节面大致相等，与桡骨的关节面及关节盘的大部分相接触，三角骨几乎不占重要位置，手部承担的重量主要通过舟骨和月骨传递至前臂。

关节盘也称三角软骨，由纤维软骨组成，平面略呈三角形，位于尺骨头与三角骨之间的狭长区域内，其底连于桡骨下端内侧的尺骨切迹下缘，与桡骨远端关节面相移行，尖部附于尺骨茎突的桡侧及其基底小窝，部分与尺侧副韧带相连。关节盘的两面呈双凹形，其上面与尺骨小头相关节，下面与月骨的内侧部和三角骨构成桡腕关节的一部分。关节盘的中央部厚 3 ~ 5 mm，有的呈膜状，约 40% 中央部有不同程度的穿孔，周围部较厚，与关节囊愈合。关节盘将桡尺远侧关节和桡腕关节的关节腔分隔，当关节盘中央部分穿孔时，两关节腔之间相通。关节盘在腕骨与尺骨的远端之间保持缓冲垫的作用，并且还有紧密连接桡骨、尺骨和限制其过度运动的作用。在极度过伸桡腕关节并旋前或极度屈曲并旋后，同时腕部又遭受阻力的情况下，最易发生关节盘撕裂。

关节盘正常的解剖位置与桡、尺骨的连接关系，对维持桡腕关节和桡尺远侧关节的完整性及其运动有重要的意义。当关节盘被撕裂时，将会严重地影响桡腕关节的运动和旋前、旋后功能，是 Colles 骨折预后不良的原因之一。桡腕关节的关节囊薄而松弛，近端连于桡、尺骨的下端，远端附着于近侧列腕骨，四周有韧带加强。

其中，腕掌侧韧带有 5 条小韧带。①桡舟头韧带：起自桡骨茎突掌面的三角面，斜向尺侧，行经舟骨腰部的横凹并与其有薄弱的联结，然后止于头状骨体掌桡侧的近端。②桡月韧带：是稳定月骨的重要韧带之一，紧邻桡舟头韧带的尺侧，起自桡骨茎突掌面，向内侧走行越过舟骨近端和舟骨骨间韧带的掌面及桡舟月韧带的末端，并与后两者间有部分联结，然后以粗大的纤维束止于月骨掌面的桡侧。③桡舟月韧带：位于桡月韧带的尺侧且位置较深，起自桡骨远端桡腕关节面髁间嵴的掌面，并沿髁间嵴向背侧稍微延伸，故起点呈三角形，韧带向远侧也呈三角形分布，大部分纤维止于舟骨近端的掌面，同时也覆盖近端舟月间隙，与舟月骨间韧带相交织。韧带的尺侧缘有小部分止于月骨掌面的桡侧缘。④尺月韧带：紧邻桡舟月韧带的尺侧，起自桡骨末端尺侧的掌面和关节盘掌缘的桡侧半，止于月骨尺侧半的掌面和月三角骨间韧带。此韧带扁宽，较为粗壮，但伸展性小。⑤尺三角韧带：位于尺月韧带的尺侧，两者相邻紧密。该韧带起自关节盘掌缘的尺侧半，垂直下行止于三角骨的掌面。

腕背侧韧带均为关节囊韧带，较薄弱，主要有桡三角韧带和桡尺三角韧带。桡三角韧带，起自桡骨茎突背面近桡侧，纤维近乎横行斜向尺侧，越过舟骨背面，止于三角骨背面的桡侧。桡尺三角韧带，纤维起自桡骨背侧近尺缘及关节盘背侧缘桡侧半，斜行越过月骨背面，止于三角骨近端。此韧带较为坚韧，与掌侧桡月韧带相对立。

桡侧副韧带位于桡腕关节的桡侧，为一圆束纤维，连于桡骨茎突尖部的背侧与舟骨结节及腕屈肌腱鞘底。其背侧与腕背关节囊相连，掌侧与桡舟头韧带相邻。根据此韧带的附着位置，也可将其命名为桡舟韧带。

尺侧副韧带位于桡腕关节的尺侧，较为薄弱，无明显的韧带结构。这些稍增厚的结缔组织呈三角形，起于尺骨茎突基底部，纤维向下与关节盘尖部的纤维交错混合，然后止于豌豆骨、三角骨及腕横韧带的上缘。

在头状骨与月骨关节的掌面，三角头韧带与桡舟头韧带的末端有部分愈着，形成一弓桥状结构。由于头月关节之间没有韧带相连，因而形成腕中关节不稳的潜在因素。此弓桥恰位于头月关节及 Poirier 间隙之上，故对于保护 Poirier 间隙及维持头月关节的稳定有重要的作用。

掌侧和背侧副韧带加强关节囊的前后面，侧副韧带可防止桡腕关节过度内收或外展。

桡腕关节的关节腔宽阔，借关节盘及腕骨间韧带与桡尺远侧关节腔和腕骨间关节腔相隔，彼此不通。尽管关节囊四周有韧带相连，但其掌侧及背侧仍有缺陷。通过缺陷部位，关节腔可与邻近的滑液鞘相交通，如在钩骨或豌豆骨附近，尺侧滑液囊可与关节腔相通。关节囊的滑膜常形成滑膜皱襞突入关节腔内，也可形成滑膜憩室穿过关节囊的缺陷部位向外突出。

（二）桡腕关节血供和神经支配

桡腕关节的血供来自桡、尺动脉的腕掌支和腕背支骨间前动脉、掌深弓返支及骨间后动脉共同构成的腕掌侧网和腕背侧网。正中神经的骨间前神经和尺神经深支分布于桡腕关节掌面，桡神经的骨间后神经及尺神经的背侧支分布于关节的背面、桡侧和尺侧。

三、腕骨间关节

腕骨间关节是腕骨之间的联结，属于微动平面关节，可分为近侧列腕骨间关节、远侧列腕骨间关节和腕中关节 3 种。

（一）近侧列腕骨间关节

由舟骨与月骨、月骨与三角骨和豌豆骨与三角骨构成。舟骨与月骨和月骨与三角骨之间没有独立的关节囊，相邻骨之间借 3 种韧带相连。①腕骨间掌侧韧带：有 2 条，位于桡腕掌侧韧带的深面，连于舟骨与月骨之间的为舟月韧带，连于月骨与三角骨之间的为月三角韧带。此外，在舟骨与大多角骨、小多角骨及头状骨之间有小韧带相连。②腕骨间背侧韧带：有两条，分别连于舟骨与月骨之间和月骨与三角骨之间的背面。③腕骨骨间韧带：有 2 条，分别连于舟骨与月骨的相对面和月骨与三角骨的相对面的近侧，并与骨间掌、背侧韧带融合，将桡腕关节腔与腕骨间关节腔分开。舟骨、月骨和三角骨借上述 3 种韧带形成桡腕关节的关节头。上述 3 种韧带可出现穿孔，其出现率为 40%，此时，桡腕关节腔即与腕骨间关节腔相通，进而与腕中关节腔相通。

（二）远侧列腕骨间关节

由大多角骨与小多角骨、小多角骨与头状骨及头状骨与钩骨构成。相邻骨之间借下列韧带联结。①腕骨间掌侧韧带：有 3 条，分别连于大多角骨与小多角骨之间、小多角骨与头状骨之间、头状骨与钩骨之间的掌侧。②腕骨间背侧韧带：有 3 条，分别连于上述各骨之间的背侧。③腕骨骨间韧带：连于远侧列各骨相对关节面的中部，将远侧列各腕骨间的关节腔分为近、远侧两部分。近侧部分与腕中关节腔相通，远侧部分与腕掌关节腔相通。

（三）腕中关节

腕中关节又称腕横关节，位于近、远侧列腕骨之间，为滑膜关节。两关节面呈“~”状，可分为内、外侧两部。内侧部凸向近侧，由头状骨的头和钩骨的近侧面与舟骨、月骨和三角骨的远侧面构成，为变形的椭圆关节；外侧部凸向远侧，由大多角骨、小多角骨和舟骨的相邻面构成，为变形的平面关节。

关节囊附于关节面的周缘，背侧面较掌侧面松弛。关节囊的掌侧部有腕辐射韧带，它起自头状骨的头，纤维呈辐射状止于舟骨、月骨和三角骨，其中以三角骨与头状骨之间的三角头韧带和三角骨与钩骨之间的三角钩韧带较重要。关节囊的背侧有腕骨间背侧韧带，其纤维连接近、远侧列腕骨的背面。腕中关节的关节腔广阔而不规则，可延伸至近、远侧列腕骨之间。

（四）腕骨间关节血供和神经支配

腕骨间关节的血供来自腕掌侧网和腕背侧网的分支。骨间前神经分支分布于关节的掌侧，骨间后神经分支分布于关节的背侧。

四、腕掌关节

（一）腕掌关节的组成

腕掌关节由远侧列腕骨的远侧面与掌骨底关节面构成。因远侧列腕骨是 4 个，掌骨是 5 个，所以它们不是一对一的联结。拇指腕掌关节是拇指的关键性关节，由第 1 掌骨基底与大多角骨构成。从功能上讲，大多角骨是拇指的重要支柱，支撑拇指于腕骨上，完成多种运动。该关节为鞍状关节，第 1 掌骨的关节面呈前后凹面，大多角骨的关节面与其相反。关节囊肥厚而松弛，附着于关节面的周缘。关节腔宽阔。关节囊周围有数条韧带加强，包括桡侧的桡侧腕掌韧带，关节前、后方的掌背侧副韧带及骨间前、后韧带，分别连于第 1 掌骨基底与大多角骨的桡侧，掌、背两面及第 1、2 掌骨间，其中以桡侧腕掌韧带对拇指的稳定作用最强，背侧韧带较薄弱，但为拇长展肌腱附着于掌骨桡背侧的扩张部加强。

第 2 ~ 5 腕掌关节由远侧列腕骨与第 2 ~ 5 掌骨基底构成，其中第 2 腕掌关节由第 2 掌骨基底与大多角骨、小多角骨构成，第 3 腕掌关节由第 3 掌骨基底与头状骨构成，第 4 腕掌关节由第 4 掌骨基底与头状骨及钩骨构成，第 5 腕掌关节由第 5 掌骨基底与钩骨构成。关节囊附着于各关节面的周缘，除第 5 腕掌关节的关节囊较松弛外，其余均较紧张。关节囊的周围有腕掌背侧韧带、掌侧韧带和骨间韧带加强。背侧韧带为数条坚韧的短韧带，分别连于大多角骨、小多角骨与第 2 掌骨间，小多角骨、头状骨与第 3 掌骨间，头状骨、钩骨与第 4 掌骨间，以及钩骨与第 5 掌骨间。掌侧韧带与背侧韧带相似，但联结第 3 掌骨的韧带有 3 条，分别起自大多角骨、头状骨和钩骨。骨间韧带为短而坚韧的韧带，共有 2 条，分别连于钩骨、头状骨与第 3 和第 4 掌骨之间以及大多角骨与第 2 骨底的外侧缘之间。腕掌关节的关节腔宽阔迂曲，腔的近侧与远侧列腕骨间的远侧关节腔相通，远侧则延伸至第 2 ~ 5 掌骨间关节腔。

（二）腕掌关节血供和神经支配

拇指腕掌关节的血供主要来自桡动脉的分支，第 1 掌心动脉和第 1 掌背动脉，神经来自正中神经至拇指的分支。第 2 腕掌关节的动脉来自桡动脉的分支与骨间前、后动脉，第 3 腕掌关节的动脉来自第 1 掌背动脉及掌深弓的分支，第 4 腕掌关节的动脉来自掌深弓和第 2 掌背动脉的分支，第 5 腕掌关节的动脉来自尺动脉的分支及第 2 掌背动脉的分支。第 2 ~ 5 腕掌关节的神经主要来自尺神经的掌深支及桡神经的骨间后神经和正中神经的骨间前神经。

【病因与损伤机制】

手腕骨折在临床当中是非常常见的一种外伤，对于年轻的患者来讲，常常是由于严重的暴力引起，尤其是高处坠落伤以及严重的交通事故，这些因素都会导致手腕骨折。

另外，摔倒之后双手撑地，由于局部的暴力冲击也会导致手腕骨折，机器的砸伤或者是挤伤也会引起手腕骨折。对于老年患者来讲，手腕骨折主要是由于摔倒引起的，老年患者活动不便，经常容易摔倒，摔倒之后双手撑地，由于手腕部位的骨头质量是比较差的，出现骨质疏松，很容易导致手腕部位的骨折，有的患者损伤比较严重，还会出现关节面的损伤以及关节的脱位。

对腕部损伤的机制虽有不同看法，但多数学者均认为腕部的骨折都因腕部过度背伸承受暴力所致。有些腕骨骨折，同时也因腕部屈曲造成，如舟骨骨折。因此，了解下述事实对腕部损伤的机制有帮助。①最弱的韧带在腕桡侧。②腕极度背伸并向尺侧偏时，桡 - 头状骨韧带被牵拉得最紧。③近排腕骨有 5 个韧带与尺、桡骨相连。④远排腕骨与前臂相连的弱点为桡 - 头状骨韧带。

总之，在腕部韧带结构的特定情况下，一种使腕过度背伸又旋转尺侧偏的复合力量，造成了腕部的骨折。

【分类】

一、与治疗方案关系密切的分型

（1）稳定骨折和不稳定骨折。

（2）综合骨折的位置、骨折线形态、是否合并脱位等可对腕骨骨折进行命名，如舟骨结节骨折、钩骨纵向骨折、大多角骨撕脱骨折等。

（3）腕骨骨折可根据损伤机制、损伤结果分类，如月骨周围损伤 / 骨折、轴向暴力所致骨折、撕脱骨折等。

二、根据外力作用点来进行分型

（一）弯曲型

手腕 Colles 骨折是比较常见的手腕弯曲型骨折，跌倒时腕关节会处于背伸位，手掌着地，前臂旋前，进而导致受伤，并引起骨折。手腕弯曲型骨折还包括史密斯（Smith）骨折，患者在跌倒时腕关节会屈曲，并以手背着地。

（二）剪力型

手腕剪力型骨折主要是 Barton 骨折，患者桡骨远端关节面会骨折，并且伴随腕关节脱位。

（三）压缩型

Die-punch 骨折是比较常见的手腕压缩性骨折，这种骨折指的是桡骨远端月骨关节面会出现垂直压缩性骨折。

（四）撕脱型

手腕撕脱型骨折比较常见的是尺骨茎突骨折，是指肌肉强力收缩或牵拉导致肌腱或韧带附着点处的骨质出现部分或全部撕裂的骨折，通常会伴随肌腱或韧带损伤。

（五）复合型

手腕复合型骨折指的是以上这几种骨折同时出现，病情相对比较严重。

【诊断】

腕部骨折以柯莱斯（Colles）骨折最常见，次为舟骨骨折，其他腕骨骨折则少见，单独尺骨茎突或桡骨茎突骨折也少见。各种骨折如未及时治疗或治疗不当，常给患者带来不应有的损失和痛苦，因此，诊治时必须细心周到。桡骨端骨折，常合并有桡腕关节及下尺、桡关节的损坏，关节同时有损伤的比例为 60% ~ 87%。直接压力所造成的桡骨下端骨折患者，也可同时有肌腱神经伤。

一、柯莱斯（Colles）骨折

Colles 骨折多见于中老年有骨质疏松的患者，跌倒时腕部呈背伸位，手掌着地，骨折部位多在骨松质与骨密质的交界处，此处为力学上的弱点。其他年龄的人也可发生桡骨下端骨折，也可因直接暴力发生桡骨下端骨折，青少年因骨骺未闭合易发生骨骺分离骨折。

（一）Colles 骨折典型体征如下

（1）银叉状畸形：骨折远端连同手部向背侧移位，其近侧有凹陷。

（2）枪刺状畸形：骨折远端连同手部向桡侧移位，中指轴线与桡骨轴线不在同一平面上。

（3）直尺试验：正常时，将直尺放于腕尺侧，尺骨茎突距直尺在 1 cm 以上，桡骨下端骨折时，尺骨茎突可与直尺接触。

（4）尺骨茎突与桡骨茎突为直线关系：桡骨下端骨折后，尺骨茎突与桡骨茎突几乎在同一直线上，正常是桡骨茎突比尺骨茎突向远侧多出 1 ~ 1.5 cm。

（二）辅助检查

X 线摄影可见桡骨在距关节面 3.0 cm 左右处横断，正位片上远折端向桡侧移位，可与近折端有嵌插，下尺桡关节距离增大、分离，桡骨下端关节面向尺侧倾斜度减少，正常为 20° ~ 25°，骨折后可减小到 5° ~ 15°，甚至消失；侧位片上桡骨远折端向背侧移位，关节面掌侧倾斜角度减少或消失，正常为 10° ~ 15°。在老年人，远折端可呈粉碎性骨折。

（三）分类

不稳定桡骨下端骨折的分类（Lidstrom，1959）如下。Ⅰ度：无畸形，背侧无成角，桡骨缩短不超过 3 mm。Ⅱ度：轻度畸形，背侧成角 1° ~ 10°，桡骨缩短 3 ~ 6 mm。Ⅲ度：中度畸形，背侧成角 11° ~ 15°，桡骨缩短 7 ~ 12 mm。Ⅳ度：严重畸形，背侧成角大于 15°，桡骨缩短 12 mm 以上。

（四）分级

关节面情况分为 4 级（Knirk Jupiter，1986）。0 级：关节面平整，或有 1 mm 塌陷。Ⅰ级：关节面有 1 ~ 2 mm 塌陷。Ⅱ级：关节面有 2 ~ 3 mm 塌陷。Ⅲ级：关节面有 3 mm 以上塌陷。以上各种情况，在 X 线片上都易分辨，治疗时应注意。

二、史密斯（Smith）骨折

史密斯骨折也称相反的 Colles 骨折。1847 年史密斯描述其为恰在腕上桡骨下端的横行骨折，其远折端向掌侧移位。一般很少见，可见于老年女性。

三、巴尔通（Barton）骨折

巴尔通骨折为桡骨下端涉及桡骨关节面的骨折，同时有桡腕关节脱位。此骨折为 1839 年巴尔通所叙述，较史密斯骨折多见，骨折线为斜行，达桡腕关节面，掌侧的骨折块向近侧移位，手部也向近侧移位。有时为背侧片状骨折。

四、桡骨茎突骨折

此骨折为跌落时，手部着地，将腕部极力桡偏所致。骨折线为横行，从外侧斜向关节面，很少有移位。

五、舟骨骨折

舟骨骨折（Fractures of the Scaphoid）占腕骨骨折的 71.2%。多在舟骨腰部发生的，占舟骨骨折的70%，舟骨结节及舟骨近端骨折各占10%～15%。骨折线先自掌、尺侧开始，后达背外侧。多见于年轻人，儿童罕见。骨折多因患者腕背伸，手掌着地，非生理性腕过伸及桡偏，使舟骨发生旋转，舟、月骨韧带渐近断裂，为舟骨腰部骨折的主要因素。在此位置，舟骨背侧嵌在桡骨边缘，加上桡骨茎突及大多角骨的嵌压作用，遂在其腰部发生骨折，系直接受压所致。患者感到伸屈腕时疼痛，鼻烟壶处肿胀，背伸腕部时疼痛加重，被动伸拇指、示指时引起患部疼痛。舟骨骨折分为以下类型。

（1）第1型为稳定型：骨折无移位，韧带无明显损伤，不因伸腕，腕骨中部旋后尺偏或牵引而移位。掌屈位可保持骨折稳定。无移位的舟骨腰部骨折，表明韧带无损伤，骨膜完整。

（2）第2型及第3型均为不稳定型：韧带有中度或重度的损伤及月骨周围不稳。因韧带损伤，屈腕位不能保持骨折位置的稳定。患者鼻烟壶处肿胀并有明显压痛，不愿用力握拳，背伸时疼加重，握拳叩击第2、3掌骨远侧时感到腕部疼痛。

X线摄片，无移位的骨折，斜位片上易看出舟骨腰部骨折线。如骨折线不易看清，可用CT扫描法显示出骨折线，同时可看出有无腕骨不稳定现象。舟骨骨折有移位，正位像上即可看出，侧位像中呈台阶状，同时其桡侧的脂肪阴影带消失。

舟骨腰部骨折的骨折线有横行（与舟骨垂直）、水平及斜行3种。部分患者早期X线片上可无明显骨折征象，伤后2～3周骨折断端吸收，方可见明显骨折线。因此，对早期可疑有舟骨骨折而X线片无证据者，也可采用核素扫描的方法。如阴性，可排除舟骨骨折；如阳性，结合受伤史可考虑为舟骨骨折。断层X线片对诊断舟骨骨折很有价值。

六、三角骨骨折

三角骨骨折（Fracture of the Triquetrum）发生率仅次于舟骨骨折，占腕骨骨折的20.4%，可与舟骨骨折同时存在。

三角骨骨折分以下两种类型。

（1）背侧撕脱骨折：跌倒时腕过伸尺偏手部着地，迫使钩骨碰撞在三角骨的桡背侧部分，发生片状骨折，也可使桡腕韧带将三角骨撕脱一块，易在斜位或侧位X线片上看出。

（2）三角骨体部骨折：比撕脱骨折少见，常因直接撞击或韧带的牵拉所致，后者称为张力性骨折（Tension Fracture）。腕尺侧肿痛及压痛，活动受限，X线斜位片上易看到骨折线。

七、豌豆骨骨折

常因直接暴力发生的豌豆骨骨折（Fracture of the Pisiform）可为线状或粉碎性骨折，局部肿痛及压痛，用力屈腕疼痛加重，X线摄片可明确骨折情况。

八、钩骨骨折

钩骨骨折（Fracture of the Hamate）较少见，易被忽略。多为直接暴力所致。腕尺侧手掌侧肿胀、疼痛，用力握拳疼痛加重，以致握力减弱，不用力握举时疼痛不明显，压痛明显。钩骨钩部骨折局部深压痛，小指抗阻力外展疼痛加重。有时Guyon管中的尺神经运动支受压，指内收、外展力弱。

九、头状骨骨折

头状骨是最大的腕骨，是腕部活动的轴心，因直接暴力或极度腕背屈时易发生头状骨骨折（Fracture of the Capitate)。同时可有其他腕骨骨折，产生头状骨综合征。骨折的近端可旋转 90°～180°，诊断时要注意。

十、大多角骨骨折

单纯大多角骨骨折不常见，多伴有其他骨折，最常见的是第 1 掌骨和桡骨骨折，很少发生脱位。一般分为体部骨折、撕脱骨折和掌侧缘骨折 3 种类型。

患者表现为腕关节桡侧部肿胀，压痛，活动受限。舟骨结节处常有压痛，疼痛可沿拇展长肌腱放散，拇指活动可不受限，但拇指与其他指的捏力减弱。极少数掌侧缘骨折者会有正中神经压迫症状。Bett 法 X 线片可清楚显示骨折部位。

十一、儿童桡骨下端骨折

桡骨下端骨折及骺线分离，骨骺向背侧移位并倾斜，或同时向桡侧倾斜，与骨骺移位同时，常有一块三角形桡骨一同移位。桡骨下端骨折骨骺分离，不影响骨的生长，但骺线轻度的压缩虽无移位也可影响骨的生长。发生骨骺早融合，致尺骨继续生长发生下尺桡关节脱位。

【治疗】

一、外科治疗

（一）Colles 骨折的治疗

1. 麻醉

常用 2%利多卡因 10～15 mL，直接缓缓注入骨折处的血肿内，可获满意麻醉。注射前要抽取一下，有血液回流后再注射。情绪紧张患者，可予以止痛镇静药，如肌注哌替啶 100 mg，女性患者注射量可减少到 75 mg。

2. 手法复位

新鲜骨折要即行手法复位，等待肿胀消退才手法复位的做法是错误的。最好在电视 X 线机下进行手法复位，复位前先观察骨折移位情况。无电视 X 线机时应熟悉 X 线片上骨折移位情况，做到心中有数，以便顺利使骨折复位。手法复位分 3 个步骤进行。

（1）牵引：利用牵引及反牵引力量克服骨折端重叠。骨折端有嵌入对位能接受者，可不行手法。持续牵引后，畸形程度减小，表明骨折重叠部分已到骨折平面，牵引要缓而有力，一般 5～10 min 即可达到要求。骨折端有嵌入不符合功能要求时，可用加重畸形手法，分开嵌入部分，注意加重畸形手法不可猛然用力。

（2）前臂旋前：骨折端牵引到骨折线平面时，仍持续牵引，同时用力将前臂旋前，使旋前方肌松弛，屈腕使屈肌松弛，才便于压背侧移位的远折端向掌侧移动。

（3）手掌下旋：在持续牵引下，术者一手固定远折端，另一手拇指压在远折端，将手掌向下旋转，屈腕并在牵引同时下压远折端，可达复位目的。或在助手对抗牵引下，术者双手第 2 ~ 5 指向上推及固定近折端并作为支点，双手拇指向下压远折端，屈腕向下旋转连续复位手法，骨折复位的标志是银叉状畸形消失，扪诊时桡骨表面平整，X 线透视骨折对位良好。由于 Colles 骨折多为横行骨折，复位后保持屈腕位，即使旋后前臂，也不易再错位。

3. 固定

固定时要保持腕部屈曲尺侧偏及前臂旋前位。如用石膏固定时，应将肘、腕及拇指固定。石膏固定手部，要能使掌指关节活动为佳。无移位而又嵌入的骨折，只用石膏夹板固定即可，固定时间 4 周。用小夹板固定时，要衬垫好，掌侧夹板在腕关节近侧，背侧夹板要超过掌指关节，其下垫厚纱布垫保持腕掌屈位。腕桡侧用或不用夹板均可，夹板长度不可超过肘关节，以便练习上肢活动。小夹板的束带要随时调整，使松紧合适。固定时间 3 ~ 4 周。固定后，拍摄 X 线片以备治疗后对照用。

由于固定后 7 ~ 10 天仍有错位可能，要拍摄 X 线片复查。如有错位，立即手法纠正；如无错位，石膏有松动，更换石膏。3 ~ 4 周去除外固定物，再拍摄 X 线片检查对位情况，此时虽无明显骨痂，但已有内骨愈合，戴护腕保护，防止再跌伤。延长固定时间并无积极意义，只会加重失用性骨质疏松。

经上述手法仍不能保持对位的不稳定骨折，除可采用常规内固定方法外，也可采用外固定方法，即经皮下在桡骨干、第 2 掌骨各穿 2 枚克氏针，然后将克氏针固定在外固定架上，应用力学原理，纠正桡骨下端畸形及缩短。固定 10 周左右。对于桡骨下端严重粉碎性骨折，要取髂骨植骨支持关节面的平整。

（二）史密斯（Smith）骨折的治疗

手法复位的步骤与 Colles 骨折相反，复位后保持腕背屈及前臂旋后位，用长臂石膏管型固定 6 周。

（三）巴尔通（Barton）骨折的治疗

此类型骨折手法复位不易保持对位，需手术复位，用钢板螺钉内固定，术后用短臂石膏固定 6 周，然后练习手及腕部活动。

（四）桡骨茎突骨折的治疗

用短臂石膏托固定 4 周即可，固定时保持桡侧偏。如复位不易，则开放复位，用克氏针内固定，石膏托固定 4 周。

（五）舟骨骨折的治疗

1. 治疗原则

处理舟骨骨折的方法不一，但总的方针是根据临床制定治疗方法。在一处骨折中可贯穿着早期治疗与晚期治疗两个方面。应注意，舟骨骨折后，腕关节不稳定，舟骨常向背侧屈，使桡、头、月骨的直线对位丧失，轴线呈“之”字形，治疗时需纠正。

从实验的生物力学上看到，保持腕部的桡偏及掌屈，加以保持良好对位，尺偏及背伸使靠近头状骨处的骨折线分离。无移位时，用包括拇指近节的短臂石膏固定，一般固定 8 ~ 12 周。有移位的复位后，在桡偏掌屈位用长臂石膏固定 12 ~ 16 周。

对于疑有舟骨骨折的病例，应在石膏夹板固定 2 ~ 3 周后再摄 X 线片，以免漏诊；如有骨折，此时可见清楚的骨折线，然后再延长固定时间。舟骨骨折的不愈合率高。舟骨骨折

2/3 发生在舟骨腰部，1/3 发生在舟骨近端。骨折间隙＞1 mm，月骨、头骨夹角＞15°，或舟骨、月骨夹角＞45°，均为移位表现。85% 的不连接可由于移位所引起。治疗舟骨各部位骨折的方法，下面分别加以叙述。

舟骨骨折中 1/3 为舟骨腰部骨折，舟骨腰部为舟骨骨折中最常见的发生部位。Bunnel（1964）认为舟骨骨折比 Colles 骨折多，骨折延迟愈合及不愈合率高，多因固定时间不够，或忽略未及时治疗所致。横行及斜行骨折比较稳定，固定 6 ~ 12 周可望愈合，而垂直的斜行骨折较不稳定，固定时间要长。固定拇指近节的目的为解除拇展短肌的不利作用，用长臂石膏在于限制旋前及旋后活动，不使桡腕韧带影响舟骨。6 周后可改用短臂石膏。只用短臂石膏固定，骨折愈合率达 95%。舟骨骨折不稳定，在牵引下手法复位，连同中指、示指屈曲掌指关节固定 6 周，在固定期间，要定期检查，到骨性愈合为止。必要时做断层扫描，核实骨折愈合的真实性。新鲜骨折，有明显移位及腕部不稳定，非手术治疗 3 ~ 4 个月后无愈合迹象，有症状或伤后 3 ~ 4 个月未治疗仍有明显症状的，均应手术治疗。但有骨折不愈合，而无症状及腕骨的高度无改变的，可不手术，仍继续非手术疗法。

2. 手术方法

（1）植骨术（Bone Graft）：为 1928 年 Adams 所介绍、Murray（1934）及 Burnertt（1934）所报道的用胫骨骨栓治疗舟骨骨折不愈合的经验方法。1937 年，Matti 用骨松质植骨法治疗舟骨骨折不愈合。1960 年 Russe 报道了改进的植骨方法，治愈率高，现已被广泛采用为治疗舟骨骨折不愈合的有效方法。但关节面有创伤性改变时，不能应用此法。舟骨有无菌坏死或有囊性变时则可应用本法，舟骨有无菌坏死时成功率低。用带旋前方肌肌蒂桡骨瓣植骨法优于一般植骨法。

（2）桡骨茎突切除术（Radial Styloidetomy）：Bentzon 在 1939 年使用此法，切除桡骨茎突后，使有疼痛的舟骨骨折不连接转为无痛的不连接。在鼻烟壶处骨膜下切除桡骨茎突，可用于植骨。有创伤性关节炎改变时，单做桡骨茎突切除效果不佳。不可过分切除桡骨茎突，否则会引起腕关节不稳定。

（3）克氏针固定术：舟骨骨折同时有腕部不稳定及腕骨脱位时，可用克氏针固定骨折，同时复位腕骨脱位。术后用石膏托固定腕中位及桡侧屈位。定期检查，直到骨折愈合为止。也可在电视 X 线机透视下，经皮下用细克氏针（直径为 0.6 mm），于不同方向固定骨折，愈合率达 83% ~ 88%。

（4）近排腕骨切除术：也为治疗舟骨骨折不愈合的一种方法，老年及青壮年的舟骨骨折不愈合，都可采用，但由于效果不满意，已不常使用。

（5）加压螺钉固定术：用于有移位的新鲜骨折及骨折不愈合均可，Hebert（1986）用此法治疗舟骨骨折，成功率达 97%。

1）舟骨近侧 1/3 骨折：舟骨近侧 1/3 的血液供给是由远侧经舟骨腰部而来，但约有 30% 腰部供血很差，因而舟骨近侧 1/3 骨折愈合差。此部骨折的愈合期，要比中 1/3 骨折晚 6 ~ 11 周，有 14% ~ 29% 不愈合。治疗方面，可用 Russe 植骨法治疗。如骨折块很小，可将其切除，塞入卷曲的掌长肌或小的硅胶假体，以保持腕骨稳定性。如骨折伴有腕骨不稳定，则做腕骨局部融合术。

2）舟骨远侧 1/3 骨折（结节部骨折）：临床少见，舟骨结节在腕关节处，骨折后稳定，血液供给丰富，用短臂石膏托固定 3 ~ 4 周即可。垂直性骨折，用立体断层法才能发现，石膏托固定 4 ~ 8 周。

3）舟骨不愈合且有创伤性关节炎时，可做舟骨置换术，但退行性变范围广，腕骨不稳定时不能用此法。

（六）三角骨骨折的治疗

三角骨骨折发生率仅次于舟骨骨折，占腕骨骨折的 20.4%，可与舟骨骨折同时存在。

单纯三角骨体部骨折，石膏固定 3 ~ 6 周，预后好，撕脱骨折常有不愈合，需手术去除骨折片同时修复有关韧带，疑有掌侧韧带伤时要仔细检查。

（七）豌豆骨骨折的治疗

常因直接暴力发生的豌豆骨骨折，可为线状或粉碎性骨折，局部肿痛及压痛、用力屈腕时疼痛加重，X 线摄片可明确骨折情况。用石膏托固定腕中位 3 ~ 4 周，因豌豆骨是做精细动作的稳定点，有时需将小碎骨块切除，改善手部功能。因骨折发生豌豆骨、三角骨关节病变，或不稳时，则将豌豆骨切除，这种情况多与腕部其他损伤同时发生。

（八）钩骨骨折的治疗

钩骨体部骨折用石膏托固定 3 ~ 4 周即可。有时需用克氏针内固定，钩部骨折外固定或内固定时均可有不愈合，手术切除可获满意效果。钩骨的钩部骨折不愈合，可引起屈指肌腱的磨损断裂或肌腱炎，也可引起尺神经深支受压，需将钩部切除，修复屈指肌腱，或减压松解神经。

（九）头状骨骨折的治疗

头状骨是最大的腕骨，是腕部活动的轴心。手法复位后，石膏固定 6 周，不愈合时做植骨术。如骨折块大，行开放复位内固定，石膏固定 5 ~ 8 周。

（十）大多角骨骨折的治疗

对稳定骨折和撕脱骨折，可于石膏固定 4 周后，改用石膏夹板保护下进行功能锻炼。对不稳定骨折，骨折线穿过大多角骨与掌骨之间关节的骨折，须行开放复位，用螺丝钉或克氏针固定。如掌侧缘骨折不连接，也可经掌侧入路切除骨折片。

（十一）儿童桡骨下端骨折

治疗方法同成年人 Colles 骨折的治疗。

二、腕部骨折的康复治疗

（一）康复评定

1. 腕关节功能

采用 Gartland-Werley（G-W）腕关节功能评分系统对患者患侧腕关节的功能进行评估。G-W 腕关节功能评分系统，包括主观评估、客观评估两个部分。主观评估由患者根据活动受限严重程度、疼痛自我感受自行评估，每项计 0、2、4、6 分，共 12 分，评分越低，表示腕关节功能越佳；客观评估包括背伸缺陷、尺偏缺陷等 9 个部分，共 20 分，评分越低，表示腕关节功能越佳（表 1-1）。

表 1-1 Gartland-Werley 腕关节功能评分系统

缺陷评分系统	评分
残余畸形（0~3 分）	
尺骨茎突突出	1 分
掌侧畸形	2 分
桡偏畸形	2 或 3 分
主观评估（0~6 分）	
优：无疼痛、残疾或活动受限	0 分
良：偶有疼痛，运动有些受限，感到腕关节无力	2 分
可：偶有疼痛，运动有些受限，感到腕关节无力，如果注意，并无特殊不便，活动轻微受限	4 分
差：疼痛，活动受限，残疾，活动明显受限	6 分
客观评估（0~5 分）	
背伸缺陷（< 45°）	5 分
尺偏缺陷（< 15°）	3 分
旋后缺陷（< 50°）	2 分
掌屈缺陷（< 30°）	1 分
桡偏缺陷（< 15°）	1 分
环形运动缺陷	1 分
下尺桡关节疼痛	1 分
握力是对侧的 60% 或以下	1 分
旋前缺陷	2 分
并发症（0~5 分）	
关节炎改变	
轻微	1 分
轻微，伴有疼痛	3 分
中度	2 分
中度，伴有疼痛	4 分
严重	3 分
严重，伴有疼痛	5 分

续表

缺陷评分系统	评分
神经并发症（正中神经）	1 或 3 分
石膏管形导致的手指功能差	1 或 2 分
最终结果	
优	0 ~ 2 分
良	3 ~ 8 分
可	9 ~ 20 分
差	≥ 21 分

客观评估依据正常活动度为：背伸 45°，掌屈 30°，桡偏 15°，尺偏 15°，旋前与旋后各 50°。

2. 腕关节活动度

测量患者的腕关节背伸度、掌屈度、桡偏角。

（二）治疗计划

1. 运动疗法

（1）肌力训练：以主动运动、抗阻运动为主，配合器械训练，来增强屈腕肌群、伸腕肌群、屈指肌群、屈掌指关节肌群、对掌肌群的肌力。

术后第 1 ~ 3 日即可开始对患者进行掌指关节以及手指关节活动练习指导，手术后 1 周内主要以腕关节的被动活动为主，并于 1 周后增加腕关节主动活动，同时适当延长患者训练时间，依据患者恢复状况于术后 1 周适当增加前臂肌腱训练，同时适当增加训练时间以及训练次数，于术后 2 周开展腕关节屈伸以及旋转等相关训练。手术后第 6 周可开展轻度力量的腕部与前臂力量训练以及肌肉等长收缩练习，手术后第 7 周可适当调整为中等力量训练，并于第 8 周进行肌肉等张收缩训练，依据患者自身恢复情况进行中度到重度力量训练。第 6 ~ 8 周，可在无痛范围内进行腕关节和前臂的全范围运动，比如，坐位时屈肘 90°，患侧上臂紧贴身体侧方进行前臂旋转活动。治疗后第 8 ~ 12 周，可恢复患侧上肢各关节肌力和活动度，逐渐回归日常生活和工作。锻炼全程需坚持循序渐进、个体化的原则，康复师观察患者耐受程度逐渐增加关节活动度及训练强度。

（2）腕部关节松动术：①桡尺远端关节：a. 前后向滑动，b. 后前向滑动。②桡腕关节：a. 分离牵引，b. 前后向滑动，c. 后前向滑动，d. 尺侧滑动，e. 桡侧滑动，f. 旋转摆动。③腕骨间关节：a. 前后向滑动，b. 后前向滑动。操作中手法要平稳、有节奏，由少量逐渐增加，避免暴力。

2. 物理治疗

（1）水疗：可刺激皮肤感觉末梢热感受器，使手腕部皮肤血管反射性扩张，从而提高皮肤表面温度及皮肤弹性，并可软化纤维组织，其机械涡流功能可使粘连组织得以松解，同时手指与腕关节受浮力影响，阻力减少，因此能够提高腕关节活动度。

（2）超声波治疗：可产生热效应，提高腕关节组织温度，提高纤维组织弹性，另外按摩可使粘连纤维、机体皮肤细胞容积发生改变，松解粘连组织。

(3) 调制中频电治疗：作用于较深部位，可以有效改善血液循环，缓解组织肿痛。

(4) 关节功能牵引治疗：使用腕部牵引器做伸腕、屈腕牵引，前臂旋转牵引。牵引前可用红外线加热 5 ~ 10 min，持续至牵引结束，以增强牵引效果。每天 1 ~ 2 次，10 ~ 20 min/ 次。

3. 传统治疗

(1) 推拿治疗：对已经去除外固定器的患者，采用理筋康复治疗，操作过程如下。患者取坐位，前臂呈旋前位，屈肘 90°，一助手紧握患肢肘关节，术者左手握住远排腕骨部位，在维持牵引状态下，先自拇指至小指，术者右手逐一顺势拔伸牵拉各指。然后术者从肘关节开始沿着前臂肌肉至手背部，运用揉法放松，有条索状结节处采用弹拨法予以松解，骨折断端的掌背侧附近手法轻柔，动作缓慢。理筋放松后予关节松动术，术者一手握住其前臂远端，另一手握住腕关节的远排腕骨部位，做纵向对抗牵拉，牵至有阻力感为止。然后术者右手握住近排腕骨部位，轻牵引下分别对近端腕骨施加向掌、背侧滑动力量的同时，腕关节分别主动背伸与屈曲，轻牵引下分别向桡、尺侧滑动桡腕关节。对尺骨施加前向推动力量的同时前臂主动旋后，对尺骨施加后向推动力量的同时前臂主动旋前。最后患者前臂中立位，术者一手握腕关节，一手握远四指，牵引下做环形摇晃。每次操作 2 ~ 3 遍，每周 3 次，共治疗 4 周[6]。

(2) 中药熏洗：选择活血化瘀的中药方剂，如桃红四物汤、血府逐瘀汤等，将温热药液倒入容器，患处在药液中浸泡，每次 20 min，每日治疗 1 次，连续治疗 4 周。

(3) 针灸疗法：根据“经脉所过，主治所及”之理论，本病治疗以局部腧穴为主，重点针刺腕关节局部病灶处。针通经络，灸调阴阳，二者有机结合起到温通经脉、消肿镇痛之功效。

第二节　肘关节骨折术后

肘关节的运动是机械性单轴运动[7]。肘关节有两个活动，为肘屈伸和轴向旋转，即前臂旋前与旋后活动，屈伸活动范围在 0° ~ 140°，旋前与旋后活动最大为 160°，即旋前 70° ~ 80°，旋后 80° ~ 85°。肘关节囊处为半透明状，其组织结构相对薄弱，且肘关节囊与肘关节之间存在高和谐度，在相关的肌肉韧带间同样具有密切连接，故肘关节出现外伤时表现异常敏感。肘关节的解剖结构相对特殊，在患者愈合过程中若未能得到适当处理，则可能引发关节功能障碍；患者若为复杂肘关节骨折，则会出现多种并发症症状。

【临床解剖】

肘关节解剖生理

肘关节是联结前臂和上臂的复合关节，对完成腕部和手部功能、调整肢体位置及保持行走时的平衡有重要作用。

(一) 骨性结构

肘关节由肱骨下端、桡骨小头和尺骨近端组成，即包括肱尺关节、肱桡关节和近端尺桡关节。三个关节共在一个关节囊内。

1. 肱骨

(1) 肱骨下端扁而宽，前面凹陷为冠状窝，后部凹陷为鹰嘴窝，在两个窝之间由一较薄骨质相隔。两侧形成尺侧骨嵴和桡侧骨嵴，前者皮质致密并有凹陷，桡侧骨嵴突出，骨皮质较薄。肱骨的关节端，内侧为滑车，即内髁，为前臂屈肌腱附着部；外侧为肱骨小头，即外髁，为前臂伸肌腱附着点。肱骨滑车和小头之间有一小头间沟，桡骨小头即沿此沟做伸屈和旋转运动，内髁和外髁连为一体与肱骨干纵轴构成 30° ~ 45° 的前倾角，滑车在肱骨干前方，尺骨鹰嘴也向前，有利于肘关节的运动。由于肱骨滑车的桡侧低于尺侧，差 5 ~ 6 mm，滑车的关节面呈倾斜状，肱尺关节也形成倾斜，故在肱关节完成伸展时，形成外翻角即提携角，男性为 5° ~ 10°，女性为 10° ~ 15°。

(2) 从生物力学观点出发，尺骨鹰嘴窝与滑车将肱骨下端分为内侧柱和外侧柱。外侧柱与肱骨干有约 20° 的成角，内侧柱与肱骨干的成角为 40° ~ 45°。外侧柱的远端为肱骨小头，内侧柱的远端为肱骨内上髁。50% 的肘部伸屈稳定性由滑车及鹰嘴窝相互制约来保持，而滑车的内、外侧缘又能增加关节内的稳定性。手术治疗肱骨下端骨折时，要十分注意恢复滑车的正常位置，恢复关节面对合并不使其变狭窄。内、外侧柱虽较狭窄，但老年人或骨质疏松患者，也能适用螺钉固定。

(3) 肱骨远端关节内骨折采用非手术疗法常造成肘关节活动度的丧失，形成永久性残废，因此，对成年患者应行手术骨折复位及内固定。

2. 桡骨

(1) 桡骨小头的顶部为浅碟形凹陷，周缘面被软骨覆盖，顶端与肱骨小头形成肱桡关节，尺骨上端由尺骨鹰嘴与冠状突形成切迹，形状半圆形，中间有一突出的嵴将关节面分隔，恰与滑车内侧沟相对应，半月状关节面与肱骨滑车相咬合构成肱尺关节。由于肱骨滑车沟从前面看是垂直的，从后方看则向远侧、向外侧倾斜，构成螺旋状，而对应的鹰嘴切迹关节面与其对应倾斜；因此，肘关节伸展时前臂离开肱骨轴线而出现提携角，而在屈曲时由于滑车沟直，前臂可屈曲到肱骨轴线上。临床检查提携角时，务必将肘关节置于完全伸展及前臂外旋后方能准确测量。

(2) 桡骨小头侧方关节面与尺骨桡侧切迹形成侧尺桡关节，并被附着在尺骨桡侧切迹前缘的环状韧带所包绕、稳定。

3. 肘关节表面标志

主要由肘部骨性突起标示。肘关节伸展时，肱骨内髁和外髁与尺骨鹰嘴尖部三点在一条直线上，肘关节屈曲 90° 时这三个突起组成倒立的等腰三角形。这一特征性的骨性标志对肘部损伤的临床诊断有意义。

（二）儿童时期肘部骨骺

儿童肘关节的骨化中心较为复杂，熟悉各骨化中心出现和闭合的年龄时期，对临床上诊断和治疗有重要意义。

(1) 肘部骨化中心共有 6 个：肱骨远端 4 个，即肱骨内髁（滑车)、肱骨外髁（小头)、内上髁和外上髁；此外，桡骨头和尺骨鹰嘴各 1 个骨化中心。骨化中心中出现最早的为肱骨外髁，出现于 1 ~ 2 岁，闭合于 15 ~ 16 岁；内上髁出现于 7 ~ 8 岁，闭合于 16 ~ 17 岁；

滑车出现于 10 ~ 12 岁，闭合于 16 ~ 18 岁；外上髁出现于 11 ~ 12 岁，闭合于 16 ~ 20 岁。桡骨小头骨骺出现于 5 ~ 6 岁，尺骨鹰嘴出现于 9 ~ 12 岁，均闭合于 17 ~ 20 岁。

（2）骨骺在出现和发育过程中可能发生变异和某些畸形，可能两侧肢体对称，也可能不对称，在辨认 X 线征象时常需双侧片对比，对此必须加以注意。

（三）肘关节囊及其周围韧带

肘关节囊附着于前方的冠状窝上缘和后部鹰嘴窝的上缘，关节囊两侧肱骨内，外上髁和下方及半月切迹的两侧，外侧部分与环状韧带相连。关节囊内的滑膜层紧贴关节囊的纤维层。在肱骨下端的冠状窝和鹰嘴窝内有脂肪组织充填。肘部损伤或炎症时，出血或渗出物可将脂肪垫掀起并在侧位 X 线片上显现出来。

肘关节中肱尺关节属于蜗状关节，主要是伸屈运动，故前后关节囊薄弱，也可称作肘关节前韧带和后韧带，并分别由肱二头肌和肱三头肌肌腱加强。而关节囊的两侧强韧，分别形成侧副韧带。桡侧副韧带位于桡侧，起自肱骨外上髁，止于桡骨环状韧带，有助于阻止肘关节内收和稳定桡骨小头。尺侧副韧带位于尺侧，呈三角形，起自内上髁，向下呈扇形，止于冠状突和鹰嘴，起维持关节稳定并阻止肘关节外翻的作用。桡骨环状韧带，前面已经提及，环状韧带占整个周围的 3/4 ~ 4/5。环的上口大而下口小，容纳桡骨小头，由于环状韧带具有弹性，即使桡骨小头在不同的旋转位置上，都能有一定张力保持桡骨小头的稳定。

（四）肘部肌肉及肘关节运动

肘关节的主要功能是伸屈和旋转，运动范围除与骨性结构有关外，肌肉作用力大小及前臂的位置甚为重要。

（1）肱肌和肱二头肌为屈肘运动主要肌肉。肱二头肌还有比较强的旋后作用。肱桡肌、旋前圆肌和桡侧伸腕长短肌有辅助屈肘肌及前臂旋前的作用。肱三头肌和肘后肌为伸肘运动的主要肌肉。测定结果表明屈肘肌力远大于伸肘肌力，前者约为后者的 1.5 倍。肘关节伸屈运动范围为 135° ~ 140°，通常屈曲达 140°，而伸展为 0°。肘关节伸屈运动轴位于肱骨干长轴与前臂尺骨长轴交角的平分线上，在运动过程中运动轴稍有变化。

（2）肘关节旋转主要是由肱桡关节完成的。肱桡关节有两个运动轴：一个是伸屈运动的横轴，它与肱尺关节运动轴一致；另一个为前臂旋转运动轴，上、下方分别通过桡骨小头和尺骨小头。肘关节的伸屈运动与前臂的旋转往往是联合运动，运动过程是一种复杂的生物力学作用。

【病因与损伤机制】

交通事故、运动伤和生活伤等间接暴力，常常导致肱骨髁上骨折。在跌倒后，常会导致不同类型的肘关节骨折。跌倒时手掌着地，间接使桡骨小头与肱骨外髁相互撞击，加上伸肌的猛力收缩和牵拉，可导致肱骨外髁骨折；如果跌倒时手掌着地，而肘关节呈半屈状，肱三头肌猛烈收缩，即可造成尺骨鹰嘴撕脱骨折；或在肘部着地时，肱骨下端直接撞击尺骨半月切迹关节面，与肱三头肌向相反方向牵拉，导致鹰嘴骨折；跌倒时肘关节伸直并在肩关节外展位手掌着地，使肘关节置于强度的外翻位，导致桡骨头猛烈地撞击肱骨小头，可引起桡骨头骨折。有时，这种类似暴力可能导致肱骨小头骨折或肘关节内侧损伤，如：肱骨内上髁撕脱骨折；跌倒时肘关节屈曲，前臂旋前位，自下而上和自上而下的暴力传至肘部，导致肱骨小头与桡骨相互撞击，并由内后向前外侧产生剪切力，引起桡骨小头骨骺分离；

跌倒时，肘关节伸展位，手掌着地，暴力经桡骨沿尺骨向上传导，躯干重力沿肱骨向下传导，因肘关节的提携角关系，两种暴力在肘关节尺侧的作用较大，使肱骨滑车沿鹰嘴半月切迹向前下滑动，撕破掌侧局部的关节囊，导致鹰嘴突尖端向上抵嵌于鹰嘴窝的顶部，同时使喙突尖端向滑车下后方滑动，并抵卡于滑车下端轴线之后上方，使鹰嘴关节面离开了与滑车关节面的正常对合关系，但桡骨头关节面未离开与肱骨小头关节面的正常对合关系，上尺桡关节也未分离，即能发生肘关节伸展性半脱位。

由于桡骨头与其颈、干并不排列在一条线上，而是向桡侧偏心地与颈部相接，故桡骨头外侧 1/3 的骨小梁不与颈、干部垂直，形成力学上的薄弱部。当外力致使桡骨肱骨小头撞击时，桡骨头外 1/3 缺乏抗衡剪切力的作用，故该部骨折机会明显增多，甚者可造成肘关节前脱位伴鹰嘴骨折。骨折块也常因在损伤时尺骨冠状突撞击滑车，致使骨折块常包含有滑车的外侧部。由于肘关节在致伤瞬间所处的位置不同，骨折块移位的方向和大小有明显不同。移位的严重程度与外力和肌肉牵拉作用的关系也十分密切。肱骨内上髁骨折常见于平地跌倒或投掷等运动。跌倒时前臂后伸并外展，前臂屈肌猛烈收缩时，肱骨内上髁被屈肌群牵拉而造成撕脱骨折。因为肘关节置于外翻位，故内上髁撕脱骨折常合并肘关节脱位。

【分类】

一、肘关节肱骨端骨折

①肱骨髁上骨折。②肱骨外上髁骨折。③肱骨内髁骨折。④肱骨内上髁骨折。⑤肱骨小头骨折。⑥肱骨远端全骨骺分离。⑦肱骨髁间骨折。

二、肘关节尺桡骨端骨折

①尺骨鹰嘴骨折。②桡骨头骨折。③桡骨头半脱位。④桡骨颈骨折和桡骨头骨骺分离。⑤孟氏骨折脱位。⑥肘关节脱位。⑦复杂的肘关节骨折脱位：a. 肘关节伸展性半脱位，b. 肘关节其他类型骨折脱位。⑧婴幼儿肘部损伤。

【诊断】

一、肘关节肱骨端损伤

（一）新发生的肱骨髁上骨折

表现为肘关节肿胀，功能障碍，压痛明显，限于肱骨髁上部。肘关节骨性标志倒等腰三角形保持正常。可触及骨摩擦感和异常活动。X 线征象通常比较明显，但应与儿童的肱骨远端全骨骺分离相区别。

（二）肱骨外上髁骨折

肱骨外上髁骨折后，肘关节肿胀，以肘外侧为最明显。肘部疼痛，肘关节呈半屈状。肘外侧局限性压痛。有移位骨折时会有触及骨折块活动感或骨摩擦感。成年人骨折 X 线征象：骨折线或骨折块显示清楚，对移位的判断也比较容易。儿童期肘部的骨化中心的出现和闭合时间相差较大，在 X 线表现上，仅是外髁的骨化中心移位，在诊断时，必须加以注意。

（三）肱骨内髁骨折

肘关节剧烈疼痛、肿胀、伸屈受限。肘关节呈半屈曲状。肘部压痛，但以肘内侧压痛最明显。有时，体检时可有触及骨折块活动的摩擦感。

正位X线片可显示骨折线方向、骨折块大小和移位的程度，侧位X线片能提示骨折块向前、后方向移位状况。在X线诊断时必须注意，小儿肱骨内髁骨化中心未出现之前，对于该部骨折应根据其他解剖标志加以判断，如对肱骨小头肱骨内上髁及桡骨小头骨化中心的位置变化加以鉴别，必要时以相同条件拍摄对侧肘关节正侧位X线片，以便对此观察。

（四）肱骨内上髁骨折

肘关节内侧肿胀、疼痛，局部皮下可见瘀血。压痛局限于肘内侧。有时，可有触及骨折块活动的摩擦感。肘关节伸屈和旋转功能受限。

肱骨内上髁骨骺与肱骨下端内髁部分离、移位或旋转移位，并据骨折片移位情况判断其移位程度。儿童肱骨内上髁骨折，较易与肱骨内髁、桡骨小头撕脱骨折有移位者相混淆，儿童肱骨内髁骨骺尚未出现之前（通常6岁之前），骨化中心的征象不能在X线片显示出来，骨骺线未闭合，更增加了鉴别诊断难度，必要时拍对侧肘关节X线片。详细进行体格检查，询问受伤情况，并结合年龄特点。

（五）肱骨小头骨折

损伤后，肘部肿胀和疼痛。肿胀多发生在肘外侧和肘窝部。疼痛和压痛部位局限在肘外侧或肘前侧。肘关节伸屈活动受限，尤其屈曲90°～100°时，常发生肘部疼痛加重并有阻力感觉。

X线表现常有特征性，前后位X线片有助于判断合并的滑车骨折块大小，但只有侧位X线片才能反映此种损伤的特征，其典型的表现是出现“双弧形”。但若侧位X线片有轻度倾斜，肱骨远端就会遮盖骨块，导致漏诊。必须仔细观察正侧位X线片，方可确诊。因骨块包含有关节软骨，故X线片不能反映其真正大小，实际骨折片要比X线片所显示的影像大得多。有的肱骨小头和滑车同时发生骨折，若骨折片移位与肱骨下端重叠，易疏忽漏诊。可行CT扫描检查和三维结构重建以确诊。

（六）肱骨远端全骨骺分离

这种损伤很容易误诊，误诊的主要原因是对肱骨远端骨骺发育及全骨骺分离的特征认识不足。

在诊断时应注意下列几点。

（1）这种损伤发生在肱骨小头（或外髁）滑车、内上髁等骨化中心出现之前，2岁以下，其X线片只能显示近侧尺桡关节与肱骨远端分离移位。此时，确定其为全骨骺分离抑或肘关节脱位则很困难。但小儿骨儒板结构远较关节囊及韧带薄弱，故关节脱位的机会则较少，应多考虑有肱骨远端全骨骺损伤之可能。有时在骨折愈合之后，可以从肱骨下端骨骺生长部位判断出来。

（2）若发生在肱骨小头骨化中心出现后，即可找出一个恒定的X线诊断标志，在正常情况下，桡骨纵轴延伸线应该通过肱骨小头（即外髁）骨化中心。全骨骺分离后，这种对应关系仍保持正常，但肱骨外髁骨折中的这种关系则有改变，其骨折块可向后外侧移位或呈旋转移位。

（3）骨远端全骨骺分离的骨折线从外髁骨骺或者经其相连的部分干骺端骨质，有时能看到分离的骨骺带有来自该部的片状或三角形骨质。小儿经髁骨折的骨折线全部通过肱骨远侧干骺端的骨质，且与肱骨小头及滑车有一定的距离。

(4) 对肱骨外髁骨折合并肘关节脱位者，需要特别注意鉴别，这种外髁骨折合并关节脱位，骨折块通常向后外侧移位，常常在复位后X线片显示肱骨外髁骨折线就更为清楚了。

有些病例需要重复拍摄X线片，必要时也可拍摄健侧肘关节做对比检查，或进行CT扫描和三维结构重建以确诊。

(5) 肱骨髁间骨折。肘关节剧烈疼痛，压痛广泛。肿胀明显并可伴有畸形肘关节呈半屈曲状，伸展、屈曲和旋转受限。前臂多处于旋前位。检查时可有触及骨折块的活动感和骨摩擦感。肘后三角骨性标志紊乱。血管和神经有时受到损伤，检查时务必予以注意肘部正侧位X线摄片，不但可明确诊断，而且对于骨折类型和移位程度的判断也有重要意义，对合并肘部其他部位损伤也可显示。

二、肘关节尺桡骨端损伤

(一) 尺骨鹰嘴骨折

尺骨鹰嘴背侧表浅，骨折后局部肿胀明显。由于肘关节内积血，使肘关节两侧肿胀，隆起。压痛比较局限，有时可触及骨折线。肘关节呈半屈状，伸屈功能障碍。X线片可见明显骨折、骨折类型和移位程度。

(二) 桡骨头骨折

桡骨头骨折主要临床表现是肘关节功能障碍及肘外侧局限性肿胀或压痛，尤其前臂旋后功能受限最明显。拍摄肘关节前后位和侧位X线片可以诊断，并能确定骨折类型。Ⅰ型：桡骨头骨折但无移位。骨折线可以通过桡骨头边缘或呈劈裂状，有时斜行通过关节面。Ⅱ型：桡骨头骨折并有分离移位。骨折块有大小，有时小骨折片嵌入关节间隙或游离于肱桡关节外侧缘。Ⅲ型：桡骨头粉碎性骨折。桡骨头呈粉碎状，移位或无移位。有时骨折片呈爆裂状向四周分离移位，也有塌陷性骨折。三型分类法能够代表损伤程度，并可提供选择治疗方法的依据。必要时可做双侧对比摄片，借此鉴别。

(三) 桡骨颈骨折和桡骨头骨骺分离

临床表现为肘部疼痛、肿胀及功能障碍。压痛局限于肘外侧。X线片显示桡骨颈骨折或桡骨头骨骺分离，这种骨骺分离呈“歪戴帽”状，与桡骨干纵轴成30°~60°，甚者达90°。

(四) 孟氏骨折

①根据明确的外伤史，疼痛、压痛和清晰的X线片，诊断并无困难。对于小儿多不能确切叙述外伤史和准确的疼痛部位，临床检查和X线摄片甚为重要。②儿童肘部X线片上的解剖关系是根据关节端骨骺相互对应位置来判断的。在正常条件下桡骨头纵轴延伸线通过肱骨小头中央，否则即表示桡骨头有脱位。应注意观察尺骨干和尺骨近端有无骨折。同样，如尺骨骨折，就应注意桡骨头有无脱位，必要时加摄健侧肘部X线片与此对比。③儿童孟氏骨折另一特点是尺骨骨折可以发生在骨干中上1/3，但有相当多的病例发生在尺骨近端鹰嘴部。骨折可以纵行和横行劈裂，也可皮质呈褶状。这种特殊表现可能与儿童骨结构特点有关：当小儿跌倒致伤时，尺骨干较有弹性不发生骨折，鹰嘴部直接受到肱骨下端的撞击而劈裂。

（五）肘关节脱位

临床表现为肘关节肿痛，关节置于半屈曲状，伸屈活动受限。如肘后脱位，则肘后方空虚，鹰嘴部向后明显突出；如侧方脱位，肘部呈现肘外翻或外翻畸形。肘窝部充盈饱满，肱骨内、外髁及鹰嘴构成的倒等腰三角形关系改变。X 线检查可确定诊断，是判断关节脱位类型和合并骨折及移位状况的重要依据。

（六）复杂的肘关节骨折脱位

①均有跌倒手掌着地的外伤史。②伤后伤肢肘关节呈伸直位，肘关节疼痛，不能屈曲活动，检查伤肢肘关节呈超伸展位僵直，压痛，不能屈肘活动。③ X 线片检查显示肱骨滑车向掌侧明显突出并外旋。④尺骨呈明显后伸状态，其轴线与肱骨干成 20°～35°，并使鹰嘴关节面离开了与滑车关节面的正常对合关系。综上，即可诊断。如仍不能确诊时，可摄健侧肘关节伸展的正侧位 X 线片对比检查，即可明确诊断。

（七）婴幼儿肘部损伤

①前后位 X 线片根据桡骨轴线与肱骨小头关系判断肘部结构有无改变。正常肘部桡骨长轴经过肱骨小头，且不因肘部位置有所改变，据此判断桡骨头与肱骨头的关系。此 X 线片可显示肱骨小头骨骺出现的骨化部分，多在 3 岁以后。MRI 能将未骨化软骨显示满意，但需给患儿麻醉。②关节造影有一定诊断意义，但有创伤及可能发生感染等缺点。③超声波检查无创伤，对肘部骨折、骨骺分离及脱臼诊断确诊率高。检查时，从多个平面观察。

【治疗】

一、手术治疗

（一）肘关节肱骨端骨折

1. 肱骨髁上骨折

（1）新发生的肱骨髁上骨折。

①血管损伤探查术：合并血管损伤应早期探查，当肌肉缺血超过 6 h，可引起永久性损伤。但应注意到，桡动脉搏动消失而皮肤色泽和温度正常，经手法复位后，动脉搏动常可逐渐恢复正常。因这种并发血管损伤多为骨折近端的刺激使血管产生反射性痉挛，另外机械压迫也可阻碍远端血液供应引起损伤，真正闭合肱骨髁上骨折引起血管断裂的病例较少。如考虑为肱动脉痉挛，密切观察末梢血液循环情况，如仍无改善，再行手术探查。需做探查术的指征应是在骨折复位后，肢体远端剧痛、苍白、麻痹、无脉、感觉异常等早期缺血性挛缩表现时，应不失时机地手术探查。手术操作：臂丛麻醉或全麻下，取肘前正中 S 形切口。在肱二头肌内侧暴露正中神经和肱动脉。沿动脉方向逐渐暴露，必要时切断肱二头肌腱膜。清除血肿，找出压迫动脉的因素。如动脉破裂，则应行修补术。若动脉发生痉挛变细，则可用 0.5% ～1.0% 普鲁卡因沿血管外膜封闭、用热生理盐水热敷，通常可以恢复。移位的骨折在术中同时给予复位及内固定。②切开复位内固定。手术适应证：经手法复位失败者可以施行开放复位。手术操作：臂丛麻醉。手术取肘后正中切口，术中可显露尺神经并保护。暴露骨折端并将其复位，应用克氏针贯穿骨折远侧和近侧骨折端。注意避免尺神经嵌压损伤。针尾可以埋于皮下或裸于皮外。复位后克氏针固定的方法有：内外侧交叉克氏针固定、外

侧交叉克氏针固定、外侧平行克氏针固定。有生物力学测定的结果表明，内外侧交叉克氏针固定组的抗压、抗侧弯、抗侧方移位、抗旋转方面明显优于外侧交叉克氏针固定组和外侧平行克氏针固定组，可以在最大限度上避免骨折复位后的骨折远端倾斜、旋转移位引起的肘内翻。虽然在肘关节肿胀的情况下内外侧交叉克氏针固定的操作过程中有嵌压损伤尺神经的可能，但通过仔细的操作，可以避免尺神经的损伤。上肢石膏固定在肘关节功能位。4 周拆除石膏并拔除克氏针，进行功能锻炼。

(2) 陈旧性肱骨髁上骨折畸形愈合。

臂丛麻醉，取侧卧位，患肢置放于胸前。取肘后外侧纵向切口。自肱骨外髁外剥离并暴露肱骨下端的两骨折断端，并注意剥离骨痂，但骨皮质不宜损伤。近侧骨折端游离后，将其凿成前、后两瓣分开呈鱼嘴状。将骨折远端连同骨痂修整后嵌入鱼嘴里，在骨折近远端嵌插时，要有一定张力使之稳定。伸展肘关节，检查肘关节确无内翻或外翻。为确保对位稳定，骨折远端和近端也可用钢丝贯穿固定。然后，将修整下的骨痂填入截骨背面。术后上肢石膏固定于功能位，4～6 周后拆除石膏，做功能锻炼。

(3) 桡偏型骨折。

1) 手术指征：轻度的肘内翻（提携角丧失并有内翻 10°以内），外观畸形不甚明显又不影响功能者，不必手术矫正。Alonso-Llames 将肘内翻分为 3 度，并认为只有第三度即肘内翻在 10°以上，才有手术矫正的指征。此外，常是肘内翻比较严重者，肘关节经常性疼痛及无力者，无疑应手术予以矫正。

2) 手术时机：有学者认为，肘内翻是由于外伤引起，而非发育障碍造成，通过大量的随诊发现没有术后畸形逐渐增大的病史或术后逐渐复发的情况发生，对肘内翻角＞ 20°以上的儿童患者应早期手术矫正。学龄前儿童手术截骨容易，内固定简单，骨的生长愈合快，手术效果明显好于大龄儿童。肱骨髁上截骨可矫正其异常形态，但主要是改变肘关节的非生理性力线，使肱骨内外髁附着的肌腱、韧带及关节囊等软组织的生理张力恢复正常。因此，要求截骨平面不能过高或过低。理想截骨平面，应选择髁上即关节囊附着部的上方（肱骨内外上髁的上方）为最佳部位。矫正角度应该是所测量的内翻角（临床测量及肘关节完全伸展前臂旋后位所摄 X 线片测量的角度互为参考），参考健侧正常提携角，应防止矫正角度不足或矫正过度。

3) 手术方法：截骨内固定是一项十分重要的操作。肱骨截断后，骨断端常不容易控制而发生移位。因此，有的学者采用钢板螺丝钉内固定以增强截骨部位的稳定作用，通常在截骨前按事先的设计于肱骨桡侧两截骨线的上下各钻 1 个螺丝钉，截骨并保留其内侧骨皮质，畸形矫正后用钢丝收紧螺丝钉使之接近固定。

①标准切口：取肘关节外侧标准切口。自肱三头肌与肱桡肌之间暴露肱骨髁上部约 3 cm。按术前测量的内翻角加上健侧提携角即为实际楔形截骨矫正的角度。楔形之底在桡侧。据 X 线片测量的截除楔形骨块底部长度，作为实际楔形截骨底的长度。②截骨方法：先在计划截除的楔形骨块上下截骨线之外 0.5～1.0 cm 处各钻一骨孔。远侧截骨线应平行关节线，近侧截骨线向尺侧斜行向下，使两截骨线于肱骨尺侧皮质内面相交，保留内侧少许骨皮质及完整骨膜。取出楔形骨块后，助手将上臂固定，肘关节伸展并在前臂稍加外翻压力，即可将肱骨尺侧骨皮质折断而不发生移位。然后用钢丝或粗丝线贯穿截骨前钻好的骨孔，收

紧结扎固定。如截骨矫正角度不够，应清除影响截骨面接触的障碍。对于肘内翻合并肱骨下端前屈或过度伸展畸形者，截骨时应在肱骨髁上的后或前侧适当截去部分骨质。遇有肘内翻合并旋转畸形者，截骨前的钻孔的位置应依畸形矫正后的肱骨轴线来确定其钻孔偏前或偏后，内固定后这种畸形即可矫正。近年多在截骨矫正后为保持对位，常采用AO钢板螺钉系统坚强内固定。

截骨平面与方法同第1种方法。但此法需要在楔形截骨的底边（即截骨远侧段骨皮质）保留一舌状骨板与肱骨髁部骨皮质相连。截除骨质后，两截骨面接触时舌状骨板内侧面抵于近侧骨皮质的外面。然后将骨板与近侧段固定。可采用钢板螺钉系统固定，保证截骨稳定和愈合。

2. 肱骨外上髁骨折

（1）手术适应证。①严重三度骨折移位或旋转移位。②移位骨折，局部明显肿胀，影响手法复位或手法复位失败者。③某些陈旧性移位骨折。

（2）手术操作。臂丛麻醉或全麻。取肘外侧切口，切开皮肤和皮下组织，即能暴露骨折部，清除关节内血肿，辨明骨折块翻转移位的方向和移位程度。然后拨动外髁骨折块，并使其复位，必须注意肱骨近侧骨折面，有半个滑车，骨折块尾端要和滑车对位。复位后，用巾钳在肱骨下端桡侧缘与骨折块外侧各钳出一骨孔，用短粗针贯穿10号丝线。收缩结扎线时，要保持骨折块对位稳定，并用手指抵紧。结扎固定后轻轻伸屈肘关节，了解其稳定情况。如不满意，则可在该缝合部的前、后各加强固定一针。逐层缝合创口。将肘关节屈曲90°，前臂中间位，石膏固定。4周后，拆除石膏做功能锻炼。

（3）本法比用螺丝钉或克氏针内固定具有下列优点。①操作比较简单，容易掌握。②术中对骨很少加重损伤。③术中不需剥离软组织，可保留骨骺的部分血液供应。④能较稳定维持复位的位置，并对抗伸肌拉力。克氏针固定无此作用，故会移位。⑤此种方法，可以避免再次手术拔除金属内固定的创伤。另一种内固定为用两枚细克氏针交叉固定，或用AO螺钉固定。

陈旧性肱骨外髁骨折的治疗。移位不严重，预计日后不对肘部形态和功能造成影响，可不必手术治疗。骨折块有翻转移位者，或畸形愈合估计将严重阻碍功能恢复者，应予以手术治疗。

陈旧性骨折的手术治疗，切口同前，由于骨折部骨痂和瘢痕组织形成，对骨折面的判断常感困难，对骨折块与周围组织的粘连，剥离和复位较困难。必须先找到关节的软骨面及肌腱的附着点，切忌在剥离骨折块时将周围软组织包括伸指肌腱附着部剥光，以致造成骨折块呈游离状，日后发生缺血性坏死。于分离分辨清楚远侧骨折块的部位后进行复位。为避免复位不准确，术中摄片以了解复位情况。复位满意后，可采用粗丝线缝合或克氏针交叉固定或螺钉固定，并将周围软组织缝合。畸形愈合的主要表现为肘部外上方的骨性隆起，其原因是复位不完全或复位后再移位。此隆起经过塑形改造，对关节功能影响不大。若是骨折块翻转，关节面也翻转，则无法改进愈合，成年后，会造成严重肘关节畸形，故应早期手术治疗。

3. 肱骨内髁骨折

（1）适应证。①旋转移位的Ⅲ型骨折。②肘部肿胀严重，施行手法复位有困难的某些Ⅱ型骨折。③手法复位失败的有移位骨折。

(2) 手术操作。臂丛麻醉或全麻。取肘内侧切口，暴露并注意保护尺神经，清除骨折部血肿或肉芽组织，确认骨折块移位方向，然后将骨折块复位。由于该部骨折端的接触面较窄，复位不易稳定。如果复位后因屈肌牵拉而致骨折块不稳定，则需将骨折块内侧附着的软组织做适当剥离，但必须保留其肌腱附着，因该部既有利于骨折块缝合固定，又可保存骨折块的部分血液供应。骨折复位后使用巾钳的两爪将骨折块的内侧缘与肱骨下端内侧骨折断面骨皮质钳出一骨孔，经孔贯穿粗号线做缝合固定。在缝合线收紧结扎时，令助手用手指指腹抵紧已复位的内髁骨折块，以保持良好的对位。固定后将手指伸入关节内检查骨折对位。若仍存在移位，即使轻度移位，亦应重新复位固定，以保证关节面的完整。

如果缝合固定不稳定，可应用两枚克氏针交叉固定，其尾端露于皮外。术后用上肢石膏固定 4~5 周后，拆除石膏并拔除克氏针。对于陈旧性肱骨内髁骨折，复位将是十分困难的操作。由于肱骨下端髁间窝的骨质很薄，很难确定其原骨折断面。对于畸形愈合者视其对功能影响大小，通常可做肘关节松解术，改善肘关节的功能，对伴肘内翻畸形者，若影响功能可做肱骨髁上截骨术。

4. 肱骨内上髁骨折

(1) 适应证。①骨折明显移位，骨折块夹在关节内或旋转移位，估计手法复位很难成功。②经闭合复位失败者，宜手术治疗。③合并尺神经损伤，应手术复位及神经探查。

(2) 手术操作。臂丛麻醉。取肘内侧标准切口，切开皮肤及皮下组织即可暴露骨折断端，清除血肿。如骨折块较大，尺神经沟可被累及，应显露并游离尺神经，用橡皮片将尺神经向外侧牵开。骨折片及近端骨折面辨认准确，将肘关节屈曲 90°，前臂旋前位，放松屈肌对骨折片的牵拉，骨折片予以复位，并用巾钳加以临时固定。儿童的肱骨内上髁骨骺骨折宜采用粗丝线缝合，在骨折片前，外侧贯穿缝合骨膜、肌腱附着部及部分骨松质，就足以保持其稳定。成年人如用丝线固定不稳，宜应用可吸收线缝合固定或螺丝钉固定，术后用上肢石膏功能位固定 4~6 周。

对于成年人骨折片较小，不易行内固定者，为避免日后尺神经的刺激和压迫，可以切除，并将其肌腱止点缝合于近侧骨折端处。

陈旧性肱骨内上髁撕脱骨折患者，只要无尺神经症状及肘关节功能障碍，则不必处理。对于骨折片明显移位，骨折片黏附关节囊前影响肘关节伸展或伴有尺神经症状者，可施行开放复位尺神经游离松解，陈旧性内上髁骨折片若复位困难时，也可以切除之。

5. 肱骨小头骨折

手术可采取后外侧入路。也有采用肘前方进入关节的，优点是可以保护后方的肱尺韧带，减少发生后外侧旋转不稳定的危险。暴露骨折端并清除血肿，一般是关节内骨折，骨折片可以向下推移，安放原位；也有关节囊与骨折块相连的，可轻柔推动骨折片向下，安放原位。屈肘将桡骨头压住骨折片，可不做内固定，由相对的桡骨头来维持复位，类似于闭合复位。但也有作者仍喜欢用螺丝钉固定，常在髁部的后方进入螺丝钉，钉尖部把持骨折块，使它与髁部固定，但钉尖不能穿出关节软骨，术后早期开始活动。近年来又有人报道可用可吸收内固定物固定，亦获得了优良疗效。

若骨折块严重粉碎，几乎不含有软骨下骨，则可考虑采取切除术。即使取出肱骨小头骨折片，其结果也不会影响肘关节稳定或功能。但必须慎重，特别大片者不能切除。晚期，或陈旧性肱骨小头骨折，移位的骨折块可阻挡屈肘，若骨折块过于细小不能进行内固定，可选择切除术，以改善肘关节活动，即使延迟至伤后 6 个月再行切除术，亦可改善肘关节屈伸功能。有人认为只要是有移位的骨块可切除，其疗效优于闭合复位或切开复位，建议在伤后 4 ~ 5 天血肿和渗出开始机化之前进行手术，术后早期关节活动，切除术后发生桡骨向近端移位和下尺桡关节的异常并不多见。

儿童肱骨小头骨折，多伴有部分外髁骨折，经开放复位后可用粗丝线或细克氏针交叉固定尾端裸于皮外，同外髁骨折治疗。3 周后取出克氏针，4 ~ 5 周后拆除石膏，做功能锻炼。

6. 肱骨髁间骨折

对于手术治疗的青壮年不稳定性骨折，经手法复位失败及某些新鲜的开放性骨折等，直接施行手术开放复位或加内固定。肱骨髁间骨折由于关节面完整性破坏，且常伴有关节囊的周围软组织广泛撕裂，处理比较困难。传统的非手术疗法因不能重建关节面、肘关节长期制动，常导致患者肘关节功能丧失。但手术治疗也因为增加损伤、碎骨块无法固定、内固定达不到早期活动要求、术后出现骨不连、畸形愈合等并发症而导致肘关节功能障碍。

（1）手术显露：臂丛麻醉下，取肘后侧切口。首先找到内髁处的尺神经，并用橡皮条牵开加以保护。为清楚暴露，将肱三头肌腱于鹰嘴附着部做舌状形切开，骨折端暴露后清除血肿。也有学者认为尺骨鹰嘴截骨入路较佳，可以很好地暴露肱骨远端，可以直视下进行复位与固定。尺骨鹰嘴截骨为 V 形截骨，比水平截骨好，其优点是骨接触面大，容易愈合，能抗旋转。肱三头肌舌形瓣翻开暴露，虽然损伤小，但暴露不如尺骨鹰嘴截骨入路，舌形瓣缝合后制动更长的时间，不利于早期功能锻炼。

（2）复位内固定：辨认肱骨下端骨折块移位方向及骨折线、关节面。然后将其复位，但常常是粉碎严重无法复位。若是两三块，可在两髁间用骨栓固定，肱骨下端用 2 枚短钢板螺丝钉，也可用 T 形钢板、Y 形钢板、重建钢板等予以固定。但是任何一种内固定都不完美。钢板固定牢靠，有利早期功能锻炼，但肱骨远端皮质较薄，钢板固定比较困难，尤其是对于粉碎严重者以及骨质疏松患者，无法实现有效的内固定。内外侧髁及髁上骨块较大的骨折，用钢板固定比较合适。

（3）术后：上肢石膏固定，3 ~ 4 周后拆除石膏，进行功能锻炼。

陈旧性髁间骨折，肘关节功能可能有障碍，但很少发生强直，若功能太差，或纤维强直不在功能位，可以做肱骨下端切除，半侧关节成形术。此切除术若在伤后施行，因骨折块切除，肱骨下端缺损太多，会造成关节不稳或连枷关节。

（二）肘关节尺桡骨端损伤

1. 尺骨鹰嘴骨折：手术开放复位和内固定

（1）适应证：骨折移位明显，经手法复位失败或不宜手法复位者，均应采用手术切开复位内固定治疗。

（2）手术操作：臂丛麻醉。患肢置于胸前。取肘后侧切口，自鹰嘴顶点上方 3.0 cm 向下沿尺骨鹰嘴内侧至尺骨嵴，长 5.0 ~ 6.0 cm。切开皮肤即可暴露骨折端，清除关节内积血。沿尺骨嵴切开骨膜并向两侧剥离，确定骨折类型。将肘关节略伸展至 120° ~ 130°位，放松肱三头肌，骨折两端常能靠拢复位。如果张力较大仍有分离移位，可用两把巾钳将骨折端钳夹将骨折端复位。应用内固定有多种方法，如应用钢丝张力带、螺丝钉等。

1）钢丝交叉固定。于骨折线两侧 1.5 ~ 2.0 cm 处，相当于鹰嘴厚度的 1/2 处横向各钻一孔，将 22 号钢丝一端穿过骨折的近侧端或远侧端的骨孔，再斜向绕过鹰嘴背侧贯穿另一骨孔，使绕过骨折线的钢丝在鹰嘴背侧紧贴骨面呈“8”字形交叉，抽紧钢丝打结并扭紧固定。张力带固定后，将肘关节轻轻伸屈活动，在直视下观察骨折对位是否足够稳定。上肢石膏固定，肘关节固定在 90°或略大于 90°位，2 ~ 3 周后拆除石膏，进行关节功能活动。

2）克氏针钢丝张力带或螺钉固定。克氏针穿过骨折线的，自尺骨上 1/3 骨嵴两侧穿出，留 3 cm 针尾并折弯，以防克氏针滑动后针尾刺激皮肤影响关节功能活动。将钢丝绕过鹰嘴尖及骨干的针尾在尺骨背面交叉，组成张力带钢丝固定。

3）应用 AO 桥式钢板螺钉固定。此法更有利于骨折对位和愈合，术后可不用外固定，早练习肘关节活动，可使肘关节功能早日恢复。

2. 桡骨头骨折

(1）对桡骨头切除的指征，在实践中仍存在某些不同看法。桡骨头骨折累及关节面 1/3 以下者应采用非手术治疗，并提倡早期功能锻炼；累及关节面 2/3 以上者，则应早期施行桡骨头切除。若活动范围受限或活动肘关节发生响声，即认为桡骨头有切除指征，否则就可以采用非手术治疗。有的学者认为凡属桡骨头边缘骨折和粉碎性骨折均宜切除，并称效果较好，我们认为治疗方法应根据各骨折类型的具体情况加以选择。无移位骨折（I型），通常采用非手术疗法，就能获解剖对位及优良功能范围。对移位的Ⅱ、Ⅲ型骨折，如果移位较小，波及关节面 1/3 以下，仍应先进行手法复位，常常发现愈合后骨折裂隙消失，可以采用内固定，以维持复位的位置并促进愈合。对Ⅲ型粉碎性骨折，骨片分离移位者，宜用桡骨头切除术，对无明显移位（仍保持桡骨头关节面的正常形态）的粉碎性骨折，采用非手术治疗及早期功能锻炼，也能获得良好的效果。

(2）桡骨头对稳定肘关节起到重要的作用。生物力学证明，在肘伸直位承受的轴向力时，60% 的负荷通过肱桡关节。在抗外翻应力时，桡骨头起力臂支点作用，可减少肘内侧结构的张力性应力。切除桡骨头后可减少对抗外翻力量的 20% ~ 30%。桡骨头切除后，肘和腕关节可因生物力学的变化而发生畸形，肘关节活动时桡骨残端前后滑动，甚者导致尺桡下关节脱位或半脱位，并引起腕关节无力和疼痛，腕三角软骨面损伤也常常并存，即使如此，对于那些解剖形态不能还原的病例还是需要做桡骨头切除术。严格掌握手术指征和时机对治疗效果有重要作用。

(3）桡骨头切除的时机。已经确定桡骨头粉碎性骨折具有手术指征者，对于手术宜早期进行还是后期施行，医者们也存在不同看法。早期手术通常在损伤后 1 周内进行，最短为 1 d 内。经验证明，对于桡骨头粉碎性骨折，其骨折片明显分离，非手术治疗无法恢复对位时，则应早期施行桡骨头切除术，但应慎重，有时可考虑人工桡骨小头置换术。而部分的边缘骨折，虽有移位，但不明显者，则宁可锻炼一个短时期（3 ~ 4 周）以获得最好的功能；如果活动范围受到明显限制或疼痛，则再施行手术。

(4）陈旧性桡骨头骨折视肘关节功能而定，对不大影响肘关节功能活动者，可不行桡骨头切除治疗；如对肘关节功能活动有影响，可行桡骨头切除，手术方法同上。

3. 桡骨颈骨折和桡骨头骨骺分离

手术复位。①适用于移位明显，成角 30°以上者，或手法复位失败者。②手术取肘后外侧纵向切口，显露桡骨远端及桡骨头。清除血肿，细心保护骨膜，已分离的桡骨头拨正复位。复位一般比较稳定，不需做内固定。如果复位不稳定，可用丝线贯穿缝合，或应用细克氏针贯穿肱骨小头、桡骨头和桡骨近端。克氏针尾端外露于皮外，上肢屈 90°，石膏固定，3 周后拔除克氏针。在拔除克氏针之前不准许患儿伸屈活动肘关节，以防克氏针折断，影响治疗效果，增加手术取克氏针的痛苦。

4. 孟氏骨折

手术治疗的目的在于矫正尺骨畸形及维持桡骨头稳定性并恢复功能。

（1）适应证：①某些经手法复位失败者，多系青壮年。②陈旧性损伤，肘关节伸屈功能受限及前臂旋转障碍。

（2）开放复位和骨折内固定：手法复位失败宜早施行开放复位，某些陈旧性损伤，但时间尚短，桡骨小头尚可复位者（3 ~ 6 周内）。

手术方法：臂丛麻醉，取肘外后侧切开，自肱外髁上方 2.0 cm，沿肱三头肌外缘至鹰嘴外侧，向远侧沿尺骨背至尺骨上 1/3 骨折处。剥离肘后肌及尺侧屈腕肌，注意保护近端的桡尺关节处的环状韧带附着处。在剥离肘后肌时，应自尺骨附着点开始，将桡骨头、桡骨近端和尺骨桡侧面加以暴露，防止桡神经深支损伤。观察桡骨头复位的障碍和环状韧带损伤状况。清除关节内血肿，将桡骨头复位，环状韧带修理缝合。然后复位尺骨骨折，如果复位后稳定，可不做内固定，依靠石膏外固定加以维持。如骨折不稳定，则可应用 AO 桥式钢板内固定。术后用上肢石膏将肘关节固定于屈曲略小于 90°，前臂固定于旋前旋后中间位抬高伤肢，活动手指。6 周左右拆除石膏并摄 X 线片检查骨折愈合情况。尺骨骨折愈合后，加强功能锻炼辅以理疗。

（3）尺骨畸形矫正、桡骨头复位及环状韧带重建术：适用于陈旧性损伤，尺骨骨折愈合畸形严重及桡骨头脱位者。以成人为多见。

手术方法：暴露法同前。将尺骨畸形截骨矫正，并尽量延长恢复尺骨长度，施行内固定以保证稳定。切除影响桡骨头复位的瘢痕组织，并使之复位。如果原环状韧带不完整，可切除瘢痕，分离粘连，加以修整，并可借助部分瘢痕组织将环状韧带修复缝合。

（4）环状韧带已经破损，必须重建方能稳定桡骨头。取大腿阔筋膜，尺寸为 1.2 cm × 7.0 cm。

筋膜条的深面在外，折叠缝合成长条状。于尺骨桡切迹下方钻孔，贯穿筋膜条，并围绕桡骨颈，达尺骨桡切迹孔附近，与穿进的筋膜条互相缝合，重建的环状韧带松紧程度，以不阻碍桡骨头自由旋转又不能滑出为宜。亦可就近将尺骨背侧桡侧缘的深筋膜和骨膜连在一起切成一个长条（约 0.4 cm × 5.0 cm）作为新的环状韧带绕过桡骨颈缝合，即做成一个新的环状韧带。

（5）术后用上肢石膏将伤肢固定略小于功能位。抬高伤肢，活动手指，几天后即可带上肢石膏进行伤肢功能锻炼。6 周左右拆除石膏，摄 X 线片检查骨折愈合情况。尺骨骨折愈合后加强伤肢功能锻炼，并辅以理疗。

5. 复杂的肘关节骨折脱位

（1）肘关节脱位合并桡骨头或肱骨小骨折：若桡骨头为粉碎性骨折或为有移位骨折闭合复位失败者，宜手术将桡骨小头切除。仅为桡骨小头边缘骨折时，骨折片分离后，应手术将骨折片切除。

(2) 肘关节脱位合并桡骨干骨折：肘关节脱位合并桡骨干骨折损伤机制属于间接暴力所致。常由于跌倒时，手掌着地，肘关节微屈，并引起肘关节后脱位。损伤瞬间，前臂发生旋前动作，使桡骨骨折通常为螺旋形骨折。

对于某些难复位或经手法闭合复位失败者，则在肘关节脱位复位后，在臂丛麻醉下，取外后侧切口，暴露桡骨骨折端，加以复位。复位如不稳定，可应用髓内针或钢板螺丝钉内固定。术后用上肢石膏将肘关节固定于90°位，待骨折愈合后，拆除石膏，做肘部功能锻炼。

(3) 肘关节侧方脱位合并肱骨外髁骨折：肘关节脱位复位后，若肱骨外髁仍未能复位，可再试用手法复位。对于外髁旋转移位或手法复位失败者，应采用手术切开复位。外固定物于4～5周后拆除，行关节功能锻炼。

二、非手术治疗及康复治疗

(一) 肘关节肱骨端损伤的非手术治疗

1. 肱骨髁上骨折

患者入院后，要详细询问损伤病史，检查有无血管神经合并伤，结合X线征确定骨折类型，备好手法复位及牵引用具。全身麻醉或臂丛麻醉，患者侧卧于手术台上。对抗牵引下，先做远侧骨折端的侧方移位的整复，然后整复前后移位。

传统治疗肱骨髁上骨折并不强求解剖复位，以对线为准则。但是手法复位外固定或切开复位内固定后骨折远端生理性前倾角增加或减少，直接导致肘关节永久性伸直或屈曲受限，骨折远端向内或向外倾斜导致肘内或外翻畸形。另外，由于创伤暴力造成骨折再加上手法复位或手术造成周围组织损伤、撕裂、血肿机化或软组织广泛瘢痕粘连，可导致伸肘功能障碍。因此，无论手术或非手术治疗均应避免加重软组织的损伤，给予良好的复位。必须明确指出，迄今为止，对儿童肱骨髁上骨折，传统手法复位，仍然是一种效果好的治疗技术，不应随意摒弃。

手法复位骨牵引及外固定无移位或轻度移位的肱骨髁上骨折儿童，在急诊室处理，上肢石膏外展架固定后，回家休息，并定期来院观察。对严重移位肱骨髁上骨折儿童均住院治疗，即施行手法复位，采用尺骨鹰嘴克氏针牵引及石膏外展架固定的方法。其治疗步骤如下。

(1) 如为单纯性伸展型左肱骨髁上骨折者，术者左手掌压于尺骨鹰嘴背侧，右手压于近侧骨折端上方的屈侧，两手相互对压，同时助手将肘关节屈曲，即可复位。

(2) 如为左侧伸展尺偏型肱骨髁上骨折，则术者应以左手小鱼际抵于肱骨内髁处，右手大鱼际抵于肱骨近侧骨折端上方桡侧，两手用力加压将远侧骨折端的尺侧移位完全整复，然后术者左手转为手掌托于鹰嘴背侧，右手转为手掌压于肱骨近侧骨折端上方屈侧，再行两手对压，同时助手将肘关节屈曲将前后移位复位。

(3) 如为左侧伸展桡偏型肱骨端上骨折，整复时术者以左手大鱼际抵于肱骨外髁部，右手小鱼际抵于近侧骨折端上方内侧加压整复，但不宜整复过度；术者再将左手转为手掌托于鹰嘴背侧，右手转为手掌压于肱骨近侧骨折端上方屈侧，两手对压整复前后移位，同时将肘关节屈曲，即可复位。

(4) 如为左侧屈曲型肱骨髁上骨折，术者以上述手法复位侧方移位，然后以左手鱼际抵于骨折远侧端（肘窝部），右手鱼际抵于近侧骨折端的上方背侧，两手对挤加压并将肘关节伸展大于90°即可复位。由助手维持患者肘关节，并维持对位。将肩关节前屈90°，前臂与床面平行，消毒皮肤并铺巾，做尺骨鹰嘴克氏针牵引。送入病房后，做患肢尺骨鹰嘴持续牵引。牵引重量为2～3 kg。3～5天肘部肿胀大部消退，做X线检查。若骨折无移位，即可行上肢石膏及外展架固定。如果骨折再移位，需在麻醉下再按上次方法复位。有条件的采用上肢螺旋牵引架复位，复位后立即用石膏固定，并于石膏定形之前加压塑形。摄X线片复查，对位满意者拔除克氏针，加用外展架固定4～6周后拆除石膏及外展架并复查，开始功能锻炼。

2. 肱骨外上髁骨折：多数病例采用非手术治疗能获得良好效果

（1）无移位的肱骨外髁骨折：应用上肢石膏托固定，伤肢肘关节屈曲90°，前臂略旋转后位。4周后拆除石膏，并进行肘关节伸屈运动和前臂旋转活动。

（2）二度移位骨折：宜首先选择手法复位。通常采用局麻或臂丛麻醉。不能牵引，以防骨块翻转，屈曲肘关节，前臂旋前位。术者用拇指将骨折块向肘关节间隙推按，其他四指拖住肘关节尺侧；术者另一手握伤肢腕部，屈肘90°轻轻向尺侧推，使肘关节桡侧间隙增大，以便推按骨块复位后，再使肘关节桡翻，促使复位的骨块稳定。

（3）三度骨折块翻转移位：术者一手拇指叩压肱骨外髁骨折块，其他四指按住肘关节尺侧；另一手握伤肢腕部，屈肘90°，使伤肘尺翻，增大桡侧间隙，先将骨折块推向肘内，再向肘关节间隙按压，使骨折块的骨折面对合近侧骨折面，再将肘关节桡翻促使骨折块复位稳定。如手法失败，改用手术治疗。

（4）四度骨折：即肘关节脱位合并肱骨外髁骨折时，若牵引会使骨折块翻转，故禁止牵引。术者一手拇指叩压肱骨外髁骨折块，其他四指拖住肘关节尺侧；术者另一手握伤肢腕部，先将肘关节桡翻，用力推压肱骨外髁骨折块及桡骨小头，同时挤压肱骨下端尺侧，肘关节脱位即可复位，骨折块也通常随之复位，使骨折转为一度或二度；如手法粗暴，复位时用力不适，骨骺骨折块可发生旋转移位，变为三度骨折，此时，宜按三度治疗。

复位后，用上肢石膏固定。在石膏定形之前，于肱骨外髁部加压塑形，以增强骨折复位的稳定度。

3. 肱骨内髁骨折

Ⅰ型骨折，用上肢石膏将肘关节屈曲90°，前臂旋前位固定时间一般为4～5周。拆石膏后进行肘部功能锻炼。Ⅱ型及Ⅲ型采用闭合手法复位。局麻或臂丛麻醉。将伤肢置于肘关节屈曲90°，前臂旋前位。术者一手的鱼际抵住肘外侧（相当于肱骨外髁部），另一只手用拇指按压移位骨，使复位后再用鱼际抵住肘内侧，相当于肱骨内髁部，并向桡侧上方推按加压保持复位，上肢石膏加压塑形，以增强骨折复位的稳定性。

4. 肱骨内上髁骨折

手法复位。无移位的肱骨内上髁骨折，无须复位操作，仅用上肢石膏固定即可，为期3～5周。拆除石膏后进行功能锻炼。

有移位骨折，其中包括轻度旋转移位和四度骨折，均宜首先采用手法复位。

操作方法：局麻或无麻下施行手法复位。将肘关节置于屈曲90°～100°，前臂旋前，使前臂屈肌放松。术者用拇指推开血肿，将骨折块自下向上方推按，使其复位。但复位的骨折对位极不稳定，很容易发生再移位。因此，在上肢石膏固定时，注意在定形前，在内上髁部用鱼际加压塑形。4～5 周后，拆除外固定物及进行功能锻炼。

合并肘关节脱位者，在肘关节复位过程中，移位的内上髁骨折片常可随之复位。如果肘关节已获复位，而内上髁尚未复位，也可再施手法复位。

肱骨内上髁嵌夹于关节内的复位。助手将伤肢前臂外展并使之外翻，使肘关节内侧张开，然后将前臂旋后并背屈腕部和手指，使屈肌迅速拉紧，再将肘关节伸展。借助肘内侧张开，屈肌牵拉的力量，使肱骨内上髁脱出关节间隙之外，再按上述操作方法将肱骨内上髁整复，加上肢石膏，将伤肢固定于功能位。

5. 肱骨小头骨折

手法复位。对无移位的Ⅱ型骨折，一经确诊，应立即用上肢石膏托或石膏管型固定，肘关节取屈曲 90°，有助于保持桡骨小头对肱骨小头相对应的压力，维持骨折对位。有移位的骨折也可采用手法闭合复位。复位时，将肘关节牵引成完全伸展内翻位，术者两拇指触及骨折片，并向下方按压之，常可使之复位，摄 X 线片证实骨折片已经复位，取肘关节缓慢屈曲 90°，上肢石膏固定。

6. 肱骨远端全骨骺分离

闭合复位时应根据骨骺分离的不同类型施以不同的手法，一般采用全麻。患儿取仰卧位，肩关节稍外展，布带固定胸部和腋部，置前臂于旋前位，术者牵引前臂，再屈肘 90°，可以用手鱼际部位推动远端分离的骨骺使之复位和纠正侧偏。X 线检查证实复位后立即行上肢石膏固定，前臂置旋前位纠正尺侧偏移，前臂置旋后位纠正桡侧偏移。

损伤后肘部明显肿胀，手法复位后，可先做尺骨鹰嘴克氏针牵引，待 3～5 天肿胀消退后再按上法做复位及石膏固定，加外展架以防再移位。

复位时应特别注意向尺侧移位的全骨骺分离，使之完全矫正，以免因复位不完全而远端骨骺与肱骨下端形成内侧倾斜成角，致发生肘内翻畸形。对桡侧移位者则不必强求解剖对位，因为此型的轻度移位不会引起肘部明显的畸形。复位固定后，一般使用外展架，将患肢固定于肩关节外展 90°、前屈 45° 位。这样既有牵引固定作用，又可防止骨折端旋转移位。

7. 肱骨髁间骨折

手法复位及尺骨鹰嘴克氏针持续牵引，对多数骨折可获一定效果。在局麻或臂丛麻醉下，先由助手牵引前臂，术者用双手掌自肱骨内，外髁向中央合抱挤压，使向两侧方分离移位的骨折块复位，并使肱骨近端与肱骨髁部复位。然后再用克氏针做尺骨鹰嘴牵引。在病房做悬吊牵引过程中，经常摄 X 线片观察骨折对应情况。通常牵引 3～4 周，待骨折纤维联结后即可改用石膏外展架继续固定 4～6 周，拔除牵引后进行关节功能练习。老年人骨折使关节面遭到严重破坏，则在复位后，采用三角巾悬吊，通常也可使骨折基本对位。令其早期（3 周）即开始功能活动，可达到基本满意的关节功能。不必让老年人去承受过多的手法复位之苦。

（二）肘关节尺桡骨端损伤的非手术治疗

1. 尺骨鹰嘴骨折

①无移位骨折：不完全骨折无须复位，一经确诊，即可用上肢石膏托固定于功能位。3～4 周后拆除石膏，进行功能锻炼。②轻度移位骨折：在无麻醉下将肘关节旋于 130°～140°位，使肱三头肌放松。术者握紧伤肢的上臂，一手用鱼际抵于鹰嘴尖部，用力推按，使骨折对合复位。复位后上肢伸 130°，石膏托固定，3 周后开始功能锻炼。③桡骨头骨

折分为三种类型：Ⅰ型桡骨头骨折但无移位，Ⅱ型桡骨头骨折并有分离移位，Ⅲ型桡骨头粉碎性骨折。

Ⅰ型：直接用上肢石膏托或石膏管型固定，将肢体固定于功能位。

Ⅱ型：通常采用手法复位，一助手用双手固定上臂，肘屈 90°，另一助手用双手分别握紧伤肢拇指和示指、中指，牵引拉开肘关节，术者以其拇指指腹摸清并按压桡骨头，其他四指握尺桡骨近端，用拇指加压力，同时令助手做前臂旋转动作，使骨折片复位。复位后用上肢石膏固定并加压塑形。

Ⅲ型：其中部分病例的桡骨头虽为粉碎性骨折，但骨折片尚无明显分离移位，仍保持桡骨小头的完整外形者，可用上肢石膏固定，不必过多按动，以避免骨折移位。有移位骨折其正常解剖形态已遭破坏，手法复位不易达到解剖对位，影响肘关节及前臂功能者，于伤后 3 周根据情况可采用机械骨头切除术，早期切除桡骨头会引起尺桡关节脱位。

术后 3 周后拆除石膏并开始进行肘关节全范围的功能锻炼，必要时辅以理疗。桡骨头切除者，术后 2 周即可做功能训练，少数病例于缝线撤除后进行。

2. 桡骨头半脱位

采用轻柔手法都可达到复位目的，手法简单，效果满意。复位手法：术者一手托起并握住前臂，将肘关节屈曲约 90°，并将桡骨纵轴抵向肱骨下端；另一手掌托住肘内侧，其拇指置于桡骨小头部位加压。前臂迅速旋后，通常在叩压的拇指处有一弹跳感，即表示桡骨小头已经复位。随后，即令患儿活动和使用伤肢。如果一次复位未获成功，则可采用上述步骤重复操作并注意拇指按压桡骨小头。

复位后，可用三角巾将上肢悬吊 3～5 天，令其减少活动。防止造成习惯性半脱位。对于经常复发的习惯性半脱位，家长们应注意，防止牵拉伤肢，或手法复位后，用上肢石膏托固定肘关节 90°位，前臂稳定 7～10 天。这种半脱位，待 5～6 岁后极少再发。但有极个别病例因前臂牵拉力较大，使尺桡骨间隙变松，桡骨小头脱位于环状韧带之下方，即环状韧带挤夹于肱骨小头与桡骨头之间，这种病例复位较难，如上手法整复时，将肘关节屈曲 90°位，使桡骨头沿其纵轴方向抵紧于肱骨小头，多旋转几下，常可获得成功。尚无报道需手术治疗者。

3. 桡骨颈骨折和桡骨头骨骺分离

手法复位。对多数病例可获良好效果。局麻或无麻下，将肘关节伸展或屈曲 90°，前臂内收，使肘关节外侧间隙加大或减少压桡骨头骨骺分离“歪戴帽”状应力。术者用拇指在桡骨头部按压，并使前臂反复旋转，桡骨头即可复位。然后将肘关节屈曲 90°，上肢石膏固定。桡骨头骨骺分离复位后，对桡骨近端的发育没有太大影响，如果有轻度的移位，在日后生长发育过程中常能塑形改造。因此，不必反复使用粗暴手法，以避免加重软组织损伤。

4. 孟氏骨折

手法复位。应用手法治疗新鲜闭合性孟氏骨折是一种有效而简便的治疗措施。尤其小儿肌肉组织较纤弱，韧带和关节囊弹性较大，容易牵引分开，桡骨头也易还纳。尺骨近端无移位或轻度移位者，复位更较容易。根据不同的损伤类型，采用不同的手法操作。

（1）桡骨头脱位合并无移位的尺骨骨折：可不采用麻醉。两位助手分别握住患肢上臂和腕部（肘关节的位置依骨折类型而定）进行牵引和对抗牵引。术者用拇指沿桡骨头脱位相反的方向按压并使前臂做旋前旋后动作，桡骨头即可复位。然后轻轻做肘关节伸屈活动，如不再脱位，即表示复位是稳定的。上肢石膏固定，前臂保持中立位或轻度旋后位。

（2）有移位骨折的各型损伤：臂丛麻醉或全麻。患者取仰卧位、肩关节外展 90°，肘关节屈曲程度视骨折类型而定。上臂绕以布带向地面悬吊重量做对抗牵引，助手的双手分别握紧伤肢拇指和示指、中指、环指向上做牵引，也可将患肢手指吊放在盐水架上，用万能石膏台更好，然后按各型采用不同手法。①前侧型：将肘关节屈曲 90°，前臂旋后，术者用拇指自前向后按压桡骨小头，同时将前臂做旋转动作，有时可听到桡骨小头复位声或有复位感。由于牵引和桡骨的支撑作用，尺骨骨折成角移位可同时获得复位。若骨折未能复位，可将肘关节屈曲略小于 90°，在维持桡骨头复位的情况下将尺骨骨折折屈复位。②后侧型：牵引时将肘关节自 90°略加伸展达 120°～130°，术者拇指向前按压桡骨小头，然后将向后成角的尺骨骨折复位。③外侧型：牵引方法与前侧型相同。术者拇指加压方向应自外向内。此型多发生于年龄较小者，尺骨骨折多为近端青枝骨折，移位不明显，但若偏歪会阻碍复位，故要加压整复。④特殊型：牵引后，复位的注意力仍在桡骨小头脱位。然后按尺桡骨双骨折处理。复位后，采用上肢石膏管型或石膏托固定。石膏凝固前，术者用一手鱼际按压桡骨小头和尺骨成角部；另一手鱼际在对侧加压以对抗，慢慢放松牵引至石膏定形。然后将石膏剖开，剖开缝内填塞少许棉花，用绷带包扎，嘱患儿回家后将伤肢抬高。1 周后肿胀消退，应更换石膏，继续固定 3～5 周。在石膏固定期间做全身和局部未固定关节的功能活动。

（3）桡骨头复位不稳定的处理：桡骨头复位时有轻度再脱出。不稳定原因可能是撕裂的环状韧带嵌顿，无损伤的环状韧带滑过桡骨小头嵌入关节腔或因软骨碎片等物的阻碍作用。但有时用轻柔手法或重复手法操作并将肘关节屈曲 90°以内可获稳定，尽量不要放弃手法复位而用切开复位。

（4）尺骨骨折不稳定的处理：尺骨骨折复位后，常由于前臂伸肌收缩导致骨折向桡背侧成弓状畸形。为防止这一情况发生可将前臂固定在中立位或轻度旋前位以减少肌张力，并在骨折部的桡侧背侧石膏上加压塑形。如尺骨骨折轻度成角或侧方移位，不宜反复粗暴施行手法，以免增加局部软组织损伤，因为在生长发育过程中轻度畸形会塑形改造过来。

（5）开放性损伤的处理：骨折端未直接暴露于外，可在清创缝合同时在直视下将其复位，但通常不必采用内固定。

5. 肘关节脱位

（1）新鲜肘关节脱位或合并骨折的脱位：主要治疗方法为手法复位，对某些陈旧性骨折，为期较短者，亦可先试行手法复位。

（2）单纯肘关节脱位：取坐位，局部或臂丛麻醉，如损伤时间短（30 min 内），亦可不施麻醉。令助手双手紧握患肢上臂，术者双手紧握腕部，着力牵引将肘关节屈曲 60°～90°，并可稍加旋前，常可听到复位响声或复位的振动感。复位后用上肢石膏将肘关节固定在功能位。3 周后拆除石膏，做主动的功能锻炼，必要时辅以理疗，但不宜做强烈的被动活动。

（3）合并肱骨内上髁撕脱骨折的肘关节脱位：复位方法基本同单纯肘关节脱位，肘关节复位之时，肱骨内上髁通常可得以复位。如果骨折片嵌夹在关节腔内，则在上臂牵引时，将关节外展（外翻），使肘关节内侧间隙增大，内上髁撕脱骨片借助于前臂屈肌的牵拉作用而脱出关节并得以复位。若骨折片虽脱出关节，但仍有移位时，加用手法复位及在石膏固定时加压塑形。也有如纽扣样嵌顿无法复位者，要考虑手术切开。

(4) 陈旧性肘关节脱位（早期）：超过 3 周者，即为陈旧性脱位。通常在 1 周后复位即感困难，因关节内血肿机化及肉芽组织形成、关节囊粘连等。对肘关节施以轻柔的伸屈活动，使其粘连逐渐松解，将肘部缓慢伸展，在牵引力作用下逐渐屈肘，术者用双手拇指按压鹰嘴，并将肱骨下端向后推按，即可使之复位。经 X 线片证实已经复位后，用上肢石膏将肘关节固定略小于 90°位，于 3 周左右，拆除石膏做功能锻炼。

6. 复杂的肘关节骨折脱位

(1) 肘关节脱位合并桡骨头或肱骨小骨折：先采用牵引法将脱位的肘关节复位，如果桡骨小头骨折无明显移位，即应用上肢石膏固定；桡骨头骨折移位，先予以手法复位。3 周后拆除石膏并进行肘关节功能锻炼。

(2) 肘关节脱位合并桡骨干骨折：手法复位可获较满意效果。臂丛麻醉。助手双手紧握伤肢的手腕部并牵引，术者以鱼际部推按尺骨鹰嘴部，将肘关节屈曲 90°，肘关节即可复位。在维持肘关节屈曲 90°时，术者用两指按压桡骨骨折成角部，如有缩短则使用屈折手法使之复位。复位后，上肢石膏固定，并加压塑形。4 ~ 6 周后拆除石膏，做关节功能锻炼。

(3) 肘关节脱位合并肱骨外髁、桡骨颈骨折：臂丛麻醉。助手双手牵引伤肢手腕部，若肱骨外髁未外翻 90°，牵引可以增加肱骨外髁外翻移位，故不能做牵引，使肘关节屈曲 90° ~ 100°，术者手鱼际推按尺骨鹰嘴部，另一只手抵于上臂下端的前内侧。在肘关节位复位的同时，肱骨外髁也常能跟着复位。桡骨颈骨折的复位就比较困难，可在肘关节复位后，再用手法复位。

(4) 肘关节侧方脱位合并肱骨外髁骨折：手法复位。局部血肿内麻醉或臂丛麻醉。若外髁无翻转移位，应避免牵引，将肘关节置于稍屈位并稍内翻。术者一手鱼际推按桡骨近端及外髁骨折块，即能复位。

(5) 肘关节脱位合并上尺桡关节分离及肱骨外髁骨折：手法复位可以达到复位目的。

7. 婴幼儿肘部损伤

(1) 骨骺分离骨折局部肿胀、压痛，用手法将前臂对肱骨活动时，有弹响，并感到有抑压性捻发音，不同于骨折端的骨摩擦音。

(2) 关节脱位肿胀严重，有明显畸形。婴幼儿骨折后的塑形能力虽很强，但也有一定限度，因此，一旦确诊后，要手法复位。骨骺分离骨折多向内移位，复位后屈肘 90°，前臂旋前位石膏托固定 3 ~ 4 周。对 2 ~ 3 周后的就诊患儿，已有骨痂，不再用手法，以后不遗留肘内翻畸形。肘部脱臼，手法复位屈肘 90°位，石膏托固定 2 ~ 3 周。

（三）肘关节骨折康复治疗

评价指标

(1) 功能康复评价指标：应用 Mayo 肘关节功能评分对患者肘关节功能进行评价。该评分共包含疼痛、运动功能、稳定性及日常活动等 4 个维度，其中疼痛分值 0 ~ 45 分，运动功能分值 0 ~ 20 分，稳定性分值 0 ~ 10 分，日常活动分值 0 ~ 25 分，总分为 100 分。得分 ≥ 90 分记为优，得分 75 ~ 89 分记为良，得分 60 ~ 74 分记为可，得分＜ 60 分记为差。记录并对比患者干预前后的 Mayo 肘关节功能评分（表 1–2）。

表 1-2 Mayo 肘关节功能评分

功能	评分
疼痛（45 分）	
无	45 分
轻微	30 分
中度	15 分
严重	0 分
运动功能（20 分）	
大于 100°	20 分
50° ~ 100°	15 分
小于 50°	5 分
稳定性（10 分）	
稳定	10 分
中度稳定	0 分
不稳定	0 分
日常活动（25 分）	
梳头	5 分
自己吃饭	5 分
清洗会阴	5 分
自己穿衣	5 分
自己穿鞋	5 分
总分	100 分

稳定 = 临床上没有明显的内、外翻；中度稳定 = 小于 10° 的内、外翻松弛；不稳定 =10° 或 10° 以上的内、外翻松弛。

注：优：90 分或 90 分以上；良：75 ~ 89 分；可：60 ~ 74 分；差：60 分以下。

（2）生活质量评价指标：应用健康调查简表（SF–36）对患者的生活质量进行评价，该简表包括生理功能、生理职能、精神健康、活力、情感职能、社会功能、躯体疼痛感及总体健康等 8 个维度，总分为 100 分，得分越高表明生活质量越好。

（3）关节活动度：应用通用量角器测量患者的肘关节活动度，即由同一专业测试人员进行测量，详细记录患者的测量结果；记录并对比患者干预前后的关节活动度。

（4）自护能力：应用自护能力评分表（ESCA）从健康知识水平、自护责任感、自我护理技能、自我概念等 4 个维度评估患者的自护能力，得分越高，表示自护能力越好。

（四）康复计划

1. 运动疗法

运动疗法不仅是对机体疾病或损伤的治疗方法，更重要的是可以减少、防止伤病的复发，这是药物治疗所不能代替的。同时，运动康复很大程度上需要患者的主动参与，加强健康教育和心理辅导，有利于舒缓患者紧张、不安的心理矛盾，减少负面情绪带来的影响。通过自主参与和康复的过程，提高自信心，从而促进伤病的尽快恢复。运动康复治疗主要集中于肢体功能的恢复，对关节损伤患者具有重要意义。

（1）术后 1 ~ 3 天：指导患者对患肢肱二头肌、肱三头肌开展等长收缩练习，每组 10 ~ 20 次，每天 4 ~ 5 组。同时对患者的肩关节、腕关节以及手指诸关节进行主动练习，训练活动度即为最大范围。肩关节功能训练主要有前屈、后伸、内收、外展、内旋以及外旋等，在患者掌握基本的技巧后可用健侧上肢辅助进行轻柔操作，必要时可寻求治疗师的帮助，每组 10 ~ 20 次，每天 2 组。腕关节活动主要是开展主动屈、伸腕训练。手部练习需要尽可能地握拳和伸指，积极地鼓励患者多多练习，进而促进血液循环，缓解疼痛。

手部运动主要是手的握拳练习，每次握拳应保证屈肌确有收缩并保持 5 ~ 8 s，伸展时要做到尽量伸展，其次是手指的对指练习。每日数次，每次 10 ~ 15 个。肘关节损伤后肿胀往往波及手，手指的操练可促进静脉淋巴的回流，减轻肿胀，预防手部的粘连。

（2）术后 4 ~ 7 天：开展肘关节持续被动运动，同时患者可利用 CPM 机进行练习，活动幅度自无痛至可动范围，每天 3 min，CPM 机训练后，须要冰敷 15 min。可在疼痛耐受范围内对患者的肘关节进行主动 ROM 训练，每组 15 次，每天 3 组，动作须要轻柔。

（3）术后 8 ~ 10 天：医生对于骨折固定相对牢靠的患者进行被动 ROM 练习，可在患者疼痛耐受范围内开展，每组 4 次，每天 1 组，结束后需要冰敷 15 min。

（4）术后 3 ~ 4 周：开始做肘关节的屈伸练习及前臂的旋转练习，每次屈伸，旋转，应到活动极限，并在此处保持 8 ~ 10 s，每日 2 次，每次 10 ~ 15 个。

（5）术后 5 ~ 20 周：可根据患者的具体情况确定是否继续开展患肢肌力、ROM 及 ADL 等训练，对于肘关节发生粘连的患者可开展关节松动术和软组织牵伸技术，尽可能避免发生骨折移位。此法可缓解疼痛，增加关节活动度。其手法有：固定近端 45°牵伸远端，牵伸维持 45 ~ 60 s，再挤压回去；侧方的滑动肱骨小头与桡骨小头的分离牵拉。施关节松动术时应手法轻柔，避免引起患者的剧烈疼痛，开展关节松动术后须要冰敷 15 min，预防患者关节出现肿胀、引发骨性肌炎等。若患者骨折固定稳定性较差，可通过外固定方式对骨折处制动 3 周左右再开始以上训练方案。

另外，作为一种新型的治疗模式，可使用悬挂式自控肘关节康复仪。在治疗上患者可以自行掌握，为使得疼痛在可忍受范围内，按照耐受性对训练程度实施调节，可显著改善患者的生活质量，取得较好的关节功能恢复效果，加快患者康复速度，具有临床应用价值。

2. 物理治疗

（1）中频脉冲疗法：中频脉冲疗法采用频率为 1 ~ 100 kHz 的脉冲电流刺激病变部位[8]。其促进骨折愈合的作用机制可能是：①电流刺激引起骨骼肌收缩，开放生理性关闭的微血管，使血流加快，改变骨、软骨细胞周围微循环，大量血管重新分布进入骨折缺损处，从而促进成骨细胞增殖、抑制破骨细胞生成，加速骨痂形成[9]。②脉冲电刺激肌肉软组织以固定频率收缩，使骨折端产生应力刺激，从而提高骨组织钙、磷沉积，为骨折愈合提供物质基础。

（2）应用红外线理疗仪：红外线理疗仪发出的红外线穿透性良好，通过局部照射可有效扩张毛细血管，加快血流运行，改善患者微循环，具有提升细胞活力、促进组织再生等作用。还可有效促进渗出物吸收，控制炎性物质，促进伤口愈合，进而促进肘关节功能恢复。

（3）蜡疗：蜡疗能够在局部传递热量，改善血液循环状况，使新陈代谢速率加快，从而改善局部充血和水肿等异常情况，使神经根压迫减少，缓解患者各种不适症状。另外，还可以通过蜡的油质作用起到润泽皮肤的作用，并缓解肌腱挛缩情况。

3. 传统治疗

（1）针灸：肘关节骨折术后关节功能障碍的发病机制是筋骨失养、经络阻塞、气血瘀阻等，故中医将通经活络、活血化瘀作为治疗重点。在常规针灸治疗中，给予特定穴位针刺治疗，并辅以电流刺激，可达到减轻疼痛感、疏通痉挛筋膜的作用，还能活血化瘀，疏通经络[10]。

（2）推拿：对患肢肌群起始点进行揉按，不仅能解除或松弛肘关节软组织粘连，还能改善肘关节功能，效果显著。在中医治疗中，联合使用针灸推拿可实现优异的活血化瘀、行气补气效果，还能疏通肘关节经络，松弛肌腱粘连，有效减轻患者的疼痛感[11]。

（3）中药熏洗：可使用骨科外洗方熏洗患处。常用药物有伸筋草、红花、骨碎补、牛膝、没药、川椒、透骨草等伤科药物，其疗效为舒筋活络、活血化瘀。在中医熏洗治疗中，将药物加水煮沸可缩短皮肤吸收药物有效成分的时间，让药物直达病灶，加速机体新陈代谢及血流循环，继而改善肘关节功能[12]。

第三节 肩关节骨折术后

肩关节骨折是骨科临床常见的一种疾病，对于肩关节骨折通常都是进行肩关节手术治疗。

【临床解剖】

广义的肩关节由肩肱关节、第 2 肩关节、肩锁关节、喙突锁骨间连接、肩胛胸廓关节和胸锁关节等 6 个关节所共同组成。这 6 个关节在结构上相互独立，在功能上相互协调，任何一个关节病变都会影响到整个肩部的活动功能。我们日常所指的肩关节是指狭义的肩关节，即盂肱关节。

一、肩关节的结构特点

因肱骨头的面积远远大于关节盂的面积，且韧带薄弱、关节囊松弛，故肩肱关节是人体中运动范围最大、最灵活的关节。关节盂为一上窄下宽的长圆形凹面，向前下外倾斜，盂面上被覆一层中心薄、边缘厚的玻璃样软骨，盂缘被纤维软骨环即关节盂唇所围绕。关节盂唇加深关节盂凹，有保持关节稳定的功能。肩关节是个典型的多轴关节，它可以完成肩关节在多个方向上的活动（前屈、后伸、外展、内收、内旋和外旋），并且可以完成有上述活动组成的复合运动——旋转运动，从而成为人体运动范围最大的关节。也正是因为这一特点，肩关节损伤的发病率较高，而且在中老年人中肩关节的关节炎也屡见不鲜。

二、肩关节的肌肉配布

参与肩关节运动的骨骼肌很多，主要有三角肌、冈上肌、冈下肌、大圆肌、肩胛下肌、肱二头肌、肱三头肌等。由冈上肌、冈下肌、小圆肌和肩胛下肌所组成的腱性组织为肩袖，以扁宽的腱膜牢固地附着于关节囊的外侧肱骨外科颈周缘，有悬吊肱骨、稳定肱骨头、协助三角肌外展、内外旋肩关节的功能。

1. 三角肌

为肩关节外展最坚强有力的肌肉，起点广泛，远端以扁腱止于肱骨干的三角肌结节，其肌束分为前、中、后三部，分别起到内旋及屈曲（前部）、外展（中部）、外旋及伸展（后部）肩关节的作用。该肌覆盖了肩关节的大部区域，手术入路的设计或者紧贴其前后缘，或者在其特定部位穿越该肌。该肌受腋神经支配。

2. 冈上肌

起于冈上窝，向外行经喙肩弓之下，以扁腱止于大结节顶部骨面，且与关节囊紧密结合形成肩袖的顶和肩峰下滑囊的底。肩峰撞击常造成冈上肌变性或撕裂，是肩袖诸肌中最常见发生损伤的部位。该肌受肩胛上神经支配。

3. 冈下肌

位于肩胛骨背面的冈下窝内，部分被三角肌和斜方肌遮盖，为三角形的扁肌，比冈上肌发达。起自冈下窝及冈下筋膜，肌纤维向外逐渐集中，经肩关节囊的后面，止于肱骨大结节和关节囊，即冈下肌腱下囊。此肌收缩时，可使肱骨外旋。该肌与小圆肌间之间隙，常作为关节镜后侧通道的入口。冈下肌受肩胛上神经支配。

4. 小圆肌

为圆柱形的小肌，位于冈下肌的下方，大部分被三角肌所遮盖。起自肩胛骨外侧缘的上2/3背面，肌束向外移行为扁腱，止于肱骨大结节下部和肩关节囊，形成肩袖的后部，与肩关节囊的后方紧密附着不易分离，有外展肩关节的作用。该肌受腋神经支配。

5. 肩胛下肌

起自肩胛骨的前面和肩胛下筋膜。此肌经肩关节囊前面，止于肱骨小结节、肱骨小结节嵴的上部及肩关节囊前壁。具有内旋肩关节的功能，与后方肩袖配对形成力偶，维持肱骨头的前后稳定性。该肌下缘有腋神经和旋肱前血管走行，是术中定位的重要解剖标志。该肌受肩胛下神经支配。

6. 肱二头肌长头

该肌起于盂上结节及关节盂的后唇，向下越过肱骨头进入结节间沟，沟的前侧有肱骨横韧带防止此肌腱滑脱。此腱有悬吊肱骨头，同时具有防止肱骨头向外向上移位的作用，受肌皮神经支配。肩关节活动时，长头腱沿结节间沟上下滑动。肱二头肌腱鞘发炎时，由于肌腱腱鞘肿胀，外展及内外旋均受累，且活动时局部疼痛。

三、肩部的骨性标志及表面解剖

喙突是一个可以在体表触及的指状突起，长约 4 cm，位于锁骨中外 1/3 交界处的前下方 2.5 cm 处，恰好位于三角肌胸大肌间沟的上端（有时部分被胸大肌前缘覆盖），故可作为该肌间沟切口、肩关节腔穿刺及关节镜检查等重要体表标志。喙突的末端突向前、外、下方，指向关节盂。因此，在上述体表位置用手指压向后方，可以满意触及。在喙突上，附着有5个具有临床意义的重要解剖结构，即喙肩韧带、喙锁韧带、胸小肌、肱二头肌短头和喙肱肌的联合腱以及位于喙肩韧带深面的喙肱韧带。喙突除作为定位标志，同时也是安全标志，其内侧即为神经血管束，因此所有的操作均应尽量在其外侧完成。头静脉是三角肌和胸大肌间隙的标志，可以游离小束三角肌纤维连同头静脉一起牵向内侧。

【治疗】

肩关节常见的手术入路有前内侧入路、腋窝入路、肩后侧入路、肩锁关节入路、肩峰下间隙前外侧入路、肱骨近端外侧微创入路以及关节镜手术入路，其中又以肩关节前内侧入路最为常用和重要，可用于肩关节大部分手术。近年来，随着肩关节微创手术的发展，各类新型微创或关节镜入路也逐步在临床上应用，过去一些传统手术入路也被关节镜手术入路所替代。借此重点介绍肩关节前内侧入路和关节镜入路。

一、肩关节前内侧手术入路

1. 适应证

肱骨外科颈骨折切开复位术；习惯性肩关节脱位修复术；陈旧性肩关节脱位切开复位术；肱二头肌长头肌腱断裂修补术；肩关节结核病灶清除术；肩关节肿瘤活检术或肿瘤切除术；肩关节成形术或人工肱骨头置换术；肩关节融合术[15]。

2. 手术体位

患者仰卧于手术台上，脊柱和患侧肩胛骨内侧缘后方用一楔形沙袋垫高，使患肩后垂，关节间隙即可张开。摇高手术台头侧30°～45°，以降低静脉压，减少出血。

3. 手术步骤

（1）皮肤切口。患者仰卧，臂外展约80°，并稍外旋。切口自肩锁关节前方起始，沿锁骨外1/3前缘向内，继而沿三角肌前缘向下外，达三角肌中、下1/3交界外；也可起自喙突，沿三角肌、胸大肌间隙斜向下外直达三角肌止点。

（2）手术入路显露与解剖。切开皮肤，将皮肤和皮下组织牵向两侧，显露外侧的三角肌、内侧的胸大肌及走行于三角肌胸大肌间沟中的头静脉（头静脉有的行于沟的外侧、深部或缺如）。为保护头静脉，将胸大肌连同头静脉一起牵向内侧。距锁骨下缘约1 cm处切断三角肌锁骨头，翻向外方（三角肌不应切得过低，力量不可过大，以免扯断胸肩峰动脉三角肌支）。此时，显露出胸肩峰动脉肩峰支、三角肌支、胸肌支和胸大肌的上部抵止腱。切断胸肩峰动脉肩峰支和三角肌支牵向上方，切断胸大肌的上部抵止腱，继续将胸大肌和三角肌向两侧牵拉，暴露出喙突尖及起于其上的肱二头肌短头（外侧）和喙肱肌（内侧）。距喙突尖约1 cm处，切断肱二头肌短头和喙肱肌的联合腱，并翻向下方。有时可于骨膜下锯下喙突尖，连同联合腱一并向下翻转。肌皮神经在喙突尖下方4～5 cm处进入喙肱肌深面，向下游离翻转二头肌时，注意避免损伤肌皮神经。二头肌下翻后显露出深面的肩胛下肌。如欲扩大肩关节囊前部及下部的术野，可距肱骨小结节1 cm处切断肩胛下肌抵止腱，并将其翻向内侧，从术野中可找到腋神经，腋神经距肩胛下肌抵止点的内侧约2 cm处，行于该肌浅面，绕过肌的下缘进入四边孔，切断肩胛下肌时，特别注意不要误伤腋神经以及旋肱前、后动脉。根据不同需要，可采取不同方式切开关节囊，以显示肱骨头和关节盂。

（3）手术扩大显露与解剖。①局部措施。在切口上部沿锁骨外侧 1/3 前缘做一弧形延长切口；距锁骨下缘三角肌起点 0.5 cm 处，横行切断三角肌前部 2 ~ 4 cm，将切断的三角肌向外侧牵开。由于切断后的三角肌不易缝合修复，该方法应慎用。在切口下部沿三角肌胸大肌间沟延长皮肤切口，向下进一步分离三角肌和胸大肌，可扩大手术显露。此法不需切断三角肌的起点。②扩大显露近侧延伸。用于显露臂丛和腋动脉以及控制来自腋动脉的出血。在切口上部，沿锁骨中 1/3，向上、内方向延长切口；骨膜下剥离锁骨中 1/3 段，切除该段锁骨，切断横行于锁骨下方的锁骨下肌，向上牵开斜方肌，向下牵开胸大肌和胸小肌，即可显露臂丛和腋动脉。在臂丛中，肌皮神经的位置最浅表，注意切勿伤及。③远侧延伸。此法可扩展至肱骨前外侧入路。在切口下部沿三角肌胸大肌间沟延长皮肤切口，而后继续向下，沿肱二头肌外侧缘延长切口。分离肱二头肌并牵之向内侧，显露出肱肌，沿肱肌肌纤维方向分离，即可显露肱骨。

4. 手术要点及易损伤结构

（1）肌腱。①肩胛下肌。该肌是前内侧入路进入关节的必经之路，是神经血管走行的重要标志，同时是保持肩关节稳定的前方力偶。因此术后保持其结构的完整是非常重要的，为此其切断部位应位于距其小结节止点 1 cm 处，或行小结节截骨，术后用缝线或螺钉牢固固定于原止点部位。②肱二头肌长头腱。该腱穿出关节囊后行走于结节间沟，是大小结节的解剖标志，术中应予保护。但在老年患者或该腱有明显损伤的情况下，可考虑予以切断或固定于结节间沟，特别在人工关节置换术中，该肌腱的切断有利于关节的充分显露。该肌腱的切断或固定术可缓解因肱二头肌长头腱本身引起的疼痛，且不会造成屈肘功能的明显障碍。

（2）神经。①肌皮神经。该神经是屈肘肌的支配神经，在喙突下 5 ~ 8 cm 处进入喙肱肌，将喙突截骨向下过度牵拉时容易损伤该神经。②腋神经。在肩胛下肌的下缘从前向后穿越四边孔，在肩胛下肌切开时应适当外旋肩关节，使该神经远离切缘。

（3）血管。①头静脉。位于三角肌胸大肌肌间沟内，是前内侧入路的肌间隙标志，术中应注意仔细游离并保护该血管，如不慎损伤也可予以结扎。②旋肱前动、静脉。行走于肩胛下肌的下缘，应外旋肩关节明确肩胛下肌的下缘对该血管予以保护，如行关节置换术，也可结扎该血管。

二、关节镜入路

肩关节是一个大球浅窝型关节，且关节囊冗余，使其在各平面上均有较大的活动范围。因此，这样的关节解剖使其成为应用关节镜入路的理想部位。然而，肩关节被厚实的肌肉层覆盖，这使得关节镜入路具有一定难度。肩关节的关节镜入路对神经血管结构亦构成潜在风险。肩关节前下方的重要神经血管束限制了前方入路。若未能正确定位入口，其他神经血管结构亦可能受到威胁。

1. 适应证

慢性肩袖肌腱炎的关节镜下肩峰下减压术；肩袖撕裂；盂唇撕裂；肩锁关节退变；游离体摘除；剥脱性骨软骨炎；滑膜切除术；肱二头肌长头腱切除和固定。

2. 手术体位

①“沙滩椅”位：令患者仰卧于手术台上。将手术台前半部升高 60°，头部用头架牢固固定，拆去手术床头的一侧床板，使其术侧肩部悬在手术台外边，方便肩关节后侧通道的操作。消毒铺巾应保证术中可自由活动手臂。臂牵引在关节镜下肩峰下减压术中是有用的，但对于关节镜诊断没有必要。这一体位可降低肩关节周围的静脉压并减少出血，同时由于其解剖学方向与镜下所见的方向一致，有利于操作过程中镜下方向的确定。缺点是沙滩椅手术床价格较高，且由于患者为坐位，特别要注意术中发生脑缺血。②侧卧位：令患者侧卧于手术台上，患肢在上。将手术台向后方倾斜 30°，患者背部可用两个侧卧位固定支架支撑，腿部自然屈曲 30°并适当固定于手术台上。患肢消毒后用专用牵引支架做纵向牵引，保持患肢外展 30° ~ 45°，前屈 30°，同时可在腋窝处置一牵引带，横向牵引肱骨，可使肱骨头与肩盂分离，有利于肩胛骨及盂唇的显露。以上两种体位均可适用于绝大多数肩关节镜手术，且各有利弊，可根据医生的习惯进行选择。

肩关节镜手术可采用多种关节镜通道，主要分为后侧通道、前侧通道和外侧通道。可根据手术目的选择合适的入路，其中后侧通道是最常用的观察监视通道，可以看到盂肱关节和肩峰下间隙的全貌，术中常与前侧通道联用，而外侧入路多用作肩袖修补的观察和操作通道。这些入路的组合使得关节镜及其配套器械可同时使用。

3. 手术入路与解剖

（1）骨性标志。肩关节在各个方向上均被厚实的肌肉包裹着。关节线无法触及，故关节镜入路有赖于一些远离关节的体表标志。肩峰和肩胛冈形成一个连续的弓形结构。肩峰的背面和外侧面易在肩关节外面触及。术前或消毒后应将肩峰、锁骨和喙突的轮廓标记出来，尤其是肩峰的前角和后角。在距离锁骨外 1/3 前缘下方约 2.54 cm 处触诊可明确喙突的位置。斜向外后方施力，直至感觉到喙突。

（2）盂肱关节常用通道。①后侧通道。传统的后侧通道在肩峰后外侧角下方 2 cm、内侧 1 cm 处，此通道位置在盂肱关节的关节线水平。此皮肤切口可以同时满足盂肱关节和肩峰下间隙的观察。但在较复杂的重建手术中，根据需要适当调整皮肤切口的位置，通常可在此切口基础上向内移 2 ~ 3 cm、下移 1 ~ 2 cm，用于盂肱关节手术特别是前下盂唇和肩胛下肌腱的手术。②前侧通道。主要是通过肩袖间隙做的通道，包括前侧通道、前下侧通道、前上外侧通道等。其中前侧通道最为常用，在喙突顶点与肩峰前角连线的中点，做一个 8 mm 的刺入切口。前下侧通道位于喙突水平偏内 1 cm，此通道位于肩袖间隙内、紧贴肩胛下肌上缘，可用于前盂唇中部的铆钉置入。前上外侧通道位于肩峰前角的后、外侧 1 cm，是肩袖间隙的上外侧缘，通过此通道可以正面观察肩胛盂的全貌，用于上盂唇损伤铆钉的置入和用作肩胛下肌损伤的观察和操作通道。③ 5 点钟通道。建立在前下通道下方 1 cm 处，经过肩胛下肌的外侧部分，主要用于 Bankart 损伤修补中 5 点钟方位的铆钉置入。使用该通道可使 5 点钟方位的铆钉不需要向下斜行置入，否则有可能造成肩盂前下部分的骨折。

（3）肩峰下通道。①后侧通道。主要用于肩峰下间隙的观察和撕裂肩袖的后半部分的缝合操作，可以使用盂肱关节后侧通道的同一皮肤切口，也可另做一切口，位于肩峰后角的内、下各 1 cm，以便于观察肩峰下间隙以及锁骨远端。②外侧通道。位于锁骨后缘延长线上、肩峰外侧 3 ~ 4 cm 处，该通道平行于肩峰底面并可用于近乎正面观察肩袖撕裂的部位。

在肩袖修补过程中，该通道也常作为工作通道，此时可使用 Port of Wilmington 通道作为观察通道。③前侧通道。使用盂肱关节前侧通道同一皮肤切口，紧贴肩峰前角下表面进入肩峰下间隙，可用作肩袖修补过线工作通道或灌注通道。

4. 手术步骤

(1) 后侧通道建立。①盂肱关节后侧通道。将手指放在喙突上，经后侧皮肤切口插入鞘芯和关节镜鞘管，令关节镜前端指向手指，于盂肱关节赤道稍上方进入关节。尽管理论上，关节镜可能是在冈下肌和小圆肌之间穿过肩袖，但通常镜子是贯穿冈下肌体的。在变换通道重新进入后侧通道时，由于关节肿胀解剖标识不清，使得准确进入通道变得困难，有时需要多次重复尝试。术者可在软组织突破后尝试用鞘芯在关节盂表面轻轻滑动，此时应明显感到软骨的触感，这有助于判断鞘芯是否进入关节腔。当然也可以在前侧通道的观察下，使用交换棒辅助重建后侧通道。②肩峰下后侧通道。使用同一后侧皮肤切口，先将镜头退出，术者一手拇指置于肩峰后角，示指置于前角，另一手操作轻轻触探肩峰后缘，然后紧贴肩峰下表面对着肩峰前角刺入穿刺鞘芯，需要将鞘芯一直穿刺到该间隙较前的位置以突破间隙中部的帘幕，否则将影响观察。用鞘芯触探肩峰后缘并紧贴肩峰下表面进行穿刺是该通道成功建立的关键。

(2) 侧通道建立。主要用作工作通道，用作前侧盂唇和肩袖前部修补的器械通道。可采用由内向外或由外向内的建立方法，后者较为常用。①由内向外。经后侧观察肩袖间隙，在肩胛下肌腱上缘和肱二头肌长头腱下方，根据术式需要，确定合适点位后，将关节镜向前深入并顶住肩袖间隙内的目标点位，此时在喙突外侧皮肤可清晰见到光源的亮区，在此点做皮肤切口后，退出后侧关节镜但保留镜鞘且位置不动，插入交换棒并顶出前侧皮肤，从而完成前侧通道的建立。此法简单直观，但在镜头推出和交换棒顶出的过程中，应注意有可能发生镜鞘位置的移动。②由外向内。经后侧通道插入关节镜后，在关节镜直接监视下，在喙突外侧用手指触探前侧关节囊，找到肩袖间隙上合适的点位，切开皮肤并插入腰穿针，在目标点位准确穿入关节腔，确定位置满意后，用尖刀扩大皮肤切口并插入工作鞘管。此法定位准确，为多数关节镜外科医生所采用。

(3) 前上外侧通道建立。可清晰观察关节盂的全貌，特别是前缘，在肩峰下间隙则容易到达肩峰前角下缘及冈上肌常见的损伤部位，常用作 Bankart 损伤前盂唇修补的观察通道和肩峰下间隙的前侧工作通道。在后侧通道的监视下，于肩峰前角的内下各 1 cm 处做一皮肤切口，使用腰穿针在肱二头肌长头腱前方插入盂肱关节，试探位置满意后插入工作鞘管。同样在肩峰下间隙后侧通道的监视下，在同一皮肤切口内使用腰穿针插入肩峰下间隙，确定位置满意后插入相应刨削或穿刺过线工具。

(4) 经后侧通道的肩关节镜探查。经后侧通道插入一 30° 关节镜，找到自上向下走行的肱二头肌腱及其起点；向上转动关节镜观察冈上肌；要观察冈下肌和小圆肌，不仅需转动关节镜，还要旋转肱骨头；肩关节上方三角由肱二头肌腱、肩胛下肌上缘和关节盂所形成，是经前侧通道进入关节的安全区；将关节镜送至关节盂前上缘并向下转动，以检查盂肱前复合体。这时可能需施力使肩关节分离，或用 70° 关节镜替换 30° 关节镜。将关节镜向前送至前方三角并转动镜子，从而可向下方观察肩胛下肌深面的空隙。这一空隙是游离体常在的部位。下一步，使关节镜朝向下方并向后旋转，以观察肩关节后隐窝。经后侧通道易完成对肱骨头和关节盂的观察。要观察整个关节面，则需小心地活动肩关节。

5. 手术要点及易损伤结构

（1）神经。后侧神经界面位于小圆肌（由腋神经支配）和冈下肌（由肩胛上神经支配）之间。前侧神经界面位于胸大肌（由胸内、外侧神经支配）和三角肌（由腋神经支配）之间。①腋神经穿过四边孔而离开腋窝后壁。在肩峰顶点下方约 7 cm 水平，于三角肌深面环绕肱骨走行。若以肩峰后外侧角为参照正确定位后侧通道，其位置应在腋神经上方约 3 cm 处。只有当切口位置过低时才会危及该神经。②肩胛上神经出冈上窝绕过肩胛冈基底而进入冈下窝，支配冈上肌和冈下肌。若后侧通道过于偏向内侧，则可能损伤该神经。后侧通道的正确位置是在该神经外侧约 2 cm 处。③肌皮神经自喙突顶点下方 2 ~ 8 cm 范围内进入并支配上臂屈肌群。因此，偏向喙突上方和外侧的通道不大可能损伤该神经。

（2）血管。①头静脉。该血管表浅，走行于三角肌和胸大肌之间。仅当切口过于偏外侧时方可伤及该血管。②胸肩峰动脉。肩峰支沿喙肩韧带内侧走行，经典的前侧通道不会伤及此动脉。但是，用于进入肩峰下间隙的更上方的入路会损伤该动脉的分支[13]。

【康复治疗】

肩关节骨折患者在进行肩关节骨折术后会发生不同程度的术后疼痛、术后肿胀、瘀血以及肩关节障碍等并发症。在接受手术后，关节周围组织会受到破坏，会出现胶原纤维沉积，沉积的纤维在机化后会形成纤维组织使肌肉出现纤维化，导致肩关节僵硬。在骨折愈合期间，会有大瘢痕组织在肩关节周围组织中形成，这些瘢痕还会严重影响恢复。肩关节僵硬和肩关节周围组织出现粘连都会对肩关节局部血液循环和淋巴造成影响，从而使疼痛情况更加严重。在手术结束后 3 天内如果肩关节没有得到活动就很容易出现粘连，所以肩关节骨折患者在进行手术后应该尽快进行康复训练[14]。

疼痛管理干预

依据患者疼痛程度及心理状态，为患者制定个性化疼痛管理干预措施。

1. 对疼痛 VAS 评分≤ 4 分者

实施非药物疼痛干预，具体方法为肢体按摩，由康复师从肢体近端逐渐向肢体远端进行移动按摩，注意动作轻柔舒缓，按摩过程中询问患者的疼痛情况，并教会患者及家属按摩手法，嘱咐家属定期为患者按摩，1 ~ 2 次 / 天，5 ~ 10 min/ 次；音乐放松疗法，具体方法为主动与患者交流，了解患者心理状态，告知患者术后疼痛主要原因，为其讲解负性情绪会加重疼痛，指导患者下载喜爱歌曲，鼓励其疼痛时多听歌，并教会其随着音乐进行深呼吸放松训练，3 ~ 4 次 / 天，10 ~ 15 min/ 次。

2. 对疼痛 VAS 评分＞ 4 分者

在非药物干预基础上增加药物止痛干预。术后 1 ~ 3 天，使用静脉镇痛泵，运用基本流速输液＋个体化自控镇痛模式（Patient-Controlled Analgesia，PCA）。麻醉科医生可以通过患者自助按压次数远程监控患者疼痛情况，实现个性化镇痛指导。同时足底贴敷隔物灸联合镇痛。手术 4 天后，指导患者口服西乐葆、依托考昔等药物镇痛，解除固定后指导患者外用扶他林软膏、氟比洛芬凝胶贴膏降低其疼痛。

3. 阶段性康复锻炼

依据患者的骨折程度及身体状况为其制定阶段性康复锻炼计划，将康复锻炼计划内容制作成视频，并借助微信推送给患者及家属，告知其康复锻炼重要性，同时采用集中讲座宣教、示范指导等形式为其讲解视频内容，并结合视频指导患者实施阶段性康复训练，1 ~ 2 次 / 天，10 ~ 15 min/ 次。

（1）在术后 1 ~ 2 周左右，进行肌力的锻炼，如握拳伸指的锻炼、腕关节的伸屈锻炼、肌肉的收缩锻炼等。

（2）在术后 2 ~ 6 周，在进行上述锻炼的同时，可以进行相邻健康关节的锻炼，如肘关节的伸屈锻炼。

（3）术后 6 周以后，指导患者增加肩关节后伸、前屈等各方向活动训练，并依据患者耐受度逐步增加活动度。

（4）术后 8 ~ 11 周，增加爬墙、环形运动等肩关节全面活动练习，逐步恢复至肩关节正常活动范围。

（5）术后 12 周，评估患者肌力情况，若肌力恢复至 3 级以上，指导患者借助哑铃、沙袋、臂力器等工具进行肩关节抗阻运动，并鼓励患者进行刷牙、拧毛巾、梳头等生活自理活动 [15]。

4. 传统电针治疗

（1）运动疗法。患者取仰卧位，先被动活动肩关节 2 min，完成前屈、后伸、内收、外展、环转生理运动。然后推磨沙板、爬肩梯、推滚筒，训练 25 min，共治疗 45 min。每日 1 次，15 次为 1 个疗程，治疗 1 ~ 3 个疗程。

（2）电针结合运动。取穴：以患肩部三角肌和肱二头肌两端肌肉的肌腹为针刺穴。配穴：曲池、合谷、阳陵泉。操作：患者取仰卧位，75 % 酒精局部消毒后，用华佗牌 0.35 mm × 40 mm 针灸针，单手持针，直刺局部针刺穴，刺入深度以患者有酸胀感为度，采用平补平泻手法，使用上海市 G9805-C 型低频脉冲治疗仪，输出模式为疏密波，频率为 4/20 Hz，疏密时间间隔（4 ± 1）s，电流强度以患者能忍受为度。双侧曲池、双侧合谷、双侧阳陵泉，使用上述针灸针，常规针刺，行提插泻法，留针 30 min。起针后被动活动肩关节 15 min，完成前屈、后伸、内收、外展、环转生理运动。每日 1 次，15 次为 1 个疗程，治疗 1 ~ 3 个疗程。

罗开民等运用电针结合康复训练治疗肩关节骨折术后功能活动障碍的研究结果显示在运动康复治疗的基础上进行电针治疗，能够显著提高患者肩关节的功能和活动，明显减轻肩关节的疼痛。研究表明，电针结合运动康复治疗对肩部骨折后肩关节功能障碍患者的疗效是确切的 [15]。

肩关节骨折患者通过康复训练，能够改善肌肉和骨骼的营养情况，防止废用性萎缩。通过肌肉收缩运动稳定骨折后复位的位置，保护新生的血管和细胞，改善循环，有利于肩关节功能的恢复。在接受手术后接受康复训练虽然能够在一定程度使肩关节功能得到恢复，但效果不明显，因为很多患者在进行手术后，肩关节疼痛程度较严重，很难坚持完成康复训练，在进行康复训练的基础，增加针刺治疗能够取得更加理想的治疗效果。系统的康复训练能够明显降低局部组织水肿和炎症反应，加速组织愈合，减少手术后的并发症，预防肩关节及周围组织粘连和肌肉的萎缩。传统中医认为，造成肩关节骨折术后疼痛的原因是气血在肩关节部位沉积，经络瘀滞不畅，才会出现疼痛症状，在中医属于“筋痹”范畴，通过针刺可以有效促进肩关节周围肌肉的血液循环和刺激运动神经，有利于防止肌肉萎缩并促进受损神经再生以及传导功能的恢复。针刺治疗后前屈上举，外展上举、后伸、内收、外旋以及内旋各项肩关节活动度明显好转[16]。

第四节　髋关节骨折术后

髋关节骨折是常见的下肢骨折类型之一，尤其是对于老年人群体，由于骨质疏松、肌肉附着力降低，加之自身运动协调能力减退，髋关节骨折发病率较高。有资料显示，全世界老年人群中每年新发髋关节骨折约 600 万例[17]。

【临床解剖】

髋关节是下肢最大的关节之一，连接下肢与骨盆，是一强健而稳固的球窝关节，可做多轴运动。髋关节由股骨头和髋臼窝分别作为球和窝，纤维软骨组成的髋臼唇附着于髋臼的骨性边缘及髋臼横韧带上，加深髋臼深度。髋关节的纤维性关节囊组织与周围髋臼的髋臼横韧带，强健但松弛，使得髋关节能够运动自如，髋关节不同部位由不同的神经支配。

一、髋关节囊的神经支配

支配髋关节囊的神经包括股神经关节支及股直肌支、闭孔神经关节支、臀上神经、坐骨神经，以及骶丛直接发出的支配股方肌的分支。髋关节囊前方由股神经和闭孔神经支配，出现概率分别为 95% 和 85%；股神经及其肌支主要支配髋关节囊前方外上侧，闭孔神经及副闭孔神经（如存在）支配髋关节囊前方内下侧；关节囊前内侧由股神经及闭孔神经重叠支配，此处神经纤维数量多于其他部位；髋关节囊后方出现骶丛支配股方肌分支、臀上神经、坐骨神经支配的概率分别为 100%、85% 和 80%；骶丛直接发出的支配股方肌的分支支配髋关节囊后下侧，臀上神经支配髋关节囊后外侧，坐骨神经支配髋关节后上侧。一项针对尸体标本的研究显示，臀下神经支配髋关节后下方的概率为 10%。

研究证实，髋关节囊周围神经分布并不均一，髋关节囊前方神经纤维密度高于后方。Alzaharani 等对 20 例接受髋关节置换术患者的髋关节盂唇进行染色分析，发现在盂唇前上方和后上方游离神经末梢和机械感受器的分布多于前下方和后下方，机械感受神经元及感觉纤维密度最高。Gerhardt 等对尸体标本进行解剖学研究，经切片染色电镜观察发现，髋关节囊前侧及上外侧机械感受神经元及感觉纤维的密度高，关节唇前侧及下侧的神经元密度高。

二、髋臼及股骨近端神经支配

骨及骨膜神经支配丰富，其神经来源有 3 种：神经干的一级分支；骨周围或附着于骨的肌肉、肌腱的神经肌支；贴近骨的血管周围丛分支。髋臼神经支配来自腰骶丛神经分支。股骨近端有各种肌肉附着，肌肉由股神经、闭孔神经、坐骨神经及直接来源于骶丛的肌支支配。尸体标本研究证明，股骨大转子区域由股神经分支支配，没有坐骨神经、闭孔神经及臀上神经的参与。

三、手术涉及组织的神经支配

髋部骨折手术区域各组织结构涉及的神经支配如下。①皮肤：臀部下侧及大腿后外侧皮肤由臀上皮神经、臀中皮神经、肋下神经及髂腹下神经外侧皮支、股外侧皮神经支配。②肌肉筋膜：臀大肌由臀下神经支配；阔筋膜张肌、臀中肌及臀小肌由臀上神经支配；外旋肌群的神经支配来源于骶丛直接发出的分支；股外侧肌、股直肌、缝匠肌由股神经支配。③骨骼：髋臼部分神经支配有来自脊神经的直接支配及腰骶丛分支神经，股骨头及股骨近端支配神经包括股神经、闭孔神经及坐骨神经等。

四、神经来源

髋部骨折后骨折区域及手术涉及区域由上述神经支配，这些神经的来源如下。①脊神经：肋下神经来源于 T_{12} 脊神经腹侧支；臀上皮神经为 $L_{1\sim3}$ 脊神经背侧支组成，臀中皮神经由 $S_{1\sim3}$ 神经背侧支组成。②腰丛：位于腰大肌后方、腰椎横突前方。腰丛神经纤维来源于 $L_{1\sim4}$ 脊神经腹侧支，有些 T_{12} 和 / 或 L_5 脊神经腹侧支参与构成腰丛，主要分支为髂腹下神经（$T_{12}\sim L_1$）、髂腹股沟神经（$T_{12}\sim L_1$）、生殖股神经（$L_{1\sim2}$）、股外侧皮神经（$L_{2\sim3}$）、股神经（$L_{2\sim4}$）、闭孔神经（$L_{2\sim4}$），还有支配腰大肌及髂肌的分支。腰丛及其分支神经支配的皮肤范围为大腿前内侧及小腿内侧直至足内侧；支配的肌肉位于大腿前间隔及内侧间隔，包括缝匠肌、股四头肌、长收肌、短收肌、大收肌、耻骨肌、股薄肌等；支配的骨骼范围为股骨前侧。③骶丛：位于小骨盆后壁，紧邻梨状肌前面。骶丛神经来源于 $L_4\sim S_3$ 神经根。主要分支包括至股方肌和下孖肌神经（$L_4\sim S_1$），至闭孔内肌和上孖肌神经（L_5，$S_{1\sim2}$），至梨状肌神经（$S_{1\sim2}$），臀上神经（$L_4\sim S_1$），臀下神经（$L_5\sim S_2$），股后皮神经（$S_{1\sim3}$），阴部神经（$S_{2\sim4}$），坐骨神经（$L_4\sim S_3$）。骶丛及其分支神经支配的皮肤范围为大腿后侧，以及小腿和足部除隐神经支配区外所有区域。支配肌肉有：盆部肌肉，包括梨状肌、上孖肌、闭孔内肌、下孖肌；大腿后间隔内肌肉，包括股二头肌、半腱肌、半膜肌；小腿及足的全部肌肉。支配骨骼范围为股骨干后侧、胫腓骨、足骨。

【治疗】

一、术后

（一）一般情况

术后密切观察患者病情变化，平卧位时嘱其保持患肢外展，防止患肢内旋位，翻身时患侧在上呈外展位，防止髋关节脱位；观察和分析疼痛原因，及时进行对症处理，长期卧床引起的骶尾部疼痛，可通过按摩、热敷、减压等处理；帮助患者抬起臀部，以防压疮出现。

（二）心理方面

髋关节骨折患者手术后治疗需要较长时间，患者长时间活动受限，生活无法自理，易出现焦虑、烦躁等不良心理情绪，影响疾病康复；此时护士需积极主动耐心地与患者沟通，鼓励其建立信心，积极参加康复锻炼。

（三）积极预防并发症

深静脉血栓和肺栓塞是老年髋关节骨折患者术后长期卧床的常见并发症，可预防性地应用肝素钠等抗凝剂；积极预防患者肺部感染，护理中指导患者有意识地进行咳嗽、咳痰、深呼吸等活动，指导患者家属叩背等，必要时进行雾化吸入；预防伤口、泌尿道感染，注意伤口护理，强调换药、拔管时无菌操作，多饮水，清洁会阴部，留置的导尿管要比耻骨联合位置低。

（四）出院指导

强调循序渐进康复锻炼的重要性，做科学、持续的功能锻炼，日常生活中，要防止过度屈曲髋关节 [19]。

二、康复

（一）心理康复管理

了解患者的身心状态，同时结合患者的生活习惯、年龄、认知、文化水平等为其进行心理护理分析。了解患者的焦虑、抑郁等情绪表现情况和特点。为患者分析康复案例，联合家属，为患者进行心理疏导，提升情感支持效果。心理康复指导可从精神层面上给予患者支持、帮助和鼓励。让其建立心理防御机制，增加自身的心理舒适度，会使康复训练的结果十分理想。

（二）早期疼痛管理

老年髋关节患者耐受能力差，术后疼痛感十分强烈。为了减少患者的不适症状，提升临床的护理效果，建议对患者进行早期疼痛护理。其中主要的护理内容包括做好疼痛观察，分析患者的疼痛等级以及对其生活质量的影响。为患者解释疼痛的原因，减少其焦虑感，通过听音乐、观看电视、深呼吸、热敷、按摩等方式减少患者的疼痛感。通过疼痛护理指导可以减少患者临床的疼痛体验，缓解患者的临床应激刺激和不良反应。

（三）康复功能锻炼指导

实现以患者为中心的护理框架，加强早期训练指导可以从患者不同的肌力改善情况和自身的生活质量提升抵抗力和身心质量，从而有效地缓解患者的疼痛感，较好且有效地减少术后并发症的发生，还能够最大限度地能改善髋关节功能，促进骨愈合。了解患者的身体状况，结合患者的耐受力和恢复情况为患者提供科学的护理指导。对肌力 2 级以下的患者予以按摩、伸展踝关节锻炼。对 2 级患者予以主动屈曲和伸展脚趾、活动踝关节等训练，同时要预防下肢深静脉血栓。对肌力大于 2 级的患者予以主动弯曲踝关节和四头肌收缩训练等运动 [20]。

1. 早期肢体功能训练

术后 6 h，在床上嘱患者简单肢体运动，帮助患者锻炼上肢、股四头肌、健腿、腰部和伤侧踝关节屈伸等，进行抬臂、三点支撑训练。术后 1 天指导患者进行良肢位摆放，患侧髋关节呈外展位 30°摆放，进行深呼吸训练以防止肺部感染、保持心肺功能，在有效镇痛的前提下，指导患者进行足趾及踝关节充分活动，并进行股四头肌等长收缩训练，踝关节背屈，绷紧腿部肌肉 10 s 后放松，再绷紧、放松，以此循环。每次 30 min，每天 1 次。定时按摩下肢肌肉，以促进血液循环，预防肌肉萎缩以及深静脉血栓形成。术后 2 天内，为患者将负压引流管拔除，有计划循序渐进地实施髋关节康复训练，训练强度以不产生过度肌肉疲劳、髋关节可耐受为准，训练患者膝关节屈伸活动，弯曲角度在30°内，每次15 min左右，每天10次；有条件的可以在术后48 h内，利用骨折仪器每天进行2次治疗，每次45 min的辅助治疗[19]。

2. 中期肢体功能训练

术后6 ~ 15天可进行关节活动与肌力训练。术后1周，训练患者进行恢复练习，如坐、站立等动作；术后2周，训练患者不负重行走。协助患者在患髋伸直位下进行患肢内收及外展运动，并进行抗阻内收和外展等长肌力训练以及卧—坐—立位转移训练。患者仰卧位，缓慢屈膝屈髋，并进行直腿抬高训练，如发现患者肌力达到3级以上，可予适当阻力，每次45 min，每天1次。逐步增加髋部主动运动训练。

3. 末期肢体功能训练

术后3周进行。除进行肌力训练及关节活动训练外，逐步进行站立、负重、平衡及步行训练。辅助患者在助行器下做站立训练，并在站立位进行屈膝屈髋，并使髋关节外展、内收，每次45 min，每天1次。逐渐增加下肢内收、外展的主动运动，增加静蹲练习，进行本体感觉和功率自行车的训练。指导患者迈步训练，并增加日常生活能力训练。出院时进行充分的居家康复指导，术后6个月内避免患侧髋关节大范围内收、内旋，不宜做剧烈运动，尽量减少髋部的负重程度。

根据患者恢复时期不同，康复训练侧重点也有所不同，比如：在早期训练中侧重于维持下肢肌力、关节活动度正常化；在中期则重点训练各协同肌如股四头肌肌力，并使髋关节在前屈、后伸、外展、内收等活动度达到稳定化；在末期则侧重于重建患者步行能力，为恢复日常生活提供保证[21]。

髋关节骨折是临床常见的骨折疾病，综上，对髋关节骨折术后患者进行系统康复训练，可有效改善髋关节功能和日常生活能力，提高生存质量，对骨折后的功能恢复起到了重要的作用，减少并发症和局部疼痛的情况发生[22]。

第五节　全髋置换术后

全髋关节置换术（Total Hip Arthroplasty，THA）是骨科常见的手术，已成为治疗髋关节病症的重要方法，是髋关节疾病恢复关节功能的重要手术方式，适用于陈旧性股骨颈骨折、预计骨愈合能力差的新鲜性股骨颈骨折、股骨头缺血性坏死、髋关节骨性关节炎、类风湿性关节炎及强直性脊柱炎、髋关节强直、慢性髋关节脱位等疾病。很多研究表明，术后及时康复治疗和有效的功能训练，可增加患肢的关节活动范围及肌力，增强关节稳定性和骨关节的负重能力，使患者尽早恢复髋关节功能，提高生活自理能力，改善生活质量和提高手术疗效。

髋关节假体包括人工股骨头与人工髋臼，其置换术是指受损的全部或部分髋关节由人造假体关节取代，髋关节出现畸形及疼痛采用全髋关节置换术加以治疗，不仅可以使关节保持稳定，改善其功能，还在很大程度上提升了病患的生存质量[23]。

【临床解剖】

同第四节“临床解剖”，见 P44～P45。

【康复治疗】

一、康复方式

（一）集束化康复指导

1. 建立集束化康复指导小组

成员由手术医生、麻醉师、康复医生，以及病区护士长和责任护士组成，共同制订集束化康复指导方案。

2. 集束化康复指导的实施

（1）康复用药指导。遵医嘱规范应用抗凝溶栓药物。选择上肢静脉给药，并避免同一部位、同一静脉反复穿刺，以静脉留置针为宜，以减少静脉瘀滞，预防下肢深静脉血栓形成。指导患者早期使用加压弹力袜或进行电针等肌肉刺激康复训练。

（2）疼痛管理。做好疼痛相关知识宣教，鼓励患者主动说出疼痛的感受并寻求帮助。讲解止痛药的不良反应小、引起成瘾的发生率极小等知识，减轻患者焦虑、紧张等不良情绪。配合麻醉医生做好患者疼痛评分，并根据疼痛评分实施各项疼痛干预及护理。对疼痛评分 2 分的患者，指导和鼓励患者通过深呼吸或听音乐、看书、玩游戏等转移对疼痛的注意力，亦可采取舒适体位及局部冷敷等措施缓解疼痛。疼痛评分 4 分时，遵医嘱应用个性化及多模式镇痛措施，并且根据用药途径及时评估药物镇痛效果。

（3）康复训练指导。术后加强患者肢体的主动、被动活动指导，根据其肌力情况制定相应的康复方案。使用浅显易懂的语言向患者普及功能锻炼的知识和技巧，使其理解术后早期活动的重要性及意义，从而增强其康复的信心，提高治疗和康复锻炼的积极性。协助患者实施患肢内收与外展运动，同时开展抗阻力内收与外展等长肌力训练。逐步进行卧—坐—立转移等训练，鼓励患者尽早离床活动。上下床及助行器行走训练时，保证健肢先行，患肢跟上，保持两腿分开并与肩同宽。转弯时髋关节随身体同步转动，避免髋关节不当旋转，降低假体脱位风险。加强巡视，及时纠正患者错误的训练方法。

（4）出院后康复指导。出院后建立微信康复指导平台，定期推送康复训练知识，随时线上接受患者的咨询。指导患者日常生活中应避免矮凳和沙发就座，坐位时身体不前倾，髋关节屈曲不应超 90°。起立或坐下等改变体位时，应先将患肢伸直，再用双臂与座椅扶手上支撑躯体完成上述体位的变动。6 个月内不交叉双腿和盘腿而坐，避免应用蹲便器。修剪趾甲、穿脱鞋袜时应取外展位，踝关节放至对侧膝关节上面。严禁屈体、交叉膝关节穿脱鞋袜。锻炼力量、幅度应依据循序渐进的原则，并做好各种防护措施，避免意外摔伤、跌倒。医护一体化结合快速康复模式有助于髋关节置换术后患者的快速康复，降低并发症发生率，缩短住院时间改善其术后生活自理能力，提高患者对诊疗护理工作的满意度[25]。

（二）人工关节置换术围手术期康复

1. 术前康复治疗

手术关节周围肌肉力量、ROM 训练；教会患者术后功能训练的方法及正确使用助行器、腋杖和手杖等。

2. 术后康复治疗

①术后第一阶段（术后 1 周内）：康复目标为：最大限度地减轻疼痛及肿胀；独立转移（床—轮椅—厕所）。注意事项及禁忌动作：避免髋关节屈曲超过 90°、内收超过中线、内旋超过中立位（后外侧入路）；避免手术侧卧位；仰卧、健侧卧位时双膝之间放置垫枕；仰卧位时避免将垫枕置于膝关节下方以防止髋关节屈曲性挛缩；同时行截骨术的患者，应减轻负重至 20% ～30% 体重。②术后第二阶段（术后第 2 ~ 6 周）：康复目标是：无辅助装置下独立步行，步态正常；独立进行日常生活活动。注意事项：避免髋关节屈曲超过 90°、内收超过中线、内旋超过中立位（后外侧入路）；避免久坐（1 h 以上）；避免疼痛下进行治疗性训练及功能性活动。康复内容：继续前期肌力、ROM、平衡及本体感觉训练；髋周肌肉力量强化训练；步态训练；前向上台阶练习（从 10 cm、15 cm 到 20 cm）；日常生活活动训练（穿脱裤子、袜子、捡拾地上的物品等）；有条件的可进行水疗。③术后第三阶段（术后第 7 ~ 12 周）：康复目标是：可上下台阶；独立完成穿脱裤子及鞋袜；定时起立行走、单腿站立等功能测试结果达到相应年龄组正常范围；恢复特殊的功能性活动。注意事项：避免在疼痛下进行日常生活活动和治疗性训练；监控患者活动量，避免再损伤。康复内容：继续髋周肌肉力量练习，方法逐渐过渡至渐进性抗阻训练；继续步态练习、前向上台阶练习；开始前向下台阶练习（从 10 cm、15 cm 到 20 cm）；有条件的可进行水疗。

3. 常见并发症及其处理

①伤口不愈合 / 感染：术后早期康复过程中一定要查看伤口情况，若局部出现炎症表现，必须及时进行相关检查，并联系手术医师，商讨下一步处理方案。②深静脉血栓形成：术后抬高患肢，及早开始肢体远端踝泵等主动训练、气压式血液循环助动仪等物理治疗，必要时给予抗凝药物治疗。③关节脱位：一旦出现关节脱位，必须立即与手术医师联系，以进行手法复位或麻醉下复位。④异位骨化：一旦发现异位骨化，必须立即评估其处于进展期抑或是静止期。进展期的异位骨化，在进行康复治疗时一定要保证无痛，以避免过度刺激导致骨化范围扩大[26]。

（三）术后心理干预与功能康复

训练能使患者有计划有目的地参与功能康复训练，提高患者对治疗的依从性及主观能动配合性，对帮助巩固患者术后治疗效果、恢复其功能具有重要的作用。功能康复训练与心理干预对任何手术及预后都非常有必要：一方面心理干预可以使患者有个平静的心态对待手术，便于在治疗中与医师协助配合，顺利完成手术；另一方面功能康复训练能有效帮助患者恢复预后。当然有学者认为关节置换术后的功能康复训练对巩固和确保手术具有非常大的作用，能有效促进患者康复并减少并发症等。通过对比单纯功能康复训练与心理干预联合功能康复训练对骨科全髋关节置换术后康复效果的研究，结果发现，干预前两组患者根据抑郁自评量表（Self-Rating Depression Scale，SDS）和焦虑自评量表（Self-Rating Anxiety Scale，SAS）评分之间差异无统计学意义，干预后两组患者 SAS 和 SDS 评分均明显降低，且观察组（即心理干预联合功能康复训练组）下降幅度显著优于对照组（即单纯功能康复训练组），这表明功能康复训练与心理干预对骨科全髋关节置换术患者有很好的心理干预成效，有效降低了患者手术前后的焦虑及抑郁心理。专业的心理交流一方面使患者明白了全髋关节置换术是什么及手术流程是什么等，避免了由于患者对手术的无知所产生的恐惧及抵触心理。本研究还发现，干预后心理干预联合功能康复训练组患者在疼痛程度（没有疼痛及重度疼痛）及行走功能（没有受限及重度受限）与关节活动度（优及差）等方面的改善均显著优于单纯功能康复训练组，与以往的报道相符。这表明功能康复训练与心理干预对骨科全髋关节置换术患者改善疼痛及行走能力与关节活动度方面效果显著，这是因为功能康复训练有科学合理的计划和临床熟练的经验，有效避免了不必要的二次伤害等，并减少疼痛，提高行走及关节活动能力。另外，研究还发现，干预后心理干预联合功能康复训练组计划完成率为60.98%、总优良率为80.49%，显著高于对照组的26.83%、43.90%，这表明功能康复训练与心理干预能有效提高患者对医师制定康复训练计划的完成率，这是因为心理干预与功能康复训练有计划有组织地进行，无形中培养了患者对治疗的依从性。研究还得出，干预后观察组Harris髋关节功能良占比78.05%，显著高于单纯功能康复训练组的39.02%，这表明功能康复训练与心理干预能有效改善患者髋关节功能，这是因为功能康复训练能有效促进患肢静脉血液回流，使肿胀减轻，同时还有效减少了手术周围组织发生粘连，进一步增加肌力及关节稳定程度，提高患肢的承重能力，改善肢体整体功能。最后，研究结果发现，干预后观察组非常满意率为80.49%，总满意率为97.56%，均显著高于对照组的48.78%、80.49%，这表明功能康复训练与心理干预能在很大程度上获得患者的认同，这是因为心理干预让患者树立了治疗的自信，功能康复训练在客观上使患者感受到了训练的好处，进而提升了患者对医务工作者的信任与对工作的满意度。综上所述，功能康复训练与心理干预骨科全髋关节置换术患者术后康复疗效显著，有效缓解了患者的焦虑及抑郁情绪，提升了术后患肢活动功能，降低术后不规范训练所致不必要的疼痛，同时还建立了良好的医患关系，提升了治疗的总体效率，值得临床参考[27]。

（四）递增－递进式量化康复训练

递增－递进式量化康复训练是根据患者躯体实际情况制订术后早期康复训练细则，包括髋关节锻炼频率、强度及关节活动范围，始终遵循患者耐受度，并根据患者进展逐渐增加训练强度，可有效提高患者训练依从性，促进疾病康复。术后早期，主要以被动训练或小幅度训练为主，踝关节跖屈与背伸运动可促进关节功能恢复，维持下肢血液循环，预防下肢静脉血栓形成。术后1周，主要以主动康复训练为主，股四头肌收缩训练可预防肌肉萎缩，提高肢体肌肉力量。在康复锻炼期，直腿抬高训练可促进下肢肌肉等张收缩，增强臀部肌肉力量，提高髋关节活动度，预防关节僵硬，减轻疼痛；负重锻炼可提高髋关节稳定性，从而改善髋关节功能与日常生活能力。递增－递进式量化康复训练有助于预防术后假肢脱位及下肢静脉血栓形成，提高关节活动度，降低关节僵硬发生风险[28]。

（五）5 E 理念

作为一种新型康复理念，其以鼓励（Encouragement）、工作（Employment）、教育（Education）、康复（Exercise）、评估（Evaluation）对患者实施系统康复训练，从而显著提升患者训练依从性，使其术后尽早恢复健康[29]。

（六）术后早期进行适当的康复训练

患者术后早期进行适当的康复训练，能够降低各类并发症的发生风险，提高患者生活质量、肢体功能状态，缩短康复时间、住院时间，使骨的负重能力、关节的稳定性得到增强，周围肌肉群的力量获得强化，减少周围组织粘连，防止、减少形成下肢深静脉血栓，减轻患肢肿胀、促进静脉回流，术后早期康复训练对患者的预后有着重要意义。研究表明，术后第1天开始康复训练效果更好，能够更好地恢复髋关节功能[30]。

（七）个性化功能锻炼

个性化功能锻炼是医护人员针对患者病情及多种因素全面分析制定的康复功能锻炼，注重循序渐进式锻炼，逐渐增加运动量以促进患者髋关节功能恢复。

个性化功能锻炼计划是由护士及医师根据患者实际情况不断评估和调整共同制定出来的，渐进性和全面性地针对术后不同时期采取不同的锻炼方式。前期锻炼量较小，随康复进程逐渐加大锻炼力度，并在患者出院后定期进行电话随访给予针对性指导。填写相关功能锻炼表，有效监督患者个性化功能锻炼计划的实施，保证锻炼效果促进髋关节功能恢复。个性化功能锻炼应用于全髋关节置换术术后康复中可促进患者髋关节功能恢复，提高其生活自理能力，并可降低并发症发生率[9]。以循证医学为原则，紧密联系患者围手术期的病理、生理、心理变化，以减少手术患者生理和心理创伤，从而达到术后快速康复和减少围手术期并发症的目的。个性化功能锻炼时间节点、步骤、患者接受的频率、持续时间、锻炼效果、遵医行为均经过循证医学证明是可行的和有效的，优化为护理流程路径和表单，督促护士和患者实施和执行，方便护士长管理。个性化功能锻炼方案实施应依据患者躯体实际情况以及影响髋关节活动的因素，在加强心理教育、注重营养、减轻疼痛的同时，制定康复初期功能锻炼的细则，包括规范肌群、关节的锻炼频率、强度、范围，遵循患者能耐受的底线，提高患者锻炼依从性，便于疾病康复[31]。

二、康复训练的几个阶段

术后康复训练已成为全髋关节置换术不可缺少的一部分，一定程度上能够使患者关节功能恢复达到更高水平，提高手术治疗效果，获得更好的手术效果。生活自理能力训练、负重与行走、关节活动范围训练、肌力训练是全髋关节置换术的主要康复训练内容，其中，术后康复训练最重要的部分是肌力训练。训练共包含4个阶段，患者4个阶段的指导工作通过电话随访、书面、口头等方式落实，帮助患者完成各阶段的康复训练计划。具体康复训练内容如下。

（一）第一阶段

由护理人员帮助患者实施规定的锻炼项目，主要是肌肉等长收缩训练，持续时间3～5天。①股四头肌等长收缩运动。②踝关节主动背屈背伸运动。③主动臀收缩运动。④主动髌骨推移运动。

（二）第二阶段

主要是关节活动训练，可与第一阶段训练同时进行，训练持续时间为4～5天。①仰卧位直腿抬高30°以内运动，活动范围逐渐加大，由被动向主动过渡运动。②进行仰卧位屈髋、屈膝运动，由护理人员帮助患者进行屈髋90°，注意不要引起患者疼痛。③仰卧位患肢外展运动。④进行卧位到半卧位运动，运动前摇高床头，小于 90°。

（三）第三阶段

护理人员指导家属协助患者进行锻炼，主要是负重行走训练，康复训练 7 ~ 10 天后开始，训练持续时间约 2 周。①站位到行走训练，骨水泥假体固定型患者和非骨水泥假体固定型患者负重情况不同，前者可部分负重或负重下床练习，后者则需要少量负重下床练习，从脚尖点地到部分负重到完全负重。②坐位到站位点地训练，拄拐站立，患肢不负重。③卧位到坐位运动，利用双手和健腿的力量，患腿移至小腿能自然垂于床边。④侧卧位外展运动，双腿间夹 1 个枕头，锻炼时注意禁止内收、内旋。

（四）第四阶段

由患者进行主动训练，主要是生活自理能力训练，康复训练 4 周后开始，持续至功能康复。①在辅助器帮助下练习下蹲训练、上下楼梯训练。②借助辅助设备独立完成穿裤、穿鞋等日常动作[32]。

三、术后康复的影响因素

THR 术后影响康复疗效的因素较多，全髋关节置换术后出现的各种并发症明显影响功能恢复。同时也与手术操作技术、患者信心、精神状态以及对康复治疗的配合程度密切相关。目前研究结果显示：有效控制 THA 术后伤口疼痛对全髋关节置换术后的患者可明显加速功能恢复；THA 术后预防髋关节脱位所采取限制性体位不利于功能恢复；THA 术前物理治疗对患者功能恢复尚需要更多的临床研究来证实是否有利于功能恢复；体重指数过高不利于髋关节功能恢复。目前还没有文献资料去比较分析是否年纪轻的患者更有利于髋部功能恢复。但从常规来说，年纪轻的患者相对有利于功能的恢复。因此在今后的康复治疗中，尽可能改善患者术后疼痛，将更加有利于功能锻炼的尽早开展；此外，积极开展健康教育，鼓励患者在有效的安全范围内主动活动，加强肢体锻炼，可使患者尽早恢复髋关节功能，提高生活自理能力，改善生活质量和提高手术疗效[33]。

第六节　膝关节骨折术后

膝关节是人体最大最复杂的关节，有股胫关节和髌股关节两部分。膝关节对于运动、下肢承重有着非常重要的作用。近年来，随着人口老龄化的加剧和交通事故的频发，膝关节周围骨折患者的人数急剧增加。膝关节骨折主要指膝关节周围骨折，包括髁间骨折、股骨髁骨折、胫骨平台骨折、髌骨骨折等，一般是由于受到高能量的暴力所导致的。

【临床解剖】

由股骨内、外侧髁和胫骨内、外侧髁组成股胫关节。由股骨的髌面和髌骨关节面组成股髌关节。

特点。①关节囊广阔而松弛，各部厚薄不一。囊周围有韧带加强：前方为髌韧带，它自髌骨下缘至胫骨粗隆，是股四头肌腱的延续；两侧分别为胫侧副韧带和腓侧副韧带，两侧的副韧带在伸膝时紧张，屈膝时松弛。②囊内有连接股骨和胫骨的前交叉韧带和后交叉韧带，两者相互交叉排列。前交叉韧带位于外侧，伸膝时最紧张，防止胫骨前移。后交叉韧带位于内侧，于屈膝时最紧张，防止胫骨后移。③在股骨与胫骨相对的内、外侧髁之间有纤维软骨性的内侧半月板和外侧半月板。④关节囊的滑膜层附着各关节软骨的周缘。在髌骨下方中线的两旁，滑膜层向关节腔内突成一对翼状襞，襞内充以脂肪组织，填充关节内的空隙。⑤在膝关节的周围，特别是肌腱附着处有许多滑膜囊，有的与关节腔相通，如髌上囊，囊内充满滑液，可减少肌腱运动时与骨面的摩擦。

膝关节的运动主要是绕冠状轴能做屈、伸运动；在屈膝状态下，还可绕垂直轴做轻微的旋内、旋外运动。

【病因与损伤机制】

一、股骨髁部骨折

是股骨髁间、髁上骨折的总称，可分伸展型和屈曲型，直接暴力和间接暴力均可致伤。伸展型骨折为膝关节伸展位受伤所致，骨折线由前下至后上斜行，屈曲位受伤时，可形成由前上到后下的斜行骨折，直接暴力作用下，也可发生横行或粉碎性骨折。目前以交通事故和工农业外伤所致高能量损伤多见，常为粉碎性髁上骨折或经髁间粉碎性骨折。

二、胫骨平台骨折

可由间接暴力或直接暴力引起。当膝关节受纵向暴力或极度外翻应力和扭转应力时易致胫骨平台骨折，故临床以间接暴力引起的多见。如站立时膝部外侧受暴力打击，外翻暴力造成外髁骨折，从高处跌下时，胫骨髁受到垂直压缩暴力，股骨髁向下冲击胫骨髁，则引起胫骨内、外髁同时骨折，单纯的胫骨内髁骨折极罕见。

三、髌骨骨折

可由直接暴力或间接暴力造成。临床上间接暴力引起的多见。

（一）直接暴力引起的

系髌骨直接撞击地面或受重物打击所致，骨折常为粉碎性骨折（即星状骨折），股四头肌肌腱膜和关节囊一般保持完整，故对伸膝功能影响较少。

（二）间接暴力引起的

多由于膝关节半屈曲位跌倒时，股四头肌强力收缩，髌骨与股骨髁在顶点密切接触成为支点，髌骨被强力牵拉和折顶而断裂，骨折多为横断，两断端分离、移位。该类骨折，伸膝装置受到破坏，关节囊及股四头肌腱膜多不完整，若治疗不当可影响伸膝功能。

【分类】

一、股骨髁部骨折[34]

（一）按骨折部位分类

①单髁骨折（内髁骨折、外髁骨折）。②髁间骨折。③髁上骨折。④骨骺分离。

（二）按骨折部位及程度分类（Muller 分类）

① A 型骨折。仅累及远端股骨干伴有不同程度粉碎性骨折。② B 型骨折（髁部骨折）。B1 型：外髁矢状劈裂骨折；B2 型：内髁矢状劈裂型骨折；B3：冠状位骨折。③ C 型骨折（髁间 T 形及 Y 形骨折）。C1 型：粉碎性骨折；C2 型：股骨干粉碎性骨折合并两个主要游离骨块；C3 型：关节内骨折。

二、胫骨平台骨折

1. Schatzker 胫骨平台骨折分型[35]

Ⅰ型：外侧平台的单纯楔形骨折或劈裂骨折；Ⅱ型：外侧平台的劈裂压缩性骨折；Ⅲ型：外侧平台单纯压缩性骨折；Ⅳ型：内侧平台骨折，其可以是劈裂性骨折或劈裂压缩性骨折；Ⅴ型：包括内侧平台与外侧平台劈裂的双髁骨折；Ⅵ型：同时有关节面骨折和干骺端骨折，胫骨髁部与骨干分离，即所谓的骨干 – 干骺端分离，通常患者有相当严重的关节破坏、粉碎、压缩及髁移位。

2. AO 分型[36–37]

① A 型关节外骨折：A1 关节外撕脱型；A2 关节外骨折，干骺端简单骨折；A3 关节外骨折，干骺端粉碎性骨折。② B 型部分关节内骨折：B1 部分关节内骨折，单纯劈裂骨折；B2 部分关节面骨折，单纯压缩性骨折；B3 部分关节内骨折，劈裂压缩性骨折。③ C 型完全关节内骨折：C1 完全关节内骨折，关节面简单、干骺端简单骨折，胫骨结节和髁间隆突完整或累及胫骨结节或累及髁间隆突；C2 完全关节内骨折，关节面简单、干骺端粉碎性骨折；C3 完全关节内骨折，关节面粉碎伴干骺端简单骨折或干骺端外侧或内侧楔形骨折，或干骺端复杂骨折或干骺端骨干复杂骨折。胫骨平台骨折的影像学分级见表 1–3。

表 1–3　胫骨平台骨折的影像学分级[38]

项目	1 级	2 级	3 级
塌陷 /mm	＜5	5 ~ 10	＞10
倾斜 /°	＜5	5 ~ 10	＞10
关节面裂隙 /mm	＜3	3 ~ 5	＞5

三、髌骨骨折分型[39–40]

（1）根据 AO/OTA 分类：关节外骨折、涉及局部关节面骨折、涉及关节面和伸膝装置骨折等 3 型。

（2）Rock wood 分型：Ⅰ型，发生骨折后没有出现明显的位移，与无位移骨折相同，或骨折的部位是髌骨下极位置，对关节面没有影响；Ⅱ型，横断骨折，发生骨折后髌骨被分为两块，有斜行、纵行以及横行，骨折后出现了较大的位移，且骨折部位处于髌骨中部；Ⅲ型，其骨折部位在髌骨下极或下部，髌骨被分成多块；Ⅳ型，粉碎性骨折，骨折后没有发生移位现象；Ⅴ型：位移型粉碎性骨折，且位移距离＞5 mm；Ⅵ型：骨折类型是垂直的，骨折线较长；Ⅶ型：骨软骨骨折。

【诊断】

一、股骨髁部骨折

(1) 病史：膝部外伤史。

(2) 诊断要点：股骨下端明显肿胀、疼痛、压痛，可触及骨折端，膝部功能障碍；髌上囊和腘窝部出现血肿，大腿下段瘀斑明显，膝关节内翻畸形；合并腘动脉损伤，出现足背动脉减弱或消失。

(3) 辅助检查：膝关节正侧位片、膝关节 CT 三维重建，神经损伤需完善神经电生理检查。

二、胫骨平台骨折

(1) 病史：明显膝部外伤史。

(2) 诊断要点：膝关节及小腿肿痛、皮下瘀斑、功能丧失、内翻或外翻畸形、关节活动异常。若腓总神经有挫伤时，常伴有腓骨小头或腓骨颈骨折，一般伤后数月自行恢复。若骨折后出血较多，血肿较大，致腘窝部张力大，血肿延及小腿上端，局部软组织发硬而出现腘窝及小腿筋膜间室高压。

(3) 辅助检查：膝关节正侧位片、CT/ 膝关节 CT 三维重建。

三、髌骨骨折

(1) 病史：明显膝部外伤史。

(2) 诊断要点：多见于成年人和老人，儿童极少见。伤后膝前方肿胀，瘀紫、剧痛、压痛、骨擦音，膝关节不能主动伸直，有移位骨折可触及沟状凹陷的骨折端。

(3) 辅助检查：X 线检查可明确诊断。

【治疗】

一、股骨髁部骨折的治疗

（一）非手术治疗

无移位骨折采用夹板或石膏超膝关节固定，有移位的采用牵引加手法整复、夹板固定治疗，难以复位的采用切开内固定。保守治疗目的不是解剖复位而是恢复长度和力线。保守治疗最低要求：冠状面上不超过 7°畸形，矢状面不超过 7°畸形，缩短 1 ~ 1.5 cm，关节面移位小于 2 mm。

（二）手术治疗

手术目的是达到解剖复位，稳定的内固定，早期活动和早期进行膝关节康复训练。手术治疗的适应证：有移位的关节内骨折，多发损伤，多数开放骨折，合并血管损伤需要修补，严重同侧肢体损伤，合并膝重要韧带损伤，不能复位的骨折和病理骨折。相对适应证：移位关节外骨折，明显肥胖，年龄大，全膝置换后骨折。（怀疑有腘窝动脉损伤者，应在伤后 6 h 内尽早手术探查，单纯胫神经损伤多可逐渐恢复，后根据情况而定。）常用的包括以下几种方式。

（1）拉力螺钉固定：用于单髁骨折。

（2）单纯骨栓固定：适用于单髁骨折。

（3）骨栓＋钢板螺钉固定：多用于 T 形骨折、Y 形骨折、V 形骨折及粉碎性骨折。

（4）L 形（Moore 式）钢板固定：使用范围同前，但固定牢固程度不如前者，可加用拉力螺钉。

（5）其他内固定：根据骨折的类型、移位情况、手术条件的不同酌情选用长螺钉、钢丝及其他内固定物，以求恢复关节面的完整，有利于下肢功能的康复。

合并有其他损伤，应酌情加以处理。①血管损伤者多因骨折端刺激腘动脉引起血管痉挛所致，破裂者较少见，应及时进行超声检查，必要时进行血管造影。破裂者，应紧急行血管探查术，可与开放复位及内固定同时进行。②神经损伤者，神经探查与上述操作同时进行。③合并膝关节韧带伤原则上早期处理，尤其是侧副韧带及交叉韧带完全断裂者。对半月板破裂者，不宜过多切除，仅将破裂的边缘或前角、后角部分切除即可。

二、胫骨平台骨折的治疗

膝关节是人体最复杂的关节，对负重、行走、下肢的稳定均有重要意义。所以胫骨平台骨折的治疗必须达到解剖复位，关节面重建，坚强固定和恢复下肢负重力线，允许早期功能锻炼。但对高能量损伤却难以奏效。

（一）非手术治疗

非手术治疗包括手法复位、石膏固定、牵引治疗和使用可控制的膝关节支具。一般认为非手术治疗对低能量损伤较易获得成功，但对高能量损伤却难以奏效。

非手术治疗的主要适应证：①无移位骨折或不完全骨折。②轻度移位的外侧平台骨折。③老年骨质疏松患者的部分不稳定骨折。④伴有严重内科疾病患者。⑤进行性骨质疏松症。⑥合并脊髓损伤患者。⑦严重污染的开放性骨折。⑧骨折部位感染。

（二）经皮复位固定疗法

经皮复位固定疗法包括经皮钢针撬拨复位固定和经皮钢针外固定支架复位固定。随着影像透视、骨折复位、外固定支架技术的不断提高与改进，经皮复位固定疗法治疗显示出独特优势。目前治疗胫骨平台骨折外固定支架可分为侧方挤压、钢针撬拨复位联合侧方挤压、托举挤压、立体调节固定和超关节固定等类型。

（三）手术治疗

1. 手术适应证

①胫骨外侧平台向外倾斜＞ 5°，或关节面塌陷＞ 3 mm，或平台增宽＞ 5 mm。②除裂纹骨折外的所有内侧平台骨折。③外侧平台倾斜的双髁骨折。④内侧倾斜的双髁骨折。⑤除裂纹骨折外的所有纵向压缩性骨折。

2. 手术入路

根据术前 X 线和 CT 检查结果，按主要受累侧行前外或内侧髌旁入路。不主张膝前 S 形或 Y 形切口，因其易造成皮缘坏死，影响刀口愈合及后续治疗。临床处理时需要辩证地采取相应固定方法，主要原则为取长补短，以长代短。

治疗中要防止与胫骨棘连接的关节面出现旋转与塌陷，尤其是关节面中心，压缩的骨块一定要撬起，塌陷骨折撬起后必须有效植骨，固定螺栓及螺钉不宜过紧，骨折断面间隙骨片要彻底清理，下移骨块必须达到整体完整复位，不主张I期修补韧带体部损伤，半月板损伤尽量修补。

（四）关节镜治疗[41]

Caspari 等开始将关节镜技术应用到胫骨平台骨折的微创治疗，从此揭开了微创治疗胫骨平台骨折的序幕。Jennings 研究证明，关节镜辅助微创治疗 Schatzker Ⅰ~Ⅲ型胫骨平台骨折有着较好的临床效果。Fowble 等将关节镜下复位与切开复位进行了对比试验，结果显示前者的复位满意率达到 100%，后者只有 55%。Siegler 等报道，关节镜辅助经皮内固定治疗 Schatzker Ⅰ~Ⅲ型胫骨平台骨折患者 27 例，美国膝关节协会（The American Knees Society，IKS）平均评分为 85.2 分，功能 91 分。Lysholm 平均评分 86 分，Tegner 活动度平均评分 4 分，47.6% 患者术后影像学表现为早期骨关节炎。因此认为与传统手术相比，关节镜辅助经皮内固定治疗 Schatzker Ⅰ~Ⅲ型胫骨平台骨折有着微创、术后创伤性关节炎发生率较低的优点。Paek 等应用关节镜技术治疗胫骨平台Ⅱ、Ⅲ型骨折，术后患者的功能恢复良好。

三、髌骨骨折的治疗

（一）治疗原则

尽可能保留髌骨，做到解剖复位，保持关节面平整，修复股四头肌腱的扩张部，在稳定固定的前提下早期活动膝关节，恢复功能，防止创伤性关节炎。

（二）治疗方法

无移位的骨折，可用石膏外固定及对症治疗。移位的骨折，手术复位用钢丝内固定。粉碎性骨折无法手术复位者，行髌骨切除或部分切除。

（三）非手术方法

①冷敷，加压包扎。②膝关节伸直位石膏托固定 4~6 周。③ 6 周后主动屈伸膝关节功能锻炼。④若关节内积血，抽出积血，加压包扎。

四、横骨骨折的治疗

若分离在 0.5 cm 之内按无移位骨折治疗，超过 0.5 cm 可切开复位内固定，同时修补四头肌扩张部分，术后伸膝位石膏托固定 4~6 周。

五、粉碎性骨折的治疗

若移位不严重，后关节面基本完整，可做髌骨环扎术治疗。若移位严重，年龄过大，可做髌骨切除术，修补股四头肌扩张部分和关节囊，重叠缝合伸膝装置防止软组织松弛。术后石膏固定 3~4 周，然后进行功能锻炼。

【康复治疗】

一、术后第一阶段：保护期（0~2 周）

目标：正确制动保护，控制疼痛及水肿，未受累关节达到完全运动。

制动保护：铰链式膝关节支架；膝关节伸直位固定。

水肿/疼痛控制：抬高，休息，冷敷轻质加压外衣或外套。

未受累关节运动：股四头肌肌肉等长收缩运动小腿及足踝肌群锻炼，术后第一天即开始足趾、踝关节伸屈活动度练习。

注意事项：股四头肌锻炼及足踝关节伸屈锻炼可加强水肿消除，检查其他关节僵硬发生率，积极预防 DVT 发生。

晋级标准：骨折位临床愈合或经外固定骨折已稳定。

二、术后第二阶段：膝关节功能训练（2~6 周）

目标：逐步恢复膝关节屈伸锻炼，受累下肢恢复轻度功能应用。2 周伤口愈合拆线后，完全膝关节功能锻炼，加强 CPM 锻炼，轻微髌骨滑动及压膝运动。

CPM 训练：初次调节膝关节活动范围为 30° ~ 40°，每天 2 次，每次 30 min，每天增加膝关节屈曲范围增加 5° ~ 10°。争取 4 ~ 6 周内屈曲到 120° ~ 130°。

髌骨滑动及压膝运动：指导患者用拇指、示指抓住髌骨上下、左右推动，使髌骨恢复其活动度。双手掌交叉相贴，用力向下压膝关节，使膝关节过伸牵拉后关节囊。

三、术后第三阶段：负重期（6~16 周）

治疗对策：骨板固定下，6 ~ 8 周内足趾着地负重，10 ~ 14 周部分负重，14 周后完全负重。冷敷；逆行按摩；如水肿顽固，则应采用温水浴或冷热交替浴。CPM 功能锻炼。

恢复正常的运动方式：吃饭，穿衣，个人卫生。

注意事项：在开始患肢负重训练之前，必须通过骨性愈合或外固定使骨折稳定。

晋级标准：X 线检查证实骨折愈合或医生断定骨折能承受抗力/压力。

四、术后第四阶段：骨折愈合期（16~24 周）

目标：恢复肌力，以便重返功能运动及工作。

治疗策略：①进行被动的 ROM、伸展和关节互动，以达到最终可能的活动范围。②应用序列静态或静态渐进性夹板，以达到最终可能的活动范围。③大腿肌力训练。④大腿、小腿、膝关节的训练，包括重量练习、康复带练习。⑤工作适应性训练。

注意事项：渐进性肌力训练应逐步进行，以免发生疼痛和代偿性活动。

晋级标准：①主动 ROM 和肌力恢复到先前水平。②能独立完成家庭训练计划。

第七节　全膝关节置换术后

全膝关节置换术（Total Knee Replacement，TKR）[42] 是指应用人工材料制作的全膝关节结构植入人体以替代病损的自体关节，从而获得膝关节功能。TKR 的发展较全髋关节置换术稍晚。随着手术技术、假体材料和康复技术的发展，人们逐渐认识到 TKR 的成功在很大程度上取决于外科技术、器械、患者的依从性，以及术前术后的康复护理和康复治疗。现在大多数的 TKR 所采用的假体是一个半约束式的假体系统以置换 2 或 3 个膝关节腔。假体通常采用的固定方法包括骨水泥固定、非骨水泥固定或混合式固定 [43]。

【手术适应证】[44]

包括：功能受损而导致的膝关节疼痛；影像学证据表明存在严重的关节炎；负重或活动时因严重的膝关节疼痛而影响功能性活动；继发于进行性关节炎的广泛的关节软骨破坏；活动受限或粗大失稳；膝关节显著畸形，如先天性内外翻；非手术治疗失效或先前手术失败。

由于全膝关节假体在使用寿命等方面的问题并未彻底解决，因此，严格地掌握手术适应证和考虑接受 TKR 患者的年龄依然是十分重要的。但由于翻修手术在假体设计和技术上的可行性，年龄不再是选择全膝关节置换术的绝对指征，但对年轻患者的全膝手术仍应考虑到二次手术的条件。

【手术禁忌证】

（1）绝对禁忌证：新近或反复的膝关节感染；败血症或系统性感染；痛性膝关节实体融合（痛性愈合型的膝关节融合通常是由于反射性交感神经营养不良导致，而手术对此无帮助）[45]。

（2）相对禁忌证：严重的骨质疏松；较重的健康状况不良；无痛的功能良好的关节强直；神经源性关节周围肌肉无力等。

【膝关节假体设计和分类】

一、膝关节假体的设计原则[46-48]

现代的膝关节假体设计虽然种类繁多，但大多基于同一个原则：植入后的关节假体可以提供类似于正常膝关节的伸屈、滑动和旋转范围，并借假体本身及膝关节的韧带及软组织平衡获得静态及动态的稳定性。尽管今天的假体设计尚不可能达到如正常膝关节相同的功能，但上述原则仍是假体设计者和临床医生所共同追求的目标。虽然各种全膝关节假体的形态不一，但一般都有一个双凸面的股骨髁、双凹面的胫骨平台以及一个凸面的髌骨假体，某些设计还在股骨髁前面设计有凹槽以适用髌骨假体的滑动。

借鉴了人工全髋的成功经验，目前膝关节假体的材料选择以金属的股骨髁假体对超高分子聚乙烯的胫骨及髌骨假体为主流。各种不同膝关节假体所使用的材料可能会有区别，但仍然以高强度的钴合金和高密度的聚乙烯为最佳选择。

在胫骨假体的设计上，有全聚乙烯假体和由金属托与聚乙烯组合的两种设计，带有金属托的假体更多地考虑了翻修手术时的方便并且可设计成非骨水泥固定假体，因而更多的医生愿意接受这一设计。髌骨假体的设计同样有全聚乙烯和带金属背的两种设计，但由于带金属背的假体势必要减少聚乙烯的厚度，从而容易导致髌骨假体的磨损和断裂，因此，其应用较少。此外，将胫骨假体的聚乙烯垫设计成可在金属托上滑动的所谓半月板型假体，更接近了正常膝关节的运动模式，此类假体可能成为未来膝关节假体的设计方向，但对其疗效的评价还有待时日。

二、膝关节假体的分类

根据膝关节假体使用的部位可分为单髁假体或称单间隔假体、不包括髌股关节置换的双间隔假体及全关节假体或称三间隔假体。根据假体设计中提供的机械限制程度可分为非限制性假体、部分限制性假体和全限制性假体。根据假体的固定方式还可将其分为骨水泥固定型假体和非骨水泥固定型假体。

膝关节置换技术对手术的成功是至关重要的环节。而对操作技术的掌握并不仅仅是手技的熟练，更重要的是对假体设计思想和安装要求的理解，以及对重建下肢对线与关节功能的必要因素的认识。因此，完成一例膝关节置换手术应包括术前诊断与适应证选择、术前准备与计划、术中对各种不同的膝关节病理状况的处理、精确的膝关节置换手术操作以及术后个体化的康复指导等环节。

【手术操作技术】

全膝关节置换的手术操作技术对不同的假体而言有不同的要求，不同的操作器械系统也有不同的操作方法，但在手术暴露、软组织松解与平衡、纠正畸形等方面的外科处理上应遵循相同的原则。

一、麻醉

根据患者情况可选择全麻、硬膜外阻滞、腰麻。原则是能够获得足够的肌肉松弛并能够允许使用止血带。

二、术前抗生素应用

预防手术感染在TKR手术中具有重要的意义。在麻醉诱导期使用抗生素静脉滴注是预防性使用抗生素的最佳时间。

三、入路

最常用的是Insall倡导的膝关节前正中入路，在髌骨上极5～10 cm经髌骨前方向胫骨结节内侧缘做长约15～20 cm的纵行皮肤切口，向内侧游离皮瓣，经髌骨的内侧缘做关节囊的前内侧切口止于胫骨结节内侧缘1 cm处。此入路使得皮肤切口与关节囊切口移位，从而减少了术后切口裂开导致假体外露的可能性。切开关节囊后，屈膝，向外侧将髌骨脱位，必要时将胫骨结节的内侧缘连同骨膜向外侧稍做剥离，在胫骨近端向内、外侧做锐性剥离。切除前交叉韧带，将胫骨拉向前方，切除半月板，完全显露膝关节的3个腔室并去除关节缘的明显骨赘。选用后稳定型假体者，切除后交叉韧带后，可获得更好的暴露。

四、软组织平衡与畸形矫正

当病变膝关节存在内翻、外翻或屈曲挛缩畸形时，必须尽可能地矫正畸形和通过相应的内侧松解、外侧松解及后方松解达到软组织和韧带的张力平衡。

五、内翻畸形

是膝关节骨性关节炎（Knee Osteoarthritis，KOA）中最常见的畸形，术中通过彻底切除胫骨和股骨内髁缘的骨赘，在胫骨侧剥离和松解内侧副韧带结构获得内外侧平衡，通过掌握剥离的范围调整松解的程度。靠紧缩外侧副韧带或切断内侧副韧带是有害无益的。内翻畸形往往伴有胫骨内侧髁的骨缺损，少量的骨缺损在切骨时可获得平衡，但大量的骨缺损则需要通过植骨或施用矫形垫片纠正，以免过度地切除胫骨。

六、外翻畸形

外翻畸形较内翻畸形少见，处理方法仍然是松解外侧结构，但松解术主要在股骨外髁一侧完成。根据外侧挛缩的程度可通过松解外侧关节囊、松解和切断髂胫束 Gerdy 结节和胫骨附着部、松解外侧支持带和切断外侧副韧带，以及必要时松解或切断肌腱等方法获得内外侧平衡。但应尽可能保留外侧副韧带，以维持外侧的稳定性。注意松解过程中应妥善保护腓总神经避免损伤，必要时暴露和游离腓总神经。

七、屈曲挛缩畸形

屈曲挛缩畸形常见于类风湿晚期和重度的膝关节骨关节炎。轻度的屈曲挛缩畸形可通过较多的股骨远端截骨得以纠正，而重度的屈曲挛缩必须进行后方软组织松解。包括切除后交叉韧带、后关节囊广泛松解、松解腓肠肌腱等步骤，后方松解可以在完成截骨术以后进行，此时可以获得更好的显露。

八、膝反屈畸形

严格地讲，膝反屈是膝关节置换的禁忌证，常出现于小儿麻痹后遗症的患者，是由于股四头肌肌力缺陷导致的畸形。必须进行膝关节置换的病例，可以通过相对较厚的胫骨垫使其维持较大的紧张度，从而保持关节的稳定。

【全膝置换的截骨与安装技术】

不同的全膝假体和操作器械系统均提供其规范的操作程序。尽管其方法和操作次序各异，但无外乎以下一些步骤：建立对线、确定截骨角度；股骨截骨，前方、远端、后方、斜面截骨（某些类型还包括滑车、髁间准备）；胫骨截骨（保持 5° ~ 10° 的后倾角）；髌骨准备；测试和调整截骨量获得精确对线和伸直位 / 屈曲位的相等间隙；试安装，选择合适的胫骨垫厚度，测试紧张度和稳定性；安装假体。

【术后注意事项】

一、引流

膝关节置换术后，如果放置了引流管，通常在 24 h 内拔出。注意引流液性状、颜色，亮度和引流量，如液性混浊，应做细菌培养。

二、伤口愈合情况

伤口不愈合的常见原因是局部继发感染。术后早期伤口的无菌消毒、保持干燥都十分重要，若有感染征兆，应及时处理。

三、防止深静脉血检形成

术后穿戴加压弹力长袜，早期就开始下肢肌肉等长收缩训练，按照医嘱要求做踝泵运动，这是防止深静脉血栓的有效方法，必要时应用肝素等抗凝药物预防深静脉血栓形成。

四、负重问题

负重的时间和负重量应该与外科医师商议后确定。术后允许立即负重，也可以选择保护性负重，即术后 6 ~ 12 周渐进阶梯性负重，以保护骨折处的愈合或非骨水泥固定假体的骨质等组织长入。

五、关节不稳

全膝关节置换术后，关节不稳定的发生率为 7% ~ 20%，通常多由于膝关节周围韧带功能不全和肌力不足造成。修复和保存重要韧带，除注意术中正确操作避免再损伤外，可选择合适的膝关节假体，来弥补韧带功能不足。

六、假体松动

TKR 术后无菌性假体松动发生率为 3% ~ 5%。导致假体松动的主要原因是感染、肢体对线不佳、股骨和胫骨平台假体对线不良、一侧胫骨平台松动下沉。除手术医师要提高手术精确度外，康复治疗人员指导患者加强肌力训练，保持膝关节稳定，同时要避免跑、跳、背重物等，对骨质缺损和骨质疏松患者应在实施康复训练中倍加注意 [49]。

【康复治疗】

一、康复评定

（一）术前评定

评定内容包括疼痛、关节活动度肌力、双膝关节肌肉围度、站立平衡、下肢长度、步态特征、辅助设备的使全身功能状况、对功能障碍的认知程度等。

（二）术后评定

(1) 疼痛的评定：采用 VAS 法。

(2) 运动功能的评定：评定内容包括术膝关节的关节活动度和肌力，站立位平衡和步态，肌肉耐力和血管耐力。

(3) 膝关节的功能评定：采用 HSS 评分法；评分内容包括疼痛 30 分，功能 22 分，活动度 18 分，肌力 10 分，屈曲畸形 10 分，稳定性 10 分疗。评定标准为：优秀：85 分 ~ 100 分；良好：70 分 ~ 84 分；一般：60 分 ~ 69 分；差：小于 60 分。

(4) X线检查：了解局部骨质情况及假体位置，包括平台假体的倾斜、髌股关节及胫股关节对合情况。

二、功能障碍及其评定

功能障碍主要为疼痛和运动障碍。

(1) 疼痛：人工膝关节置换术后数天会存在伤口疼痛，如疼痛剧烈和持续重，必须分析原因，预防感染发生。

(2) 运动障碍：主要表现为膝关节ROM受限、肌力减退，站立平衡障碍和步行障碍，日常活动能力减退。

三、术前康复

术前功能训练有助于加速术后康复。多数全膝关节置换者为高龄患者，其中约35%有不同程度的膝关节运动功能障碍，故康复计划应从术前就开始。具体包括以下几方面。①术前详细询问病情，全面查体，特别注意患者心肺功能，感染，对高龄的严重患者要注意观察。向患者讲解康复的重要性，制定出适合患者个体术前加强肌力和关节活动度的训练方案，术前尽可能使膝关节活动度获得最大程度改善。②指导患者使用步行器或拐杖的方法。③进行呼吸和咳嗽技巧的训练。④指导患者进行肌力训练。⑤指导肥胖患者减肥。⑥给予患者一定的心理辅导，让患者了解术前相关准备、手术的必要性和作用及注意事项以及术后注意事项等。

四、术后康复

(一) 第Ⅰ阶段（术后1天至1周）

(1) 康复目标：控制疼痛、肿胀，预防感染和下肢深静脉血栓形成，促进伤口正常愈合。

(2) 一般治疗：包括控制疼痛（使用镇痛泵或非甾体抗炎药物等），预防肿胀（患肢穿弹力袜、抬高患肢、患膝冰敷、压力治疗等）；预防肺功能减退，肺部感染（深呼吸和咳痰训练等）及泌尿道感染等。

(3) 运动训练：包括负重训练、关节活动度训练和肌力训练。第1天控制出血，适量活动。

负重训练要根据手术医师的要求给予控制性负重，即部分负重，必要时佩戴关节支具。术后第2天开始下地扶助行器站立，部分负重。骨水泥性假体固定后可以术后2～4天下地；非骨水泥性假体固定后的负重时间不同，要6周后才可负重。需要与手术医师讨论具体下地负重行走时间。

关节活动度训练必须注意每种假体屈曲限值。术后立即固定在完全伸直位。术后2天在不引起疼痛状态下开始床上进行膝关节主动或被动关节活动，踝关节和足趾关节主动屈伸活动，髋关节主动屈伸活动。拔除引流管后，开始加大主动活动髌股关节，膝关节主动屈伸训练。必要时可以辅助使用CPM治疗，术后3～4天开始使用。初次活动范围为0°～45°，每次连续活动30 min或1 h，每天2～3次，每天增加屈曲活动范围10°。

肌训练包括被动或者主动辅助下不同角度直腿抬高训练，10～15 s/个，20个/次，每天2～3次；股四头肌和绳肌的等长收缩训练，踝关节和髋关节的肌肉力量维持训练等。

（二）第Ⅱ阶段（术后1～2周）

（1）康复目标：重点加强患侧肢体关节活动度，膝关节活动范围达到0°～90°。鼓励不负重状态下的主动运动，促进全身体能恢复。继续消除疼痛、促进血液循环及减轻炎症反应，防止深静脉血栓。恢复股四头肌和绳肌肌力，能独立完成日常生活活动。

（2）一般治疗：继续上述运动训练项目。采用各种物理治疗控制疼痛和肿胀。保持运动后冷敷。采用电刺激肌肉或生物反馈治疗，减缓肌肉萎缩。

（3）运动训练：包括进一步负重训练关节活动度训练和肌力训练，开始本体感觉训练和平衡训练。

（4）负重训练在治疗人员的指导下扶助行器辅助下站立，逐渐增加行走负荷，用双拐或助行器行走。

（5）关节活动度训练：包括被动活动髌股关节，膝关节主、被动屈伸ROM训练。膝屈曲挛缩的患者，注意加强关节活动度的训练，CPM可有效地增加膝关节屈曲度，减轻术后疼痛，减少深静脉血栓，争取1～2周后达到90°膝关节屈曲。

（6）肌力训练：继续股四头肌、腘绳肌等长收缩训练，直腿抬高训练。开始床边坐位膝关节股四头肌、腘绳肌等张收缩训练。患者坐于床边，主动将膝部屈曲，保持5 s，然后再主动将小腿伸直抬高保持5 s，重复10～15次。开始本体感觉训练和站位各种平衡训练（无痛）。

（三）第Ⅲ阶段（术后2～4周）

（1）康复目标：控制肿胀，保持关节活动范围，增加肌力与负重站立行走训练身体平衡训练、膝关节本体感觉训练。

（2）一般治疗：ROM和肌力练习后，可给予局部冷敷，继续上述运动训练项目。采用各种物理治疗如磁疗、脉冲短波治疗、激光治疗、低频调制中频电治疗和超声波治疗等，对控制肿胀和减轻疼痛很有效。采用电刺激肌肉或生物反馈治疗，减缓肌肉萎缩。

（3）运动训练：包括更进一步强化负重训练、关节活动度训练和肌力训练，逐步增强本体感觉和平衡能力，步行训练。

（4）负重训练：为扶拐或助行器行走，患肢部分或完全负重。术后第3周在静态自行车上通过调整座位高度，增加脚踏阻力达到训练目的。术后3周在步行器上进行步态训练，纠正异常步态。最初的步态训练及平衡训练，先在平行杠内进行，将重心逐渐完全转移到患膝，逐渐过渡到扶拐练习。3周后去助行器，使用拐杖行走渐进增加步行活动及上下楼梯的训练。

（5）关节活动度训练：膝关节ROM训练是重点。患者坐于轮椅内，术侧足触地，将双手轻轻地向前方推动轮椅，使膝关节被动屈曲，保持10 s或者患者能够耐受的更长时间，然后恢复原位置，再重复。患者取卧俯位，膝关节主动屈曲训练。屈膝训练：患者坐在床边，主动屈膝，健侧足帮助患肢下压屈曲，保持5～10 s或者更长时间，然后放松，再重复以上动作。

（6）肌力训练：渐进抗阻训练进行终末伸膝训练，15°、60°、90°的直腿抬高训练，主动辅助和主动的膝关节屈伸运动训练。加强腘绳肌肌力训练。股四头肌膝训练：患者坐在床边，主动伸膝，健侧足帮助患肢上抬尽量完全伸直膝部，保持5~10 s或者更长时间，然后放松，再重复以上动作。

本体感觉训练为坐位更高难度的盲视下关节角度重复训练，各种平衡训练，双侧关节感知训练。

（四）第Ⅳ阶段（术后4~6周）

（1）康复目标：恢复正常关节活动度，恢复患肢负重能力，加强行走步态训练，训练患者平衡能力，获得最大的关节活动范围及最大肌力，加强下肢平衡功能和本体感觉训练。

（2）一般治疗：是继续上述运动训练项目。采用各种物理治疗如磁疗、脉冲短波激光治疗、低频调制中频电治疗和超声波治疗等控制水肿和瘢痕。增加器械训练，采用电刺激肌肉或生物反馈治疗，减缓肌肉萎缩。

（3）运动训练：包括继续更进一步强化负重训练、关节活动度训练、肌力训练和纠正步态，增强本体感觉和平衡能力。

（4）负重训练：为逐渐使用单拐步行。术后6周视个人情况可开始尝试脱拐行走开始后退、侧向行走训练。辅助上下楼梯和跨越障碍物训练。

（5）关节活动度训练：使膝关节的屈曲角度不同（如90°、70°、50°、30、10°条件下），分别在不同的角度上进行等长肌力训练。（屈髋位）患者取仰卧位行直腿抬高练习。低强度的长时间牵张或收缩—放松运动以持续增加膝关节ROM。固定式自行车练习，开始时坐垫尽可能地抬高，逐渐降低坐垫高度，以增加膝关节屈曲。

（6）肌力训练：股四头肌和腘绳肌的多角度等长运动和中度的负荷训练，髋关节、关节肌力维持训练。

本体感觉训练为站立位盲视下关节角度重复训练，各种平衡训练，双侧关节感知训练，上下台阶等。

（五）第Ⅴ阶段（术后6~12周）

（1）康复目标：继续增强膝关节肌力和关节ROM练习，加强肌肉功能，改善膝部稳定性、功能性控制和生活自理能力。

（2）一般治疗：继续上述练习内容。有针对性地适当选用物理治疗因子辅助治疗。

（3）运动训练：包括强化负重训练、关节活动度训练、肌力训练和纠正步态，增强本体感觉和平衡能力，维持性家庭康复指导。

（4）负重训练：渐渐增加步行活动及上下楼梯的训练。当允许完全负重时进行膝关节微蹲短弧度训练。患者取站立位，背靠墙，缓慢屈曲髋关节和膝关节（双侧膝关节屈曲控制在30°~45°范围，背部靠墙下滑，保持10 s，然后再向上移动使身体抬高，恢复站立位，重复以上动作。

（5）关节活动度训练：膝关节小弧度屈曲微蹲训练。患者对足并立，然后术侧足向前小弓箭步，使关节微屈，再伸直膝关节，接着患侧足收回置于原开始位。

（6）肌力训练：为仰卧位、俯卧位、侧卧位下的直腿抬高练习，以增强髋关节肌力，尤其是髋伸肌和外展肌肌群肌力。骑固定式自行车及水中运动（非冲撞性体能加强运动）增强肌力。

（7）维持性康复训练：患者出院后继续督促进行康复训练，定期复查，直至获得较满意的效果，患者的肌力及 ROM 均达到正常水平。以后仍然需要长时间维持康复锻炼，保持已获得的功能不减退，以延长假体使用年限。

膝关节置换的康复治疗过程中物理因子治疗的辅助应用：①冷疗法，即使用冰袋，只用于患膝关节，15 ~ 30 min/ 次，术后 1 次 /h，至关节消肿、疼痛减轻。②电疗法，包括毫米波疗法和经皮神经电刺激疗法。③光疗法，可用紫外线局部照射，消炎镇痛，促进伤口愈合。④蜡疗，伤口愈合，无明显水肿者可以进行蜡疗。蜡疗可较好地控制瘢痕增生，增加纤维组织的延展性，帮助增加关节活动度。可以应用刷蜡法或蜡饼法，每次 20 ~ 30 min，每天 1 次。

第八节　踝关节骨折术后

踝关节骨折为临床常见骨折类型，指发生于胫腓骨下段与距骨等部位的骨折，多在间接暴力导致踝部扭伤后发生，患者以局部肿胀、疼痛为主要表现，对其日常生活造成了极大影响，需得到及时治疗。临床治疗踝关节骨折以手术为主，通过对骨折部位的复位、固定，恢复踝关节正常生理结构，促进软骨关节的恢复[50]。

【踝关节局部解剖】

一、骨性结构

踝关节的骨性结构由胫骨远端关节面穹窿部、内外踝与距骨组成。主要包括距骨体马鞍形顶与胫骨远端关节面所构成的关节和下胫腓间的关节，另外距骨体两侧的关节面还与相应的内、外踝构成关节。胫骨远端关节面外侧宽，内侧略窄，后侧比前侧略低。外侧面为凹面，与腓骨相关节，有前、后结节，前结节为下胫腓前韧带止点，后结节为下胫腓后韧带止点。胫骨远端内侧面向内下方延伸至内踝，内踝由前、后丘组成，前丘较大，后丘较小，且该处有向内下走行的斜沟，内有胫后肌腱。距骨体几乎均被软骨覆盖，前宽后窄，外侧前后径比内侧长，容纳于内外踝所形成的踝穴中。踝关节背伸活动时，距骨体外旋，其前部进入踝穴，同时，腓骨外旋、后外侧移动以适应距骨的运动。而在踝关节跖屈活动时，距骨体内旋后部进入踝穴。

二、韧带

踝关节的韧带结构主要包括下胫腓复合体及内、外侧副韧带系统 3 个部分。下胫腓复合体将胫腓骨远端紧密相连，主要包括 3 个部分：①下胫腓前韧带，连接胫骨前结节与外踝。②下胫腓后韧带，连接胫骨后结节与外踝。③骨间韧带，连接腓骨和胫骨，向上与小腿骨间膜相延续。从坚强程度来说，骨间韧带最为强韧，下胫腓后韧带次之，而下胫腓前韧带最为薄弱。故下胫腓联合后方的损伤多表现为胫骨后结节的撕脱骨折，而前方的损伤通常为下胫腓前韧带的撕裂。

外侧副韧带由距腓前韧带、跟腓韧带及距腓后韧带组成。距腓前韧带起于外踝前缘，止于距骨颈。当踝跖屈时，距腓前韧带是防止距骨向前移位的主要结构。该韧带最为薄弱，踝内翻时常易伤及。跟腓韧带呈椭圆形，扁平，较距腓前韧带强，起于外踝尖端，止于跟骨外侧面，是踝部唯一的关节囊外韧带，踝背伸时能稳定踝关节和距下关节，抵抗内翻。距腓后韧带更为强韧，起于外踝内侧，向后附着于距骨后部的外侧结节，近水平位走行，能防止距骨旋后半脱位。

三、肌腱及神经血管

踝关节周围有 13 条肌腱、2 组主要的神经血管束。肌腱分为前侧组、后侧组、外侧组和内侧组。前方的肌腱和神经、血管自外向内包括：第三腓骨肌、趾长伸肌腱、腓深神经和足背动静脉、长伸肌腱、胫前肌腱。后方的主要包括跟腱、跖肌肌腱。内侧由前向后依次包括大隐静脉、隐神经、胫后肌肌腱、趾长屈肌、胫后动静脉、胫后神经、长屈肌腱。外侧包括腓骨长短肌腱、腓浅神经、腓肠神经和小隐静脉。

【踝关节骨折的分型】

踝关节骨折分型常采用 AO 分型、Danis-Weber 分型 [51] 和 Lauge-Hansen 分型 [52]。Danis-Weber 分型基于腓骨骨折线和下胫腓联合的位置关系，将踝关节骨折分为 3 型和相应亚型。A 型：下胫腓联合平面以下腓骨骨折。A1：单纯腓骨骨折；A2：合并内踝损伤；A3：合并后内侧骨折。B 型：下胫腓联合平面腓骨骨折。B1：单纯腓骨骨折；B2：合并内侧损伤；B3：合并内侧损伤及胫骨后外侧骨折。C 型：下胫腓联合平面以上腓骨骨折。C1：单纯腓骨干骨折；C2：复合性腓骨干骨折；C3：近端腓骨骨折。

Lauge-Hansen 根据受伤时足部所处的位置、外力作用的方向以及不同的创伤病理改变，将其主要分为旋后 - 内收型、旋后 - 外旋型、旋前 - 外展型、旋前 - 外旋型。

虽然两种分型系统都很常用，但也都不完美。AO 分型对手术治疗有一定指导意义。Lauge-Hansen 分型主要基于踝关节的间接损伤机制，常用来指导骨折的闭合复位。此外，根据骨折稳定性的不同，踝关节骨折可分为稳定骨折和不稳定骨折，稳定骨折是指踝关节骨折移位尚不足以造成踝关节功能长期的损害和正常生理承受应力能力的损害。内侧结构（内踝和三角韧带）是否受损常常是决定骨折稳定与否的关键。

【临床表现和诊断】

局部肿胀、压痛和功能障碍是踝关节骨折的主要临床表现。接诊时应详细询问患者的受伤机制，并重点检查患处的皮肤和血运情况。踝关节骨折的 X 线检查应包括 3 个方面：前后位检查、侧位检查、内旋 20°的前后位（踝穴位）检查。检查范围应包括膝关节，以防止漏诊腓骨头骨折。当骨折较粉碎或合并有后踝骨折时，CT 扫描可以清楚地显示骨块的大小和准确位置。MRI 在观察有无踝关节隐性骨折和韧带损伤方面有一定价值。

【踝关节骨折的治疗】

一、非手术治疗

稳定骨折可以考虑保守治疗，如用石膏、支具等固定踝关节于中立位 6 ~ 8 周，但在早期，每隔 1～2 周应复查 X 线片，如发现骨折移位应及时处理。

二、手术治疗

（一）手术适应证

如果踝关节骨折后不能得到稳定的解剖复位，则考虑行切开复位内固定。

（二）手术时机及术前处理

闭合性骨折的内固定手术应在伤后 6～8 h 内进行，否则，可能产生严重的软组织水肿，查体时可见小腿正常皮纹消失，表皮发亮，甚至出现张力性水疱。此时应延迟手术至伤后 1～2 周，皮肤重新出现皱褶等消肿迹象时。如果不能立即行手术治疗，应先对骨折进行手法复位并采用临时石膏固定、抬高患肢、冰敷、应用足底静脉泵等治疗，这样有利于消肿和防止进一步的血管和关节面软骨的压迫甚至皮肤受压缺血坏死。需要提出的是，伴有距骨严重脱位而手法复位失败时，应进行紧急的切开复位。

术前抗生素的应用：为防止踝部骨折术后感染，应常规于切皮前半小时应用抗生素。但因踝部骨折的感染率很低，尚没有明确的证据表明抗生素可以有效降低感染。

（三）手术操作

麻醉方面，采用蛛网膜下腔阻滞麻醉或全身麻醉，也可以采用坐骨神经阻滞麻醉，体位为仰卧位或侧卧位。首先应重建腓骨的解剖结构以提供支撑，再处理内踝和后踝。

1. 外踝骨折

做踝关节外侧切口，可略偏前或偏后，但操作要小心，勿伤及腓骨前缘的腓浅神经和后缘的腓肠神经。最小范围地剥离骨膜显露骨折线，用尖复位钳和克氏针解剖复位和临时固定。AO 分型 A 型骨折，行接骨板、克氏针或 4.0 mm 松质骨加压螺钉张力带内固定；B 型和 C 型骨折，均采用接骨板（重建板、1/3 管状板、解剖板）及螺钉内固定。接骨板一般置于腓骨外侧，也可以置于腓骨后位（此时需做后外侧切口，将腓侧肌腱适度剥开以便放置接骨板）。骨折线为横行或短斜行时，可选用 6～7 孔板，于骨折线两端各留置 3 孔，在胫距关节面以上水平置入皮质骨螺钉；在其水平以下，置入松质骨螺钉，并注意入钉长度，不可进入外踝与距骨之间的关节面；骨折线为长斜行时，骨折复位后，如骨折线方向在矢状位，可经放置在外侧的固定板置入 1 枚螺钉垂直于骨折线；如骨折线方向在冠状位，可先矢状位垂直骨折线从前向后置入 1 枚 3.5 mm 皮质骨拉力螺钉固定，然后再进行外侧板钉固定的操作。在进行腓骨骨折固定时，应注意观察腓骨是否完全进入胫骨远端的腓骨切迹。少数情况下，腓骨骨折无法复位时考虑内侧三角韧带或软骨片嵌入内侧骨折线影响复位，需做内侧切口辅助复位。单纯腓骨中上段骨折过去往往行保守治疗，现在认为腓骨中上段骨折如合并下胫腓联合骨膜及三角韧带的损伤，影响踝关节的稳定性时也应行复位内固定。腓骨头下骨折因靠近腓总神经，手术牵拉易发生腓总神经损伤，一般不予固定。但如果伴有下胫腓不稳定，可以在腓骨远端单纯行下胫腓螺钉固定。伴有腓骨侧的下胫腓韧带撕脱骨折，可复位后用 1 枚带垫圈的松质骨螺钉固定。如伴有外侧副韧带损伤，影响踝关节稳定时同时予以修复。

2. 内踝骨折

内踝骨折复位良好，可以考虑透视下经皮操作以 2 枚空心钉固定。有移位的内踝骨折应行切开复位，沿内踝的前缘做弧形切口可以同时显露关节面，并从两个平面上显露内踝骨折，以利于内踝骨折的精确复位和关节面软骨损伤的探查。切开皮肤、皮下组织，尽可能小范围剥离骨膜，清晰观察到骨折线后，内翻踝关节，使骨折复位，用巾钳做临时固定，分别于前后沿内踝关节面的方向平行置入 2 枚松质骨螺钉或空心螺钉（骨折稳定且骨质较好可选用可吸收螺钉）；如果是粉碎性骨折，可根据情况选用克氏针张力带。如骨折线在内踝上方（胫距关节面顶部以上）呈矢状面垂直向下，骨折块较大，此类骨折如行前述方向固定可能会导致骨折向上移位，螺钉方向应以平行胫距关节面为宜或行接骨板固定以增加稳定性。如果 X 线片上没有发现内踝骨折，而内侧有压痛和瘀斑者应考虑三角韧带损伤的可能，如果腓骨骨折复位后行外旋应力试验，术中 X 线检查显示内侧间隙仍增宽或腓骨骨折复位困难，则应探查三角韧带并修复之 。

3. 后踝骨折

最常发生于胫骨后外侧，此处有下胫腓后韧带与外踝连接。一般认为，如果后踝骨折块累及超过 25%的关节面且移位大于 1 mm 时，应行切开复位内固定。但近来也有生物力学结果表明当后踝骨折块大于或等于胫骨远端关节面 10%时，即需行复位固定，否则将改变关节内原有的接触应力，增加创伤性关节炎的发生率。术中将外踝解剖复位后，因为下胫腓后韧带的牵拉，常可以使后踝骨折块获得满意复位。在后踝骨折的内固定策略上目前尚存在争议，一些学者认为如术中透视见后踝骨折复位满意，可以在透视下经皮操作用 2 枚 4.0 mm 或 4.5 mm 空心钉从前向后固定，好处在于行单纯外侧入路固定外踝骨折即可，操作简单，损伤小。而有些学者认为牵拉复位后踝骨折的成功率不确定，认为应做后外侧切口，从腓骨肌腱和跟腱之间进入，先固定外踝骨折，然后常规显露后踝骨折块，直视下复位，然后根据骨块大小以螺钉或支撑接骨板固定，弊端是切口较长，损伤较大，较易发生皮肤并发症。如果后踝骨折块较大，也可先固定后踝骨折，再复位固定外踝骨折。

4. 下胫腓联合损伤的处理

以往下胫腓联合损伤的术前诊断主要依靠踝关节正、侧位和踝穴位 X 线片，现在认为多层螺旋 CT 的 MPR 横断位图像可用来清晰观察下胫腓联合间隙的宽度变化，能更准确地判断下胫腓联合是否损伤；也有学者采用 MRI 和关节镜检查评估下胫腓联合损伤，认为准确率颇高。恢复下胫腓联合的解剖关系对于踝关节的功能非常重要。目前临床上广泛认同固定下胫腓联合的指征是：①内踝三角韧带损伤未修复，腓骨骨折线高于踝关节水平间隙上方 3 cm 以上。②不行固定的腓骨近端骨折合并下胫腓联合损伤。③陈旧性下胫腓分离。④下胫腓联合复位不稳定。

术中判断下胫腓联合的稳定性常采用 Cotton 试验和应力外旋试验。Cotton 试验指在固定了内外踝骨折以后，固定胫骨远端，用尖钩轻轻向外牵拉腓骨并观察，如果活动超过 3 ~ 4 mm 则提示有明显的下胫腓不稳定，需要固定。也可以于内外踝骨折固定后行踝关节应力外旋试验，若踝穴位 X 线检查示胫腓间隙较前增宽大于 3 mm，则认为不稳定，需要固定下胫腓联合。下胫腓联合固定物，一般使用 1 ~ 2 枚直径为 3.5 ~ 4.5 mm 的皮质骨螺钉（一般来说，2 枚螺钉或 1 枚较粗的螺钉能提供更高的稳定性）紧靠下胫腓联合的上方，平行于胫距关节面且从后向前倾斜 25° ~ 30°，固定 3 层皮质（腓骨双侧、胫骨外侧皮质），螺钉顶端位于胫骨髓腔内，目的是踝关节活动时可以适应下胫腓联合的正常微动，不容易发生螺钉折断；螺钉也可以穿透 4 层皮质，一是能提供更好的稳定性，二是如果发生螺钉断裂，可以从胫骨内侧开窗轻易取出断钉。之所以采用皮质骨螺钉主要是维持下胫腓联合的正常位置，而不是对其加压从而使下胫腓联合变窄，致踝关节背伸受限。固定下胫腓联合时踝关节应处于背伸位，因为距骨体关节面略呈前宽后窄，这样可以避免踝穴狭窄而导致关节背伸受限。也有文献认为，下胫腓固定时踝关节的位置并不影响功能。下胫腓联合固定物除了螺钉以外，还可考虑胫腓钩。胫腓钩勾向腓骨后方，环部固定在胫骨前方并通过环部用松质骨螺钉固定。其优点是可以允许下胫腓联合正常的微动，不易折断。弊端是对下胫腓联合稳定性的维持不如螺钉。另外，还可以用 1 ~ 2 枚 4.0 mm 或 4.5 mm 可吸收螺钉固定下胫腓，其优点是避免二次手术取出内固定物。在腓骨近端骨折合并下胫腓联合、三角韧带损伤时尤其适用。

5. 内固定物取出时间

目前尚存在争议，大部分文献认为术后应常规取出下胫腓螺钉以免限制踝关节活动或导致螺钉断裂，但时间不宜太早，以防由于尚未愈合而致下胫腓联合再分离，术后 8 ~ 12 周以后取出螺钉比较合适。取出前应限制踝关节的负重以免出现螺钉断裂。也有研究认为螺钉固定 3 层皮质的情况下可以允许术后负重，且可以保留螺钉至取内外踝固定时一块取出，也未发现明显不良后果。

【踝关节骨折的并发症及预防】

踝关节骨折脱位常见并发症为骨折不愈合、骨折畸形愈合与创伤性关节炎。

一、骨折不愈合

骨折不愈合中内踝骨折不愈合较常见，其主要原因是三角韧带的牵拉导致断端分离。保守治疗时骨折断端间软组织的嵌入也易导致骨折不愈合。受伤后超过骨折应该愈合的时间，应为伤后 6 个月以上，X 线片上骨折线仍清晰，骨折断端硬化时可以考虑骨折不愈合。小的撕脱骨折块一般不会造成明显的症状可以不予处理，较大的骨折块不愈合时可出现踝关节明显疼痛和不稳定，需手术治疗，可行切开复位，彻底去除断端的纤维组织和硬化骨，行加压螺钉固定，如骨缺损较多时应行断端植骨。

外踝骨折不愈合较少见，但外踝骨折不愈合产生的症状后果比较严重。由于其不愈合后外踝不稳定导致运动时距骨发生运动轨迹改变，最终将导致踝关节创伤性关节炎，因此，如明确诊断骨折不愈合，应行切开复位，清理断端，行植骨内固定术。

二、骨折畸形愈合

踝关节骨折畸形愈合多由腓骨骨折的一期复位不良引起，也见于儿童踝关节骨骺损伤以后导致的生长发育障碍。最常见的畸形是腓骨的缩短和旋转，这会导致距骨的位置变化从而影响踝关节的运动轨迹和负荷，最终导致踝关节创伤性关节炎的发生。畸形往往是骨折保守治疗的结果，手术治疗后发生这种并发症的可能性较小。在一期治疗时要力争恢复腓骨的解剖对位对线，以恢复踝穴的完整性。手术治疗时要行腓骨截骨延长以纠正其缩短和旋转畸形，如果已出现踝周软组织的挛缩要进行彻底松解，注意恢复腓骨下端与胫骨远端腓骨切迹之间的正常对位关系。后踝骨折块较大时一期复位差导致的畸形愈合也经常见到，它将导致早期的踝关节创伤性关节炎等严重后果，治疗时需经腓骨截骨直视下沿原骨折线截骨以重新复位后踝，恢复关节面的平整。

三、创伤性关节炎

踝关节骨折后发生创伤性关节炎的影响因素主要有原始损伤的严重程度、骨折复位的质量、患者的年龄等。AO 分型的 C 型或 Lauge-Hansen 分型中较高的分型常常伴有踝周严重的韧带损伤和（或）距骨软骨损伤，较易导致后期的创伤性关节炎。文献显示，后踝骨折块较大时，无论复位质量如何，发生创伤性关节炎的概率均较大。另外，骨折复位差导致的畸形愈合以及骨折不愈合也易导致创伤性关节炎。老年踝关节骨折患者后期创伤性关节炎的发生率也较高。创伤性关节炎的放射学诊断和临床诊断经常不相符合，后者往往较轻且延后出现。有的患者 X 线片上有明显的关节炎改变，但踝关节的活动障碍和疼痛症状并不严重，所以不能光凭患者的影像学表现决定其治疗方式。如患者出现明显的疼痛和关节活动障碍，并且经过严格的保守治疗无效，应考虑手术治疗，治疗方式主要有踝关节融合术和关节置换。目前，踝关节融合仍是治疗的金标准，但是随着踝关节假体材料和设计的不断改进，关节置换在临床上的应用也逐渐增多，但应严格掌握置换的适应证。

【康复治疗】

一、康复评定[53]

（一）评定内容

骨折对位对线骨形成情况，是否有延迟愈合或不愈合，有无假关节、畸形愈合，有无感染、血管神经损伤、骨化性肌炎；关节活动度；肌力；肢体长度及周径；感觉功能；ADL 能力。

（二）骨折愈合的评定标准

临床愈合标准：骨折断端局部无压痛；局部无纵向叩击痛；骨折断端正常活动（主动或被动）；X 线片显示骨折线模糊，有连续性骨痂通过骨折断端骨折线织，外固定解除后，肢体能达到以下要求者：不扶拐在平地连续行走 3 min，并不少于 30 步；连续观察 2 周，骨折断端不发生畸形。

（三）骨性愈合标准

具备上述临床愈合的所有条件；X 线片显示骨痂通过骨折线，骨折线消失或接近消失，皮质骨界线消失。

二、康复治疗[54]

（一）第一阶段（0～2 周）

（1）注意事项：避免负重，穿戴支具以预防马蹄足畸形。

（2）负重要求：不负重（NWB）。

（3）目标：减轻肿胀，促进术区愈合。

（4）方案：①在关节正常背屈前须配马镫形的短腿后托支具。②冷疗。③将患肢抬高。

（二）第二阶段（2～6 周）

（1）注意事项：避免负重。

（2）重要求：不负重。

（3）目标：应用辅助装置步行，减轻水肿，增加关节活动度（Range of Motion，ROM）

（4）方案：①依从性好的患者可在指导下进行关节及距下关节的主动关节活动度（Active Range of Motion，AROM）训练。②去除支具。③应用辅助装置行步态训练。④ ADL 训练。

（三）第三段（6～12 周）

（1）注意事项：避免忍痛步态。

（2）重要要求：过渡至可耐受的负重（Weight Bearing As Tolerated，WBAT）。

（3）目标：改善步态，减轻肿胀。

（4）方案：①在术者的建议下渐进性增加负重。②主动辅助活动度训练（Active Assistive Range of Motion，AAROM）、ROM 训练及被动关节活动度训练（Passive Range of Motion，PROM）。③本体感觉训练。④步态训练。⑤家庭训练（Home Exercise Program，HEP）。

（四）第四阶段（＞12 周）

（1）注意事项：在肌力、ROM 及柔韧性恢复前避免运动。

（2）负重要求：可耐受的负重。

（3）目标：恢复正常活动及运动。

（4）方案：①渐进性抗阻训练（PRE）。②柔韧性及专项运动训练（持续性的、有原因的肿胀可能持续好几个月）。③使用加压袜或者弹力绷带。④恢复驾驶，由患者自行决定（也有建议在 9 周以后恢复正常）。

第九节　疲劳性骨折

疲劳性骨折，又称应力性骨折（Stress Fracture，SF）、行军骨折或隐匿性骨折，是指由于长期、反复、低于疲劳极限的应力作用所致的肢体特定部位骨结构连续性的部分或完全断裂。1929 年 Alemen 首次提出胫骨应力性骨折，1855 年 Breithaupt 介绍了在无条件招募的普鲁士士兵长途行军中导致的跖骨应力性骨折。1958 年，Devas 报道 17 例运动员的胫骨应力性骨折，其中 11 例 X 线片上显示有骨折线，6 例只出现骨膜反应。部队人群尤其是新兵中，应力性骨折发生率较高，严重影响官兵健康和制约战斗力生成，已成为训练伤防控重点伤类。疲劳性骨折起病隐匿，致伤机制复杂，影响因素多样，防控难度较大。

流行病学研究表示疲劳性骨折约占运动相关损伤的 20%[55]，在体育运动和军事训练中多发生于身体直接承重部位的小腿胫腓骨[56]、足部跖骨、大腿股骨，也可是间接承重部位，如骨盆耻骨支[57]。近年来国内外的报道显示：股骨颈部位发生的应力性骨折在应力性骨折中所占的比例达 1%～7.2%。发病人群见于军人、舞蹈演员、运动员以及长途旅行者等，其中高发人群是军人。受伤原因大多为慢性劳损。发病具有隐匿性、确诊周期长、症状不典型等特征。发病性别以女性较多，有研究认为是与女性骨中所含的矿物质较低及女性的生理周期有关。

【病因与损伤机制】

一、疲劳性骨折产生与过度使用的机制

正常情况下活体骨能通过自我改建来修复显微损伤，使骨具有良好的抗疲劳性，但出现异常情况时，如骨长时间疲劳负重，骨内可产生大量显微损伤，当微损伤不断累加，导致骨的修复无法与之抵消时，就会诱发疲劳性骨折。骨张力负荷的重复出现能导致足够的微损伤的聚集，进一步变成有临床症状的疲劳性骨折。

二、疲劳性骨折 3 个阶段

骨裂缝的产生、骨裂缝的蔓延和完全的骨折。裂缝通常发生在负重时应力集中的部位。应力集中通常都发生在骨一致性不同的位置，例如骨陷窝或骨小管。单独的微裂缝的起始反应不足够引起有症状的骨折。事实上，骨裂缝的起始反应可能对骨健康很重要，因为当这种反应耦合骨的修复反应时，形成了骨重塑的第一步。它有助于增加骨密度和骨强度。如果超过新骨下沉和微裂缝修复的负荷以一定频率或强度持续存在，那么骨裂缝的蔓延就会发生。典型的微裂缝的蔓延或延伸沿着骨的沉积线。微裂缝和沉积线平行延伸时的扩展速度快于微裂缝和沉积线垂直时。持续的负荷和骨裂缝的蔓延可以让多个裂缝合并成有临床症状的疲劳性骨折。如果负荷的存在没有得到改善或者修复反应不断增加，骨裂缝的蔓延可以持续直到结构的破坏或完全性骨折的发生。

任何应力或负荷均可引起一些骨的张力或骨的变形，而且骨的张力可以导致一些微损伤。由于体外骨看上去好像没有疲劳极限（张力水平低于此种材料，可以无限次地给予负荷而不造成失效），随着持续的负荷，微损伤会持续发生和聚集直至完全性骨折的发生。幸运的是，体内骨对微损伤有修复反应。骨代谢单元习惯上被认为是“切削锥”，可以修复微裂缝。健康骨处于微裂缝产生和修复之间的平衡状态。如果修复反应不能阻止裂缝的蔓延，疲劳性骨折就会发生。通常认为微裂缝蔓延到 1 ~ 3 mm 就足够产生症状。通过合适的重构过程，骨能够对裂缝的起始和蔓延做出反应，这样受到应力的骨得到加强以便应付进一步的负荷。这种积极的适应性反应被称为 Wolff 定律，它是骨健康的必要组成部分。

三、引起疲劳性骨折的危险因素

（1）长期运动：疲劳性骨折高发人群中多为军人，最新的报道显示我国新兵疲劳性骨折的发病率为 12.4% ~ 32.0%。由此可见，长期的运动是应力性骨折的首要危险因素。

（2）年龄因素：青少年和老年人是该病的高发人群。老年人多是由于骨质疏松、肿瘤以及基础疾病等导致；青少年患者多为一些职业运动员。

（3）性别因素：在关于耻骨下肢应力性骨折的研究中发现，女性的发病率明显高于男性。

（4）骨密度：密度与应力性骨折的发病率有很大的关联。吴家昌等通过对比应力性骨折患者和正常人群的骨密度发现，应力性骨折患者的骨密度明显降低。

（5）解剖学因素：对于解剖学因素导致应力性骨折相关病例已有研究报道。雷舟杰等通过分析耻骨下支应力性骨折与解剖学的关系中发现，耻骨下支夹角越大、下支最细处宽度越

小，发生应力性骨折的概率越大。

（6）其他因素：遗传、激素水平、体型、心理因素以及钙元素的吸收等都是该病发生的诱因。

【分类】

疲劳性骨折可以用多种方式分类，可根据影像学上骨折线的大小、疼痛或功能障碍的严重程度、特殊损伤或部位的生物愈合潜力、特殊骨折的病史或组合分型。

（一）高风险与低风险

高风险疲劳性骨折一般没有完整的、清晰的自然病史。有延迟愈合或不愈合的风险、再骨折的风险，可进一步发展为完全性骨折。如果延迟诊断，常常会有比较差的预后。需考虑解剖部位、骨折的程度。高风险疲劳性骨折常见解剖位置：股骨颈（张力侧）、髌骨（张力侧）、胫骨前侧皮质、内踝、距骨颈、跗舟骨的背侧皮质、第五跖骨近端干垢端、大脚趾的籽骨。

低风险应力性骨折包括股骨干、胫骨内侧、肋骨、尺骨干和第一～第四跖骨骨折，所有这些骨折都有清晰的自然病史。这些部位易处于骨的压力侧，而且对活动的改变反应良好。低风险应力性骨折很少能复发，很少不愈合，很少有明显的并发症甚至发展为完全性骨折。

（二）Kaeding-Miller 疲劳性骨折分型系统

见表 1-4。

表 1-4 Kaeding-Miller 疲劳性骨折分型系统

等级	疼痛	影像学发现
Ⅰ	~	疲劳性骨折的影像学证据，没有骨折线
Ⅱ	+	疲劳性骨折的影像学证据，没有骨折线
Ⅲ	+	无移位的骨折线
Ⅳ	+	移位性骨折（＞2mm）
Ⅴ	+	不愈合

（三）依据骨折型区分

斜线式（Oblique Fracture），是最常见的种类；压迫式（Compression Fracture）；横断式（Transverse Fracture），因为有可能会移位，所以最危险；纵向式（Longitudinal Fracture），此种非常罕见。

（四）不同运动形式引起疲劳性骨折的位置不同

以跑步为主要训练项目的运动，易损伤跖骨、胫骨和腓骨；跳跃运动，易损伤足部舟骨；投掷和挥拍运动，易损伤肱骨及肋骨；举重选手，易损伤第一肋骨；腰椎过度弯曲动作的运动（体操、舞蹈等），易损伤腰椎。

【诊断】

（一）病史

临床症状以局部疼痛、肿胀为主，活动后加重，休息后好转，严重者骨质断裂，影响正常生活。因无典型外伤史，早期 X 线片通常为阴性，容易漏诊或误诊。

（二）影像学表现

1. X 线表现

早期：大多无明显 X 线表现，或仅有轻微的骨膜增生。中期：大量骨膜增生及骨痂形成。晚期：修复愈合期，大量骨痂逐渐吸收变平整，与增生骨膜一起与骨干融合。骨膜反应由范围较大至局限，由平行状至丘状，并逐渐与骨皮质融合的演变过程是疲劳性骨折的重要间接征象。骨折线的显示则是诊断疲劳性骨折的可靠依据，骨折线多为不完全性横行或斜行，但在早期因骨折线细微，X 线片常不能显示，如不继续接受应力，X 线片可以显示正常，这也是临床容易漏诊的重要原因。

2. CT 表现

能更准确地显示骨折线及骨内外膜增生。疲劳性骨折骨膜反应出现的“脐凹征”颇具特征性，表现为半包围状多层或花边样骨膜增生的后缘正中出现边缘光整的脐样凹陷切迹，形成机制是牢固附着于骨干的肌间筋膜影响骨膜的形成所致。

3. MRI 表现

MRI 对早期疲劳性骨折（2 周以内）的诊断具有明显的优势，且具有很大的特异性，能清晰显示骨折线及髓腔内及周围软组织内损伤时的水肿和出血情况，T1 WI 为低信号，T2 WI 及脂肪抑制 T2 WI 为高信号，尤以 T1 WI 和脂肪抑制 T2 WI 像最具诊断价值。骨折周围的骨髓水肿代表骨小梁的微骨折，是疲劳性骨折的最早期表现。MRI 可发现的早期表现，是 X 线检查及 CT 所不及的。骨髓水肿区内与骨皮质相连的低信号带，代表骨折后的内骨痂形成，是诊断疲劳性骨折的重要征象。

【不同疲劳性骨折发病特点】

（一）上肢疲劳性骨折

从事上肢重复性工作和需要用上肢负重的人可以发展为骨的疲劳性损伤。上肢的疲劳性骨折占全部应力性骨折的 10% 以下，通常发生于投掷运动员和划船的桨手。近年来，上肢应力性骨折的关注度不断增加，这类损伤的病例报告也不断增加。通常认为，上肢应力性骨折绝大多数都是低风险的，一般仅需要改正活动方式就可以治愈。评估上肢应力性骨折时，必须考虑作用于骨的重复扭力、负重和肌肉收缩力的过载。任何一个经常做过头动作的运动员或劳动者在正常检查情况下抱怨上肢出现非创伤引起的疼痛，以及仅在重复活动下出现疼痛的时候，就应该考虑疲劳性骨折的可能。

在肩胛带、上臂、前臂和腕部，张力通常由摆动或投掷动作的旋转力，以及肌肉收缩力引起。上肢骨产生应力的第三种机制是重复的轴向负荷。Sinha 等回顾了 40 例肋骨和上肢疲劳性骨折患者。他们发现使用上肢进行负重活动者（体操运动员、啦啦队队员）均患有肘关节以远的疲劳性骨折，这表明了这类活动将本应施加于近端部分大的骨负荷施加在了上肢的远端。

大多数上肢疲劳性骨折对休息和更改活动方式的非手术治疗方法反应良好。但竞赛投掷运动员的鹰嘴疲劳性骨折应力性骨折线（3 级损伤）出现时，内固定是理想的治疗方法。

（二）椎体、骨盆和髋关节的疲劳性骨折

椎体滑脱或椎体后部结构峡部区域的疲劳性骨折，大多数发生于重复进行脊柱过伸动作者（体操运动员、啦啦队队员、司机、举重运动员），也是儿童背痛的常见原因。L4 和 L5 水平最常受到影响。患者表现为后背痛的隐匿发病，直至明显的背部肌肉痉挛。常易与腰肌劳损的诊断相混淆。短时间的休息可以暂时缓解疼痛，但是回归活动通常会导致症状的立即恶化。

检查时，除受伤椎体水平的触痛还有脊柱的过度前凸及单、双腿站立时躯干背伸引起的剧烈疼痛和肌肉僵硬。疼痛也可由躯干的旋转和背伸、俯卧位时髋关节伸直，以及俯卧位时躯干背伸引起。神经系统评价通常是正常的，偶尔也会伴发神经根病变。

影像学评估时，X 线检查对椎体峡部的应力性骨折灵敏度低。正位、侧位和双斜位片均应该拍摄。如果 X 线检查的结果是阳性，那么斜位片上可以看见“苏格兰狗”颈部（椎体峡部）的“项圈”样的典型损害。但 X 线灵敏度低且高放射线暴露，SPECT 扫描有很高的灵敏度，逐渐成为椎体峡部疲劳性骨折诊断的金标准检查。薄层（1.5 ~ 2 mm）CT 扫描可以用于测定椎体峡部疲劳性骨折的程度和阶段。SPECT 和 CT 结果的联合有助于确定愈合的可能性和制定治疗计划。

椎体峡部疲劳性骨折的治疗计划仍有争议。最初，推荐更改活动和避免腰椎过伸。如果症状持续存在，诸如束腹带之类的非钢性支具可以使用。2 ~ 4 周的休息和支具固定之后，患者应该开始物理治疗，包括躯干稳定、核心肌肉力量的加强，以及腰椎灵活性练习。如果疼痛持续 4 周，应该考虑使用胸腰骶椎矫形器（TLSO）或波士顿支具以摆脱后脊柱结构的负荷，并阻止脊柱过伸。治疗应该持续，直至患者的症状不再出现。完全愈合需要 3 ~ 6 个月的时间，而重复的轴状切面 CT 扫描可以用于评估愈合的程度。

如果患者在休息、过伸和进行剧烈活动时一直没有疼痛，那么早在 8 周时就可以重归体育锻炼。如果患者使用刚性支具固定，但是仍有持续性疼痛，尤其是神经症状出现或加重，那么就可以考虑手术固定。

（三）骨盆和骶骨疲劳性骨折

骨盆和骶骨的疲劳性骨折并不常见，通常见于耻骨支。最常发生于女性、军队新兵、长距离跑步者，或增加持续时间、频率或冲击负荷练习强度的慢跑者。耻骨支疲劳性骨折患者会出现腹股沟区、会阴部或内收肌区域的潜在疼痛，可以通过休息而缓解。骶骨疲劳性骨折会出现臀部或腹股沟区域的模糊的、不易定位的疼痛，需警惕。体格检查时，患者可能会展示一个止痛的步态、耻骨支部位的压痛，或损伤侧在没有支持的情况下无法站立。骶骨疲劳性骨折患者可以在髋关节屈曲、外展及外旋时出现疼痛，进行单足跳跃时疼痛增加。患者通常有正常的髋关节和脊柱的活动范围，但可出现髋关节极端活动时腹股沟深部的疼痛。

骨盆和骶骨疲劳性骨折的大多数患者最初的 X 线检查是阴性表现。后来平片上可以出现愈合过程的骨痂。治疗方面，需停止跑步和跳跃活动、保护性负重，以及持续 6 周至 8 个月的相对休息。基于患者的疼痛水平，可能需要简短的非负重时期。如果骨折诊断及时，通常不需要手术。

（四）下肢应力性骨折

1. 股骨

应力性损伤和疲劳性骨折可以发生在股骨的多个部位。最常见的受累区域是股骨干、转子间区和颈。股骨颈的张力侧或优势侧是骨折发生的高风险部位。这个部位骨折的漏诊或延迟诊断可以明显增加患者发展为严重的完全性骨折的风险。

股骨颈应力性骨折大多数发生于跑步者、舞蹈者和军队新兵，其诊断通常延迟 5 ~ 13 周。股骨颈疲劳性骨折是高风险损伤。张力侧的股骨颈疲劳性骨折进展风险最大。通常发生在有模糊的髋关节或腹股沟疼痛的跑步者中。检查时很可能显示防痛步态，腹股沟、髋部或大腿前方的触诊疼痛，以及髋关节极度活动时的疼痛。屈曲和内旋的轻微受限也可以伴随或不伴随阳性的滚木测试而出现。诊断通常需要骨扫描和（或）MRI。影像学的表现滞后于症状，直到一定程度的骨愈合发生。X 线片有很高的假阴性率。骨扫描或 SPECT 扫描有助于早期诊断。MRI 是早期识别 8 ~ 12 周才有典型表现的骨髓水肿的敏感性研究。股骨颈疲劳性骨折需要积极的治疗，前侧皮质的骨折需要限制负重 6 周或更长时间。每周都应该进行影像学检查，指导患者使用手杖进行无痛行走。回归比赛或其他剧烈活动应该推迟到 2 年后。张力侧的疲劳性骨折推荐使用平行螺钉或滑动髓螺钉装置进行手术固定。如果骨折没有移位，也提倡采取卧床休息作为首要治疗方式，而不是立刻手术治疗。对于股骨颈张力侧的疲劳性骨折，立刻采取适当的治疗对预防完全性骨折、骨不连和股骨头坏死的潜在发展至关重要。

股骨干应力性骨折大多发生于跑步者，尤其是女性跑步者，最常发生在股骨干近端和中 1/3 的连接处。跑步时的疼痛逐步发展为日常生活活动时的疼痛和功能限制。正常膝关节和髋关节的活动范围的防痛步态的检查是阳性的。伴随着患腿跳跃时产生的疼痛，大腿前方也会出现触痛。支点试验或“垂腿”试验是让患者坐在一个检查床上自如地垂下腿。然后 3 个点的弯曲力以与桌子边缘的交点作为支点作用于大腿，引出疼痛则表明疲劳性骨折。X 线在损伤过程早期通常是阴性的。骨痂和射线可透过的骨折线通常在症状开始后 2 ~ 6 周出现。骨扫描和 MRI 对早期诊断是必要的。股骨干疲劳性骨折多采用非手术治疗。包括拄拐 1 ~ 4 周的保护性负重，时间的长短取决于症状程度和损伤的影像学分级。可采取综合训练而改变运动可以保证有氧能力、技巧和力量的维持。如果进行日常活动 2 周仍然是无痛的，可以开始低冲击负荷的训练康复计划。完全康复的时间各不相同，但是据报道是诊断后 5 ~ 8 周，完全恢复可进行运动类的比赛通常在 8 ~ 16 周后。体外冲击波疗法是治疗股骨头坏死的一种非侵入性疗法，现在它也能够有效用于治疗骨折延迟愈合。与传统的手术治疗相比，它具有风险低、非侵入性、治愈率高等优点。

2. 髌骨

髌骨疲劳性骨折很少见，是最经常发生于篮球运动员、足球运动员和跳高运动员的损伤。髌骨张力侧（前侧皮质）的疲劳性骨折的危险因素是屈曲挛缩和（或）前交叉韧带（ACL）重建时髌腱移植物的获取。表现为膝关节前方疼痛，跳跃时加重。关键是髌骨前方的触痛点和抵抗膝关节伸直时加重的疼痛。影像学显示纵向的或横向的骨折线，但须和二分髌骨或三分髌骨鉴别。可以识别骨髓水肿的骨扫描或 MRI 可以用来确诊。由于伸膝装置的分散力量，横断骨折容易移位。非移位性骨折可以使用膝关节可调节支具治疗，膝关节伸直位固定 4 ~ 6 周，逐步增大膝关节的运动范围和股四头肌的康复训练。

移位性骨折应该进行切开复位和手术内固定。纵向的骨折最经常发生在髌骨外侧面，如果发生移位，外侧碎片可以切除。急性非移位性骨折可以通过制动和相对休息愈合，慢性或移位性骨折推荐切开复位和内固定。

3. 胫骨干

胫骨疲劳性骨折占运动员所有应力性骨折的 20% ~ 75%，可分为胫骨内侧应力综合征（外胫夹）、压力侧应力性骨折和张力侧应力性骨折。最主要的类型是低风险的后中皮质（压力侧）的应力性骨折，以及不太常见的高风险的中心骨干的前外侧皮质的“恐怖黑线”。它最常发生于跑步类运动，例如足球、跑道跑步、野外跑步、篮球或芭蕾舞，一开始疼痛出现在运动之后。后来发展为跑步时疼痛，最终发展为影响日常活动的疼痛。检查时会在胫骨前侧或内侧发现局部触痛部位。水肿、明显的骨膜增厚和叩痛也出现。如果症状持续存在 4 ~ 6 周，X 线表现可以是阳性的。骨扫描通常显示局部的梭状摄取，可区别于胫骨内侧应力综合征的线性摄取。MRI 在分级和预示回归比赛的预后上更加有帮助。治疗最初包括逐步控制疼痛和限制跑步或跳跃活动（如果不能完全停止）。根据症状的严重程度和骨折分类，使用拐杖、制动和限制负重可能是必要的。一旦疼痛消失，可以开始低冲击或无冲击有氧训练。压力侧的损伤愈合需要 2 ~ 12 周。张力侧的损伤治疗包括 4 ~ 6 个月的休息、骨移植、电刺激或髓内钉治疗。

4. 内踝

内踝的疲劳性骨折相对少见，通常伴随着跑步和跳跃运动。因其自身不稳定，容易导致骨不连。典型表现为起病隐匿的活动时加重休息后缓解的内踝疼痛。体格检查可以发现内踝的压痛和踝关节的积液。评估患者诱发疾病因素，有助于加重足部等区域或下肢力学对线的压力负荷。尤其是力学对线的内翻可以引起内侧的负荷。X 线片上，骨折线与胫骨远端内侧关节面呈垂直或水平方向延伸。不完全性骨折的治疗需要非负重和逐步康复的制动，高要求的运动员可实施更积极的治疗计划。完全性骨折需要切开复位和内踝螺钉固定治疗。与创伤性踝关节骨折一样，大多数患者通常在术后 6 ~ 8 周可回归完全活动。内踝应力性骨折的骨不连需要植骨和螺钉固定。

5. 腓骨

腓骨的疲劳性骨折同样少见，因为腓骨所受到的负重应力有限。常发生于骨干的远处 1/3，邻近下胫腓联合韧带。通常伴随着后足的过度内旋和外翻。患者通常存在腿外侧和踝关节的疼痛及轻度肿胀，明显跛行。骨触诊或韧带联合挤压试验可以引出压痛点。初期佩戴保护性骨折支具进行可以忍受的负重，疼痛和肿胀消失，就逐步回归正常活动。运动员休息 3 ~ 6 周后可以重回比赛。完全愈合在 8 ~ 12 周。

6. 跟骨

跟骨疲劳性骨折最常发生于对足跟有重复负荷的负重活动者，如长距离跑步者和军队新兵。患者跑步时出现隐袭发病的弥散的足跟疼痛，可以在用足尖走路时或跑步时足趾头离开地面的阶段加重。检查时可以发现水肿和“足跟挤压”试验阳性。这个试验通过两个手的手掌挤压跟骨体部来完成。跳跃试验时疼痛也可以增加。伤后 2 ~ 4 周 X 线检查的结果是阳性的。可见垂直于跟骨结节骨小梁线的骨痂硬化线。骨扫描和 MRI 通常显示这个区域反应骨的增加。治疗方面，是减少活动和使用足跟衬垫，直到症状改善和影像学上出现愈合证据。

如果行走时疼痛，需使用石膏或支具。回归运动比赛的时间在 3 ~ 8 周。

7. 跗舟骨

跗舟骨的疲劳性骨折以前认为很少见，常见于跳跃和跑步运动员。这是一种高风险的疲劳性骨折。患者出现中足和内侧足弓的不明确的症状，隐袭起病，常导致延迟诊断，而最终的诊断可以延迟 2 ~ 7 个月。检查时患者主诉“N 点”（舟骨的背侧面）的压痛，但是疼痛可以是扩散的，而不是局限的。继续负重活动可以延迟愈合过程，导致其进展为完全性骨折或骨不连。因此，跑步或跳跃运动员的中足疼痛需要高度怀疑和早期的积极治疗。由于大多数骨折发生在矢状面和舟骨背侧皮质的中 1/3，X 线片通常是阴性的。这个部位的血供差，导致它很容易出现应力相关性损伤。在跖屈和旋前结合起来的时候，这个区域也和最大剪切力平面相关。相关的足部异常可以预示患者发生这种类型的骨折，包括短的第一跖骨、长的第二跖骨或跟舟联合。骨扫描可以证实诊断，CT 或 MRI 可确定骨折的确切位置和范围，以及愈合程度或骨不连的诊断。目前不完全性骨折的非手术治疗可采用石膏固定 6 ~ 8 周的非负重活动，然后进行逐步的康复训练。如果骨畸形或差的生物力学存在，且患者想要回归比赛，就应该考虑使用矫形器。舟骨骨折如为完全性的和（或）边缘硬化，需采用外科手术治疗。非手术治疗无效的患者，可采用骨移植的手术固定。由于骨折区域血供差，术后骨折部位的固定非常关键，直到影像学上发现愈合。

8. 跖骨

（1）第一跖骨至第四跖骨：第一跖骨至第四跖骨的疲劳性骨折通常被认为是低风险的损伤。第一跖骨的疲劳性骨折发生于跑步时的过度内旋。第二跖骨、第三跖骨、第四跖骨的疲劳性损伤好发于每周跑步超过 32 km 的跑步者。扁平足畸形增加了内侧 4 个跖骨的冲击应力。对于跑步者来说，大多数损伤发生于骨干远端。对芭蕾舞者来说，经常在踮起足尖的位置负重，骨折可以发生在近端，通常涉及第二跖骨的内侧缘。患者出现非创伤性的局部疼痛和肿胀，且症状通常开始于训练强度增加之后。仔细检查足部可以发现低足弓和跑步时的过度内旋，以及受累跖骨的压痛点。疼痛会在扭转足部时加剧。

需拍摄负重位的正位、侧位和斜位 X 线片。对于第二跖骨有疼痛的舞者来说，需拍摄足的向内和向外的斜位片。治疗包括休息和使用硬底鞋或骨折靴以降低横穿过中足的弯曲应力。逐步调整重复性负荷的累积，例如从游泳池跑步发展为骑自行车运动，然后推荐运动员进行陆地跑步以维持心血管的健康和预防进一步的损伤。骨折愈合但存在异常的骨力学对线或足的生物力学状态，则需使用矫形装备。对于舞者来说，第二跖骨近端的疲劳性骨折可以发展为骨不连，必须采取石膏或支具固定等积极的治疗方式，直到出现 X 线片上的愈合，通常在 6 ~ 8 周。

（2）第五跖骨：第五跖骨近端疲劳性骨折是高风险部位。由于受伤位置的血供差，疲劳性骨折和创伤性骨折都容易骨不连。常见的 3 个区域为结节、干髓端与骨干的连接处的分水岭或无血管区域及近端骨干。这些损伤通常发生于篮球运动员和跑步者，会出现缓慢发作的足部外侧疼痛，且在跑步或跳跃活动期间和之后加重。如果引起疼痛的活动持续，疼痛会稳步加重。数天到数周的前驱疼痛之后发生急性骨折是常见的。临床检查时，压痛点直接存在于骨折处。X 线片显示骨折部位周围的硬化性改变。骨扫描或 MRI 可以用于诊断有疑问的隐匿性骨折。对非运动员，推荐使用短腿非负重石膏或骨折支具固定 6 ~ 8 周。如果没有骨折愈合的 X

线片证据，就应该制动更长时间。由于保守治疗之后有愈合时间潜在延长和再骨折或骨不连的风险，更倾向于手术治疗。对于高要求的运动员，使用4 mm或4.5 mm的空心螺钉进行髓内螺钉固定，可以使其更快地回归比赛。如果骨不连不存在，髓内固定的时候通常不需要骨移植。

9. 籽骨

籽骨的疲劳性骨折不常见，且很难诊断。必须和籽骨炎、二分籽骨和三分籽骨、趾僵硬和疼痛性的软组织结节区分。骨折最常发生于内侧籽骨。因为在活动时足趾离开地面的阶段，大部分的身体重量由内侧面转移到第一跖骨，所以内侧籽骨受到拉力和压缩力的双重作用。患者通常存在第一跖骨头的跖侧面的局限性疼痛，且在负重时和步态周期的足趾离开地面的阶段加重。体格检查时，触诊时的疼痛、抵抗大足趾主动跖屈时的疼痛，以及第一跖趾关节完全背屈时的拉力导致的籽骨处的疼痛都是阳性的指征。当骨折无移位的时候，X线片诊断籽骨的疲劳性骨折是很困难的，包括应用骨扫描或MRI，同样需要确认骨髓水肿，以及与二分籽骨的应力性骨折相鉴别。治疗推荐预防第一列骨背屈的6周非负重石膏制动的保守治疗，以达到第一跖骨头无负荷。应用石膏鞋之后应该考虑使用足趾矫形装备。这种骨折及它的症状完全解决常需4~6个月。延迟愈合或慢性疼痛的推荐手术切除。然而，内侧籽骨的完整切除可能导致止于近端趾骨的蹞短屈肌的插入减弱，以及大足趾的外翻。部分籽骨切除可以解决症状和维持大足趾的正常机械力学状态。手术被认为是最后的手段，通常不建议用于运动员。

【疲劳性骨折的治疗】

（一）手术治疗

Knapik等[58]提出，应力性骨折治疗的关键是正确区分骨不连风险高的应力性骨折与并发症风险低的应力性骨折。对于高危部位的应力性骨折，当进展至骨不连风险较高或患者无法承受非手术治疗较长的恢复时间时，可选择手术治疗[59-60]。多数非手术治疗效果不佳或失败的应力性骨折，采用手术治疗后症状缓解率较高，可更快地恢复运动能力，效果较好。Kaeding等[61]提出了应力性骨折的综合描述系统，在一定程度上解决了应力性骨折风险判断的准确性问题。该系统将应力性骨折按照结构破坏的程度分为Ⅰ~Ⅴ级，其中Ⅰ级损伤无症状，通常是影像学检查时偶然发现的；Ⅱ级有骨质损伤的影像学表现，但无骨折线；Ⅲ级有骨折线，但无移位；Ⅳ级为骨折移位；Ⅴ级发展为慢性骨不连。研究证实该系统具有较高的可靠性且可准确预测运动员重返运动场的时间[62]。

（二）生物疗法

生物疗法为近年来兴起的使用能够促进骨折愈合的各种生物材料进行治疗的方法，包括骨髓间充质干细胞技术、富血小板血浆技术、重组人甲状旁腺激素技术等。虽然应用生物疗法促进骨折愈合具有良好的应用前景，但由于目前其发展不成熟，人体试验较少，故实际应用仍需更多临床试验验证。Hossain等[63]认为，由于研究对象、干预措施以及衡量结果的标准等方面的差异，对于应力性骨折生物疗法的有效性很难得出确切结论。

1. 骨髓间充质干细胞技术

骨髓间充质干细胞在骨修复与再生过程中发挥着关键作用[64-65]。骨髓间充质干细胞具有免疫调节和成骨分化能力，在难愈性骨折的治疗方面应用前景广阔，但仍有部分不确定因素可能限制其应用。Wang等[66]基于大鼠骨折模型的研究发现，骨髓间充质干细胞注射促进了新骨的形成，且在伤后第 7 天注射效果最佳。

2. 富血小板血浆技术

富血小板血浆在促进骨折愈合方面具有较好的前景[67]。Guzel 等[68]将 70 只股骨骨折大鼠随机分为Ⅰ组（n=30，输入富血小板血浆）、Ⅱ组（n=30，无富血小板血浆）与对照组（n=10，作为生物力学测试对照），结果显示，Ⅰ组在组织学和生物力学方面优于Ⅱ组（$P < 0.05$），表明富血小板血浆可促进骨折组织学愈合并能改善骨折愈合的生物力学特性。

3. 重组人甲状旁腺激素技术

人甲状旁腺激素是一种参与人体内骨矿物质稳态及多种代谢过程的非常重要的激素，可促进成骨细胞的生成，刺激骨形成，加速骨愈合[69]。特立帕肽是采用重组 DNA 技术生产的人甲状旁腺分子 N ~ 末端的 1—34 氨基酸片段。Baillieul 等[70]使用特立帕肽对 1 例诊断为骶骨应力性骨折的 36 岁长跑运动员进行治疗，取得了良好的疗效。

（三）体外冲击波疗法

体外冲击波疗法是一种较新的治疗应力性骨折的方法。研究显示，体外冲击波疗法对于骨不连或骨折延迟愈合有较好的效果。Leal 等[71]对 26 名双侧胫骨应力性骨折的海军学员进行随机、单盲、自身对照的临床研究，在相隔 1 周的两次治疗中使用了 2000 次 0.1 ~ 0.27 mJ/mm^2 中高频能量的聚焦冲击波，结果显示，体外冲击波疗法可明显缩短应力性骨折的恢复时间。体外冲击波疗法的原理可能是通过体外冲击波诱导骨膜脱离和骨小梁微骨折，从而促进骨折愈合，但仍需更多研究以确定其有效性以及最佳能量密度水平和脉冲频率等。目前的研究显示，体外冲击波疗法基于严谨的研究背景，拥有高效、安全的特性，在应力性骨折的治疗中具有广阔的应用前景。

（四）脉冲超声疗法

低强度脉冲超声治疗完全性骨折具有较好的效果。Heckman 等[72]在一项前瞻性双盲随机对照试验中利用超声刺激设备配合闭合复位石膏固定对胫骨干骨折进行治疗，共纳入 67 例闭合性或Ⅰ级开放性胫骨干骨折，其中 33 例被纳入干预组（采用超声刺激设备配合闭合复位石膏固定治疗），34 例被纳入对照组（采用闭合复位石膏固定治疗），结果显示，干预组的临床愈合时间明显短于对照组，表明适度的超声刺激能够有效促进骨折修复过程。

（五）脉冲电磁场疗法

脉冲电磁场疗法通过将电磁场传递到组织中而影响多种生物过程，可无创治疗多种疾病。应用脉冲电磁场疗法可促进骨折愈合，治疗骨关节炎，减轻术后疼痛与水肿等，但与上述各种疗法类似，相关临床证据仍偏少，需要进一步验证其有效性与成本效益等。

参考文献

[1] ALSHRYDA S, SHAH A,ODAK S, et al.Acute fractures of the scaphoid bone：Systematic review and meta analysis [J]. Surgeon, 2012, 10：218.

[2] DUCKWORTH AD, JENKINS P, AITKEN SA, et al. Scaphoid fracture epidemiology[J]. J Trauma Acute Care Surg, 2012, 72：E41.

[3] WELLING RD, JACOBSON JA, JAMADAR DA, et al. MDCT and radiography of wrist fractures：radiographic sensitivity and fracture patterns[J]. AJR AmJ Roentgenol, 2008, 190：10.

[4] BALCI A, BASARA I, CEKDEMIR EY, et al.Wrist fractures：sensitivity of radiography,prevalence, and patterns in

MDCT[J]. Emerg Radiol, 2015, 22：251.

[5] HEY HW, CHONG AK, MURPHY D. Prevalence of carpal fracture in Singapore[J]. I Hand Surg Am, 2011, 36：278.

[6] 杨玉鑫，栗国强，曹连波，等 . 中药熏洗配合理筋康复治疗老年桡骨远端骨折拆除夹板后腕关节僵硬的临床研究 [J]. 中医外治杂志，2022，31（1）：8–10.

[7] 吴秋燕 . 悬挂式自控肘关节康复仪对肘关节骨折患者术后功能恢复的影响 [J]. 医疗装备，2019, 32(7)：85–86.

[8] STREIT A，WATSON BC，GRANATA JD, et al.Effect on clinical outcome and growth factor synthesis with adjuncti–Veuse of pulsed elect romagnetic fields for fifth metatarsal nonunion fracture：a double blind randomizedstudy[J]. Foot Ankle Int，2016，37(9)：919–923.

[9] 钱月茵. 护理及脉冲电磁场干预对促进老年桡骨远端骨折愈合及降低骨质疏松的影响 [J]. 现代预防医学，2014，41（14）：2674–2675，2680.

[10] 陈辉 . 外洗方联合针灸推拿在治疗肘关节骨折术后关节功能障碍中的临床疗效观察 [J]. 中国医药指南，2019，17（10）：208–209.

[11] 刘强 . 骨科外洗方配合针灸推拿治疗肘关节骨折术后关节功能障碍的效果分析 [J]. 中国医药指南，2018，16（12）：218–219.

[12] 王庆 . 针灸推拿与骨科外洗方用于肘关节骨折术后关节功能障碍治疗中的临床效果 [J]. 饮食保健，2017，4（22）：100.

[13] 包倪荣 , 赵建宁 . 肩关节手术入路的解剖与临床 [J]. 中华解剖与临床杂志，2015，20（1）：83–87.

[14] 罗开民 , 部爱贤 , 杨琳 . 电针结合康复训练治疗肩关节骨折术后功能活动障碍的疗效 [J]. 2010，12（3）：312–314.

[15] 张浩洁，张少坤 . 疼痛管理联合阶段性康复训练对肱骨外科颈骨折患者术后肩关节功能的影响 [J]. 深圳中西医结合杂志，2022，32（11）：131–134.

[16] 王宇 . 运动针法结合康复训练治疗肩关节骨折术后康复的临床研究 [J]. 内蒙古中医药，2022，41（4）：101–103.

[17] 庞勇峰 . 老年髋关节骨折术后对侧髋关节再骨折危险因素的回顾性分析 [J]. 中国实用乡村医生杂志，2019，26（12）：72–75.

[18] 郑少强 , 许莉 , 周雁 , 等 . 髋部骨折围术期区域阻滞的解剖学研究进展 [J]. 中华解剖与临床杂志，2022，27（9）：663–668.

[19] 李永梅，张国英 . 老年髋关节骨折术后的护理研究 [J]. 安徽卫生职业技术学院学报，2017，16（1）：85–86，88.

[20] 张志华 . 髋关节骨折老年护理中康复训练的价值探究 [J]. 益寿宝典，2022，(14)：143–145.

[21] 姚涛，李昌柳，陈雪婷 . 系统康复训练在老年髋关节骨折术后功能恢复的应用效果分析 [J]. 广西中医药大学学报，2019，22（1）：43–45.

[22] 王红 . 老年人髋关节骨折术后护理要点的研究及分析 [J]. 中国继续医学教育，2015，7（32）：225–226.

[23] 牛雪飞 . 影响全髋关节置换术后康复的因素 [J]. 微创医学，2015，10（4）：486–489

[24] 郑少强，许莉，周雁，等 . 髋部骨折围术期区域阻滞的解剖学研究进展 [J]. 中华解剖与临床杂志，2022，27（9）：663–668.

[25] 宋红梅 . 全髋关节置换术围术期集束化康复指导预防术后并发症及促进髋关节功能恢复效果分析 [J]. 河南外科学杂志，2022，28（3）：86–89.

[26] 中国健康促进基金会骨病专项基金骨科康复专家委员会 . 骨科康复中国专家共识 [J]. 中华医学杂志，2018，98（3）：174–170.

[27] 王哲，李兴海，张雅清，等 . 功能康复训练与心理干预对骨科全髋关节置换术康复效果的影响 [J]. 中国疗养医学，2022，31（1）：59–62.

[28] 许文，赵薇，张攀 . 递增 – 递进式量化康复训练在全髋关节置换术后患者中的应用 [J]. 齐鲁护理杂志，2022，28（14）：122–124.

[29] 季节，牛茹，王金凤，等 . 全髋关节置换术后应用 5E 理念康复护理疗效及术后恢复效果研究 [J]. 循证护理，2021，7（5）：662–664.

[30] 刘瑾，荣悦彤，赵云 . 全髋关节置换术后不同时间开始康复训练对 Harris 评分的影响 [J]. 中国医学创新，

2021，18（14）：71–75.

[31] 尚静 . 个性化功能锻炼对全髋关节置换术术后康复效果的影响 [J]. 现代诊断与治疗，2022，33（6）：912–914.

[32] 何翠环，储小桃，李蕾，等 . 个性化功能锻炼在微创全髋关节置换术后康复中的应用 [J]. 蚌埠医学院学报，2020，45（8）：1114–1117.

[33] 莫国清，吴福春，陈捷 . 标准康复指导对全髋关节置换术后患者院外康复疗效的影响 [J]. 按摩与康复医学，2020，11（7）：19–21，85.

[34] 范书勇 . 股骨髁部骨折治疗的临床研究 [D]. 西安：第四军医大学，2016.

[35] RUDRAN B, LITTLE C, WIIK A, et al. K. Tibial Plateau Fracture：Anatomy, Diagnosis and Management[J]. Br J Hosp Med (Lond), 2020, 81(10)：1–9.

[36] 陈美凯，许一凡，陈雪荣，等 . 胫骨平台骨折临床分型研究进展 [J]. 中国骨与关节损伤杂志，2019，34（02）：222–224.

[37] 赵耀伟，谢加兵，王林，等 . 胫骨平台骨折的分型与治疗进展 [J]. 中国临床医生杂志，2018，46（01）：18–21.

[38] 白建忠，郁凯乐，俞思勤，等 . 胫骨平台骨折的分级与治疗方法选择 [J]. 临床骨科杂志，2003（04）：321–323.

[39] 魏增伯，王磊，杨建磊 . 髌骨骨折的分型及内固定治疗的研究进展 [J]. 吉林医学，2019，40（05）：1116–1117.

[40] KRUSE M, WOLF O, MUKKA S, et al. Epidemiology, classification and treatment of patella fractures：an observational study of 3194 fractures from the Swedish Fracture Register[J]. Eur J Trauma Emerg Surg, 2022, 48(6)：4727–4734.

[41] 刘家伦，郑占乐 . 胫骨平台骨折微创手术治疗进展 [J]. 河北医科大学学报，2022，43（09）：1113–1117.

[42] 李秀芳，周德智，尹梦星，等 . 全膝关节置换术康复治疗的研究进展 [J]. 中国临床新医学，2022，15（02）：179–182.

[43] 闫加鹏，张洪飞，刘焕彩，等 . 单髁置换术与全膝关节置换术治疗膝关节内侧间室骨性关节炎的疗效比较 [J]. 中国骨与关节损伤杂志，2021，36（04）：393–395.

[44] HAWKER G.A.,BOHM E.,DUNBAR M.,et al. CRITERIA FOR PATIENT APPROPRIATENESS FOR PRIMARY, ELECTIVE TOTAL KNEE ARTHROPLASTY FOR KNEE OSTEOARTHRITIS[J]. Osteoarthritis and Cartilage,2022,30(S1).

[45] ANOUSHIRAVANI AFSHIN A,SAYEED ZAIN, et al. Single–Stage Revision Total Knee Arthroplasty in the Setting of Periprosthetic Knee Infection：Indications, Contraindications, and Postoperative Outcomes[J]. Instructional course lectures,2017,66.

[46] ELMALLAH RANDA K,CHERIAN JEFFREY J,HARWIN STEVEN F, et al. Implant Designs in Revision Total Knee Arthroplasty[J]. American journal of orthopedics (Belle Mead, N.J.),2016,45(2).

[47] GOYAL N, PATEL AR, YAFFE MA, èt al. Does lmplant Design lnfluence the Accuracy of Patient Sepcific lnstrumentation in Total knee Arthroplasty [J].Arthroplasty 2015, sep; 30（9）：1526–1530.

[48] HIRSCHMANN MICHAEL,AMSLER FELIX,WERTH LUCAS. Does prosthesis design affect the need for secondary resurfacing in total knee arthroplasty?[J]. SWISS MEDICAL WEEKLY,2015,145.

[49] 燕铁斌 . 骨科康复评定与治疗技术 [M]. 北京：科学出版社，2020：451.

[50] 李纪仲 . 踝关节骨折术后踝关节功能康复治疗效果研究 [J]. 数理医药学杂志，2022，35（03）：439–441.

[51] MANSUR HENRIQUE,RAMOS LUCAS SACRAMENTO,FREITAS ANDERSON. TL 18167–Reproducibility assessment of the Lauge–Hansen, Danis–Weber and AO classifications of ankle fractures[J]. Scientific Journal of the Foot & Ankle,2019,13(Supl 1).

[52] 李良生，林山，陈连，等 . 踝关节骨折 Lauge–Hansen 分型的研究进展 [J]. 中国骨科临床与基础研究杂志，2021，13（Z1）：53–59.

[53] 南登崑 . 康复医学 [M]. 北京：人民卫生出版社，2008：191.

[54] KIMBERLY A.SACKHEIM. 康复医学临床手册 [M]. 周谋望，刘楠，译 . 北京：北京大学医学出版社，2019.

[55] MOREIRA CA,BILEZIKIAN JP.Stress fractures：concepts and therapeutics[J].J Clin Endocrinol

Metab,2017,102(2)：525–534.

[56] KORPELAINEN R，ORAVA S，KARPAKKA J，et al. Risk factors for recurrent stress fractures in athletes[J]. Am J Sports Med,2001,29(3)：304–310.

[57] 李德权，于晓华 . 人体应力性骨折发生部位研究进展 [J]. 东南国防医药，2009，11（5）：425–428.

[58] KNAPIK JJ, REYNOLDS K, HOEDEBECKE KL.Stress fractures：Etiology,epidemiology,diagnosis, treatment, and prevention[J]. J Spec Oper Med, 2017, 17(2)：120–130.

[59] ABBOTT A,BIRD M, BROWN SM, et al.Part Ⅱ：Presentation, diagnosis,classification,treatment, and prevention of stress fractures in female athletes[J].Phys Sportsmed, 2020, 48(1)：25–32.

[60] MANDELL JC, KHURANA B, SMITH SE.Stress fractures of the foot and ankle, part 1：Biomechanics of bone and principles of imaging and treatment[J].Skeletal Radiol, 2017, 46(8)：1021–1029.

[61] KAEDING CC, MILLER T.The comprehensive description of stress fractures：A new classification system[J].J Bone Joint Surg Am, 2013, 95(13)：1214–1220.

[62] MILLER TL, JAMIESON M, EVERSON S, et al.Expected time to return to athletic participation after stress fracture in division I collegiate athletes[J]. Sports Health, 2018, 10(4)：340–344.

[63] HOSSAIN M,CLUTTON J, RIDGEWELL M, et al.Stress fractures of the foot[J]. Clin Sports Med,2015,34(4)：769–790.

[64] GIANAKOS A, NI A, ZAMBRANA L,et al.Bone marrow aspirate concentrate in animal long bone healing：An analysis of basic science evidence[J].J Orthop Trauma, 2016, 30(1)：1–9.

[65] RIAHI M, PARIVAR K, BAHARARA J, et al.Evaluation of the repair of diaphyseal fracture of femoral bone using bone marrowmesenchymal stem cells in nicotine–bearing rat[J].Bratisl Lek Listy, 2019, 120(6)：434–442.

[66] FREITAS J, SANTOS SG, GONCALVES RM, et al.Genetically engineered–MSC therapies for non–unions,delayed unions and critical–size bone defects[J].Int J Mol Sci, 2019, 20(14)：3430.

[67] LÓPEZ S, VILAR JM, SOPENA JJ,et al.Assessment of the efficacy of platelet–rich plasma in the treatment of traumatic canine fractures[J].Int J Mol Sci,2019, 20(5)：1075.

[68] GUZEL Y, KARALEZLI N, BILGE O,et al.The biomechanical and histological effects of platelet–rich plasma on fracture healing[J]. Knee Surg Sports Traumatol Arthrosc, 2015, 23(5)：1378–1383.

[69] CAMPBELL EJ, CAMPBELL GM, HANLEY DA.The effect of parathyroid hormone and teriparatide on fracture healing[J].Expert Opin Biol Ther, 2015, 15(1)：119–129.

[70] BAILLIEUL S, GUINOT M, DUBOIS C,et al. Set the pace of bone healing ~ Treatment of a bilateral sacral stress fracture using teriparatide in a long–distance runner[J].Joint Bone Spine, 2017, 84(4)：499–500.

[71] LEAL C, D'AGOSTINO C, GOMEZ GARCIA S, et al.Current concepts of shockwave therapy in stress fractures[J]. Int J Surg, 2015, 24(PtB)：195–200.

[72] HECKMAN JD, RYABY JP, MC CABE J, et al.Acceleration of tibial fracture–healing by non–invasive, low–intensity pulsed ultrasound[J]. J Bone Joint Surg Am, 1994, 76(1)：26–34.

第二章 上肢关节损伤

第一节　肩关节脱位

对于盂肱（肩）关节脱位的认识及了解可以追溯至大约3000年前，拉美西斯二世坟墓的壁画上描述了肩关节脱位的闭合复位。古希腊文明时期，希波克拉底清楚地描述了盂肱关节脱位，推荐了闭合复位方法，并讨论了反复脱位的手术治疗[1]。关节的活动度是以牺牲骨关节的稳定性为代价的。盂肱关节为活动度大且易脱位的关节。习惯上将盂肱关节脱位称为肩关节脱位（Dislocation of the Shoulder Joint）。86%的肩关节脱位是盂肱关节脱位。肩关节的稳定性取决于肩关节盂唇、盂肱韧带、肩袖的各自的静态及动态软组织的限制。

流行病学研究肩关节是最常见的关节脱位之一，约占全身大关节脱位的50%[2]。复发性肩关节脱位好发于28～35岁的中青年，并且常伴有盂唇关节囊复合体的损伤（Bankart损伤）。文献报道18～70岁间的肩关节脱位的发生率是1.7%。男性脱位的概率比女性大2～5倍。尽管盂肱关节脱位通常与年轻人及运动员相关，但可发生于任何年龄段，45岁前后的病例数几乎相等。脱位的初发年龄为10～20岁。肩关节脱位很少发生于儿童，大约5%的损伤性前脱位患者骨髓未闭。患者年龄是决定病理解剖学、并发症及预后的最重要因素[3]。

【临床解剖】

肩关节是人体活动度最大的关节，其稳定性仅由几个特殊结构来维持，主要是关节囊、中下关节韧带以及肌腱的包裹和固定。狭义肩关节指盂肱关节，广义肩关节包含了胸锁关节、肩锁关节、盂肱关节、肩胛胸壁连接、肩峰下结构以及喙锁间连接。

（1）胸锁关节：由胸骨柄、第一肋骨肌锁骨近端组成，它恰似一支架的支点，支撑上肢，在远离胸壁处运动，正常的胸锁关节有40°的外展活动，与肩锁关节的滑动，共同适应肩胛在胸壁上的外展60°的外展活动。

（2）肩锁关节：由锁骨外端和肩峰内缘所组成的扁平关节，锁骨像一个吊杆，悬挂肩胛骨和上肢，肩锁关节有一定范围的前后滑动。

（3）盂肱关节：关节头大而关节盂小，关节灵活有余而稳定不足。保持盂肱关节稳定，需要合适的关节盂面积与肱骨头比例，当关节盂的垂直直径与盂肱骨头之比不小于0.75，横径不小于0.57，且关节盂、关节囊、肩袖完整，肩周肌群肌力正常时，盂肱关节就稳定。

（4）肩胛胸壁连接：又称肩胛胸壁关节，肩胛骨与胸壁以负压吸贴，肩胛下肌与胸壁间存在负压间隙，前锯肌将其分为深、浅两部分，内有结缔组织和滑囊液。肩胛骨在胸壁上有 6 个方向的运动，即上提、下降、上旋、下旋、前伸、后缩。

（5）肩峰下结构：又称第二关节，喙肩韧带呈三角形，底部起自喙突外缘，向外变细止于肩峰尖，喙肩韧带、肩峰、喙突排列形成穹窿状结构，肩峰下滑囊、冈上肌肌腱分别成为该关节的滑膜、关节内软骨板。

（6）喙锁间连接：喙锁韧带分为前外侧的斜方形部、后内侧的锥形部，共同防止肩胛骨内移，并与肩锁关节、喙肩韧带，共同维持锁骨和肩胛骨的三角形框架结构，保证肩关节在远离躯干中线工作。

【病因与损伤机制】

一、前脱位

损伤机制

急性初发前脱位多见于运动损伤或跌倒。损伤的类型具有年龄依赖性，年轻病例多见于运动损伤，老年病例多见于跌倒。常由间接机制诱发，前脱位通常发生于不同角度的外展、伸直、外旋力作用于上肢。前脱位亦发生于对肩关节的直接暴力。复发性前脱位时，肩关节盂唇和前侧关节囊从关节盂前缘分离至关重要。急性初发前脱位病例关节盂分离及关节囊破裂 MRI 有高度精确性。关节镜下可见前关节唇撕裂、盂肱关节韧带功能不全、完全的肩袖撕裂。其中关节囊撕裂不伴关节唇撕裂，损伤是稳定的；肩关节囊撕裂，部分盂唇分离，损伤轻度不稳；关节囊撕裂伴盂唇分离，损伤非常不稳定。

下脱位是过度的外展力作用于肩峰产生杠杆作用使肱骨近端脱出关节盂下。盂肱下韧带的前束是最重要的前下脱位的限制韧带，关节囊延长是前下不稳的原因，而关节唇分离并不能导致盂肱关节脱位。肱骨头缺陷或 Hill–Sache 损伤通常是复发脱位的潜在因素。肩胛下肌异常的矫正形成了 Putti–Platt 及 Magnusen–Stack 术式。但肩胛下肌及肌腱损伤并非与急性前脱位相联系。

二、伴随损伤及并发症

骨折、肩袖撕裂、神经血管损伤在老年患者中多见。

（一）骨折

最常见的是肱骨大结节及关节盂缘骨折，肱骨头的压缩性骨折、喙突骨折则较为少见。

（1）肱骨大结节骨折：肱骨大结节骨折及肩袖撕裂反映了前脱位的后部发生机制。多发生于老年患者，10% ～33% 并发盂肱关节脱位。闭合复位通常将肱骨大结节回复至解剖位置。复位后，肩关节用悬吊制动，2 周后做钟摆运动及被动外旋运动。6 周后做主动运动及使用肩胛带，以使骨折充分愈合，避免大结节移位。复发脱位不发生于盂肱关节脱位伴肱骨大结节撕脱性骨折。

肱骨大结节移位的可接受程度有争议。Neer[4] 认为 1 cm 是显著移位，而 McLaughlin[5] 认为 0.5 cm 是显著移位，甚至解剖复位的骨折也可因肩峰下间隙的瘢痕而发生撞击征。肱骨大结节粉碎、肩峰撕裂及软组织嵌入是闭合复位失败的原因。

(2) 关节盂缘骨折：盂肱关节初发性前脱位中，5% 的病例可有关节盂缘骨折，常见的是小的边缘撕脱骨折，相较于大块骨折临床症状不明显。关节盂缘大块骨折常源于肩关节侧缘的直接暴力损伤，是肱骨头撞向关节盂所致，通常发生于年轻人。而相同创伤在老年人中常引起肱骨近端骨折。骨折累及关节盂前下方，且破坏了前下唇及下盂肱韧带的稳定功能。关节盂缘骨折移位者，有导致复发性脱位的倾向。这是因为骨折块带着连接关节囊及关节唇的软组织，其移位破坏了盂肱的匹配性。大块骨折的畸形愈合能产生明显的盂肱关节不匹配，导致创伤性关节炎。前盂肱关节骨折伴明显移位是切开复位内固定的指征。手术治疗在于恢复关节盂关节面的平整及关节盂和韧带的解剖联系。

(3) 喙突骨折：盂肱关节前脱位伴喙突骨折损伤的机制可能为肱骨头直接撞击喙突或喙突肌的强力收缩所致。移位的程度可以通过 CT 估计。

（二）肩袖撕裂

肩袖撕裂同初发的盂肱关节脱位联系反映与年龄相关的退变及肩袖肌腱的减弱。关节盂唇的附着强度在十几岁时增加并保持至老。盂肱关节前脱位在年轻患者往往引起盂肱韧带在肩盂的附着处破裂。老年患者肩袖肌腱是薄弱的结构，老年患者旋转肩袖的撕裂很常见，63% 的超过 50 岁的患者中有完全的肩袖撕裂。

发生于前脱位的肩袖撕裂范围很大，通常涉及完全的冈上肌及冈下肌腱撕脱。外旋弱的患者都有冈下肌破裂，并且不通过手术无法好转。肩胛下肌腱伴或不伴冈上肌及冈下肌腱破裂更少见。肱二头肌腱可断裂或移位。上肢主动上举障碍合并外旋力弱者，须高度怀疑广泛的肩袖撕裂；外旋减弱和外旋迟缓征是大的肩袖撕裂的标志。肩胛下肌断裂的临床体征检查包括升举及肌腹按压手法。早期修复大的肩袖撕裂比晚期形成瘢痕后再修复的更容易、效果更好。早期手术最合适的人选是生理功能相对年轻伴有外旋力弱及肩胛下肌断裂的患者。

尽管关节造影能准确发现全层断裂的存在，但由于磁共振成像（MRI）能精确反映损伤的范围，包括裂口的大小、肌腱牵拉的程度、肩胛下肌及二头肌是否受损，并能评价肌肉组织的质量。

许多患者非手术治疗效果很好，非手术治疗的预后由相关的病理、患者的功能要求以及参与修复治疗的能力决定。最显著的长期问题是肌力弱而不是疼痛，尽管肌力弱，甚至丧失外旋力，但肩关节上举能通过三角肌获得。广泛的肩袖撕裂后外旋力的丧失但是保留上举或外展力是由于冈下肌提供 90% 的外旋力而三角肌提供 50% 的上举力。

肩胛下肌及肱二头肌的肌腱完整性对于肩袖有缺陷的肩关节功能至关重要，丧失正常的肱二头肌的轮廓及体积说明肱二头肌长头腱断裂或脱位。肩胛下肌和前关节囊的破裂能导致反复的前脱位。

腋神经损伤可与肩袖撕裂混淆。甚至在三角肌肌力弱或麻痹时，肩袖撕裂也必须考虑。肩关节脱位、肩袖损伤、腋神经损伤称为不幸的三联征。

老年体弱者、活动度差及可能欠合作的患者推荐早期积极修复。对这些患者的重建术只要条件允许，即可进行。年轻患者有时非手术治疗也能获得满意的效果。仔细注意修复非常重要，若功能能改善，手术干预应及时。术后几星期的恢复可以预计实际的预后。

大多数有经验的肩关节术者推荐活跃的患者早期修复大的急性肩袖撕裂。急性肩关节损伤的延迟修复预后比早期修复差。延迟修复手术难以使瘢痕和收缩的肌腱活动起来，尽管力量和活动度不能完全恢复，但疼痛通常能得到缓解。

（三）神经血管损伤

(1) 神经损伤：臂丛神经及上肢周围神经的解剖位置使这些结构在盂肱关节脱位时容易受损。在盂肱关节脱位复位的前后，仔细的临床检查对于鉴别神经损伤非常必要。臂丛神经及腋神经损伤最常见。

腋神经分布于肩关节前后。当它从臂丛神经后束分出时穿四边孔支配三角肌，非常容易受损伤。腋神经受损伤的潜在机制是盂肱关节脱位及试图复位的结果。外展上肢和肱骨头下移位使神经紧张。外展时，腋神经也可撞击于拉紧的肱二头肌长头腱。肩关节复位时牵拉及内旋尤为危险。内旋时，缠绕在肱骨近端的腋神经的紧张度会提高。外旋时，腋神经得到放松。

神经损伤在 32% ~ 65% 的肩关节脱位病例中发现，更多见于老年患者及合并骨折者。神经损伤患者在随访中发现更易出现活动限制及明显的症状。这与锁骨下臂丛神经损伤的观察结果不同，后者通常恢复较好。

(2) 血管损伤：尽管血管损伤极少同肩关节脱位一同发生，但若没被发现，将是一个巨大的隐患，甚至可能需要截肢。必须强调早期发现血管损伤的重要性。由于老年患者常伴有动脉粥样硬化，因而血管损伤更为常见。

三、后脱位

盂肱关节后脱位及不稳临床较为少见，占肩关节脱位的 2%。后脱位经常漏诊，导致治疗上的延迟及持久的功能障碍。

79% 的慢性后脱位在初诊时被漏诊。后脱位通常发生于内收、轴向负重或肩关节前部的直接暴力；也可因癫痫发作或触电致肌肉剧烈收缩时发生。后脱位至少 50% 的病因是癫痫。后脱位可以是肩峰下后脱位、盂下后脱位、肩胛冈下后脱位。肩峰下后脱位最常见，多数后脱位关节盂唇后缘同肱骨头关节面的前缘交锁，这种解剖学位置产生关节部分的前压缩性骨折，称 Hill-Sachs 损伤。体格检查可见肩关节后突出。肩关节前部凹陷、喙突突出、肩关节上举受限，不能外旋上肢，手掌不能旋向上。双侧受累的可能性要考虑，尤其是对于有癫痫及触电史的患者。诊断可由腋侧位片或相似的投照得到确诊，如果这个角度难以观察，可用 CT 扫描。慢性病例中，活动受限及功能障碍为患者就诊的主要原因。通常被当作肩周炎治疗而疗效不显著，经常有轻微的疼痛。

【分类】

一、脱位的方向

（一）前脱位

肩关节前方有盂肱韧带，上方有喙肱韧带所加强，下方无韧带，是最薄弱的部位，肱骨头容易由此脱出，故肩关节前脱位较为常见。绝大多数的盂肱关节脱位是前脱位。喙突下脱位最常见，其次为盂下、锁骨下、胸廓内脱位，胸廓内脱位尤其少见。

（二）后脱位

肩关节后方稳定机制包括静态稳定和动态稳定，肩胛骨位于胸廓的后外侧，有 45°前倾，反倒有利于关节盂托顶住肱骨头，不易发生向后脱位。而肩关节后方由于其骨性结构及肩袖包绕（关节囊、盂唇以及韧带结构）的结构特点，而不易发生肩关节后脱位。

盂肱后脱位很少见，可以是肩峰下、盂下或肩胛冈下的。肩峰下脱位最常见，多数后脱位被认为是有交锁的后脱位骨折，即关节盂后缘插入肱骨头关节上部的前缘。能够自动复位的后脱位更少见。小结节骨折和前 Hill–Sachs 或压缩性骨折是后脱位的征象。

（三）下脱位

盂肱关节下脱位或直举性肱骨脱位少见，通常是严重创伤的结果。已有一些双侧的病例的报道。

（四）上脱位

上脱位更少见，当肱骨头向上脱位，会发生肩峰、锁骨、喙突和肱骨结节或肩锁关节分离。损伤性上脱位应同关节前上不稳区分，后者通常发生于慢性肩袖撕裂或术后喙肩弓破裂。

二、脱位类型

（1）盂下型，关节囊破裂口位于下方，肱骨头移位轻，仅向内下移位。

（2）喙突下型，关节囊破裂口位于前下方，肱骨头向内、上移位。

（3）锁骨下型，关节囊破裂口位于前臂，肱骨头向内、上严重移位。

三、脱位特点

（1）易伴发肱骨大结节骨折。

（2）关节囊破裂口位于下方。

（3）肱骨头移位程度不同。移位轻者，整复容易；移位重者，可并发神经血管损伤。

【诊断】

一、症状

患者有上肢外展外旋或后伸着地受伤病史，肩部疼痛、肿胀、肩关节活动受限。患者有用健侧手托住患肢前臂、头向患侧倾斜的特殊姿势，应考虑有肩关节脱位的可能。

二、体征

检查时可发现患肩呈方肩畸形，肩胛盂处有空虚感，上肢有弹性固定。患者极度外展，不能贴近胸壁，若患侧肘部贴于胸壁时，手掌不能同时接触健侧肩部，或手掌搭在健侧肩部时，手肘无法贴近胸部，即搭肩试验（Dugas 征）阳性。

三、辅助检查

X 线正位、侧位片及穿胸位片可明确脱位类型、移位方向及有无合并骨折。对怀疑有肱骨头骨折者可行CT扫描及MRI检查，CT、MRI能准确显示肩关节损伤。应注意有无并发症，肩关节脱位病例30% ~ 40%合并肱骨大结节骨折，也可发生肱骨外科颈骨折，或肱骨头压缩性骨折。肱二头肌长头腱可向后滑脱，造成关节复位障碍。腋神经或臂丛神经内侧束可被肱骨头压迫或牵拉，引起神经功能障碍，也可以损伤腋动脉。

四、诊断标准

（1）患者有上肢外展外旋或后伸着地受伤病史。

（2）肩部疼痛、肿胀、肩关节活动受限。

（3）搭肩试验阳性。

（4）X线检查可明确诊断。

【治疗】

一、手法复位

肩关节脱位的保守治疗应首选手法复位[6]。

（一）前脱位闭合复位治疗方法

（1）Kocher法：操作时术者站在仰卧的患者旁边，抓住肘关节做上肢牵引。用右手抓住右肘，反之亦然。肱骨外旋，肘关节移至胸部上方，一旦肩关节复位，手可放置在对侧肩部。尽管成功率高，但Kocher法有合并神经血管损伤及肱骨骨折的并发症，一般不推荐。

（2）牵引加反牵引法：患者仰卧位，胸廓用布带做反牵引。上肢朝畸形的方向小心牵引，轻度旋转上肢能帮助肱骨头脱离关节盂。

（3）Stimson法：是髋关节脱位复位的演变。患者俯卧位，上肢下垂。推荐10磅（lb，1 lb ≈ 0.454 kg）重量的牵引。通常要求在放松状态下进行。

（4）Milch法：是相对无创伤的，成功率高，患者耐受性好。患者俯卧位复位，术者的右手放置于脱位的右侧腋位，术者左手抓住患者的手，患者的上肢轻轻外展，压迫肱骨头。当上肢充分外展时，外旋上肢，柔和地牵拉使肱骨头复位。用Milch法相对于Kocher法有72%的成功率。他们认为Milch法损伤小。然而，对于4 h以上的脱位，Milch法的成功率明显下降。

（5）肩胛法：损伤更小，大多数描述同Milch法相似。不是外旋肱骨，而是有效地内旋关节盂使盂肱关节脱离。患者俯卧位，上肢5 ~ 15磅的牵引。当肌肉放松后，肩胛下角上升并内旋，上部向外旋，这通常需要良好的放松。

（二）传统脱位手法复位治疗

1. 新鲜肩关节脱位治疗

盂下行脱位或老年患者，宜采用拔伸托入法整复。喙突下或锁骨下型青壮年患者，宜选用手牵足蹬法，或椅背整复法，膝顶复位法或回旋法。

2. 整复方法

（1）拔伸托入法：①牵引患者坐位或仰卧位。近端助手以布单绕过患侧腋部，拉至健肩，固定患者。远端助手双手环抱患肘做对抗牵引，在略外展外旋位下，一边牵引，一面内、外旋转患臂，有消除痉挛和矫正肱骨头向内、上移位的作用。②端托术者双拇指并置于肩缝，其余四指环抱肱骨近段内侧。双手协同用力，四指端挤肱骨近段向外，双掌根压肱骨外侧使其内收，并向上托起，使肱骨头向肩关节盂回纳。③内收当术者端托时，远端助手在持续牵引下，内收内旋患上臂。

（2）手牵足蹬法：①牵引患者仰卧。术者面向患者，站于患侧，以紧邻患侧指足置于腋窝内，双手握患腕，做对抗牵引。②旋转握患腕之手在维持牵引下，做内、外旋转运动，以缓解软组织的痉挛。③顶挤持续牵引下，内收患臂，与置于腋窝的足部形成杠杆力量，顶挤肱骨头向外。若配合踝关节内翻，可增强推挤肱骨头的力量，促进脱位的整复。

（3）椅背整复法：①牵引患者坐于靠背椅上，将腋窝部垫软物后置于椅背上。近端助手固定患者和椅背，术者面向患者蹲下，双手握患肘进行牵引。先外展、外旋位牵引，在慢慢移至中立位。②旋转持续牵引下，内收、内旋上臂，使肱骨头向外下方滑动，进入关节盂。

（4）回旋法：①牵引患者取坐位或仰卧位，患肘屈曲 90°。术者一手握患肘，另一手握患腕，与固定患者的近端助手做对抗牵引。②旋转在顺势牵引下，内外旋转患臂。③外展、外旋持续牵引下，外展、外旋上臂，以松解胸大肌痉挛，并使肱骨头回到关节盂的前上缘。④内收、内旋持续牵引下，内收上臂至肘部达胸前，并迅速内旋上臂，使患手搭于健肩，肱骨头便可滑入关节盂。此法应力较大，如用力不当，可引起外科颈骨折，不可粗暴用力。

（三）固定方法

（1）整复成功后，立即用颈腕吊带或三角巾将伤肢悬于胸前，禁止外展、外旋活动。

（2）患肩外敷活血化瘀中药或药酒棉垫后，用背带将患侧上臂固定于胸壁。时间一般为 3 周，鼓励患者做耸肩及腕、指关节活动。

二、静脉麻醉下复位

（一）前脱位治疗

多数患者诊断及治疗时，已发生相当的疼痛及肌肉痉挛，因而，大多数复位需要麻醉及肌肉松弛剂。静脉麻醉及镇静剂是经常使用的药物，关节内利多卡因可避免静脉内用药的常见并发症，如过度镇静、恶心、呕吐等，并可明显缩短在急诊室的时间。

从肩峰下缘外侧插入 3.8 cm、20 号针的 30 mL 注射针，针略微向足侧方向刺向肩关节盂。在注入无肾上腺素的 1% 利多卡因 20 mL 前抽吸。该方法可提供良好的止痛及松弛效果。肱骨头通常能用轻柔的牵引及指端压力引导复位。

较晚发现的肩关节脱位是麻醉下复位或手术复位的指征。任何脱位时间或损伤机制不明的脱位都被认为是慢性的，慢性的前脱位通常发生于老年或操劳过度的患者。无意识的患者或多发性创伤者，可能有未发现的脱位。

慢性脱位的闭合复位必须在非常小心、低创伤、完全的肌肉阻滞（或斜角肌阻滞或普通麻醉）条件下进行。发生神经血管损伤及骨折的风险须加以考虑。老年患者有肱骨近端骨量减少、粘连神经的瘢痕、动脉粥样硬化的血管，若闭合复位没有可能，可考虑开放复位。开放复位也存在明显的危险，一些病例中解剖结构紊乱、瘢痕形成，手术风险可能超过开放复位的益处。若脱位时间相当长，且有明显的关节面破坏时，须考虑人工假体置换术。

（二）后脱位治疗

急性损伤性后脱位多伴相关骨折，有 10% ~ 15% 的肩关节在后向不稳修复时发现有后关节盂唇分离，急性后脱位及慢性后交锁脱位是重点。当肱骨头缺损少于 20% 时，在充分的局部麻醉、静脉内镇静或普通麻醉下尝试闭合复位。上肢前屈、内旋、内收使肱骨头从关节盂后缘分离。在纵向牵引及从后向前的压力作用于肱骨头状态下，可得到复位。上肢外旋，向下垂于身体侧面，然后用轻的玻璃纤维管或预制的支架制动于 15° 伸展及 15° 外旋位 4 ~ 6 周。该位置可使得后关节囊得到放松，并在缩短的位置得到初始的愈合闭合复位的反指征是不易复位的交锁脱位、无移位的外科颈及结节骨折。

开放复位可通过三角肌胸肌入路来完成，该入路可帮助评估前压缩性骨折。肱骨头要用宽平的骨撬小心地从关节盂的后缘分离。

肱骨压缩性骨折在 20% ~ 40% 者，可尝试闭合复位。但大的压缩性骨折有较大的再脱位的风险。结节转移的疗效优于单纯肩胛下肌转移。

若肱骨头缺损少于 40% 且关节软骨是健康的，肱骨的旋转截骨是另一个选择。旋转截骨确保肱骨头缺损在关节活动时始终在关节盂前，但外旋受到限制。

肱骨头同种异体移植被用于重建大的肱骨关节面不完整的巨大缺损。当肱骨头缺损很大或大于 40% 或有明显的关节软骨退化发生时，人工肱骨头或全肩关节置换伴旋转袖修补重建是有手术指征的。

三、非手术康复治疗

（一）康复评定

(1) 关节活动度评估：肩关节各个方向及肩胛平面的 AROM 和 PROM；坐位、卧位测量，注意有无疼痛、僵硬；是否存在多个关节过度活动。

(2) 肌力评估：MMT 评估肩关节动态稳定结构中肌力，尤其是外展和旋袖肌群的肌力，应区分疼痛还是解剖病例变化所致的肌力减退。

(3) 松弛程度：可根据移位程度用 Hawkins 分级评估。

(4) 感觉评估：存在神经损伤，则应评估温度觉和轻触觉、本体感觉。

(5) 疼痛评估：评估静息和活动时的疼痛程度、性质以及激惹性。

(6) 功能性评估：美国肩与肘协会评分系统（ASES）、美国加州大学肩关节评分（UCLA）、牛津大学肩关节不稳评分（OSIS）等评分系统。

(7) ADL 评定。

（二）分期康复治疗

1. 急性保护期

(1) 康复目标。控制炎症和肿胀，减轻疼痛；预防肌肉萎缩和关节挛缩；恢复对肩胛骨的控制；独立进行轻度 ADL。

(2) 康复措施。①三角巾悬吊保护佩戴支具。②物理因子疗法：间歇性冰敷止痛，无热量或微热量短波疗法、超声波疗法等。③ PROM 过渡到 AAROM：钟摆样运动；肩胛平面上用绳子和滑轮等。④固定姿势下进行手、腕、肘的等长抗阻训练。⑤肩胛肌群抗阻力练习。⑥早期肩关节肌肉等长抗阻练习，第 2 周开始三角肌和肩袖肌在肩胛平面等张抗阻练习，背阔肌、肱二头肌和肱三头肌抗阻练习。

(3) 注意。①静态稳定结构的急性损伤早期应制动 3 ~ 8 周。②避免可引起关节囊前后结构应力增加的体位和缓解活动度末端运动。③ ASI 避免过度水平外展，PSI 注意前屈、外展位内旋的角度。④活动限制和日常生活活动范围的教育。

2. 稳定恢复期

(1) 康复目标。轻度疼痛或无痛（VAS：0 ~ 2 分）；正常的 PROM；加强运动本体感觉；恢复关节静态稳定性，加强动态稳定性；改善内外旋肌力的平衡。

(2) 康复措施。①增加活动度：通过关节松动术Ⅲ－Ⅳ级手法，也可以借助肩梯、肋木、体操棒、高吊滑轮等训练方法增加肩关节活动度。②肩关节各方向渐进抗阻运动，肌肉等张抗阻训练。③肩关节肌力练习肩胛骨稳定肌肌力训练：改良中立位的内外旋；肩胛平面前屈外旋练习；划船运动；桌面俯卧撑；哑铃、墙拉力器或弹力带等器械练习；必要时用 EMG、贴扎激活肌肉，预防损伤。④本体感觉神经肌肉促进，肩胛运动控制练习。⑤节律性稳定性练习。

(3) 注意。避免过度负重和超过关节活动度的运动；关节松动术前对肩关节及周围组织进行热疗或超声波治疗。

3. 运动强化阶段

(1) 康复目标。提高肌力和耐力，力量训练时轻度疼痛或无痛（VAS：0 ~ 2 分）；恢复运动时的神经肌肉控制；恢复肩关节动态稳定。

(2) 康复措施。①去除制动，需要时冰敷，适当牵伸。②动态稳定性练习。③神经肌肉控制训练：桌上拍球、斜板上有节奏的俯卧撑（闭链训练）、肩胛骨控制练习。④耐力训练：定时训练 30 ~ 60 s，增加运动量，每天重复不少于 3 次。⑤超等长训练：胸前传球，过顶运动、墙面运动。⑥平衡训练：平衡球等。

(3) 注意。①不超过正常 ROM 活动，尤其在 90°外展外旋位。②在活动度范围内进行适当的 ADL，避免过度负重或速度过快的动作以免再损伤。

4. 重返运动期

(1) 康复目标。保持最佳的力量和耐力；逐步增加活动水平，恢复正常运动功能，运动后无或轻度疼痛（VAS：0 ~ 2 分）。

(2) 康复措施。①牵伸和柔韧性练习。②力量、耐力和平衡性增强训练（继续第Ⅲ阶段训练）。③调整运动链相关的颈椎、胸椎、腰椎骨盆等生物力学问题。④逐步增加核心和躯干的练习，开始渐进地参加体育活动。

对于急性肩关节脱位不能闭合手法复位、保守治疗 6 个月以上疗效不明显、康复 3 个月以上仍反复脱位，以及患者不能忍受时，应考虑手术治疗。

四、手术治疗

当患者保守治疗失败，仍存在疼痛和复发性肩关节不稳时，通常需要采取手术。手术方式取决于患者的年龄、损伤的机制和当前肩关节不稳的类型。无论采用何种手术方式，患者一定要对手术做好心理准备，术后一般都需要一个很长的康复治疗期。

（一）Bankart 损伤手术

伴有盂唇关节囊复合体的损伤（Bankart 损伤），目前主要治疗方式以关节镜下手术为主，关节镜下手术主要包括单纯软组织手术（Bankart 修复）和骨性手术。Bankart 修复核心内容是直接修复撕脱的盂唇并紧缩前关节囊和盂肱下韧带，成功率高，并发症少，应用广泛，成为治疗复发性肩关节前脱位的经典术式和金标准[7]。Bankart 修复创伤小，操作相对简单，更适用于关节盂缺损少于 10% 的患者。对于关节盂缺损面积大，软组织质量差的患者，软组织手术术后复发率较高。因此，对于肩关节功能要求较高的中青年患者采用 Latarjet 手术，术后稳定性更高，复发率更低。但 Latarjet 手术长期随访存在诸多并发症，包括骨块移位吸收、螺钉松动外露、骨关节炎等。采用关节镜下肌强化缝合术（ASA），即前下关节囊修复后，将肩胛下肌腱的上 1/3 固定于前下盂唇，显著加强前额稳定结构。

手术方法：全麻后，后倾 30°侧卧位，患肢向前屈伸 40°，牵引质量低于 5 kg。关节镜下检查经后方入路（Judet 入路、改良 Judet 入路、反 Judet 入路、Brodsky 入路）进行。探查盂肱关节内部结构，观察患者的 Bankart 损伤情况以及是否合并 Hill-Sachs 损伤、肩关节盂唇损伤以及肩袖损伤，对关节囊松弛、关节软骨损伤以及关节鼠进行仔细观察。在行 Bankart 损伤肩关节镜下重建术的过程中，需经过两个通道：其一为前上方通道，位于肱二头肌腱下，在手术过程中用于创口清理、松解关节囊以及盂唇；其二为前下方通道，位于肩胛下肌上缘，在手术过程中用于固定缝合锚钉。手术过程中应先对盂唇 - 关节囊复合体的损伤程度进行有效评估，确认其撕裂的严重程度、错位情况、瘢痕粘连情况等以及确定 Bankart 损伤。之后松解发生撕裂的盂唇 - 关节囊复合体与肩盂骨质的粘连，除去肩盂骨质表面的瘢痕直至有血液渗出。根据术中 Bankart 损伤的范围，用非打结型缝合锚钉进行修复，在右肩或左肩的关节盂边缘由上至下做出锚钉骨道。在锚钉的下方用穿线器穿过盂唇 - 韧带 - 关节囊复合体（ALPSA Lesion）（带有适量软组织），将可吸收缝合线（PDS）穿过软组织，从前上方通道拉出，在前下方通道置入锚钉，在 PDS 导引下将锚钉穿过 ALPSA Lesion，将线环卡在锚钉前端一起置入骨道，此技术可将 ALPSA Lesion 重建在肩盂边缘。Bankart 损伤重建结束之后，再对其他的合并损伤进行处理。

（二）关节镜下关节后方脱位修复术

关节镜检查应该仔细地检查后方的关节盂唇和关节囊。可能会发现反 Bankart 损伤或者反 Hill-Sachs 损伤，也可能会发现后方关节囊损伤、盂肱韧带肱骨头处后方撕裂伤或者 Kim 损伤（不完全性后方关节盂唇撕裂）。当存在肩关节前方不稳时，关节盂唇被抬高至解剖位，相关的关节盂唇撕裂处使用缝合铆钉修复。但是在这些步骤中，植入铆钉的顺序都是从前向后，从而恢复盂肱后下韧带的悬吊作用并且减少后方关节囊的容积。

五、术后康复治疗

（一）康复评定

肩关节术后主要关注关节活动度、疼痛、肿胀、肌力、感觉异常等方面的评定。

（二）分期康复

1. 早期阶段（0～6 周）

（1）目标。严格保护，保证组织的修复；防止制动的不良影响；促进关节的动态稳定性和本体感觉；减轻疼痛和炎症。

(2) 0 ~ 2 周。①白天悬吊 3 ~ 4 周，在 4 周内睡眠时要固定。②肘 / 手的活动度、手的抓握训练。③ PROM 和轻柔的 AROM 训练：1 周时屈曲至 70°，2 周时屈曲至 90°；在上肢外展 30° 的外旋 / 内旋训练；外旋达 5° ~ 10°；内旋达到 45°。注意：不是主动的外旋、伸展、外展。④肩关节周围肌肉组织的次最大等长收缩训练。⑤针对外旋 / 内旋的节律性稳定训练。⑥本体感觉训练。⑦有适应证的冷疗、物理治疗。

(3) 3 ~ 4 周。①白天停止使用吊带，但是睡眠时继续固定。注意：除非医师另行说明，否则 4 周时都要停止使用吊带。②继续轻柔的 ROM 训练（PROM 和 AAROM）：屈曲至 90°、外展至 90°。③肩胛骨平面外展 45° 位的外旋 / 内旋：肩胛骨平面的外旋，15° ~ 20°；肩胛骨平面的内旋，55° ~ 60°。注意：训练进度要依据对患者的评估情况，不要做过度的外旋、伸展或者抬高。④继续等长训练和节律性稳定（次最大）。⑤核心稳定计划。⑥开展肩胛周围力量训练。⑦继续使用冷疗。

(4) 5 ~ 6 周。①逐渐地改善 ROM：屈曲至 145°；外展 45° 位，外旋至 55° ~ 50°；外展 45° 位，内旋至 55° ~ 60°。②可能要开始牵伸训练。③开始弹力管训练外旋 / 内旋（手臂位于体侧）。④肩胛周围肌力训练。⑤本体感觉神经肌肉徒手抗阻训练。注意：一般来讲，所有的训练开始是 1 组，10 次 / 组；然后可以每天增加 1 组，如能耐受则可增加到 3 组，10 次 / 组。

2. 中间阶段（7 ~ 14 周）

(1) 目标。逐渐恢复完全活动范围（第 10 周）；保持手术修复部位的完整性；恢复肌肉力量和肌肉平衡；增强神经肌肉的控制。

(2) 7 ~ 9 周。①逐渐增加 ROM：屈曲至 160°；外展 90° 位开始进行外旋 / 内旋；第 7 周时外展 90° 位，外旋至 70° ~ 80°；第 8 ~ 9 周时外展 90° 位，外旋至 90°；外展 90° 位，内旋至 70° ~ 75°。②继续等张力量训练计划。③继续神经肌肉本体感觉促进技术力量训练。

(3) 10 ~ 14 周。①可以轻柔地进行较大强度的力量训练。②增加等张力量训练。③继续所有的牵伸训练。④活动度进阶至功能性需求的程度（如需要进行过头运动的运动员）。⑤进展至等张力量训练（轻度且有限的活动度范围内训练）。

3. 最小保护阶段（15 ~ 20 周）

(1) 目标。维持完全关节活动范围；改善肌肉力量、做功和耐力；逐渐开始功能性活动。

(2) 进入阶段 3 的标准。无痛的完全活动范围；令人满意的稳定性；肌肉力量（4 级或 4 级以上）；没有疼痛或僵硬。

(3) 15 ~ 18 周。①继续所有的牵伸训练（关节囊的牵伸，包括卧位牵伸训练）。②继续力量训练：投手 10 步训练项目或者基本训练；本体感觉神经肌肉徒手抗阻训练；耐力训练；限制性的体育活动（低强度的游泳、半幅度的高尔夫挥杆）。③ 16 ~ 18 周，开始进行间断性的运动项目训练。

(4) 18 ~ 20 周。①继续进行之前的所有训练。②进展为间断性的运动训练计划（投掷等）。

4. 高阶力量训练阶段（21 周后）

(1) 目标。增强肌肉力量、做功和耐力；进阶的功能性活动；维持肩关节的活动性；

在 7～9 个月时逐渐回归体育项目。

（2）进入阶段 4 的标准。无痛的完全活动范围；令人满意的静态稳定性；肌肉力量达到对侧的 75%～80%；没有疼痛或僵硬。

（3）21～24 周。①继续灵活性训练。②继续等张力量训练计划。③神经肌肉控制训练。④肌肉超等长训练。⑤进阶的间断性运动计划。⑥继续牵伸和力量计划。⑦当患者达到完全功能性活动范围及满意的力量和稳定性后，逐渐进阶运动活动。

第二节　肩袖损伤

肩袖损伤（Rotator Cuff Injury）是导致肩关节疼痛和活动不利的常见疾病，具有一定致残率，需要积极干预治疗。最早是由 Smith 在 1834 年发现并命名的，但在当时并未引起重视。1911 年，Codman 首先描述了切开手术修复冈上肌。1931 年 Codman 和 Akerson[8] 指出本病是引起肩疼的一个重要原因。通过尸体解剖发现，50～60 岁死亡人群中 30%的人有肩袖损伤，70 岁以上死亡者中有 90%～100%有肩袖损伤。说明肩袖损伤广泛存在于社会人群中。在 1980 年，肩关节镜手术的引入，革命性地改变了肩袖修复的操作方法。20 世纪 90 年代初期至 90 年代中期，手术技术从开放式手术进步到关节镜技术辅助的小切口修复技术。目前手术治疗主要是通过关节镜进行修补，但术后仍有 20%～60% 的再撕裂率，甚至有文献报告巨大肩袖损伤的再撕裂高达 91%[9]。

流行病学显示肩袖损伤的发病率占肩关节疾患的 17%～41%。退变性肩袖损伤发病率为 15%～51%，与年龄密切相关。创伤性肩袖损伤好发于 55 岁左右人群。创伤性肩袖撕裂一般范围较广，如果修复及时，预后较好。交通警察、职业冲浪表演等人员肩袖损伤的发病率较高。运动员肩袖损伤的发生率始终较高，尤其是投掷运动员、棒球运动员、游泳运动员、乒乓球运动员等频繁运用肩关节的运动员[10-11]。

【临床解剖】

肩袖为包绕在肱骨头周围的一组肌腱复合体，是由 4 块起于肩胛骨并止于肱骨近端的肌肉组成的，形似"袖口"，包括肩胛下肌、冈上肌、冈下肌和小圆肌[12]。

肌肉的起止点决定肌肉的生物力学功能。肩胛下肌始于肩胛下窝止于小结节，肩胛下肌腱宽约 31 mm，为主要内旋肌。冈上肌起于冈上窝止于大结节止于肱骨，冈上肌腱平均宽度为 25 mm，厚 10～12 mm，协助过头位的肱骨抬高。小圆肌和冈下肌起于冈下窝止于大结节，冈下肌宽度约 29 mm，止点更靠后，是肩关节主要外旋肌，提供 55%～60% 的外旋肌力。

肩袖的 4 组肌腱复合体有助于向盂肱关节提供压缩力，并将肱骨头保持在关节盂的相对中心位置。肩袖损伤通常会涉及肌腱附着部分，损伤程度从肌腱部分撕裂到肌腱从骨上脱离不等。通常情况下，肌腱撕裂后从止点开始回缩。随着时间的推移，肌腱脱离后肌肉萎缩和脂肪浸润会导致肌肉相对失用。

肩袖肌腱纤维连接在盂肱关节囊上。因此，肩袖不仅运动肩关节，还可以稳定肩关节。

【病因与损伤机制】

肩袖病变通常认为是多因素造成的，包括创伤、盂肱关节不稳定、肩胛胸壁功能障碍、先天性不稳定以及肩袖退行性改变。

一、原发性肌腱退变

原发性肌腱退变的内源性因素和外源性机械因素被认为是导致肩袖病变的重要因素。1931 年，Codman 和 Akerson[8] 提出肩袖的退变引起撕裂。肩袖血供的微血管研究提示邻近肱骨止点区域的冈上肌内存在稀疏血管区域。稀疏血管区域的相对缺血被认为伴随衰老而发生，并引起肌腱细胞结构退化以及邻近骨骼止点处肩袖的最终撕裂。

由于冈上肌从喙肩弓的下方通过，肩峰与肱骨头之间的压力会引起肩袖磨损。Neer[13-14] 推测 95% 的肩袖撕裂源于肩峰下撞击。Neer 将最终引起肩袖撕裂的撞击分为 3 个阶段。阶段Ⅰ，特征是肩峰下组织水肿和肩袖出血，通常患者年龄小于 25 岁；阶段Ⅱ，包括肩袖的纤维化和肌腱变性，通常患者年龄在 20 ~ 40 岁；阶段Ⅲ，病变继续进展表现为肌腱的部分或完全撕裂以及骨性改变，一般患者年龄超过 40 岁。

Bigliani、Morrison 和 Apri[15] 描述了 3 种肩峰形态：Ⅰ型扁平形态；Ⅱ型弯曲形态；Ⅲ型钩状形态。肩峰弯曲形态（Ⅱ型）或钩状形态（Ⅲ型）会增加肩袖撕裂的发病率。其他外源性撞击的因素包括肩锁关节骨赘、喙突和肩胛盂的后上区域。

肩袖撕裂可以在一次突然的运动或创伤后出现。年龄超过 60 岁的盂肱关节脱位患者中肩袖撕裂的发生率超过 80%。老年患者的肩袖撕裂通常发生于肩关节退变（继发性撞击征后）的晚期。从事重复过头运动（如投掷、游泳、网球）的运动员，在继发性撞击征后的退变进程后期有可能发生轻度的肩袖撕裂。继发性撞击征是由盂肱关节的不稳定或功能性肩胛胸壁关节不稳定引起的 [16]。原发性潜在的盂肱关节不稳定的发生是一个连续的进程，从前向半脱位到撞击征，直至肩袖撕裂。治疗上主要解决肩关节不稳的问题。

投掷运动员亦可发生因为功能性肩胛不稳定引起的继发性撞击征。由重复投掷动作引起的肩胛骨稳定结构的疲劳导致肩胛骨位置不正，引起肱骨和肩胛骨抬升时失去了同步性，导致肩峰无法充分抬升从而限制了肩袖的自由活动。肩袖与肩峰密切接触，引起微创伤和撞击，导致逐渐发生肩袖撕裂。

总之，肩袖疾病的病因复杂多样。血管因素、撞击、退变因素以及发育性因素均对肩袖病变和进程产生影响。

二、肩袖退变过程

（一）高龄或体力劳动者

骨赘形成；肩峰下间隙减小（垂肩姿势下加重）；连续性微创伤，由撞击征导致的退变性肩袖改变；渐进性的部分撕裂或进展为完全撕裂。

（二）继发于盂肱关节不稳定的运动员

肱二头肌肌腱和肩袖过度使用引起肌肉薄弱与疲劳被动限制机制的过度负荷；肩袖松弛；盂肱关节前上方不稳定；肱骨头向上方移位并撞击肩袖；反复撞击后的连续微创伤导

致肩袖退变；逐渐产生或突发的肩袖撕裂。

（三）继发于功能性肩胛不稳定者

肩胛胸壁肌肉无力；肱骨头抬高，但与肩胛骨抬高和向上旋转不同步（肩肱节律损害）；肩峰需要抬高更多以保证肩袖运动不受限；肩袖在喙肩弓下方发生撞击；反复撞击后的连续微创伤导致肩袖退变；渐进的部分撕裂或完全撕裂发生。

【分类】

一、依据损伤大小分型

一级撕裂：撕裂的宽度小于肌腱的 1/4，厚度小于 3 mm；二级撕裂：撕裂的宽度小于肌腱的 1/2，厚度 3 ~ 6 mm；三级撕裂：撕裂的宽度大于肌腱的 1/2，厚度大于 3 ~ 6 mm；巨大肩袖撕裂：大于 5 mm 的肩袖撕裂。

二、Bateman[17] 分型

根据肩袖撕裂程度的大小来进行分类：撕裂直径小于 10 mm 的划分为小撕裂；撕裂直径 10 ~ 30 mm 的为中等撕裂；撕裂直径 30 ~ 50 mm 的为大撕裂；撕裂直径超过 50 mm 的为巨大撕裂。

三、Masten 等根据撕裂范围进行分期

I期：冈上肌全层撕裂（< 2 cm）；Ⅱ期：冈上肌全层与冈下肌部分撕裂（2 ~ 4 cm）；Ⅲ期：冈上肌、冈下肌及肩胛下肌全层撕裂（5 cm）；Ⅳ期：肩袖撕裂性关节病。

四、基于 MRI 检查的 Patte[18] 分型根据损伤肌腱的数量和肌腱回缩程度评估肩袖损伤程度

（一）在斜矢状面上评估损伤肌腱数量

肩胛下肌；肩袖间隙；冈上肌；冈上肌及冈下肌前部；冈上肌与冈下肌。

（二）在斜冠状面上评估肌腱回缩程度

1 度：无回缩；2 度：回缩至肱骨头处；3 度：回缩至关节盂处。

五、肩袖脂肪浸润 Gouttallier 分型

0 级：正常肌肉；1 级：偶见脂肪条索；2 级：肌肉脂肪浸润小于 50%；3 级：脂肪含量接近 50%；4 级：脂肪含量超过 50%。

【诊断】

一、症状

大部分在发病早期并无任何不适症状，有时可能会出现间歇性肩关节疼痛，主要表现为肩部疼痛，多位于肩关节上方、后方，尤以夜间疼痛为甚，以及伴随产生失眠和过头运动困

难等症，休息时减轻。

Fukudah 等[19]发现 75% 的肩袖损伤患者在进行疼痛评分时视觉模拟评分（Visual Analogue Scale，VAS）可达 5 分之上，所以部分肩袖部分撕裂没有显著阳性体征；相比而言，当肩袖完全断裂时，由于肱骨头丧失固定作用可影响肩关节的外展作用出现功能障碍，则阳性体征显著增加。病程超过 3 个月的慢性肩袖损伤患者会出现继发性关节挛缩，甚至可出现肩袖肌群萎缩[20-21]。

二、体征

局部明显压痛，主动活动受限而被动活动受限不明显，若继发肩关节粘连，主、被动活动均可表现为相同程度的受限，病程较长者可有冈上肌或冈下肌萎缩。

（1）空罐试验（Jobe 试验）：肩关节水平内收 30°，冠状位外展 80° ~ 90°，肩内旋，前臂旋前使拇指尖向下，双侧同时抗阻力上抬。检查者于腕部施以向下的压力。患者感觉疼痛、无力，则为阳性，提示冈上肌肌腱损伤。

（2）外旋减弱征：患者肘关节屈曲 90°，肩关节在肩胛骨平面外展 20°。检查者一只手固定肘关节，另一只手使肩关节外旋达到最大程度，然后放松嘱患者自行保持最大外旋。若外旋度数逐渐减少，则为外旋减弱征阳性，提示冈下肌、小圆肌损伤。

（3）抬高试验：患者将受背置于下背部，手心向后。然后嘱患者将手抬离背部，必要时可以适当给予阻力。若患者手无法抬离北部，则为抬离试验阳性，提示肩胛下肌损伤。

（4）Hawkins-Kennedy 撞击试验：肩袖损伤常合并肩峰撞击。患者肩关节前举 90°，屈肘 90°，然后检查者内旋患者前臂，阳性为出现疼痛，表示肩峰撞击。

（5）Speed 试验：肩袖损伤常与肱二头肌肌腱病变同时存在。患者上肢置于 60° ~ 90° 前屈位并完全旋后，医生对患者腕部施以向下作用力，患者做抗阻动作，若肩部或结节间沟出现阳性，表示存在肱二头肌肌腱病变。

三、辅助检查

（1）X 线检查：表现为肱骨头上移和肱骨大结节畸形，而测量肩峰 - 肱骨头（A-H）间距是十分重要的。正常 A-H 间距的范围为 1 ~ 15 mm，小于 10 mm 的为狭窄，小于 5 mm 的提示有广泛的肩袖撕裂。

（2）超声检查：肌肉内的低回声血钾、强回声厚壁、“铃舌征”是肌肉撕裂伤的超声“三联征”，是超声诊断肌肉撕裂的依据。

（3）MRI 检查：如果发生部分撕裂，在肌腱中可见到水样信号，但只是部分肌腱受累。肌腱完全或全层撕裂表现为液体进入肌腱裂隙中，伴不同程度的肌腱回缩。

四、鉴别诊断

（一）冻结肩

（1）症状：均有肩部疼痛。冻结肩起病缓慢，疼痛逐渐加重，局部保暖后常常可以减轻疼痛；肩袖损伤在伤时疼痛剧烈，休息后缓解。

（2）体征：具有局部压痛，肩关节活动受限。冻结肩的肩关节主动和被动活动均受限，尤以外展、外旋、后伸受限更明显。肩袖损伤当上臂伸直肩关节内旋、外展时大结节与肩峰间牙痛明显，肩袖部分撕裂是伴有 60° ~ 120°疼痛弧。

（3）辅助检查：冻结肩 X 线检查无异常。但可排除骨折等其他病变；肩袖损伤首选肌骨超声或 MRI 检查。

（二）肱二头肌长头肌腱炎

（1）症状：具有肩部疼痛。肱二头肌长头肌腱炎以肩前部疼痛为主，肩袖损伤以肩部上方、后方疼痛为主。

（2）体征：具有局部压痛，伴肩关节活动受限。肱二头肌长头肌腱炎以肱骨结节间沟压痛为主，肱二头肌抗阻试验阳性；肩袖损伤有广泛压痛，空罐试验、外旋减弱征、抬离试验阳性。

（3）辅助检查：均首选肌骨超声或 MRI 检查，但肱二头肌长头肌腱炎与肩袖损伤的病变部位不同。

【治疗】

一、非手术康复治疗

目前针对肩袖病变（肌腱炎、部分或全层肩袖撕裂）最初通过采用非手术治疗。

治疗包括非甾体消炎镇痛药物（NSAIDs）、热疗、冷疗、休息、激素注射及康复锻炼。治疗目的在于恢复正常 ROM，继而进行肩袖力量训练，在肩袖肌群能够耐受非负重情况后应用橡皮拉力器进行抗阻训练。为避免加重肩袖损伤，所有力量训练最初均应在肩关节平面以下进行。训练过程中应注重外旋肌群，外旋力量训练能降低肩峰下压力和疼痛，同时可提高肩袖压迫限制肱骨头上移的能力。

（一）康复评定

（1）疼痛评估：采用视觉模拟评分（VAS）法、压力测痛法、疼痛日记评分法等任意一种方法评估患者在不同体位、不同活动状态下、不同时间段有无疼痛及疼痛的剧烈程度。

（2）关节活动度评估：评估肩前屈、外展、内旋、外旋的主、被动活动度。早期被动活动无明显受限，如果伴发不稳则提示可能是全程撕裂；病程 3 个月以上，关节挛缩严重者肩关节前屈、外展小于 45°。

（3）肌力评估：MMT 评估肩袖肌群的肌力及肩关节周围肌肉的肌力。

（4）感觉评估：评估疼痛程度、性质、激惹性和本体感觉。与颈椎病等疾病鉴别，需评估患侧肩、手部的温度觉、轻触觉。

（5）功能评估：采用肩袖的生活质量分数、Penn 肩关节评分（PSS）、Constant 肩关节评分系统、肩关节疼痛和功能障碍指数、加州大学肩关节评分（UCLA）、简明肩关节功能测试（SST）、肩关节病情指数（SSI）、美国肩与肘协会评分系统（ASES）评估。

（6）ADL 评定：Barthel 指数、Katz 指数、PULSES、修订的 Kenny 自理评定等。

（二）康复目标

缓解疼痛、改善关节活动度、增强肌力和改善功能。

（三）康复措施

（1）药物治疗：以非甾体消炎镇痛药物（NSAIDs）为主，用于急性期疼痛剧烈时。

（2）注射治疗：多数患者对技术注射液敏感，可在肩峰下注射利多卡因和糖皮质激素混悬液，2～3 个月后进行第 2 次注射，每年不超过 3 次。

（3）物理因子治疗：各种热疗包括红外线照射（辐射热）、热敷或蜡疗（传导热）、高频电疗（内生热）；低中频电疗包括 TENS、间动电疗法、低频调整中频治疗等。

（4）运动疗法：康复训练的基础是重建正常的肌肉平衡和肩关节肩胛骨周围的力偶，保证整个运动链的增强，过去康复治疗的重点放在冈上肌伤，但效果相反，以为冈上肌和三角肌协同作用起到上抬肱骨头的作用，重点练习以下 3 组肌肉。

1）压迫肱骨头的肌肉：肩胛下肌、冈下肌和小圆肌。

2）稳定肩胛骨的肌肉：斜方肌、前锯肌和菱形肌。

3）维持肱骨位置的主要肌肉：三角肌、胸大肌和背阔肌。

治疗肩袖损伤最有效的康复项目是针对压迫肱骨头的肌肉和稳定肩胛骨的肌肉，这两组肌肉有助于维持肩峰下间隙，避免上臂上举刺激肩袖。

（5）辅助治疗：损伤初期患者需使用包扎悬吊带，将上臂外展 30°制动，使肩袖松弛，保证肩关节的放松休息。损伤严重患者 2 周内，需要全天穿戴包扎带，包括睡觉时，2 周后进行有风险的活动时仍需穿戴。与此同时，建议开始腕关节的活动和抓握练习。当患者可以无痛下完成主动的关节活动训练时，就可以开始肩周肌肉的力量训练，防止继发的肩关节半脱位。

（6）富血小板血浆（Platelet-Rich Plasma，PRP）是一类通过离心技术将自体全血浓缩得到的血小板浓缩液，其血小板浓度高于全血中的基线水平且包含多种生长因子等血液成分。1987 年 PRP 被首次应用于心脏外科手术的组织修复中[22]。1997 年 Whitman[23] 等将 PRP 首次应用于骨修复。此后在骨科、皮肤科、口腔科等领域中，PRP 用于组织修复取得了良好的临床疗效。2008 年，PRP 被首次报道用于肩袖组织的修复。

二、手术治疗

（一）手术指征

肩袖手术的指征包括非手术治疗 3～6 个月无效或年龄小于 50 岁、活动积极的急性全层肩袖撕裂患者。而早期手术治疗的适应证包括症状持续存在且患者要求完全恢复肌力、因疼痛无法耐受治疗或症状有改善但进入停滞阶段，早期手术干预也适于全层肩袖撕裂伴随明显肌力降低和肩袖后部受累的急性创伤患者，特别是年轻的有更高运动需求的患者。此外，急性肩袖撕裂或慢性肩袖撕裂突然加重的患者均能在早期手术治疗中获益。

（二）手术目标

肩袖手术的最初目标是缓解疼痛，包括静息痛、夜间痛和日常生活活动（Activities of Daily Living，ADL）的疼痛。除此之外，是为了阻止肩袖进一步的损伤，改善肩关节功能。

1. 肌腱炎和肩袖部分撕裂

撞击综合征常见的手术方式有 Neer 描述的开放性肩峰前方成形、关节镜肩峰下减压（SAD）松解或部分松解喙肩韧带。喙肩韧带松解从肩峰前外侧的下表面开始。肩峰成形术是通过骨锉将肩峰修整为扁平形态。如果在肩锁关节下方出现骨赘，可以自锁骨远端开始清理。部分肩袖撕裂可能发生在滑囊侧或关节侧。它可通过单纯滑膜清理、滑膜清理结合肩峰成形或肩袖修补进行治疗。如部分撕裂出现在滑囊侧或存在机械性撞击的征象，适合选择肩峰下减压和（或）肩峰成形术。累及肌腱宽度超过 50% 的部分肩袖撕裂通常采用关节镜下原位修复或肌腱内修复，或采用小切口或关节镜下修复。部分肩袖撕裂修复相对于单纯滑膜清理治疗这部分患者疗效更佳。对于患有肩袖疾病的投掷运动员，因他们的需求不同，很少采用肩峰成形术。

采用单纯滑膜清理或结合肩峰成形术治疗轻度（＜ 50%）部分肩袖撕裂，短期随访满意率为 75% ~88%。对比轻度部分撕裂的滑膜清理或小尺寸全层撕裂的修复治疗，重度（＞ 50%）部分肩袖撕裂修复的疗效与两者相似。

2. 肩袖全层撕裂

肩袖全层撕裂的主要治疗方法是手术修复。根据撕裂的类型、方式、大小以及外科医师的技术，可以选择关节镜、小切口或完全开放的手术方式。

小或中等尺寸（≤ 3 cm）的部分或全层冈上肌或冈下肌撕裂可采用关节镜下或小切口技术完成。大尺寸（3 ~ 5 cm）撕裂、肩袖移动良好且能够解剖修复时，也可通过小切口或关节镜完成。

较大的累及肩胛下肌或小圆肌以及肌腱结合处的肩袖移动不良的撕裂，可能需要采用开放性手术。巨大的慢性萎缩性肩袖撕裂应考虑关节镜下清理手术以控制疼痛。

3. 关节镜肩袖修复

在过去 10 年间，随着关节镜下修复肩袖撕裂的临床应用越来越普遍，关节镜外科技术和器材也取得了显著的进步。关节镜修复与小切口或开放性肩袖修复有些相同的操作步骤。用无菌水笔勾画并标记骨性标志。采用多方位关节镜入路，包括后方、前方、外侧入路。根据肩袖撕裂的具体形态可采用其他的手术入路，如后外侧、前外侧以及外侧肩峰入路。这样有助于锚钉更贴合地置入缝合修补，通过肩峰下滑囊关节镜仔细观察并评估盂肱关节。切除肩峰下滑囊，然后将峰前方磨平。如有 AC 关节症状，在关节镜下可以切除 AC 关节。完全暴露肩袖后，仔细评估肩袖的质量、完整性和移动度松解肩袖撕裂的滑囊侧和关节侧的粘连以游离肩袖，以便将其在最小张力下修复至肱骨大结节的正常附着区域。对肩袖的撕裂形态要建立三维空间概念。边缘缝合的修复原则适用于 U 形、L 形或倒 L 形撕裂。贯穿前后边对边缝合撕裂区域的边缘可以减少腱 - 骨间的张力，使原本无法挽回的撕裂得以修复。骨锉轻轻去除肱骨大结节表面的骨赘，用缝合锚钉将肌腱固定到骨面上。缝合锚钉的数量依据撕裂的尺寸和形态而定。一般而言，1 个缝合锚钉用于缝合 1 cm 肩袖撕裂。

4. 小切口开放肩袖修复术

在小切口开放手术中，肩峰下外侧入路切口可纵向或横向延伸以显露三角肌筋膜，沿肌纤维方向劈开三角肌筋膜显露撕裂区域。保留肩峰前方的三角肌切入口。自肩峰向外侧劈开三角肌纤维，不要超过 4 cm 以避免损伤腋神经。旋转上臂以显露撕裂区域。此时，可通过触诊评估肩峰成形术的完整性。在肱骨大结节处准备骨槽，采用穿骨桥或缝合锚钉的方式修复肩袖，收紧不可吸收缝线，将肩袖拉至肱骨骨槽中。

5. 开放肩袖修复术

固定的、挛缩的但仍可修复的肩袖撕裂，可采用 Neer 推荐的开放手术修复术。将肩峰前缘和喙突外侧约 2 cm 的点连成 Langer 线作为斜切口，自肩峰前方区域开始松解三角肌前方部分，劈开三角肌至肩峰外侧，距离不超4 cm，对源自肩峰上的三角肌行骨膜下剥离，并松解喙肩韧带。

对肩峰前方进行截骨，清理肩峰前方至锁骨前方的区域，肩峰下表面自前向后削磨至扁平。如果肩锁关节存在骨关节病并伴有症状，可以考虑切除。切除锁骨远端使其平行于肩锁关节，以便上臂内收时无接触性撞击。

接着，观察并游离撕裂的肩袖组织，平行于肱骨关节面软骨外侧靠近大结节处做0.5 cm的骨槽，采用缝合锚钉或肱骨大结节处穿骨桥的方式，用不可吸收缝线将撕裂的肩袖缝合至骨面。其目的是以最小的张力完成修复。

肩袖无须十分紧密地缝合，即使残留部分间隙仍可获得优良的疗效，三角肌前方剥离的部分应通过保留的骨膜或钻孔缝合的方式修复至肩峰。最后，常规闭合皮肤切口。

肩袖修复的术后处理必须结合撕裂尺寸、组织质量、修复难度及患者需求进行个体化治疗。被动活动术后立即开展。

6. 巨大肌腱缺损的治疗

巨大不可修复性肌腱缺损的治疗仍存争议。可供选择的方法包括SAD、无活力肩袖的清理、自体或同种异体肌腱移植以及肌腱转位术。手术需要将肌腱转移至非解剖区域以覆盖肩袖缺损，可能会改变肩关节正常的生物力学。此外，也可以单纯采用清创术（开放或镜下）。

三、术后康复治疗

（一）康复评定

（1）疼痛评估：疼痛的程度、位置、频率，有无夜间疼痛、睡眠时长及止痛药物使用情况。

（2）肌肉萎缩及痉挛评估：有无肿胀、伤口状态、患部颜色等。

（3）肩关节活动度评估：肩屈曲、外展、后伸主被动活动度。

（4）日常生活能力评估。

（二）分期康复

1. 术后第一阶段：最大限度保护（第0～3周）

（1）目标：①保护手术修复部位。②减轻疼痛 / 炎症反应。③逐渐增加肩关节活动度（在手术医生指导下的）外旋达到45°，内旋达到45°，前屈达到120°。④改善近端（肩胛）及远端的肌力和活动度。⑤独立进行家庭训练计划。

（2）注意事项：①在训练之外保持吊带制动。②禁止主动活动术侧肩关节，但可轻柔自行活动肩以下部位。③避免超出手术医生规定的关节活动范围。④避免活动范围及等长收缩练习中产生疼痛。

（3）康复措施：①吊带制动，正确佩戴方法是使患侧前臂处于躯干的侧方，而不是前部，睡觉时一定要戴支具，清醒时可以只戴腰枕，适当放松肘关节。②患者教育，睡姿、动作矫正。③冷疗（冷疗套袖、凝胶包、冰敷）。④电刺激。⑤被动活动，术后2～3周开始钟摆运动，开始肩胛面上做肩屈曲、外转与外展运动。⑥主动活动，进行肘关节屈伸运动、手的抓握运动训练。⑦肩关节关节松动术，关节松动范围以治疗师手中感觉到阻力前结束。

（4）晋级标准：①正常的肩胛活动度。②肩关节远端达到全部主动活动范围。③达到手术医生规定的肩关节活动度。

2. 术后第二阶段：中度保护（第 3～7 周）

（1）目标：①保护手术修复部位。②减少疼痛 / 炎症反应。③使前屈和外旋的活动度从 80% 提升到 100%。④改善肩胛周围肌力和稳定性。⑤改善肩肱运动节律和神经肌肉控制。⑥减少肩袖抑制。

（2）注意事项：①避免在日常生活中引起疼痛。②避免主动抬高手臂。③不能进行肩袖最大主动运动。④避免在活动范围及治疗训练中引起疼痛。⑤避免超出活动范围限制。

（3）康复措施：①继续第一阶段的练习，在可耐受的情况下增大活动范围。②解除吊带制动（在手术医生指导下）。③关节活动度练习，卧位体操棒练习前屈（肩胛平面）、继续练习内外旋、关节松动术、在活动范围上至控制改善后开始拉力器训练、气压功率仪、水疗（水槽训练）。④使用治疗球的肩胛稳定性练习（水平面以下）。⑤功能练习，改良中立位的内外旋（亚极量）、开始中立位的长力臂三角肌等长收缩。⑥等张收缩练习。⑦肩胛、肘。⑧在活动范围的改进（＞ 90°）后开始肱骨头稳定性练习。⑨需要进行物理治疗。⑩调整家庭训练计划。

（4）晋级标准：①能进行肩袖和三角肌主动活动且无疼痛。②可耐受手臂解除吊带。③前屈和外旋的活动范围达到 80% 或更多。

3. 术后第三阶段：早期功能和肌力增强练习（第 7～13 周）

（1）目标：①消除 / 减轻疼痛和炎症反应。②恢复全面的被动活动范围。③提高力量和柔韧性。④恢复抬臂 90° 以下的正常肩肱节律。⑤逐渐恢复到抬臂 90° 以下的低强度日常生活活动。

（2）注意事项：①监控活动水平。②限制过头动作。③在活动及练习时避免耸肩。④患者要避免猛烈运动及提重物。

（3）康复措施：①动作矫正，必要时继续进行冷疗。②继续体操棒练习，内外旋、屈曲。③继续进行关节松动术，进展为Ⅲ和Ⅵ级。④柔韧性练习，水平内收（后侧关节囊牵伸）。⑤进行到功能性活动度练习（背后内旋、递毛巾）。⑥肩带等张肌力练习，肩胛前伸，过渡至肩胛后缩练习，用弹力带练习肩关节伸展，哑铃划动练习。⑦肩袖等张力量练习，主动活动度，侧卧位外旋，在有足够肩带肌力量的基础上，在改良中立位上进行弹力带内外旋练习。⑧功能性力量练习，仰卧位主动前屈活动范围练习（肩胛平面），进步到站立位前屈。⑨进展到节律稳定性练习。⑩进展到闭链练习。⑪在活动度和肌力提高的情况下使用上身功率训练仪。

（4）晋级标准：①只有轻微疼痛和（或）炎性反应。②达到全部的被动活动范围。③肩袖及肩带肌力有所提高。④肩关节在抬高 90° 范围内肩肱节律正常。⑤能独立进行目前的家庭训练计划。

4. 术后第四阶段：后期肌力强化练习（第 14～19 周）

（1）目标：①使肩带肌和肩关节肌肉力量增强至 5 级。②改善神经肌肉控制。③在全部活动范围内使肩肱节律恢复正常。

（2）注意事项：只有在获得适当的近端稳定后才能尝试过头活动。

（3）康复措施：①继续行肩带肌及肩袖肌肉组织的等张肌力练习，背阔肌牵拉、划船机训练、推胸机训练。②继续柔韧性练习，侧卧后关节囊牵伸。③强化肩胛稳定性练习。④开始肩胛平面的等速练习（内外旋）。⑤在有足够力量的基础上开始水平面以下的功能性往复运动（由术者决定）。

（4）晋级标准：①在全部活动范围内具有正常的肩肱节律。②肩带肌及肱骨肌肉徒手肌力测试到达正常的5级。

5. 术后第五阶段：恢复运动训练（第20～24周）

（1）目标：①最大限度提高柔韧性、肌力、神经肌肉控制，以适应体育运动以及恢复工作、生活活动的要求。②等速测试：双侧肢体对称性达85%；能在家中独立进行治疗性训练计划，以保持并提高功能水平。

（2）注意事项：①在治疗性练习和活动时避免疼痛。②在获得足够的力量、柔韧性、神经肌肉控制之前，避免体育运动。③需经术者许可方能参加体育运动。

（3）康复措施：①继续进行肩带肌及肩袖肌肉组织的等张力肌力练习。②内外旋肌等速训练及测试。③继续柔韧性稳定性练习。④为符合专项运动项目要求的个体化练习。⑤功能性往复运动（水平面以上）。⑥投掷和过头动作运动员的间隔训练方案。⑦分阶段训练。

第三节　肘关节尺侧副韧带重建术后

肘关节尺侧副韧带（UCL）是维持肘关节内侧稳定和对抗外翻应力的重要结构。UCL损伤常见于长期进行前臂过头投掷运动的运动员。由UCL损伤带来的肘内侧疼痛以及肘关节不稳定会导致肘关节功能障碍，继而对患者工作和生活产生影响。

【临床解剖】

内侧副韧带由前束、后束和横束组成。内侧副韧带的前束起自尺骨的高耸结节（Sublime Tubercle），止于肱骨内上髁的下表面。内侧副韧带的前束在屈肘20°～120°范围内是对抗外翻应力的主要结构，是进行解剖重建的重点[23]。

【病因与损伤机制】

投掷动作中如有躯干旋转较晚、肩关节屈曲外旋减少、肘关节屈曲增加等，易增加肘关节外翻负荷导致损伤。此外，还有投球速度较快、恢复时间不足和过度使用，或因外伤，如跌倒时用手撑地，手臂呈伸直外展位或伸直外展和略后伸拉致伤。内侧副韧带损伤、尺神经炎、“伸肘外翻过度负荷综合征”伴骨赘形成和后内侧撞击、屈肌－旋前病变、肱骨小头剥脱性骨软骨炎，所有这些都是从事“过头”投掷运动的后遗症。此外，游离体形成、骨刺形成和关节囊挛缩都可以合并上述情况出现，或单独出现。高速投掷的力学特性，尤其是棒球投球运动，解释了为什么从事“过头”运动的投掷运动员容易发生肘关节损伤。在投掷的晚期伸展期和早期加速期，估计外翻作用力可以达到5000 N，对外侧的肱桡关节的压缩作用力可达64 N·m。在肘关节伸直过程中伴有非常快的加速，切线方向的作用力可产生外翻和伸直力矩，在肘关节内侧产生牵张应力，在肘关节外侧则产生压缩应力，在肘关节后间室产生剪切应力。术语“伸肘外翻过度负荷综合征”就是描述了这一现象。内侧副韧带前束反复承受着近乎撕裂水平的牵张应力，最终可导致韧带强度的减弱直至完全撕裂。此后，外翻负荷更为明显，过度的外翻力矩则可进一步导致其他内侧结构的牵拉，造成尺神经炎、屈肌旋前肌肌腱炎，在骨骼未发育成熟的患者中可出现内上髁骨突炎。肘关节外侧承受过度负荷可使肱桡关节受到异常的压缩应力，造成软骨软化、骨赘形成和出现游离体。最后，在肘关节极度伸直位，后方的剪切应力可导致尺骨鹰嘴后内侧尖部出现骨赘，与之对应的鹰嘴窝和滑车后内侧则出现“对应损伤（Kissing Lesion）”。

【症状】

最常见的症状为肘关节内侧疼痛。急性损伤时，常表现为投掷运动时突然出现肘关节内侧疼痛，并伴随肘内侧弹响、不稳；在伸肘投掷或击球运动加速阶段，加重的慢性疼痛则提示慢性损伤。内侧副韧带重建的指征是其功能不全导致肘关节内侧疼痛，以至于运动员不能保持正常的运动水平。损伤可以是急性或慢性。急性损伤前常常有肘关节内侧疼痛的前驱症状。急性损伤也常常伴有“砰”的响声，继而不能再进行投掷运动。慢性损伤的运动员常主诉间断发生肘关节内侧疼痛，随着时间的延长，伴随出现以下一个或多个症状：屈肌旋前肌部位压痛阳性、尺神经炎、后内侧撞击可导致肘关节后内侧疼[24-25]。

【诊断】

1. 问诊

当接诊主诉肘关节内侧疼痛的从事“过头”运动的投掷运动员时，应详细询问病史，这应包括：①症状的持续时间。②症状出现在投掷的哪一期（由于内侧副韧带损伤引起的疼痛多数发生在晚期伸展期和早期加速期）。③疼痛的部位（常见部位包括内上髁、内侧副韧带实质部、尺骨的高耸结节、尺神经上方、尺骨鹰嘴后内侧）。④是否有尺神经症状。⑤投掷训练计划的改变，包括投掷类型和次数的改变。⑥投掷结果的改变，如投掷速度、准确性或耐力。

2. 体格检查

（1）触诊内髁以远 2 mm 处尺侧副韧带复合体时，出现疼痛；肘部尺侧可出现肿胀，及不同程度瘀斑；肘关节伸屈活动受限。

（2）特殊检查。

1）外翻应力试验：患者肘关节被动屈曲约 30°，前臂中立位，治疗师对肘关节施以外翻应力。与对侧手肘相比，关节间隙增宽大于 2 mm 及疼痛提示试验阳性。

2）动态外翻应力试验：检查者在屈伸活动患者肘关节同时施加外翻应力，在此过程中屈伸肘关节。如果诱发尺侧副韧带疼痛，并且在屈肘 70° ~ 120°时疼痛最为明显，提示尺侧副韧带损伤。动态外翻应力试验对诊断尺侧副韧带损伤有更高的敏感性和特异性。

3）挤奶试验：患者肘关节屈曲 90°并最大程度旋后，治疗师抓住患者大拇指牵拉施加肘关节外翻应力。与对侧相比，关节间隙增宽及疼痛提示试验阳性。

3. 影像学检查

①内侧副韧带钙化。②关节间隙水平肱骨或尺骨出现内侧骨刺。③鹰嘴后方尖部出现骨

刺，通常在内侧，有时呈碎片状。④鹰嘴窝出现游离体。MRI 对确定内侧副韧带病变非常重要，同时可以检查关节软骨、屈肌旋前肌总腱、尺神经的伴随损伤，以及X线平片上不能显示的游离体。

【治疗】

1. 保守治疗

不完全损伤（I级和II级）患者通过非手术治疗也可恢复运动功能。UCL 的非手术治疗主要包括：休息和活动调节（每次练习，每天更少的投球；分析和纠正运动员的姿势、力量和发球情况；在康复的早期阶段应避免使用曲线球）、物理因子治疗、功能锻炼和注射富血小板血浆（PRP）等。

2. 手术治疗

对从事“过头”（Overhead）运动的投掷运动员来讲，肘关节内侧副韧带（MCL）损伤如果得不到适当的诊断和治疗，可能会影响其职业生涯。在内侧副韧带功能不全时反复进行“过头”的投掷运动，可导致“伸肘外翻过度负荷综合征”（Valgus Extension Overload Syndrome）。这种损伤常发生于棒球运动员，尤其是投手。很多其他的体育活动，包括网球、垒球、足球、曲棍球和一些田径运动，也会有“过头”活动机制的参与，使肘关节承受过多的外翻应力和伸直应力。此外，参加职业体育活动的年轻人数目在增加，首次参与的年龄也变得越来越年轻。D.W.A 采用“对接”（Docking）手术，劈开部分屈肌－旋前肌，肱骨用单隧道，不进行尺神经移位治疗内侧副韧带功能不全。2000 年的早期报道是 40 例从事“过头”运动的投掷运动员 98% 恢复体育活动，2 例出现并发症[26]。

（1）术前计划：术前计划应包括确定移植物类型、确定关节镜入路、是否需要尺神经移位等。最常用的移植物是同侧掌长肌肌腱。有些患者掌长肌缺如，因此，必须通过术前体格检查确认其存在。方法是：让清醒合作的患者将拇指和其余手指用力对合，可以很容易地看到及触摸到掌长肌肌腱。如果掌长肌肌腱缺如，则必须选择其他的移植物，如股薄肌或半腱肌肌腱（止于胫骨前内侧）、跖肌腱（有些患者也会缺如，但是体格检查则很难判断其是否存在）、部分桡侧腕屈肌肌腱或趾伸肌肌腱。

如果要进行关节镜手术，要根据术前影像学检查制定术前计划。术前 MRI 常可以发现大多数需要治疗的病变，包括需要切除的骨赘、需要取出的游离体、需要采取微骨折方法治疗的软骨缺损等。

（2）麻醉：麻醉方法可以选择区域麻醉和全麻，单选其一或结合采用。区域麻醉也可以联合静脉镇静。区域阻滞麻醉方法如肌间沟阻滞、腋窝阻滞（或喙突下）或 Bier 阻滞。区域阻滞麻酵的优点是术后镇痛效果好，减少全麻并发的术后恶心，术中患者能配合改变体位。缺点是患者要忍受一些特殊体位，对麻醉侧肢体术后不能即刻进行全面的神经系统检查。

（3）术中体位：常规肘关节关节镜手术患者仰卧位，肩关节外展 90°，肘关节屈曲 90°，前臂用机械牵引臂悬吊。笔者对其进行改良，同时将肩关节前屈 90°，这样可以将前臂悬吊在胸前。此体位允许用固定器稳定上臂，也不需要额外靠助手维持位置。关节镜的入路治疗运动员伸肘外翻过度负荷综合征的后遗症，笔者最常采用的关节镜入路是近端前外侧入路、近端前内侧入路、外侧入路［又称为直接外侧入路或“软点”（Soft Spot）入路］、后外侧入路和后侧入路（经肱三头肌入路）。

（4）操作步骤：对每一例内侧副韧带重建，笔者均首先进行关节镜手术，以评估及治疗关节内游离体、软骨病变、尺骨后内侧骨赘和其他关节内病变等。按照前述方法摆好体位。经近端前外侧入路放入关节镜，先进行前间室的检查。如果内侧副韧带功能不全的诊断尚不能确定，可以进行关节镜下应力试验。肘关节屈曲 90°，前臂旋前并对肘部施加外翻应力。在正常的肘关节，内侧间室张开最大为 1 mm。如果有内侧副韧带功能不全，尺骨冠状突和肱骨滑车之间的张开则可超过 2 mm。

前间室操作完成后，取出关节镜镜头但不取出套管，仍继续流入液体以维持关节内压力。然后经后外侧入路将关节镜放入后间室。检查后间室，肘关节过度负荷综合症。后方入路位于肱三头肌肌腱的中间，尺骨鹰嘴尖的部位。

完成关节镜操作后，关闭关节镜入路。然后自固定器取下上肢，放到铺好无菌手术单的手术台上。如前所述，如果可能，应选择同侧长肌肌腱，经过主要腕横纹近端 5 ~ 10 mm 的横切口获取移植物。取肌腱前，首先用 1 号非可吸收编织缝线 Krackow 法缝合肌腱的一端。在缝线远端，即掌长肌融入掌筋膜前切断肌腱。此时肌腱的近侧断端尚未编织。将肌腱上的肌肉组织去除，放在肌腱操纵台上并保持湿润。然后将上肢驱血，对气囊止血带充气。在肘关节内侧做切口，自内侧肌间隔远 1/3 开始经内上至尺骨高耸结节远 2 cm，切口的远端轻度向前呈弧形。避开尺神经的走行，以利于劈开肌肉。切开皮肤后，注意辨别和保护前臂内侧皮神经。该皮神经通常跨过手术野。

纵行切开尺侧腕屈肌的筋膜，钝性劈开肌肉，显露内侧副韧带。此时可以用深层钝性自动拉钩帮助显露。一定要记住需进行重建的是内侧副韧带的前束，而不是其他束。找到尺侧腕屈肌和屈肌束前部之间的中缝，这个所谓的安全区域有利于暴露尺侧内侧副韧带，而不会分离屈肌旋肌束。它从肱骨内上髁延伸到内侧副韧带附着在高耸结节的远端约 1 cm 处。尺骨隧道位于高耸结节，将其显露。后方隧道需要骨膜下暴露高耸结节的后面。注意尺神经就靠近这一区域，采取骨膜下松解可将尺神经固定于尺骨后方的筋膜，将尺神经向后方拉开。如果准备进行尺神经移位，也应在内侧副韧带重建后再进行，这样就不至于使神经过分松弛，可以降低神经受牵拉致伤或磨钻损伤的风险。在内侧副韧带前束实质部纵行切开，显露关节。用直径 3 mm 磨钻在高耸结节的前面和后面磨出隧道，这样会产生 1 ~ 1.5 cm 宽的骨桥。用小刮匙连接骨隧道，注意不要破坏骨桥。在隧道内放入缝线以备后面放入移植物，然后开始做肱骨隧道。骨膜下显露肱骨内上髁的下面，准备做直径 4 mm 骨隧道。肱骨隧道位于内上髁下方的前半部分。因为内侧副韧带尚保留，它就可以用作骨隧道解剖位置的指引。用直径 4 mm 磨钻在内上髁的内侧柱做出一个纵行隧道，深 15 mm。可以用食指和另一只手的拇指引导隧道的角度。在内上髁的近端显露肱骨内侧边界，位置接近肱骨隧道的尾端位于肌间隔的前面。用牙科钻头或类似的直径 1.5 mm 直钻头再钻出两个骨隧道均与肱骨主要骨隧道相通，上方这两个小隧道间隔 5 ~ 10 mm。后面就是经过这两个隧道将编织移植物的两根缝线绕骨桥系紧。先用过线器穿入两根线圈，以备后面穿出移植物进行缝线。

前臂旋后位，并施加轻度内翻应力，屈肘约 30°，将内侧副韧带实质部的纵行切口用 2.0 可吸收缝线修复。然后把移植物穿过尺骨隧道，通常是自前向后。将带有编织线的一侧移植物拉入肱骨隧道，将缝线自肱骨上方隧道的其中一个穿出。将移植物的这一侧紧紧固定在肱骨隧道内，维持轻度张力的同时屈伸肘关节数次。将移植物的另一侧靠近肱骨隧道（不穿过肱骨隧道），然后测量需要移植物的最终长度，可以目测估计使移植物完全进入肱骨隧道所需的长度，同时要避免移植物过长，否则不能使移植物获得合适的张力。因此，移植物这一侧的长度要比到达肱骨隧道末端的长度短几毫米，要牢记所钻的肱骨隧道的深度。用染料标记移植物的合适长度，用可吸线将肌腱端进行 Krackow 缝合，然后将移植物的这一侧穿入肱骨隧道，紧紧固定，并将缝线自肱骨近侧另一个较小隧道穿出。在屈伸伸张后，在最佳长度处标记移植物。这一点是参考的出口孔，并确保肌腱允许最佳的张力。请注意，这条线在出口孔旁边标记得很清楚。然后再将肘关节屈伸活动数次，采用前述的复位方法使移植物获得合适的张力。最后将移植物两侧的缝线绕肱骨内上髁的骨桥系紧。松开止血带，彻底冲洗切口。带筋膜的尺神经皮下转位术。逐层关闭切口，包括屈肌－旋前肌的筋膜。然后用石膏后托将肘关节固定在屈肘 60°。

（5）需要避免的失误和并发症：可能出现的最重要的并发症是尺神经损伤、前臂内侧皮神经损伤和尺骨骨隧道骨折。精细的手术操作可以避免尺神经损伤的发生，这在做尺骨后方隧道时尤其要注意。如果有尺神经移位的指征，进行筋膜下尺神经移位。此外，在关节镜手术前要检查尺神经，以明确有无半脱位，以避免屈肘位进行关节镜内侧入路时损伤尺神经。为避免损伤前臂内侧皮神经，在进行皮下组织分离时要辨别该神经，因为该神经通常会经过手术野，手术开始时必须显露神经，并在整个手术过程中予以保护，对该神经的损伤可导致形成神经瘤，影响手术疗效。为了减少康复过程中尺骨隧道骨折的风险，必须确保骨桥宽度超过 1 cm。正确地进行肌肉分离有助于充分显露高耸结节。必须用小刮匙仔细操作，以完成隧道的连接[27]。

【康复目标】

（1）近期目标：减轻肿胀及疼痛，改善肘关节活动功能，提高 ADL 能力。

（2）远期目标：回归单位，重返岗位。

【康复计划】

1. 评定

进行 VAS 评定，改良 Barthel 评定，功能评定。

2. 药物治疗

（1）镇痛：使用塞来昔布、洛索洛芬钠片等。

（2）抗炎：根据血培养或经验用药。

3. 物理治疗

（1）手法治疗：肘关节肿胀在待定的位置，压痛不明显时，可先做轻缓按、摩、揉、捏等手法，再拿住拇指及第 1 掌骨左右摇晃 3 ~ 5 次，然后再逐个拔伸第 2 ~ 5 指，使筋急、筋挛得以松弛。最后，屈伸肘部数次，理顺经筋。牵伸疗法肘关节活动度（ROM）是影响肘关节功能的关键因素，肘关节扭伤后，软组织的纤维化，肌肉的僵硬、关节肿胀均会影响肘关节的活动，牵伸训练能够恢复肘关节周围软组织正常的延展性与弹性。

（2）肘关节松动术：通过徒手的主、被动运动来改善肘部各个小关节的运动节律，改善肘关节的活动范围，降低肘关节在活动过程中出现的不适感。

（3）运动疗法肘关节肌力训练：损伤后由于疼痛、关节活动受限，肘关节周围肌肉常出现萎缩、肌力下降的情况，神经肌肉电刺激结合肌力训练是恢复肘关节肌肉力量的康复方案。

（4）物理因子：泥疗、蜡疗治疗以温经通络，消肿止痛。给予三维微波照射治疗以促进无菌炎症的吸收。给予低频脉冲、中频脉冲、偏正光照射治疗，以改善血液循环，减轻疼痛。隔物灸（隔盐灸）于患处以疏通经络，养筋荣脉、调理气血，缓解疼痛、肿胀。

4. 传统康复

普通针刺（少海、曲池、尺泽、手三里等辨证取穴），电针配合红外线治疗以疏通经络，活血止痛。

【康复措施】

1. 阶段 1：术后 1～7 天

目的：保护受损的组织，减轻疼痛和炎症，延缓肌肉萎缩并恢复完全的腕部 / 肩部运动。

治疗措施。①使用可调节 ROM 的肘托，肘部以 90°屈曲固定。②在支具内进行肩关节、腕关节、手主动关节活动度训练。③在支具内进行无痛的腕部、肘部、肩部肌肉等长训练。④Ⅰ、Ⅱ级肱桡关节和肱尺关节松动术。⑤可以将躯干、核心、骨盆带和下肢锻炼纳入康复计划。

2. 阶段 2：术后 2～5 周

目的：逐渐恢复肘关节 ROM，提高肌肉力量和耐力，并使关节运动学恢复正常。注意：术后第 8 天，将肘托设置为允许肘部在 30°～110°内运动；第 3 周开始时从 10°～125°移动；第 4 周开始时，设置以允许完整的肘部 ROM（0°～145°）；第 6 周停止使用。

治疗措施。①对肘部，前臂和腕部进行主动和被动 ROM 锻炼。②随着症状恢复到后期阶段，可使用Ⅲ～Ⅳ级肩、肘关节松动术。③低负荷、长时间的自我牵伸。患者仰卧，在肱骨远端下方放置一块毛巾或泡沫卷，作为垫子和支点。将弹力带套在手腕上，并固定在桌子上或地面上的哑铃上。指导患者无疼痛情况下在此肘部伸展姿势下尽可能放松 12～15 min。每天共进行 60 min。④第 3 周开始，进行肩、肘、腕肌肉向心训练。

3. 阶段 3：术后 6～8 周

目的：保持（或完全恢复，如果仍然受限的话）肘和上肢的活动度，提高肌肉力量和耐力，重新建立对肘的神经肌肉控制，并进行功能性的活动。

治疗措施。①灵活性训练，重点在肩外展、肘部伸展和前臂内旋的灵活性。②继续进行牵伸训练以达到最大范围。③对肩部和肘部复合体进行神经肌肉控制锻炼。a. 患者仰卧，抵抗阻力腕关节屈曲、前臂内旋，以增强动态肘关节稳定性。b. 肩袖肌群动态稳定性训练：患者站立位对抗弹力带阻力和治疗师手动阻力外旋。逐渐增加难度到在稳定球上进行锻炼。c. 强化运动：坐在稳定球上，患者对抗弹力带阻力和手动阻力执行肩部外旋。④增强训练。两只手的增强式抛球练习包括胸口传球，左右投掷和过头投掷。逐渐增加难度到一手动作。

a. 向墙掷球：站立时，患者将适当重量皮球投进墙壁。b. 站立时，运动员在 90° 外展姿势下将适当重量的皮球投向篮板。c. 强调前臂和手部肌肉结构的训练，包括用训练球进行腕部屈曲翻转。

4. 阶段 4：术后 9～14 周

目标：逐渐增加力量、耐力和神经肌肉控制，为逐渐逐步恢复运动做准备。在开始此阶段之前，必须满足以下条件：完整，无痛的 ROM；没有疼痛或触痛；体格检查没有疼痛或韧带松弛，特别是外翻应力试验和挤奶试验阴性；无困难地完成先前的康复阶段；符合投掷标准的肌肉力量。

治疗措施。①肱二头肌缓慢和快速的向心和离心训练。②举重。③肱三头肌向心训练。④神经肌肉控制练习难度加强，如增加的阻力和重复动作。⑤投掷专项训练，投手以最大强度的 50% 开始，然后逐渐发展为 75%、90% 和 100%。投掷程序的实际进度应针对每个运动员进行个性化设置，并根据出现的任何症状、动作和所需目标进行调整。

5. 阶段 5：重返运动

在此阶段，将加强适当的动态热身运动，从而使运动员在完成间歇性运动计划后逐渐恢复到全面运动和有竞争力的投掷。按照该程序恢复运动的典型时间范围是术后约 5 个月。

第四节　肘关节桡侧副韧带重建术后

肘关节外侧副韧带（LCL）复合体，在肘关节的外侧，LCL 复合体由 3 个主要结构组成：桡侧副韧带（RCL）、环状韧带（AL）和尺骨外侧副韧带（LUCL）。三分之一的人有后外侧副韧带，从环状韧带延伸到尺骨的旋后肌嵴。

【临床解剖】

桡侧副韧带（RCL）呈扇形结构，起自肱骨外上髁，向下纵像延伸，与环状韧带前部及总伸肌腱分界不清，RCL 在冠状位显示最佳。尺骨外侧副韧带（LUCL）也起源于肱骨外上髁，并与环状韧带部分结合，延伸到尺骨的旋后肌嵴。在 MRI 上，约 23% 的人尺骨外侧副韧带（LUCL）显示不完整，并且有 78% 的健康人 LUCL 呈条纹表现。尺骨外侧副韧带（LUCL）在冠状位及矢状抵抗肘关节内翻及外旋位上可见。LUCL 主要起稳定肘关节后外侧旋转的应力作用。LUCL 稳定了肘关节的全部 3 个组成关节，并有助于抵抗肘关节内翻和外旋应力。环状韧带（AL）包绕桡骨头前部，两端附着于尺骨桡切迹的前、后缘，轴位和矢状位图像显示欠佳。环状韧带（AL）与尺骨的前附着处呈单独一束，后附着处可呈开窗样表现。

【病因与损伤机制】

LCL 复合体可对抗过度的内翻和外旋应力，肘关节的内翻可能是由于急性损伤所致，很少发生像内侧副韧带复合体所遇到的那种重复性应力。撕裂可以累积三束中的一个或者多个，但尺骨外侧副韧带对肘关节稳定性的作用是最重要的。运动学研究表明 LUCL 和 RCL

协同抵抗外翻应力，如果二者皆受伤，即使环状韧带完整，也可导致肱桡关节半脱位和脱位，这种情况通常发生在慢性损伤或重复性损伤时。发病年龄以 20 ~ 30 岁最多见。外侧副韧带损伤最常见的病因是肘关节脱位。前臂旋后，腕背伸位着地，轴向应力和外翻应力导致肘关节脱位，外侧副韧带损伤。其他原因包括：临床上对“网球肘”处理不当，切除组织过多或多次激素注射；长期肘内翻以及桡骨头切除的患者。PLRI 的临床表现多样，患者通常有明确的骨折或脱位病史，有的曾接受过外侧韧带手术，表现为反复出现的弹响、别卡感、交锁，严重者有“关节脱开”的感觉，在伸肘旋后位时症状尤其明显。自座椅上站起时上肢出现疼痛与力弱，肘关节活动度一般正常，但在伸肘旋后位时患者会有恐惧感。患者常自感“不稳定”。

【损伤程度】

最常见的复发性肘关节不稳定模式为后外侧旋转不稳定（PLRI）。它包括一系列病理表现，从外侧到内侧（即所谓的 Hori 圈），根据软组织损伤的程度，可分为 3 级。1 级：肱尺关节后外侧半脱位，导致尺骨外侧副韧带的损伤或撕裂。2 级：肘关节不完全脱位，冠状突位于肱骨滑车的下方，除 LUCL 外，RCL 和前关节囊、后关节囊撕裂。3 级：肘关节完全脱位，MCL 逐渐撕裂，冠状突位于肱骨后方，LUCL、RCL 和关节囊破裂。

【诊断】

查体时肘关节活动度一般是正常的，但在屈肘旋后位时患者会有恐惧感。

（1）外侧轴移试验阳性：患者仰卧位，肩关节屈曲，患肢举过头，肘关节屈曲，前臂旋后，施予轻柔的外翻应力以及轴向压力，此时不稳定会再现，患者出现典型的恐惧感。这种检查尽可能在麻醉下施行，否则很难引出阳性表现。半脱位发生时，可见到桡骨头向后外方凸出，肱桡关节处的皮肤出现凹陷。当肘关节屈曲超过 40°时，可观察到明显的复位性错动 [28]。

（2）后外抽屉试验阳性：屈肘 90°及 30°，检查者握住患肢前臂外侧，施以前后向的应力，试图将肱尺关节脱位，前臂外侧会以内侧为轴向后外方旋转，患者和检查者同时感到不稳定的存在。Regan 也提出一种方法检查 PLRI，让患者坐在扶手椅中，手掌冲内扶着扶手坐起，出现症状则为阳性 [29]。

（3）X 线平片：内翻应力 X 线有时会显示外侧间隙的增大。提示外侧结构损伤，旋转半脱位出现于前臂旋后时，桡骨头与肱骨小头分离，从正位 X 线片上很难发现，可以从侧位 X 线片上得以证实 [30]。

（4）MRI：斜冠位 MRI 或适当屈肘可辅助判断 LCL 的情况，但 PLRI 本身是对一种临床征象的描述，因此诊断的建立主要是依赖临床查体。

（5）临床表现：肘关节疼痛。

（6）影像所见：MRI 显示桡侧副韧带和伸肌总腱纤维束断裂。液体敏感序列可见断裂处液体信号影 [31]。

【鉴别诊断】

（1）外侧尺副韧带撕裂：MRI 显示外侧尺副韧带撕裂伴撕裂处液体信号。

（2）伸肌总腱撕裂：MRI 可以显示伸肌总腱断裂处的裂隙及局部信号增高。

（3）外上髁炎：MRI 显示桡侧副韧带 T1 WI 信号增高，T2 WI 呈中等信号[32]。

【康复治疗】

同第三节【治疗】，见 P107 ~ P109。

第五节　肘关节脱位切开复位内固定术后

肘关节脱位，大多数是指陈旧性脱位及并有鹰嘴骨折，或内上髁骨折块嵌入关节腔，或并有血管、神经损伤的新鲜脱位，需行切开复位术。陈旧性脱位切开复位的疗效取决于手术时间的早与迟，手术愈早，疗效愈好。脱位时间长久者，术后关节功能多不满意，常需考虑关节成形术或人工关节置换术或关节融合术。

【临床解剖】

正常肘关节的稳定性是由骨关节表面的相适性和关节周围的软组织结构来维持的。内侧的软组织结构为内（尺）侧副韧带（Medial Collateral Ligament，MCL）复合体与屈肌－旋前肌群。外侧软组织结构包括外（桡）侧副韧带（Lateral Collarteral Ligament，LCL）复合体和伸肌－旋后肌复合体[33]。

【病因与损伤机制】

外翻不稳的主要限制因素是肱桡关节，而 MCL 是次要稳定因素，但当桡骨头切除后则成为主要稳定因素。肱尺关节的适配性是内翻不稳的主要限制因素，而 LCL 是次要稳定因素。前臂旋后位时，轴向负荷从前臂传导到肘，尺骨近端和桡骨头相对于肱骨远端发生旋转移位，导致桡骨头移位至肱骨小头的后方，以及尺骨近端旋转离开滑车。尺骨外侧副韧带（Lateral Ulnar Collateral Ligament，LUCL）是防止这种不稳定倾向的主要稳定结构，一旦发生这类不稳定，临床上称之为后外侧旋转不稳定（Posterolateral Rotatory Instability，PLRI）[34]。

大多数肘关节脱位是由于手掌着地、上肢伸直位跌倒而引起的。前臂过度旋后位并轴向负荷时，传导的外力在到达肘部的瞬间而转变为肘关节外翻及前臂旋后的应力，这种机制导致肘关节周围稳定结构的破坏，O’ Driscoll 描述这种稳定性破坏过程始于 LUCL 结构破坏，并进一步出现前后关节囊的撕裂，严重者发生尺侧尺副韧带（Medial Ulnar Collateral Ligament，MUCL）的撕裂。这种暴力作用使前臂与上臂的锁定结构破坏，桡骨头继而脱位于肱骨小头的后方。由于复合体不稳，在前臂未能充分打开的情况下，桡骨头与肱骨小头、尺骨冠状突与肱骨滑车会直接碰撞，应力的传导产生不同程度的桡骨头和尺骨冠状突骨折及侧副韧带损伤。临床上严重的肘部外伤为肘关节恐怖三联征，包括：肘关节脱位、桡骨头骨折、尺骨冠状突骨折[35]。

【保守治疗】

大多数简单的肘关节脱位通过闭合复位、短期的固定、早期保护下的康复训练就能获得理想效果。

【手术治疗】

但少部分患者即使在肘关节屈曲 90°、前臂旋前位时也不能保持稳定，这些患者需要手术来维持稳定性。少数患者外伤后 7 ~ 14 天影像学上有不稳定表现或 14 天左右有不稳定的临床表现者，将考虑手术重建。其中大多数患者的 LCL 和伸肌总腱从外上髁起点处撕脱，通过骨隧道或铆钉技术能使损伤的韧带复合体快速达到解剖复位，恢复功能。但如果在起点外撕脱，就要通过肌腱移植术来重建韧带功能。部分严重病例在桡侧修复以后还要进行尺侧副韧带修复手术以恢复内侧稳定结构。若两侧均接受手术，但术后肘关节仍然不稳定，则要应用外固定装置来维持关节的稳定性。复合体不稳常导致肘关节恐怖三联征和肘关节内翻 - 后内侧旋转不稳定。恐怖三联征是相对于简单的肘关节脱位而言的，包括骨折及韧带损伤。当涉及冠状突或桡骨头骨折时建议外科手术干预。当肘关节屈伸活动时关节适配性明显下降或屈曲大于 45°时有不稳定表现，也要考虑手术治疗。

【手术方式】

恐怖三联征的外科手术治疗包括Ⅱ型和Ⅲ型冠突骨折复位固定、桡骨头骨折复位固定或置换术，以及 LCL 的修复或重建。而 MCL 的修复往往需要应用外固定装置来巩固关节的稳定性。尺骨冠状突的暴露比较容易，可以经内侧入路，如果同时有桡骨头置换则可以从外侧入路到达，但骨折的处理比较困难，尤其是遇到粉碎性冠状突骨折。尺骨冠状突骨折有多种固定方式，包括专用拉力螺钉固定、微型钢板 - 螺钉系统固定、套索缝合技术固定。采取哪种手术入路取决于外科医师的偏好。这类创伤存在严重的软组织损伤、关节肿胀等问题，伤口愈合困难往往是手术的一大并发症。肘关节 PLRI 是一类特殊类型的损伤，即冠状突前内侧面骨折或缺损、LCL 损伤，X 线片上显示肱桡关节间隙增宽，骨性损伤使冠状突相对于滑车内侧缘发生半脱位，往往需要手术处理。这类损伤 X 线片上显示不明显，常难判断，极易漏诊，对于可疑病例就需要计算机断层扫描（CT）明确。冠状突骨折可以通过肘内侧入路操作，首先游离暴露尺神经并加以保护，然后将尺侧腕屈肌（Flexor Carpi Ulnaris muscle，FCU）分离向前方提起，暴露骨折端进行固定。桡侧副韧带损伤需要经外侧入路修复或重建功能。如果手术固定不牢靠，则要应用外固定装置来加强关节的稳定性 [36]。

【康复目标】

（1）近期目标：减轻肿胀及疼痛，改善肘关节活动功能，提高 ADL 能力。

（2）远期目标：回归单位，重返岗位。

虽然肘关节脱位的术后康复没有一种固定的模式，但一些基本原则还是被广泛采纳。早期术后管理主要集中在预防和减轻水肿、疼痛管理、修复保护。肘关节脱位术后的首要康复目标是保护韧带的同时尽量恢复关节活动范围，保持肘关节稳定性，最终恢复功能。增加关节活动范围不应该以牺牲关节稳定性为代价。恢复功能性运动弧是患者达到正常活动的必要条件。正常的肘关节活动范围为屈伸 0° ~ 140°，旋后 / 旋前 80° ~ 85°。虽然有一些任务需要肘关节的高度屈曲及前臂的大幅旋转才能完成，但完成大多数 ADL 的功能活动范围为 30° ~ 130°（屈 / 伸）和 50° /50°（旋后 / 旋前）。患者早期健康教育很重要，尤其是在防止肘关节伸直弧度的丢失方面，因为临床上发现简单的肘关节脱位常导致其肘关节伸展活动 15° 以上的丢失 [37]。

【康复计划】

1. 急性期

肘关节术后应适当休息，局部行简单外固定。软组织挫伤瘀血、肿胀广泛者，包括 RICE 方案。①休息：至少休息 48 h 不要活动手腕。②冰敷：伤后立即用冰敷消肿。冷敷每次 20 min，一天数次。注意不要将冰敷在皮肤上。③压迫：使用弹力绷带来减少肿胀。④抬高：尽可能将手腕抬到高于心脏的位置。待好转后改为湿热敷。⑤药物治疗：a. 镇痛，使用塞来昔布、洛索洛芬钠片等。b. 抗炎，根据血培养或经验用药。

2. 缓解期

（1）手法治疗：肘关节肿胀在待定的位置，压痛不明显时，可先做轻缓按、摩、揉、捏等手法，再拿住拇指及第 1 掌骨左右摇晃 3 ~ 5 次，然后再逐个拔伸第 2 ~ 5 指，使筋急、筋挛得以松弛。最后，屈伸肘部数次，理顺经筋。牵伸疗法肘关节活动度（ROM）是影响肘关节功能的关键因素，肘关节扭伤后，软组织的纤维化、肌肉的僵硬、关节肿胀均会影响肘关节的活动，牵伸训练能够恢复肘关节周围软组织正常的延展性与弹性。

（2）肘关节松动术：通过徒手的主、被动运动来改善肘部各个小关节的运动节律，改善肘关节的活动范围，降低肘关节在活动过程中出现的不适感。

（3）运动疗法肘关节肌力训练：损伤后由于疼痛、关节活动受限，肘关节周围肌肉常出现萎缩、肌力下降的情况，神经肌肉电刺激结合肌力训练是恢复肘关节肌肉力量的康复方案。

（4）物理因子：泥疗、蜡疗治疗以温经通络，消肿止痛。三维微波照射治疗以促进无菌炎症的吸收。患肢腕关节给予低频脉冲、中频脉冲、偏正光照射治疗，以改善血液循环，减轻疼痛。隔物灸（隔盐灸）于患处以疏通经络，养筋荣脉、调理气血，缓解疼痛、肿胀。

（5）传统康复：普通针刺（少海、曲池、尺泽、手三里等辨证取穴），电针配合红外线治疗以疏通经络，活血止痛。

【康复措施】

首先进行康复评定：给予 VAS 评定，改良 Barthel 评定，功能评定。

1. 阶段 1：炎症期，0～2 周

（1）矫形器：用定制的跨肘关节长臂矫形器屈肘 90° 固定，固定的位置视骨折类型而定，桡骨头骨折术后患者前臂取中立位、LCL 损伤术后患者前臂旋前位固定。铰链式肘关节支具固定。

（2）PT 治疗：卧位下肘关节主动助力下轻柔屈伸练习（LCL 损伤术后患者前臂需置

于旋前位)。卧位或坐位下肘关节辅助主动下轻柔主动旋前、旋后运动。腕关节 AROM/AAROM 训练。肌腱滑动练习。肩关节可在佩戴保护性支具下行 AROM 训练。

(3) 水肿管理：抬高患肢高于心脏水平。向心按摩。弹性压力袖套。

(4) 瘢痕管理：在拆线后用可可油或维生素 E 软膏对瘢痕进行每日 2~3 次的涂抹。

通常情况下，患者需佩戴定制的长臂矫形器或可调节支具以加强肘关节稳定性，固定的位置视骨折类型而定，可进行不同程度的屈曲和前臂旋转。一般而言，肘关节在屈曲 90°时是最稳定的。前臂旋前可以保护桡侧韧带结构，而前臂旋后则可保护内侧结构，但对外侧会施加应力。必须注意的是要在骨性隆起（肱骨内外侧髁、鹰嘴及尺骨茎突）处放置柔软的衬垫来避免过度压迫及保护皮肤，避免隆起处皮肤受压刺激及损伤。应每日指导患者拆除支具进行训练，进行保护下运动、卫生清理及轻柔功能活动 3~4 次，这种方式大约需 6 周。

术后 7~10 天进行第 1 次术后随访，指导患者仰卧位下进行 AAROM 训练。当涉及 LCL 损伤修复术后，前臂旋前位下伸展训练是最安全的；当涉及 MCL 损伤修复术后，前臂旋后位下进行伸展训练是最安全的；如果 LCL、MCL 都受伤严重，则术后前臂取中立位辅助下伸展是最安全的。患者仰卧位练习可以稳定肩胛骨，避免代偿运动的干扰，如果合并冠状突损伤修复还能减少肱肌的耗能、降低冠状突的剪切力，同时允许重力辅助主动屈肘。仰卧位时肩关节前屈 90°，指导患者使用健侧上肢辅助患肢在安全范围内运动。

如果患者不能耐受仰卧位训练或者关节的稳定性良好，则选择进行坐位下辅助练习。在仰卧位下，指导患者使用健侧手在肘关节屈曲位下进行前臂轻柔的旋前、旋后运动。仰卧位下功能性训练还要求患者加强肱三头肌抗重力下伸展训练，有助于保持肘关节的稳定。一般情况下屈肘位固定一段时间后患者都有一定的伸展受限。如果在医师指导下患者难以限定在安全的伸展范围内活动，就需要制作临时性的肘关节支具以确保关节的安全活动。前臂旋转练习要将前臂置于桌面屈肘 90°时进行。当桡骨头骨折固定术后，尤其需要尽早开始旋转练习 [38]。

2. 阶段 2：纤维形成期，术后 2~8 周

(1) 目标：增加 ROM（确保肘关节稳定性的前提下，可适当增加肘关节 PROM)。通过控制性施压来影响软组织和关节的活动性。避免炎症反应。减轻水肿。缓解疼痛。提高在轻度功能活动中的使用。

(2) 矫形器：一旦骨折稳定性良好、韧带修复完善，就不再继续使用支具固定（通常为术后 6~10 周)。

(3) 训练：主动及主动辅助肘关节屈伸练习。

先行前臂旋前，进一步行前臂旋后，例如，滚动瑞士球、手杖辅助伸展。主动及主动辅助前臂旋转练习，例如，链球牵伸、徒手辅助主动牵伸、悬吊辅助牵伸。水肿及疼痛管理：弹性压力袖套。远端向近端按摩。TENS/IFC。瘢痕管理：必要时使用硅胶薄膜敷贴。脱敏技术瘢痕按摩。

在此期的恢复阶段，患者会被建议脱离支具来做一些简单的活动，一般术后 6 周内可间断使用保护性支具。待医师评估确认并经 X 线片证实骨折处、关节、修复的组织愈合良好，能抗应力时可拆除支具。

肘关节僵硬，尤其是伸展受限是肘部外伤常见的并发症。在进行 ROM 训练之前进行物理治疗，如湿热敷等，可增加软组织的延展性、增加血流量、让患者放松。在进行肘关节ROM训练之前，一般让患者取仰卧位，患侧肘关节尽可能地伸直来进行自我牵伸。

这一时期经医师允许行患肢全范围PROM训练。可以采用低负荷、长时间的作用力应用在患者感觉不适的部位，不要产生疼痛，避免可能产生的炎症反应。Ⅰ或Ⅱ级关节松动术用于改善受限的终末端活动范围，尤其是肘关节伸展和旋后。关节松动的力度及位置很重要。例如加强肘关节伸展练习，应力应该垂直于尺骨，作用在肱尺关节处。在肘关节伸展训练过程中，治疗师需要不断调整患者手和身体的姿势，以便于持续施加垂直应力。同样地，当疼痛减轻时，可以使用Ⅲ～Ⅴ级关节松动术进一步增加ROM以达到最大活动范围。要避免过度的PROM训练，高强度运动训练会损伤软组织导致异位骨化的发生。

肱二头肌和肱肌的收缩/放松技术能在被动活动训练时改善肘关节的伸展范围，这种技术还可增加患者的主动参与度，获得控制感。患者可以在坐位或站位下行AROM及AAROM训练。在肘关节屈伸运动训练时通常在保护下进行前臂旋前过渡到前臂旋后。AROM模式中本体感觉神经肌肉促进疗法（Proprioceptive Neuromuscular Facilitation，PNF）对增强关节的本体感觉和改善前臂的功能同样有用。运动过程中治疗师和患者都可以在不同的位置通过分级抗阻加强肌力训练。此外，为了维持训练效果和增加活动，患者必须坚持每天多次独立的练习[39]。

为了改善功能，应当鼓励患者使用患肢做一些轻度的ADL，如自我照护、膳食准备、梳头、使用手机、系领带等来锻炼屈肘功能，利用叠衣服、使用键盘等活动来改善前臂旋转功能。建议患者自然摆动前臂，少用吊带，避免肩关节内收、内旋、屈肘而使前臂处于悬吊位姿势。主动和主动辅助肘关节屈伸运动这些训练方式都要求在肘关节稳定性可靠的前提下由前臂旋前过渡到前臂旋后。如：①瑞士球置于底座平面上，嘱患者前臂旋前位，用双上肢在瑞士球上来回滚动，这种方法也能帮助患者完成主动练习。②患侧肩胛骨抵墙，双手抓持手杖，利用健侧主动用力帮助患肘来回屈伸以完成患肘助力主动伸展训练。指导患者尽量鹰嘴贴墙，以防止肩关节外旋影响训练效果。为了保持正确的姿势，可以在臂后垫一块毛巾作为支撑。③前臂AROM/AAROM训练：肘关节维持在90°屈曲位，将前臂置于桌面进行主动的旋前/旋后训练。一定重量的铁锤可以辅助提供终末端牵伸力量训练。患者也可以使用健手辅助做旋转方面的自我牵伸，同样前臂处于旋后位时还可以借助弹力绷带在活动极限的终末位提供低强度的持续的牵伸力量。对患者来说这是一个简单方便的牵伸方法，如果终末端僵硬而弹力绷带无法奏效，可以使用静态进展型支具或动态支具牵伸[39]。

（4）关节松动术：①肱尺关节分离技术改善肘关节的伸展功能。患者仰卧，掌心向上，肘关节放松。治疗师一手固定肱骨远端［或用Mulligan治疗带固定（Mulligan Mobilisation Belf™）］，另一手与尺骨干成45°分离牵伸。当肘关节伸展角度增加时，治疗师需要改变用力方向继续牵伸。关节松动后交替应用等长收缩技术能增加关节本体感觉，患者可以利用新获得的关节活动范围积极主动训练。②肱尺关节分离技术改善肘关节的屈曲功能。治疗师一手固定肱骨远端，另一手分离尺骨的同时勺状屈曲肘关节。患者回家也可以在肘关节盂处垫一小毛巾卷，在尺骨远端施加力量做自我关节松动。③桡尺骨近端关节松动改善前臂旋转功能。治疗师通过向掌内侧滑动改善前臂旋后或者向背外侧滑动来改善旋前功能，应用交替的等长收缩运动能增加关节的本体感觉，之后进行诸如反转卡片、拧毛巾、握轻锤旋转等主动训练。

（5）抓握和腕部肌力训练，如捏橡皮泥、腕部轻量抗阻训练。

（6）软组织松动 / 瘢痕管理。如果发生肢体水肿，要进行逆向按摩，在外固定支具拆除后通常要佩戴弹性压力袖套 3～4 周，以促进静脉回流；如果存在瘢痕增生，可涂抹可可油或维生素 E 软膏对瘢痕进行每日 2 次的按摩，增生过度可使用硅胶薄膜敷贴。

3. 阶段 3：瘢痕成熟期 / 骨折愈合期（第 8 周～6 个月）

（1）目标：达到最大 ROM。增加肌力。增加耐力。正常参与功能活动，包括娱乐和工作活动。

（2）支具：调节静态进展性支具或动态夹板至被动活动终末端范围的位置，尤其是肘关节伸展和旋后功能。

（3）训练：AROM/AAROM/PROM 训练，没有限制。力量训练：使用重物或弹力带进行分级式渐进性抗阻训练。闭链活动训练。增强式训练。功能性或工作模拟训练。

4. 阶段 4：ROM

此期允许加强 AROM 和 PROM，包括各种组合运动训练。使用被动牵伸和关节松动技术来增加受限的 ROM。如果患者存在明显的活动受限，可以佩戴支具来扩大最终活动范围，定制或其他商用支具 Dynasplint（Dynasplint System Inc，Severna Park，MD）或 JAS（Joint Active Systems Inc，Effiffiffingham，IL）可实现这个目标。我们推荐在治疗师监督下对定制支具改造使用。如果患者肘关节同时存在屈曲和伸展受限，那么患者需要佩戴 2 种支具，一般夜间持续佩戴伸展型支具，日间间断佩戴屈曲型支具，间隔时间 30 min。经常调节支具参数至最终 PROM 的位置是极其重要的，这样才能保持获得的 ROM，扩大末端活动范围，改善关节活动功能。当骨折愈合稳定和软组织没有炎症反应时，开始加强肌力、耐力训练。为患者量身定制功能性活动训练和工作模拟训练，这样才能让患者早日回归社会并适应特定的工作岗位。

5. 阶段 5：肌力训练

（1）开始行中度等长收缩训练。

（2）过渡到轻量等张收缩训练。

①肱二头肌屈肘训练。②肱三头肌后伸或过头伸展训练。③借助弹力带或哑铃做前臂旋后 / 旋前训练。④借助弹力带或重物做腕关节屈 / 伸训练。⑤借助弹力带或重物做 PNF 模式训练。

（3）闭链运动。

推力训练：利用墙、台面、地面、波速平衡板（Bosu Fitness LLC）等。

（4）功能性 / 工作模拟训练。

①提举箱子训练。②推 / 拉训练。③增强式训练——蹦床投掷训练（根据个体情况进行体操训练）。

肘关节外伤后不稳的手术治疗要想取得理想的效果，需要外科医师和治疗师共同对解剖结构、不稳定机制深入了解。行肘关节松动治疗时，必须时刻保护所修复的结构。因此，要想达到预定目标，加强患者、治疗师和外科医师之间的开放式沟通至关重要。

第六节　腕管综合征

腕管综合征（Carpal Tunnel Syndrome，CTS）是临床上最常见的上肢周围神经卡压性疾病，其病理基础是由于多种原因导致的腕管压力增高，压迫正中神经后引起腕部以下正中神经分布区域感觉和运动功能障碍的一系列症候群。1854 年，Paget 医生首先于两例桡骨远端骨折病例中报道了正中神经卡压的临床表现。1913 年，法国学者 Marie 和 Foix 医生首次报道了低位正中神经卡压症状患者的神经病理检查结果，并提出若早期诊断并切开腕横韧带给正中神经减压，也许可以避免出现神经的病变。1933 年，Learmouth 报道了手术切开屈肌支持带治疗腕管神经卡压的病例。1953 年，Kremer 首次在公开出版物中使用了“腕管综合征”来命名这一疾患，并一直被沿用至今。腕管综合征多好发于 40 岁以上成年人，男女发病比例大约为 1∶6。职业因素为显著发病因素，需要长久反复用力屈伸腕与指的职业是腕管综合征的发病风险高职业，厨师翻菜颠勺动作、电脑操作者的频繁敲击动作等容易导致本病的发生；同时，木工、挤乳工、书法家、画家、音乐指挥家，以及提琴手、钢琴师、胡琴演奏家、雕刻家、常做家务活的家政人员和家庭妇女等均易发生腕管综合征。任何能使腕管内容物增多、增大或使腕管容积缩小的因素均可导致腕管综合征。腕管综合征在临床上表现为桡侧 3 个半手指疼痛、麻木等感觉异常及感觉减退，随着病情发展，患肢可出现拇指外展对掌运动功能障碍，如做抓、握、搓、捻等动作时费力，动作不灵活，典型病例可表现为猿掌，晚期出现鱼际肌（主要为拇短展肌）萎缩。Phalen 试验、腕管处 Tinel 征阳性对诊断有支持意义，上肢肌电图是诊断的金标准。目前，腕管综合征在诊断标准和治疗方法上日渐成熟，被广泛认知和接受。随着对周围神经损伤认识的不断全面和深化，如何更好地改善患者的临床症状、恢复患肢功能、提高患者术后满意度及生活质量，成为临床医生面临的重要问题。目前临床医生对腕管综合征治疗所达成的共识主要为：轻度患者先行药物、物理等保守治疗方法，保守治疗无效的轻度患者及中、重度患者尽早行手术治疗。

一、保守治疗

对于早期鱼际肌未出现萎缩、感觉迟钝较轻、正中神经运动神经潜伏期小于 4.5 ms 的轻度腕管综合征患者，可先采取保守治疗[40]。

二、手术治疗

美国骨科医师协会（AAOS）[41]提出如保守治疗 2～7 周症状仍不能缓解，应更换治疗方法或直接采用手术治疗。同时各种有针对性的深入研究及理疗手段在不断发展与丰富，内镜技术、生物力学研究、电生理技术等领域也在不断更新和拓展。现在，腕管综合征的治疗有了新的选择与发展。

目前临床上所应用的治疗腕管综合征的手术方法繁多，本质上均为腕横韧带切开，解除正中神经压迫因素，以达到正中神经减压的目的。手术方式主要分为腕管切开松解减压术（Open Carpal Tunnel Release，OCTR）和内镜下腕管松解减压术（Endoscopic Carpal Tunnel Release，ECTR），其中 OCTR 依手术切口大小分为传统型和小切口型，ECTR 分为以 Okutsu

技术为代表的单切口法和以 Chow 技术为代表的双切口法。

（一）腕管切开松解减压术（OCTR）

传统的 OCTR 于腕掌部腕远侧横纹以远做长为 6 ~ 8 cm 的弧形切口，逐层切开皮肤、皮下组织，全长暴露腕横韧带，于腕横韧带中央纵行切开腕横韧带，打开腕管，于正中神经卡压严重处适当松解正中神经外膜。褚寅等[42] 指出传统的 OCTR 适用于有腕部手术史、腕管结构有损伤、腕管内存在占位性病变、正中神经损伤严重的患者，OCTR 可以避免由于操作和视野不便所造成的不必要的副损伤，降低术后并发症的发生率。曲巍等[43] 指出传统的 OCTR 优点是能够彻底地去除正中神经卡压因素，更好地松解正中神经，适用于需松解神经外膜的病例，缺点是手术切口较长，创伤较大，术后术区产生较大瘢痕，影响美观并可能产生柱状痛。孟国成等[44] 认为传统的 OCTR 手术切口位于腕关节，术后影响腕关节活动且柱状痛的发生率较高。茅天等[45] 研究腕管综合征术后柱状痛发生原因指出，柱状痛所涉及的面积与手术切口长度存在相关性，发生率与手术切口类型并为发现明显关联，且柱状痛的发生与否并不影响手术对腕管综合征的疗效。现已明确，柱状痛产生原因为正中神经掌皮支损伤。钱月楼等通过对尸体标本正中神经掌皮支的解剖研究指出，行传统的 OCTR 时，切口靠掌长肌尺侧缘可避免伤及正中神经掌皮支，从而避免柱状痛的发生。因此，传统型 OCTR 的手术意义不能单纯因术后并发症等问题而被否认，治疗的关键是选择合适的适应证。小切口型 OCTR 是基于缩短手术切口、减少瘢痕、改善外观的目的发展起来的。多数术者与手掌近端设计手术切口，手术切口的平均长度为 2 ~ 2.5 cm，较传统的 OCTR 手术切口相比有明显缩短。术中通过改变腕关节的屈伸状态、潜行分离组织等方法，暴露腕横韧带，然后在直视下切断腕横韧带，达到切开腕管，正中神经减压的目的。王晓峰等[46] 设计的手术切口位于拇外展位时手掌近端大鱼际纹尺侧 0.5 cm 处，长弧形，长度约 2.5 cm，近端起于远侧腕横纹前约 1.0 cm 处。梅锦荣等[47] 设计出与上述类似的手术切口，指出此类切口能够达到正中神经减压的目的。褚寅等[42] 设计出位于鱼际纹尺侧 0.3 ~ 0.5 cm 的中环指间隙延长线上的纵行切口，近端止于远侧腕横纹，远端止于 Kaplan 基线。手术时于靠近钩骨处将腕横韧带切断，在确认正中神经位置并保护正中神经后切开部分前臂筋膜，于正中神经卡压严重处松解神经外膜。刘璠等[48] 设计出更靠近尺侧的手术切口，其余手术方式与前者基本相同。张高孟等[49] 设计了长约 1.5 cm 位于掌长肌的尺侧的横切口，切口靠近腕横纹，术中沿环指方向于掌长肌深面分离掌腱膜与腕横韧带，通过改变腕关节位置，逐步暴露并切开腕横韧带。此术式可于手术过程中检查屈肌腱滑膜增生及其他占位性病变情况。以上各种术式均通过改变腕关节位置来扩展术区视野，通过组织间潜行分离完成腕横韧带切开，从而达到小切口完成手术的目的。小切口术式所带来的局限性不容忽视，伤口充分止血是小切口 OCTR 最需要注意的，术中还应注意观察和确认正中神经返支有无受压。手术治疗腕管综合征时，在术式选择上不应盲目追求美观而选择小切口手术方式，首先应考虑的是正确的手术适应证，在疗效满意的基础上追求术区美观。随着腕管综合征手术方式的日渐成熟和多样化，一部分术者通过解剖学研究和临床随访，开始探索在 OCTR 基础上重建腕横韧带的优势和必要性。如冠状面腕横韧带 Z 字延长术；利用掌长肌腱转位修复重建屈肌支持带；腕横韧带切开行腕横韧带重建术后均取得了满意的疗效，在缓解正中神经压力的基础上保留了腕横韧带的屈肌腱支持作用。无论哪种方式切开腕横韧带，都应避免正中神经掌皮支的损伤，从而避免柱状痛的发生。钱月楼等通过解剖学研究指出，腕管体表投影区域内手术避免横行手术切口，腕掌部应选择在掌长肌尺侧第四掌骨体表投影做纵行手术切口，避免正中神经掌皮支损伤。对于如何处理腕横韧带，有术者认为应部分甚至完全切除腕横韧带，理由是这样使正中神经减压更加彻底。

顾玉东[40]则认为正中神经减压的关键在于彻底切开腕横韧带，扩大腕管容积，为防止腕部弓弦征畸形需缝合掌腱膜，其他无须特殊处理。是否彻底松解正中神经仍存在一定争议，朱守荣等报道的17例（23例）腕管综合征患者中，对其中18例进行了束膜松解，有效减轻了临床症状。褚寅等[42]报道的腕管综合征手术治疗中，仅对粘连严重者行有限的神经外膜松解，常规不做正中神经松解，仅完全切开腕横韧带，效果也较为满意。顾玉东[40]认为松解神经外膜可能影响正中神经血供，且神经外膜出血止血困难，易出血形成粘连和新的压迫。对存在明显神经瘤的患者可松解其正中神经外膜，或激素类药物注射于神经外膜下，防止水肿、粘连。综上所述，是否松解神经外膜应以正中神经受压情况为判断标准，行OCTR手术时应及时正确评估神经外膜松解或束膜松解的必要性，提高手术疗效。

（二）内镜下腕管松解减压术

以Okutsu技术为代表的单切口ECTR：患者局部麻醉，于掌长肌尺侧、腕横韧带近侧2.0 ~ 3.0 cm处做一横切口，长度约1.0 cm，逐层切开皮下组织至前臂深筋膜深层，内镜经皮下插入至深筋膜下方，于掌长肌肌腱与尺侧腕屈肌肌腱之间走行，进入腕管并定位腕横韧带直至其远侧缘，确认后自腕横韧带深面由远及近完全切断腕横韧带。双切口ECTR应用Chow双通道技术[43]，关节镜入口定位于腕掌侧，逐层切开皮肤、皮下组织至腕管内，将开槽套管和穿刺锥经入口进入腕管，经腕管至关节镜出口处穿出。拔出穿刺锥，将开槽套管槽口对准腕横韧带，由近端插入关节镜并向远端逐步探查，确认腕管及周围解剖结构无误且套管的开槽内无组织嵌顿，用钩刀将腕横韧带由远及近完全切断。ECTR手术切口小，无须缝合拆线，患者痛苦小，住院时间短。但其与OCTR在疗效和并发症风险等方面的比较仍未达成共识。Palmer等应用MRI技术对ECTR与OCTR术后患者腕管内容积进行了测量和比较，结果无统计学差异，对比握力和捏力可以看出ECTR术后患肢较OCTR术后恢复更快。Nakamura等研究指出，与OCTR术后患者相比，ECTR术后患者在典型症状恢复和电生理检查方面均未见明显优势。Ghaly等认为ECTR能够降低OCTR后遗症发生的概率。Jamineze和Reid等认为ERCT在降低腕管综合征复发率方面存在优势，这是由于腕管综合征的复发的主要因素是正中神经粘连及与周围组织的瘢痕纤维化，而保持正中神经覆盖组织的完整性可以避免上述情况的发生。ECTR能够缩短患者康复时间，尽早恢复患肢功能。关于手术并发症在不同术式后的发生率问题，争议仍比较大。尽管ECTR的应用在许多问题上尚存争议，但其术区美观、瘢痕少、恢复快、痛苦小等优势在临床上被广泛承认。准确掌握手术适应证，同时取得良好的技术和经济支持，ECTR能够发挥出更加出色的临床疗效。

三、康复

（一）康复评定

1. 外观评定

通过视、触诊及X线片评定手及部的完整性，以评定有无水肿、瘢痕、僵直、畸形等。

2. 运动功能评定

应用徒手肌力检查、握力及捏力计评定腕部、手部肌肉肌力，进行手及腕部关节活动范围测量。

3. 感觉功能评定

包括浅感觉、深感觉复合觉。

判定标准：S0，感觉完全消失；S1，有深感觉，浅感觉消失；S2，有深感觉或部分浅感觉；S2+，同 S2 有感觉，有过敏现象；S3，有深感觉，过敏现象消失；S3+，同 S3 有定位能力，两点辨别觉接近正常；S4，感觉正常。

4. 手实际功能评定

进行书写能力翻卡片起小物体放入容器、堆积棋子等操作，评定手的协调性、灵活性、准确性，如应用 Carroll 手功能评定量表。

5. 神经－肌电图检查

（1）指腕段正中神经感觉传导速度（SVC）减慢，而近端正中神经 SVC 相对正常，是诊断腕管综合征的早期重要指标。

（2）正中神经运动纤维远端潜伏期（腕部至大鱼际中段）延长或消失。

（3）被检拇展短肌放松时可见失神经电位，轻缩时运动单位电位时限延波幅增高或减低。

（二）康复治疗

1. 腕关节夹板固定

患肢腕关节夹板中立位固定 4～6 周，白天去除夹板，减少腕关节活动，夜间腕关节中立位固定，注意观察患肢血运。较多文献报道认为，轻度腕管综合征患者单纯佩戴腕关节夹板治疗效果可靠。Phalen[50]、Gelberman 等[51]研究发现，腕管综合征患者过度用手、腕关节活动过多时症状加重。腕关节屈、伸位均会导致腕管内压力增高，建议选择腕关节中立位固定腕关节夹板（即腕关节伸直 0°位，平伸腕位)。Nobuta 等[52]报道认为，轻度腕管综合征患者单纯应用腕关节夹板治疗，74% 的患者可达到良好效果；中度腕管综合征患者 61% 可达到良好效果。Bland 等[53]综合上述研究指出，单纯腕关节夹板治疗对轻中度腕管综合征的治愈率可达 37%，高于其 21% 的自愈率，差异有统计学意义。Madjdinasab 等[54]设计的一组随机对照试验表明，单纯应用腕关节夹板治疗 6 周和单纯口服糖皮质激素类药物治疗 2 周，6 周后两者电生理测评均可见提高，但差异无统计学意义。为寻找腕关节夹板治疗的最佳疗程，de Angelis 等[55]做了一系列相关研究，最后指出疗程 3 个月和 6 个月的患者症状均可见明显缓解，功能也有明显改善；分析患者肌电图可见正中神经末端运动潜伏期（DML）缩短，正中神经感觉传导速度（SCV）增加，但两组间无统计学差异。因此，作者建议患者行腕关节夹板治疗 3 个月即可，无须更长时间。腕关节夹板价格低廉、并发症少，对于轻度腕管综合征患者可首选夜晚腕关节夹板固定，可改善血液循环，缓解正中神经压力，进而缓解夜间和长时间休息时的麻木、针刺感[56]，是早期轻度腕管综合征患者的首选治疗方法。

2. 物理因子治疗

如应用红外线、磁电刺激、激光刺激、紫外线照射、频谱仪照射、超声波治疗等。微波应用于周围神经卡压，可升高神经肌肉的兴奋性及生物电活性，同时能够刺激神经纤维再生。小剂量的微波可消散局部组织水肿，改善血液循环，增加局部血供，使神经纤维加速再生，促进神经传导功能的恢复；中等剂量的微波作用于局部组织，能增强作用部位免疫细胞的吞噬功能，提高机体免疫机能，并通过提升作用部位局部组织温度来刺激分布于血管壁的神经末梢，引起组织蛋白微量变性，增加组胺、血管活性肽等血管扩张物质，从而使局部血管扩张，血流加速，改善局部血液循环。在治疗周围神经损伤时，一般采用微热量，早期多采用无热量，深部或恢复期采用温热量。分米波能够加速损伤局部的血液循环，增加局部血流量，同时减轻损伤部位炎性反应。加强损伤局部组织的营养代谢，改善代谢微环境，预防及减少瘢痕形成，从而达到预防和减轻术后神经粘连的效果，进一步缓解损伤神经缺血、缺氧，为神经纤维再生创造有益的微环境，促进神经的修复与再生[57]。分米波还能够使雪旺细胞增殖加速，使受损神经轴突更早更快再生及再髓鞘化，促进再生神经结构成熟，从而加速恢复受损神经的功能[58]。经皮神经肌肉电刺激疗法可被动地、有节律的收缩失神经支配的肌肉，大限度保持肌肉正常形态及功能，延缓废用性萎缩，同时修复受损的神经，促进其再生，使其恢复传导功能，为神经－肌肉再支配创造条件。经皮神经肌肉电刺激疗法具有保持肌肉兴奋性、防止肌肉萎缩、花费少、无痛苦、易操作等优点。术后早期作为辅助治疗可明显缩短正中神经恢复期，加速神经再生，为患者早日康复提供条件。

3. 运动疗法

手部及腕部的放松训练，如握拳和放松的动作，双手交叉环转，缓慢屈伸手腕，完全合手掌晃动等。术后辅助治疗腕管综合征行手术治疗后有症状缓解快、功能恢复慢的特点。许多患者术后第 2～3 天即述手指麻木、憋胀等症状消失，但一些患者尤其是已经出现大鱼际肌肉萎缩的患者，患肢功能恢复较慢，导致患者手术满意度下降。术后正确指导患者行功能锻炼，并辅以及时有效的辅助治疗，对于加速患肢功能恢复有积极意义。

4. 传统手法治疗

以中医理论为依据治疗腕管综合征的方法[59–61]主要有内服或外用中药（熏蒸）、针灸推拿、综合疗法等，疗效较为满意。Cai[62]对 60 例轻度腕管综合征患者采取温针灸加推拿治疗，治愈率达 81.7%。潘建安[63]对 86 例腕管综合征患者采用针刺十宣、大陵、劳宫穴，留针加用电麻仪治疗，其报道的总有效率达 96.5%。传统拔罐疗法[64]、手法治疗[65]也能够缓解症状。

5. 药物治疗

腕管综合征的药物治疗可以选择局部药物注射或口服神经营养药物。AAOS 建议在选择手术治疗前应考虑采用局部注射或口服类固醇治疗，且类固醇疗效优于非类固醇消炎药和利尿剂。弥可保（甲钴胺）可促进损伤神经再生，应用弥可保、甲巯咪唑、维生素 B_1、维生素 B_6 联合治疗腕管综合征疗效较为满意[56]。腕管内注射含普鲁卡因的类固醇制剂可在短期内显著缓解腕管综合征的临床症状，可降低组织内压，减轻组织水肿[66]。Marshall 等报道腕管内注射类固醇 3 个月相比口服给药法更加有效[67]。有报道指出，局部注射类固醇疗法，虽能近期显著缓解腕管综合征的临床症状[68]，且无明显不良反应，但复发率较高，有报道显示局部注射类固醇疗法 1 年内复发率高达 50%[69]；并且局部注射类固醇疗法对其他电生理参数均无明显改善，仅仅降低了正中神经的远端运动潜伏局部注射类固醇疗法短期疗效肯定，长期效果尚无定论。术后口服甲钴胺：甲钴胺中心钴分子上有一活性甲基基团，是同型半胱氨酸合成蛋氨酸转甲基反应过程中的重要基团，可以轻易转移至神经细胞内的细胞器，加速核酸和蛋白质的合成；通过加速神经受损节段血旺细胞。胞的细胞分裂和促进组成髓鞘的主要成分——卵磷脂的合成来促进神经生长、刺激轴突再生，维持轴索内输送并促进轴索再生；增加神经传导物质并改善神经传导延迟，达到修复受损的神经细胞，加快神经传导速度的目的。甲钴胺可促进神经端侧吻合后神经侧芽的生长，对远段神经的再生及功能恢复也有促进作用，并可在神经损伤后保护背根神经元。对靶肌肉注射甲钴胺对周围神经再生有刺激作用，高剂量甲钴胺对损伤神经的营养作用更好。甲钴胺可以使损伤轴突的加速生长，延缓肌肉的失神经性萎缩，促进周围神经损伤后功能恢复。综上所述，甲钴胺能够保护神经元细胞，加速神经元髓鞘和轴突的再生，延缓失神经支配肌肉萎缩，提高神经纤维兴奋性。若无明显副作用发生，建议至少口服 4 周。

6. 预防

①防止手腕过屈，避免关节过用停在某位置上间过长。②长期腕关节用力者，每小时休息一次，放松手部。

第七节　腕关节三角纤维软骨复合体损伤

三角纤维软骨复合体（Triangular Fibrocartilage Complex，TFCC）包括和尺侧腕伸肌腱鞘、关节盘、尺侧副韧带及掌侧桡尺韧带，对稳定下尺桡关节、缓冲腕关节应力可发挥关键作用，其解剖结构特点很容易遭受损伤，是引发腕关节尺侧疼痛的主要原因，如若不及时采取有效治疗，会直接影响到患者的日常生活和工作[70]。TFCC 的组成部分包括尺侧腕伸肌肌腱腱鞘、半月板近似物、掌侧桡尺韧带、三角纤维软骨盘及腕尺侧副韧带，临床常见三角纤维软骨盘受到损伤，若患者伴有跌伤史，出现前臂旋前位扭伤，损伤后引发腕尺侧疼痛，检查尺骨远端区域压痛，则可确诊为 TFCC 损伤。临床多以常规摄腕关节 X 线片诊断 TFCC 以排除骨折，还可进一步行 MRI 检查高度怀疑 TFCC 损伤而呈正常 MRI 表现者，若无法将 TFCC 损伤的可能性完全排除，伴有持续性功能障碍和腕部疼痛，应行腕关节镜检查。腕关节镜是现阶段准确诊断 TFCC 病变的有效方法，在确诊的同时可同步治疗。因此，对于怀疑存在 TFCC 损伤的患者，应当进一步给予腕关节检查，帮助疾病及时得到准确诊断和有效治疗，近几年来逐渐成为诊断该病的“金标准”[71]。TFCC 为多种坚韧组织复合体，其生理作用包括缓冲、传递及承受压力，是维持稳定腕关节尺侧的主要结构。因此，TFCC 损伤后以促进腕关节功能恢复为主要宗旨，预防引发腕尺侧疼痛，首选制动等保守治疗方案，很多急性 TFCC 损伤经保守治疗和尽早诊断，可缓解症状，促进腕部活动功能恢复[72]。若经保守治疗未获得显著疗效，可行腕关节镜确定患者损伤程度及部位，之后施行修复和切除。

【临床解剖】

TFCC 是位于尺骨与尺侧腕骨之间，起自桡骨远端乙状凹，止于尺骨茎突基底部和尺侧腕骨的一种软骨性、韧带结构的组织。它由三角纤维软骨（Triangular Fibrocartilage，TFC），三角韧带，类半月盘韧带，掌、背侧桡尺韧带，尺侧腕伸肌腱鞘，尺侧副韧带，尺三角韧带和尺月韧带组成。三角纤维软骨（TFC）又称腕关节盘，起自桡骨远端的尺侧缘，向尺侧覆盖尺骨头软骨止于尺骨茎突基底部。类半月盘韧带是位于TFC尺侧的一个类似膝关节半月板的结构，它的主要功能是连接TFC尺侧和尺侧腕关节囊。TFCC的血供来源于骨间背动脉的背侧分支以及尺动脉的掌侧、背侧桡腕关节支。这些血管向软骨中央呈放射状分布，仅供应TFC周边10%～40%的区域，而中央和桡侧部分则缺乏血液供应。这种血供的分布对退行性损伤及损伤的修复都有重要影响。意味着损伤一旦形成，自我修复能力极差。

【病因与损伤机制】

（1）创伤性：TFCC损伤多由前臂的急性旋转损伤、前臂尺侧轴向负荷合并强拉伤或跌倒时旋前位手部着地所致。

（2）退行性：TFCC损伤可由于尺腕关节的慢性过度负荷导致，常与腕关节尺侧慢性负荷、尺骨撞击综合征或尺骨正变异等相关。因为手腕在反复或瞬间爆发性做过度伸展（Extension）的动作时，手腕尺侧所受的负荷会增加，可能造成手腕的尺侧偏移（Ulnar Deviation）增加尺侧结构的压力，进而加重损伤和退化。

常见的损伤原因：

（1）创伤性损伤：通常发生于手腕过度伸展加上扭转的动作下，在远端尺骨处的手腕尺侧遭受外力的冲击，如：打网球、高尔夫球、羽毛球等运动者手腕尺侧受力和快速扭转活动；车祸中司机手握方向盘腕部受到旋转牵张暴力；突然摔倒时用手撑地；提重物不慎或手腕用力不当时扭伤等。

（2）退化性损伤：几乎都发生在关节盘的中央部分，通常会造成不平滑的边缘，由于尺侧（小拇指侧）腕骨与尺骨头的撞击所造成。

【TFCC分类】

根据损伤的病因和部位将TFCC损伤一般分为创伤性（Ⅰ型）损伤和退行性（Ⅱ型）损伤。

（1）创伤性损伤（Ⅰ型损伤）：另根据中心穿孔及撕脱损伤不同分为ⅠA～ⅠD等4类。

（2）退行性损伤（Ⅱ型损伤）：另根据磨损和穿孔损伤不同分为ⅡA～ⅡE等5类。

TFCCⅠ型损伤的患者多有明确的外伤史，而Ⅱ型损伤则往往是发生于中年以上患者的一种慢性渐进性病变，也可发生于网球运动员和体操运动员。

【TFCC诊断】

1. 影像学诊断

TFCC的影像学表现：X线检查、CT、MRI、MRA、腕关节镜是诊断TFCC损伤的主要辅助检查。X线检查是腕关节疾病的首选检查，X线检查主要用来观察是否存在尺骨正变异，同时检查是否存在腕部骨折[73]；但X线对软组织分辨率有限，仅能显示关节间隙增宽或狭窄等间接征象，不能显示TFCC的软骨及韧带损伤情况[74]。CT较X线检查，可显示清楚显示X线片不易显示的隐匿性骨折、骨关节面下骨质破坏、硬化及周围软组织的损伤情况，但辐射剂量较大[75]。腕关节镜为有创检查，MRA需注射照影剂。MRI与普通CT和

X线检查以及金标准——关节镜检查相比，没有放射性和侵袭性损伤，能够早期发现TFCC损伤。尽管磁共振关节造影（MRAr）技术（分直接和间接两种）是一种有创检查，但能够清晰显示关节内的精细解剖及损伤。其中MRI作为一种无创的影像学检查方法，因其具有良好的软组织分辨率，可精确显示TFCC的精细解剖情况，高场强MRI较高的软组织分辨率，可以清晰直观地显示软组织和韧带的形态及信号[76]，故多采用MRI检查作为TFCC的常规检查。

2. 超声诊断

TFCC损伤是引起腕关节尺侧疼痛最常见的原因，对损伤部位及损伤性质的早期准确判断对临床医生选择恰当的治疗方法具有重要的指导意义。肌肉骨骼系统超声自20世纪80年代以来，逐渐成为医学超声应用领域的热点之一。肌骨超声的优势是可以左右对比，动态扫查并与患者实时交流便于病灶信息有效获取。可结合肌骨超声技术进行超声引导下靶点穿刺修复技术，安全有效。

3. 临床诊断

TFCC损伤的临床症状：腕关节尺侧疼痛最常见，患者可出现局部肿胀，关节活动受限；尺神经激惹（损伤牵拉或卡压）时会表现出环指、小指的麻木。体征："尺腕应力试验"阳性提示TFCC损伤[77]；"探钩试验""蹦床试验"阳性提示三角纤维软骨复合体中央凹撕裂，Atzei等证明"探钩试验"比"蹦床试验"更精确[78]。

【TFCC治疗】

一、手术治疗

对TFCC损伤患者，采用关节镜下微创修复治疗，可于直视下观察及处理关节内病变，具有操作简单、损伤小、并发症发生率低、患者能快速康复等优点，有助于获得良好效果。手术入路是成功实行关节镜手术的关键，采用腕关节镜掌侧入路可将尺骨茎突窝较好地暴露，并使用锚钉成功修补近端TFCC损伤，由于腕关节具复杂的解剖结构及狭小关节间隙，手术期间应重点关注以下几点：①准确定位腕背桡侧入路是腕关节镜微创治疗TFCC损伤患者的关键步骤，针头穿刺在用生理盐水灌注与触摸Listei结节时可准确定位入路。②创建入路后，将腕关节镜置入，对腕关节进行全面、详细的检查，依据TFCC损伤类型实行针对性处理应将其组织结构完全保留，尽可能不要切除。③TFCC穿孔或中央部撕裂的ⅠA类损伤常见于临床中，因缺少血供，很难愈合，只可于腕关节镜下进行清理，将三角纤维软骨盘中央的破损区域切除，最多只能将腕尺韧带和掌背侧桡尺韧带完整保留术后不会影响前臂轴向负荷的传递。④TFCC损伤从尺骨茎突止点上撕裂的ⅠB类损伤会对稳定的远侧桡尺关节造成影响，应于腕关节镜下修复缝合。TFCC损伤患者实行腕关节镜微创治疗，可缓解疼痛感，预防并发症，改善腕关节功能，临床价值较高。

二、康复评定

（1）疼痛评定：常用评定方法：视觉模拟评分法、数字分级评分法、语言分级评分法、Wong-Baker面部表情量表，腕手关节功能评定表，VAS评定。

（2）运动功能评定：关节活动度测量：最常用测量和记录 ROM 的方法为中立位法（解剖 0°位法），即将解剖学中立位时的肢体位置定为 0°。

（3）肌力评定：进行肌力检查时，要取标准体位，受检肌肉做标准的测试动作。固定受检查肌肉附着肢体的近端，放松不受检查的肌肉。首先在承受重力的情况下观察该肌肉完成测试动作的能力，然后根据测试结果决定是否由检查者施加阻力或助力，并尽可能达到最大运动范围，进一步判断该肌肉的收缩力量。

三、康复治疗

（一）非手术康复治疗

1. 运动疗法

首先固定：创伤性的 TFCC 损伤，在没有不稳定的情形下，应该在开始的 1～3 周内固定。一般而言，将手腕固定在中央位置，而且最主要的是让前臂不能有旋转动作。在固定手腕时，由于手腕上的曲度较大，因此可以使用夹板加上弹力绷带固定来代替手腕护具。如有不稳定情况存在，建议尽快正规医院就诊紧急处理。然后冷敷：伤后 48 h 内用冰袋冷敷 20 min 能减缓神经纤维的传导速度，降低疼痛并减轻发炎反应，并且后期于每次活动训练后均可重复进行。

（1）手指等长运动：目的在于减缓疼痛与为更进一步运动做准备，在手腕不动的状态下手指轻抓握网球（注意不要过度使力造成手腕移动）。而早期的肌力训练可以使促进患者之后的肌力恢复。最简单的方式是采用握弹力球的训练方式，每次 3 组保持 10 s（网球、弹力球等）。

（2）主动的关节活动度：手腕多方向自主运动（屈曲、伸展、尺偏和桡偏），早期关节活动可以避免关节粘连的情形发生。在这个阶段活动，务必在无痛的范围内进行。每次根据有氧训练和耐力以及疼痛情况决定训练强度。

（3）等张肌力训练：此时的肌力训练主要是加强手腕周围的肌群，可以手拿弹力带进行屈伸、桡侧偏与尺侧偏等反复性肌力训练，每次根据有氧训练和耐力，疼痛情况可 10～20 次 /3 组。每天 2～3 大组（无痛情形时进行），务必避免快速重力作用下损伤软骨板。

（4）伸展：主要针对腕部屈曲与伸展进行被动伸展。对于预防手腕伤害和受伤后期减少软组织短缩有帮助。一般 10～30 次 / 组，每天 2～3 组。每次根据有氧训练和耐力，疼痛情况决定训练强度。

（5）本体感觉训练：可将一个球（篮球、足球……）放在桌面上，双手放在球面上，缓慢地进行球的旋转、滚动。

2. 物理治疗

早期首选疼痛科进行高能激光修复，也可行经皮神经电刺激疗法（TENS）、红外线治疗、超声波理疗等。

3. 传统治疗

（1）手法复位，固定制动。《灵枢 · 经脉》云："筋为刚。"言筋的功能坚劲刚强，能约束骨骼。若筋伤，则骨骼失于约束，因此陈小砖教授认为 TFCC 损伤必定存在"骨错缝"，表现为尺骨、桡骨的错位和腕骨的紊乱，故主张手法整复为先，滑利关节[79]。关节错缝解除，筋柔骨正，压迫解除，则气血调和。手法具体操作：患者正坐，前臂置于旋前位，手背朝上，医生站于患者前方，双手握住患者腕部，一手在尺侧，一手在桡侧，双拇指置于腕关节的背侧，拇指指尖置于腕关节背侧间隙内，在拔伸腕关节的同时上下轻轻摇晃 5 ~ 7 次，然后将腕关节背伸到最大限度，同时用力挤压突出的腕骨，随即屈曲。然后使腕关节尺偏，一手拇指用力向前上方推按尺骨茎突，纳正尺骨。最后双手同时用力挤压尺骨及桡骨，使下尺桡关节合拢。

（2）筋针止痛，疏通经络。陈小砖教授施以筋针止痛，疏通经络[79]。根据筋针“以痛为输”的取穴原则，用拇指指腹在患侧前臂循手三阳经筋按压，选取 1 ~ 3 个压痛点或筋结点为筋穴，碘伏消毒后用 1 寸筋针平刺进针，沿皮透刺，进针深度约为半寸，如在进针时患者出现疼痛或针尖有肌张力增高，进针受阻，则需稍稍退针，并调整针尖方向后再推进，直至患者活动腕关节时痛处减轻。

（3）熏洗局部。用中药熏洗法，借助药力及热力的双重作用直达患处。TFCC 存在血供差，修复慢，甚至存在不愈合可能的特点。

（4）中药内服，标本兼治。以活血化瘀，补益肝肾为治则治疗本病。《素问·调经论》曰：“百病之生，皆有虚实。”本病为本虚标实之症，肝肾亏虚为本，血瘀痹阻为标。治疗本病时，应气血兼顾，筋骨并重，内合肝肾，以活血化瘀、补益肝肾为治则，方用桃红四物汤合六味地黄汤治疗本病，也可选用中成药瘀血痹胶囊以活血化瘀，通络定痛。

（二）术后康复治疗

1. 康复计划

术后常规给予抬高患肢，预防感染，消肿镇痛等处理。肘长臂石膏屈肘 90°、前臂旋后 45°固定 3 周，其间避免前臂旋转及腕部屈伸活动；继续改成腕部功能位短臂石膏固定 3 周，其间允许前臂主动旋前及旋后活动，但避免被动旋转。术后 6 周拆除短臂石膏，开始全范围主动腕部屈伸及前臂旋前旋后活动。术后 6 ~ 10 周一般为患者术后关节硬及疼痛的高发时间，可由康复师介入帮助患者进行手法关节松动、被动旋转及屈伸活动，并配合冰敷、红外线治疗等物理治疗。12 周内避免抗阻力前臂旋转活动。

2. 康复治疗技术

（1）运动疗法。运动疗法是骨科康复训练中的一种基本疗法，通过某些运动方式，徒手利用器械或患者自身力量，使患者获得全身或局部的运动及感觉功能恢复的训练方式。运动疗法具有积极的防治作用，可预防手术后瘢痕粘连的形成，改善局部甚至全身血液循环改善术后患肢肿胀情况，重建关节运动功能，预防术后活动量减少或长期卧床引起的失用性肌肉萎缩，增加肌肉代偿能力，增强肌力，同时改善关节畸形后可实现患者的正常站立行走活动，恢复正常生物力线，防止关节进一步变形，从而间接减轻关节负荷、改善患者日常活动质量。一般包括主动运动、被动运动，可分为等张训练、等长训练及等速训练，遵循个体化原则，循序渐进、量力而行。

1）主动运动：主要是关于肌力的训练，防治因术后长时间卧床或少负重导致的失用性肌肉萎缩，促进神经系统损害后的肌力恢复，维持肌肉病变时的肌肉舒缩功能，通过选择性增强肌肉力量，调整肌力平衡，增强关节稳定性。

2）被动运动：是指利用外力固定关节近端和活动关节远端，根据患者病情需要进行关节各方向的运动。可牵伸挛缩的肌肉、关节囊、肌腱、韧带，改善关节周围组织的血液和淋巴循环，恢复或维持关节活动功能。术后患者可利用器械或依靠治疗师进行合适的锻炼来增加相邻关节、肢体的活动代偿能力。

（2）物理治疗。

1）红外线治疗：改善照射部位血液循环，消炎、消肿、止痛；减少术后伤口及创面渗出促进瘀血吸收；加速伤口愈合，减轻组织粘连及瘢痕形成，促进瘢痕软化，减轻瘢痕挛缩等，术后早期可通过红外线治疗促进伤口愈合，预防伤口感染等并发症的发生。

2）中频脉冲电治疗：具有抗炎止痛作用，可促进局部组织血液循环和淋巴回流，引起骨骼肌收缩，锻炼肌肉，防治肌肉萎缩。

3）低频脉冲电治疗：对失神经支配的肌肉进行合适的刺激，可引起肌肉收缩，改善血液循环和营养代谢，进而可以延缓肌肉萎缩，防止肌肉纤维化和挛缩粘连。

参考文献

[1] STIMSON B B.A Manual of Fractures and Dislocations.2nded[J]. Philadelphia:Lea & Febiger,1947.

[2] HUTYRA C A,SMILEY S,TAYLOR DC, et al. Efficacy of a Preference Based Decision Tool on Treatment Decisions for a First-Time Anterior Shoulder Dislocation:A Randomized Controlled Trial of At-Risk Patients[J]. Med Decis Making,2019, 39 (3): 253 -263.

[3] KRISTIANSEN B,BARFOD G,BREDESEN J,et al.Epidemiology of proximal humeral fractures[J]. Acta Orthop Scand, 1987, 58:75-77.

[4] NEER C.S, Ⅱ.Displaced proximal humeral fractures;I. Clas-sification and evaluation[J]. J Bone Joint Surg, 1970, 52A:1077-1089.

[5] McLaughlin H. Trauma. Philadelphia: W. B. Saunders, 1959.

[6] 张均锦，陆春．肩关节脱位手法复位临床研究现状 [J]. 医学综述，2015，21（13）：2407-2409.

[7] KIM SH,HA KI,CHO YB, et al. Arthrosecopic anterior stabilization of the shoulder: two to six year follow-up[J]. J Bone Joint Surge Am, 2003, 85(8):1518.

[8] CODMAN EA,AKERSON IB. The pathology associated with rupture of the supraspinatus tendon[J]. Am Surg , 1931, 93:348.

[9] ROSSI LA,CHAHLA J, VERMA NN, et al. Rotator cuff retearsf[J]. JBJS Rev, 2020, 8(1): e0039.

[10] 张译丹．从运动医学角度对交通警察肩袖损伤综合征的探讨 [D]. 长春：东北师范大学，2012.

[11] HOHN E,ROBINSON S,MERRIMAN J, et al. Orthopedic injuries in profes sional surfers:aretrospective study at a single orthopedic center[J].Clin J Sport Med, 2020, 30(4): 378-382.

[12] 真启云，费文勇，张云飞．关节镜下肩袖修补术患者围手术期护理流程优化及效果评价 [J]. 中华护理杂志，2016，51（6）：645-649.

[13] NEER CS. Anterior acromioplasty for the chronic impingement syndrome in the shoulder:A preliminary report[J]. J Bone Joint Surg Am, 1972, 54:41.

[14] NEER CS. Impingement lesions[J]. Clin Orthop, 1983, 173:70.

[15] BIGLIANI LU,MORRISON DS,APRIL EW. The morphology of the acromion and its relationship to rotator cuff tears[J]. Orthop Trans,1986, 10:216.

[16] BROTZMAN BS. Clinical orthopaedic rehabilitation[J]. St Louis, 1996, Mosby.

[17] BAYNE O, BATEMAN J.Surgery of the shoulder[M].Philadelphia:CVMosby,1984:167-171.

[18] PATTE D. Classification of rotator cuff lesions[J].Clinl Orthop Rela Res, 1990, 254:81.

[19] FUKUDA H, MIKASA M, YAMANAKA K.Incomplete thickness rotator cufftears diagnosed by subacromial bursography[J].Clin Orthop RelatRes,1987(223):51-58.

[20] 刘银，曾伟．关节镜辅助小切口治疗肩袖损伤的临床分析 [J]. 中国医学创新，2013，10（2）：60-61.

[21] 朱绍阳，刘宁，梁振雷 . 肩袖损伤的机制及关节镜手术治疗肩袖损伤的研究进展 [J]. 中医临床研究，2017，9（6）：96-98.

[22] FERRARI M,ZIA S, VALBONESI M,et al.A new technique for hemodilution, preparation of autologous platelet-rich plasma and intraoperative blood salvage in cardiac surgery[J].Int J Artif Organs,1987,10(1):47-50.

[23] WHITMAN DH, BERRY RL, GREEN DM. Platelet gel:an autologous alternative to fibrin glue with applications in oral and maxillofacial surgery[J].J Oral Maxillofac Surg,1997,55(11):1294-1299.

[24] WILK KE, ARRIGO CA, BAGWELL MS, et al. Repair of the UInar Collateral Ligament of the Elbow: Rehabilitation Following I nternal Brace Surgery[J]. J Orthop Sports Phys Ther. 2019.

[25] CRAIG YOUNG, MD. 上肢投掷损伤 : 临床表现和诊断方法 [J]. 临床顾问 .2019.

[26] ERICKSON BJ, ROMEO AA. UInar CollateralLigament Evaluation and Di agnostics[J]. Bone Joint Surg Am. 2017.

[27] 程嫄，王飞燕，范存义 . 肘关节尺侧副韧带损伤和修复重建的研究进展 [J]. 国际骨科学杂志 . 2018.

[28] HEIM U.Forearm and hand miniimplsnts.In:Mueller ME. Manual of Interal Fixation: Techniques R ecommended by the AO ASIF Group[M]. New York:Springer Verlag,1994.

[29] DUNNING CE，ZA R ZOU R ZD，PATTE R SON SD，et al. Liga-mentous stabilizers against posterolateral rotatory instability of theelbow[J]. J Bone Joint Surg Am，2001，83(12):1823-1828.

[30] 杨运平，徐达传，许本柯，等 . 肘关节后外侧旋转不稳定的解剖与生物力学研究 [J]. 中华创伤杂志，2001，17（5）：297-300.

[31] 杨运平，徐达传，樊继宏，等 . 肘关节尺侧副侧带的生物力学评价 [J]. 中华骨科杂志，2002，22（5）：318-319.

[32] REGAN W，LAPNE R PC. Prospective evaluation of two diagnos-tic apprehension signs for posterolateral instability of the elbow[J]. J Shoulder Elbow Surg, 2006, 15(3): 344-346.

[33] 王雪强，王于领 .AAOS 骨科术后康复 [M]. 北京 ：北京科学技术出版社 , 2020.

[34] 田伟 . 实用骨科学 [M]. 北京 : 人民卫生出版社，2016：454-457.

[35] 熊平 . 个体化康复训练对肱骨远端骨折术后肘关节功能恢复的影响 [J]. 基层医学论坛，2019，23（29）：4204-4205.

[36] 王艳华，张殿英 . 肘关节功能评估的现状 [J]. 中华创伤骨科杂志，2008，10（10）: 987-990.

[37] 夏震，刘珅，范存义 . 肘关节功能障碍 245 例疗效及病因分析 [J]. 中华手外科杂志，2016，32（3）：162-164.

[38] 孙俊，杨柳青 . 鹰嘴骨折手术治疗与并发症分析 [J]. 实用骨科杂志，2013，19（12）：1135 -1138.

[39] 汪维，曹欣宇，马伟巍 . 功能锻炼与制动体位对 AO-C 型肱骨远端骨折内固定术后患者疼痛及关节功能的影响 [J]. 中国骨与关节损伤杂志，2019，34（11）: 1202-1204.

[40] 顾玉东 . 腕管综合征与肘管综合征诊治中的有关问题 [J]. 中华手外科杂志，2010，26（6）：321-323.

[41] KEITH M. W., et al.Treatment of carpal tunnel syndrome[J]. J AmAcadOrthop Surg,2009,17(6): 397-405.

[42] 诸寅，刘波，田光磊 . 掌近侧小切口切开松解减压术治疗腕管综合征 [J]. 中国医刊，2010，45（6）：23-24.

[43] 曲巍，等 . 三种不同术式治疗腕管综合征的疗效比较 [J]. 中华手外科杂志，2007，23（2）：77-78.

[44] 孟国成，等 . 三种手术方式治疗腕管综合征的临床优劣分析 [J]. 中华手外科杂志，2011，27（4）：246-247.

[45] 茅天，谢仁国，汤锦波 . 腕管综合征术后柱状痛的临床研究 [J]. 中华手外科杂志，2010，26（6）：369-371.

[46] 王晓峰，薛建波，黄剑，等 . 小切口腕管切开正中神经松解术的临床研究 [J]. 中华手外科杂志，2012，28（5）：279-280.

[47] 梅锦荣，等 . 四肢神经卡压征的微创手术治疗 [J]. 中华手外科杂志，2004，20（2）：70-72.

[48] 刘璠，等 . 掌部小切口治疗腕管综合征 [J]. 中华创伤骨科杂志 , 2004, 6(4):400-403.

[49] 张高孟，马建军，徐建光 . 小切口治疗腕管综合征 14 例报告 [J]. 中华手外科杂志，2000，16（1）：32-33.

[50] PHALEN GS.The Carpal-tunnel syndrome[J].Clinical evaluation of 598hands, Clin Orthop, 1972, 83:29-40.

[51] GELBERMAN RH,HERGENROEDER PT,HARGENS AR, et al. The carpal tunnelsyndrome,A study of carpal

canal pressures[J].J Bone Joint SurgAm, 1981, 63(3): 380–383.
[52] NOBUTA S,SATO K,NAKAGAWA T, et al.Effects of wrisr splinting for CarpalTunnel syndrome and motor never conduction messurements[J].Ups JMed Sci, 2008, 113(2):181–192.
[53] BLAND JD.Treatment of carpal runnel syndrome[J].MuscleNerve, 2007, 36(2):167–171.
[54] MADJDINASAB N,ZADEH NS,ASSARZDEGAN F, et al.Efficacy comparison of splint and oral steroid therapy in never conduction velocity and latency median never in carpal tunnel syndrome[J].Pak J Med Sci, 2008, 24(5):725–728.
[55] DE ANGELIS MV, PIERFELICE F, DI GIOVANNI P, et al. Efficacy of a soft hand brace and a wrist splint for carpal tunnel syndrome:a randomized controlled study[J].Acta Neurol Scand, 2009, 119(1):68–74.
[56] 吴鹏，虞聪 . 轻中度腕管综合征保守治疗进展 [J]. 国际骨科学杂志，2010，31（1）：26–28.
[57] 田德虎，张英泽，赵峰，等 . 分米波促周围神经再生机制的实验研究 [J]. 中国康复医学杂志，2005，20（4）：261–263.
[58] 邵西仓 . 经皮电刺激治疗外伤性单神经损伤疗效的临床及电生理评价 [J]. 临床医药实践杂志，2008，17（2）：109–110.
[59] 刘维屏 . 推拿治疗腕管综合征 30 例 [J]. 实用中医药杂志，2008，24（7）：446.
[60] 高希言，吴毅明，巴艳 . 针刺加艾箱灸治疗腕管综合征 [J]. 中国针灸，2010，30(10): 848.
[61] 姚立平，胡义民 . 按摩治疗 82 例腕管综合征的疗效观察 [J]. 中国实用神经疾病杂志，2008，11（1）：138.
[62] CAI DF. Warm–needling plus Tuina relaxing for the treatment of car–paltunnel syndrome[J].J Tradit Chin Med, 2010, 30(1):23–24.
[63] 潘建安 . 以十宣穴为主治疗腕管综合征 86 例 [J]. 上海针灸杂志，2010，29（3）：189.
[64] MICHALSEN A, BOCK S, LÜDTKE R, et al.Effects of traditional cupping therapy in patients with carpal tunnel syndrome:a randomized con–trolled trial[J]. J Pain, 2009, 10(6): 601–608.
[65] BIALOSKY JE, BISHOP MD, PRICE DD, et al.A randomized sham–con–trolled trial of a neurodynamic technique in the treatment of carpal tunnel syndrome[J]. J Orthop Sports Phys Ther, 2009, 39(10):709–723.
[66] MILO R, et al.Local corticosteroid treatment for carpal tunnel syndrome:a 6–month clinical and electrophysiological follow–up study[J]. J Back Musculoskelet Rehabil, 2009, 22(2): 59–64.
[67] MARSHALL S, TARDIF G, ASHWORTH N. Local corticosteroid injection for carpal tunnel syndrome[J]. Cochrane Database Syst Rev, 2007(2): CD001554.
[68] MILO R, KALICHMAN L, VOLCHEK L, et al. Local corticosteroid treatment for carpal tunnel syndrome:a 6–month clinical and electrophysiologi–cal follow–up study[J]. J Back Musculoskelet Rehabil, 2009, 22(2): 59–64.
[69] PETERS–VELUTHAMANINGAL C,WINTERS JC,GROENIER KH, et al.Ran–domised controlled trial of local corticosteroid injections for carpal tunnel syndrome in general practice[J]. BMC Fam Pract, 2010, 11:54.
[70] 许挺 . 赵立连，张朝鸣等 . 关节镜下治疗 Palmer IB 型三角纤维软骨复合体损伤的近期疗效观察 [J]. 广东医学，2018，39（2）：125–127.
[71] IM J.KANC S J, LEE S J. A Comparative Study betweenConservative and Surgical Treatments of Triangular. Fibrocartilage Complex Injury of the Wrist with Distal Radius.Frartures[J]. Clinics in Orthopedir Surgery, 2021, 13(1):105.
[72] 白卫飞，毕成，余向前，等 . 腕关节镜技术在 Palmer 1 型 TFCC 损伤中的应用 [J]. 中国煤炭工业医学杂志，2017，20（9）：1039–1042.
[73] 高斌，张聪聪，邹宾，等 . 腕关节镜治疗三角纤维软骨复合体损伤研究进展 [J]. 国际骨科学杂志，2020，41（6）：330–333.
[74] 祁艳梅，唐治，周晟 . 腕关节损伤的影像学检查研究进展 [J]. 西北国防医学杂志，2020，41（9）：589–594.
[75] MALLEE W H, et al. (2015)Computed Tomography versus Magnetic Resonance Imaging versus Bone Scintigraphy forClinically Suspected Scaphoid Fractures in Patients with Negative Plain Radiographs[J]. Cochrane Database of Systematic Reviews, No.6, Article No. CD010023.
[76] 王志利，徐丹凤，吉幸双，等 . 3.0T MRI 对腕骨间韧带损伤早期诊断的价值 [J]. 中国矫形外科杂志，

2018，26（20）:1893–1897.

[77] 肖琦科，魏玉珊 . 60 例三角纤维软骨复合体损伤治疗的回顾性分析 [J]. 西南国防医药，2016，26（9）：1002–1004.

[78] ATZEI, A, et al. (2021)The Hook Test Is More Accurate than the Trampoline Test to Detect Foveal Tears of the Triangular Fibrocartilage Complex of the Wrist[J]. Arthroscopy, 37.1800–1807.

[79] 尹绍铠，侯小琴，陈小砖 . 治疗三角纤维软骨复合体损伤的临床经验 [J]. 中国中医骨伤科杂志，2022，30（7）：75–82.

第三章

下肢关节损伤

第一节　膝关节半月板撕裂缝合术后

一、半月板的组织结构和血液供应

半月板是由液体和固体成分组成的双相软组织[1]。液相主要是水（60%～70%，湿质量），固相主要由有机物组成，包括蛋白多糖（1%～2%，湿质量）和Ⅰ型胶原（15%～25%，滑质量）。半月板横截面可分为3层：第1层是由覆盖半月板的薄纤维组成的网络结构；第2层即第1层下面的所谓片层，由以不同角度交叉的较原纤维片组成，同时，在第2层中央主层中存在沿圆周方向排列的胶原纤维束；而在第3层中，放射状胶原纤维束与沿圆周方向排列的胶原纤维束相互交叉，这种结构能有效地将半月板的垂直应力转化为圆周应力，使半月板在膝关节屈曲－伸展活动中受到应力时能够更均匀地分散在半月板上，从而防止局部应力引起的软骨损伤[2]。半月板的血供主要来源于膝内、外侧及膝中动脉等血管[3]。这些小血管在滑膜及关节囊组织中形成半月板周围血管丛及环状血管网进入半月板，为半月板的外侧缘提供血供，同时，膝内、外侧动脉还会发出细小的分支进入半月板前后角形成毛细血管网。半月板周围血管丛发出入板小动脉，分上、中、下3层进入半月板的体部，这些小动脉在半月板体部内反复分支，终末形成毛细血管，支配半月板外侧缘25%～30%区域的血液供应。半月板前后角的血供同样由半月板周围血管丛支配，半月板前后角的毛细血管网分布于整个角部区域，而体部内侧的65%～70%的区域无血管分布，其营养主要依靠表面分布的具有血管内皮细胞性质的滑膜层分泌滑液来提供[4]。

二、半月板损伤

半月板损伤是运动中常见的损伤，国内目前以行半月板部分和全部切除术为主要外科治疗手段，随着近10年的基础和临床研究的不断发展，目前已证明半月板具有吸收震荡、扩大应力面积、增强膝关节稳定性的作用。半月板全切除后远期出现关节不稳定和骨性关节炎等严重并发症，实验研究表明半月板部分切除（16%～34%）后膝关节表面接触力增加35%，国外长期随访半月板部分切除手术后疗效并不理想，20世纪80年代以来，半月板解剖修复方法，半月板修复缝合术得到广泛采纳和确认。半月板撕裂是半月板损伤最严重的阶段，在核磁影像上半月板损伤可以分为三度：Ⅰ度、Ⅱ度和Ⅲ度。Ⅰ度、Ⅱ度的损伤为半月板部分损伤，在 MRI 上可以表现为半月板内点状或者是条状的异常信号，而没有到达关节面；而半月板撕裂就是半月板的Ⅲ度损伤信号，半月板内异常的信号达到了关节面。半月板撕裂常可以导致关节明显疼痛以及关节弹响、关节的绞索症状。

三、半月板解剖修复的愈合机制

早在 60 年前，King 通过动物实验发现，犬半月板损伤后能够愈合，并认为半月板和滑膜之间联系是半月板愈合的必要条件。Cabaud 等通过实验和形态学研究进一步证实半月板损伤有愈合的潜力。Amoczky 报道了 20 具尸体的半月板微血管标本组织学研究结果，发现半月板血供来自膝动脉的内、外、中间支，其 10% ~25% 外周血供来自关节囊和滑膜的毛细血管丛，对半月板愈合具有必不可少的作用，半月板愈合过程与其他结缔组织相同，血块形成一纤维支架，纤维血管瘢痕组织很快填充其内。

四、半月板缝合的临床意义

膝关节半月板具有传导负荷，吸收膝关节冲击震荡，使滑液均匀分布至关节表面，以营养和润滑关节软骨的作用[5-6]。固此，修复损伤的半月板，对维持膝关节正常生理功能有重要临床意义。缝合损伤的半月板能否促进其愈合，目前尚有争议。Veth 认为缝合不能促进半月板的愈合。Miler 等[7]通过动物实验证明，缝合后半月板愈合率明显高于不缝合者。Hamberg 和 Hendler 等对边缘型半月板损伤采用切开或关节镜下直视缝合修复也取得良好效果。我们的实验观察到，在膝关节无外固定的条件下，实验组半月板愈合效果明显优于对照组。缝合术后，透射电镜还可见到少数成纤维细胞向纤维软骨细胞演变的现象。而对照组半月板裂口持续存在，在正常生理负荷情况下，半月板裂缘生成一单层细胞（类上皮样细胞）将刨缘封闭，阻碍了愈合过程。同时，裂伤的半月板刺激周围滑膜，引起滑膜炎症 。

五、半月板缝合后愈合机制

近年的研究表明，半月板并非完全惰性的组织。Chadially 曾在半月板撕裂伤口附近发现了代表修复或塑形现象的成纤维细胞。其后的许多动物实验也证实，半月板修复过程中可见成纤维细胞向纤维软骨细胞演变的表现。我们在实验中观察到以下现象。

（1）半月板缝合后，闭合了裂伤间隙，明显缩短了组织愈合的生长距离，有利于半月板愈合，而未缝合者半月板受到股骨髁及胫骨平台的挤压，使裂口分离，妨碍了半月板的愈合。

（2）半月板损伤愈合组织主要来源于滑膜、关节液及纤维软骨内的成纤维细胞，成纤维细胞少数还可能演变为纤维软骨细胞。另外，也可能有部分软骨细胞在创伤应激刺激下分裂繁殖，参与了损伤的修复过程[7]。

（3）缝合后 6 周，裂口由纤维组织修复，并有少量纤维软骨细胞生成，半月板裂伤缘达到组织学上的完全修复，表明临床上关节镜下缝合半月板术后 6 周逐渐恢复膝关节正常生理负荷是可行的[8-9]。

六、康复治疗

包括康复功能评定、物理治疗、中医传统治疗。

（一）康复功能评定

根据康复功能评定测定因术后导致的关节活动度、肌力、步态、疼痛的目前情况，制定科学有效的康复治疗方案，治疗中期、治疗后期分别再次进行康复功能评定，判断阶段性康复治疗效果并判断预后。

（二）物理治疗

1. 保护期（术后 1 天～4 周）

（1）术后第 1 天：即刻加压包扎，抬高患肢，予以直夹板固定。麻醉消退后，开始尝试。①踝泵用力、缓慢、全范围屈伸踝关节，尽可能多做。下地后，可进行抗重力下踝泵练习。②股四头肌（大腿前群侧肌群）等长收缩练习，即大腿肌肉绷紧及放松。在不增加疼痛的前提下尽可能多做。③ 3 N 绳肌（大腿后侧肌群）等长收缩练习，患腿用力下压所垫枕头，使大腿后侧肌肉绷紧及放松。要求同上，大于 500 次 / 日。

（2）术后第 2 天：①开始尝试直抬腿，伸膝后直腿抬高至足跟离床 15 cm 处，保持至力竭。10 次 / 组，2 ~ 3 组 / 日。②开始向各方向抬腿练习，30 次 / 组，2 ~ 4 组 / 日，组间休息 30 s。

（3）术后 1 周：①继续并加强上述力量练习。②被动屈膝至 90°。

（4）术后 2 ~ 4 周：①继续并加强上述力量练习。②开始多角度等长抗阻伸膝练习，以加强腿部力量。30 次 / 组，组间休息 30 s，4 组连续进行，2 ~ 3 次 / 日。③每周被动屈膝角度增加 10°左右。

（5）术后 4 周：①强化力量练习。②被动屈膝至 120°。③主动屈膝至 90°。④开始练习旋转小腿，范围至刚刚自然停止为止。⑤开始部分负重，负荷大约为体重的 1/3 ~ 1/2。

2. 恢复负重期（术后 5～7 周）

此期不得过多行走，否则极易引发关节肿胀和积液，影响功能恢复及组织愈合。

（1）患肢负重逐渐增加，术后 6 周可逐渐完全负重。负重及平衡练习，保护下双足分离，在微痛范围内左右交替移动重心，逐渐过渡至单腿完全负重站立，5 分 / 次，2 ~ 3 次 / 日。双足前后分离，移动重心，逐渐过渡至单腿完全负重站立。

（2）术后 5 ~ 7 周，继续在医生帮助下进行膝关节被动屈曲练习，但被动角度维持在 120°。

（3）屈伸膝 0° ~ 30°力量练习，30 次 / 组，2 ~ 4 组 / 日，组间休息 30 s。

（4）屈膝 30°半蹲，2 min/ 次，休息 5 s，连续 10 次为 1 组，2 ~ 3 次 / 日。（髌股关节有症状者，进行直抬腿和 20°至 0°开链伸膝训练。）

3. 恢复活动期（术后 8 ~ 12 周）

（1）术后 8 周患肢可完全负重。

（2）术后 8 周可被动屈膝超过 120°，并可自行主动膝关节活动练习。

（3）为加强大腿后群肌力，开始“勾腿”静力练习，屈至无痛角度保持 10 ~ 15 s，10 次 / 组，4 组 / 日。

（4）开始前后、侧向跨步练习，20 次 / 组，4 组 / 日。

（5）固定自行车练习，无负荷至轻负荷。10 ~ 20 min/ 次，2 次 / 日。

（6）运动 3 个月可开始运动基本技术动作的训练。但必须循序渐进，必要时可戴护膝保护，但只主张在剧烈运动时使用。

4. 恢复运动期（3 个月后）

（1）逐渐恢复剧烈活动，或专项训练。

（2）强化肌力，及跑跳中关节的稳定性。

（3）通过测试，患侧肌力达到健侧 85% 以上，运动中无痛，无明显肿胀，则可完全恢复运动。

治疗过程中还需结合物理因子治疗，能有效提高恢复速度，常用的有磁疗、短波、超短波、微波、偏振光、红外线、干扰电等物理因子治疗，必要时可以应用冷疗。

（三）中医传统治疗

常用的传统治疗包括针灸、电针、中药熏蒸、艾灸、拔罐以及口服中成药等方式，来加快半月板缝合术后的修复。

第二节　膝关节前、后交叉韧带重建术后

前交叉韧带（ACL）对维持膝关节的稳定性有重要作用，能限制胫骨前移，限制膝关节旋转和内外翻运动及本体感觉功能。ACL 损伤可造成膝关节稳定性缺失，并继发关节内其他结构损伤、关节退变及另一侧膝关节损伤。据统计，初次 ACL 重建手术的成功率达 90% 以上，75% ~ 90% 的患者可恢复损伤前的运动水平，被认为是最有效的治疗方法[10]。因此无论新鲜或者陈旧的 ACL 损伤，只要患者有恢复伤前运动水平的愿望、年龄适当、侧方稳定性良好，均应行关节镜下 ACL 重建手术治疗。随着关节镜下 ACL 重建技术和相关器械的不断发展，现已成为运动医学中最为常用的术式之一。ACL 重建后，移植物需要经历一系列的生理和病理改变，最终形成新的韧带组织，因此必须有良好的康复指导，以避免膝关节活动度下降、疼痛复发、移植物或者固定物失效、深静脉血栓、非特异性滑膜炎等并发症。

后交叉韧带（PCL）的机械力学作用主要为限制胫骨后移，这种作用尤其是在屈膝位时更为重要。单纯试验性切断后交叉韧带后，不仅中立位后抽屉试验出现阳性，而且外旋后抽屉试验也表现阳性，这一试验结果已为临床实践所证实。在伸膝位后交叉韧带走行方向近于垂直，在屈膝位则较为水平，后交叉韧带又可分为前束与后束，伸膝位时后束紧张、前束松弛屈膝位时前束紧张、后束松弛。后交叉韧带也有对抗膝关节过伸应力的作用，对抗过伸应力造成膝关节韧带的损伤首先是前交叉韧带，有的文献指出当膝过伸超过 30% 时，则引起后交叉韧带损伤。当小腿内旋时，后交叉韧带变得紧张，并使股骨髁和胫骨髁关节面紧密对合，后交叉韧带相当于膝关节旋转活动的轴，因此，后交叉韧带在限制膝关节旋转中有重要作用。从而，有的文献强调只有在后交叉韧带保持完整时才会出现不稳定，如果后交叉韧带断裂或失效则导致胫骨相对股骨的后向平移，应视为直向不稳定，而不应认为旋转不稳定。后交叉韧带与前交叉韧带都有明显的限制膝关节侧方活动的作用，这种作用在膝关节伸直位时更为明显。因此，如果在临床 0°位侧方应力试验，而抽屉试验为阴性，应警惕交叉韧带损伤。

【临床解剖】

一、前交叉韧带

1. 大体解剖

ACL起自股骨外髁内侧面后部，向前、向远端、向内穿关节腔附着于胫骨平台髁间棘前部。平均长度为31～38 mm，中间部分平均宽度为10～12 mm，横截面近似卵圆形，平均面积方面女性和男性分别为36 mm^2 和44 mm^2。韧带在距胫骨止点10～12 mm处逐渐散开，在胫骨止点上形成相当于中点横截面积3倍以上的附着面。在矢状面上ACL与股骨夹角为30°，与胫骨夹角为50°，在冠状面上与股骨夹角为21°。

2. 股骨和胫骨止点

ACL股骨止点位于股骨外髁内侧面后部，呈卵圆形凹面，平均长度18 mm和宽度11 mm，面积113～170 mm^2。韧带前远端扇形张开附着于胫骨平台髁间棘部，形成前宽后窄三角形或者卵圆形区域，平均矢状径17 mm和冠状径1 mm，面积136～150 mm^2。股骨止点长轴沿股骨长轴走向，胫骨止点长轴沿胫骨平台前后径走向，形成韧带绕自身扭转。在胫骨止点ACL形成“足”样结构，增加了附着面积，同时避免了伸膝时ACL与髁间窝撞击。移植的ACL没有“足”样结构，胫骨止点选择靠前可以导致伸膝时移植物碰撞髁间窝，是造成术后伸直受限的原因之一。

3. 前内束（Antero Medial Bundle，AMB）**和后外束**（Postero Lateral Bundle，PLB）

ACL并非由均一长度的纤维组成。Girgis等根据ACL止点纤维的不同分布和屈伸过程中韧带紧张度的差异，将ACL大致分为前内束和后外束。AMB分布于股骨止点后上部分和胫骨止点前内部分；PLB分布于股骨止点前下部分和胫骨止点后外部分。膝关节伸直时PLB紧张、宽平；屈曲90°时，AMB紧张伴韧带扭转，PLB松弛近似水平。从韧带整体看，AMB大致位于PLB的前方，这就形成伸直时PLB紧张，屈曲时AMB紧张。单束重建不能恢复不同纤维应力变化特性，必然会导致部分纤维应力异常，可以导致重建失败。鉴于此，人们开始采用更接近正常功能解剖的双束重建恢复ACL的正常功能。AMB平均长度32 mm，PLB平均长度17.8 mm。测量分束长度时纤维起止点选择与整体测量之间有所差异。不同屈曲度、不同张力时AMB、PLB长度也不同。屈曲90°时AMB长度增加3.3～3.6 mm，PLB长度减少5～7.1 mm。此外，胫骨内旋也会增加韧带长度。另一项研究发现，屈曲90°伴内旋，ACL长度可增加1.7～2.7 mm。ACL走行特殊，具有限制胫骨前移、内旋、内外翻及过伸的多重作用。限制胫骨前后移动上AMB起主要作用，PLB主要限制胫骨旋转。因为ACL纤维并非均等的，所以单束重建不能实现真正的功能重建。认识ACL精细解剖对于改善ACL重建功能十分重要。AMB和PLB在屈曲中作用不同。单束重建不能完全恢复ACL在前后和旋转上的多重稳定功能。目前研究表明，双束重建对于恢复膝关节旋转稳定上效果优于单束。双束或者多束重建可能是实现功能重建的关键[11]。

二、后交叉韧带

1. 位置解剖

PCL 位于膝关节股骨和胫骨之间。经过尸体解剖后发现 PCL 有一个相对密集的胫骨附着部，位于内、外侧半月板后角之间，关节线下方的胫骨后窝处呈不规则的四边形。胫骨附着处为斜坡，与水平面夹角为 35° ~ 45°。纤维呈 70° ~ 80° 向内上前方走行，呈扇形。在股骨有相对更广泛区域的附着部，位于股骨内侧髁的髁间窝面，自邻近髁软骨面的前上部向后下延伸，呈半环形。

2. 形态解剖

根据其解剖形态学和不同屈膝角度的紧张状态，1975 年 Girgis 等首先将 PCL 分为前外侧束和后内侧束。此后，该概念得到认可和发展，成为 PCL 分束的主流观点。其中前外侧束粗壮，几乎相当于后内侧束的 2 倍，在伸膝位松弛，而中度屈膝位拉紧；后内侧束较小，在完全伸膝位拉紧，中度屈膝位松弛。两束在不同屈度下紧张程度互为补充，形成一个扇形的股骨止点和一个缩窄的胫骨止点。将韧带由附着区完整切下后，韧带股骨端宽（20.6 ± 1.3）mm，中段最窄（10.4 ± 1.0）mm，胫骨端宽（15.6 ± 1.8）mm。Lopes 等报道在后交叉韧带的前束和后束之间有一个小的骨性突起，在后交叉韧带的前束和后束股骨止点的斜面上可以清楚地看到。PCL 止点的平均面积是（209 ± 33.82）mm^2，前束止点的平均面积是（118 ± 23.95）mm^2，后束止点的平均面积是（90 ± 16.13）mm^2[12]。

【损伤机制与诊断治疗】

1. ACL 损伤机制

近年来随着我国体育事业和医学诊断技术的发展，ACL 损伤的发生率逐年上升。据统计美国 ACL 损伤的发病率为 1/3000，主要原因是运动损伤，占 70% 以上，这是因为运动中 ACL 的负荷增加、参与体育运动的人数增加、缺乏专业技术指导及高风险体育项目的普及等，这其中约 78% 为非接触性运动损伤[13]。文献报道，女性 ACL 损伤的发生率较男性高，有多种假说可对其进行解释，主要包括激素差异、Q 角、髁间窝宽度、骨盆、股骨的生理特点等内在因素和肌肉力量、跳跃和着地的特征等外在因素。ACL 的损伤并非由单一损伤机制引起，而是由多重损伤机制引起，大致可分为膝关节屈曲内翻内旋位、膝关节屈曲外翻外旋位、膝关节过伸位时受到外力的作用。在非运动性损伤中，主要原因是生活意外、交通事故。ACL 表面的滑膜血管网由膝中动脉和膝下动脉的终末分支构成，韧带内亦有与滑膜血管网相吻合的血管网进行营养。ACL 的近端血运较远侧端好，同时 ACL 的上下止点部位没有发现血管通过。股骨 –ACL– 腔骨复合体的极限张力载荷为（2020 ± 264）N，刚度为 240 N/mm，能承受约 20% 的应变，超过该值后可发生断裂，滑膜血运受到损伤，无法自行愈合，不能通过保守治疗重新恢复功能。

2. ACL 损伤的诊断和治疗

临床上对 ACL 损伤进行诊断首要的是全面掌握患者的病史资料，包括受伤方式、最初表现、伴发症状、复发情况以及再损伤情况。通过体格检查、KT-2000 检查等可对膝关节的稳定性进行评估。放射学检查可证实诊断并且除外其他伴随损伤，MRI 以其无创性、可清楚显示膝关节软组织结构及骨质内部改变等优点成为临床上必备的辅助检查。MRI 的诊断 ACL 损伤的敏感性为 90% ~ 98%，但是特异性小于 50%，对 ACL 部分损伤的诊断较为困难。关节镜检查可明确 ACL 的损伤情况。随诊运动医学的不断发展，关节镜下 ACL 重建已成为治疗 ACL 断裂的常规手术方式。但对理想的手术时间尚无一致的观点。多数学者主张于损伤后 1 ~ 2 个月之后，关节无激惹症状、肿胀消退、腿部肌肉控制良好、关节活动度 90° 以上时施行手术治疗。有部分学者主张早期手术，以避免早期膝关节失稳导致的半月板、软骨等继发性损伤。关节镜下 ACL 单束重建技术经过长期的发展，取得了满意的效果。由于在控制旋转稳定性方面存在欠缺，部分学者主张采用双束重建技术，认为在理论上具有明显的优点。但目前大部分学者坚持使用 ACL 单束重建技术，主要是因为目前尚没有大规模的临床对比试验可以证明双束重建技术的临床疗效更加优异。

3. PCL 损伤机制

在运动中，后交叉韧带损伤有 3 种机制 :“挡板”机制最常见，运动员屈膝位重重地摔倒（足处于跖屈位），膝关节屈曲位直接冲撞胫骨近端，通常产生单独后交叉韧带损伤，仅为轻或中度松弛。

4. PCL 损伤的诊断和治疗

单纯后交叉韧带损伤常常不会马上产生功能缺陷，有症状的患者常感下楼梯困难、膝不稳定感，这与前交叉韧带损伤很容易察觉出的不稳定形成对比。急性后交叉韧带损伤表现为轻度到中度的膝关节渗出、瘀斑，膝关节后外侧硬结及胫骨近端前面的挫伤和撕裂。在各种诊断中，必须考虑到与前交叉韧带损伤、髌骨脱位、半月板损伤或骨软骨骨折有关的急性关节积血的可能性。对后交叉韧带损伤而言，后抽屉试验仍是最敏感的试验。胫骨向后移位 0 ~ 5 mm 为Ⅰ级，Ⅱ级为胫骨移位 5 ~ 10 mm，在此点（10 mm 移位）胫骨平台与股骨髁充分结合，台阶消失，称塌陷征。急性损伤后，常规行 X 线检查。

【手术方法】

1. ACL 手术方法

患者在硬膜外麻醉下，常规关节镜入路探查明确诊断，对无半月板损伤者关节镜下刨削器清除原前交叉韧带残并清理髁间窝，对并发半月板损伤患者先行镜下半月板全切术。取半腱肌、股薄肌编织待用，关节镜下定位前交叉韧带起止点，建立胫骨、股骨双骨道。将移植物自胫骨骨道通过关节腔拉入股骨骨道，挤压螺钉固定移植韧带于股骨端，拉紧肌腱反复屈伸膝关节，保持肌腱张力下固定胫骨端。最后检查患膝的稳定性[14]。

2. PCL 手术方法

重建 PCL 的材料包括自体移植、异体移植、异种移植和人工韧带。有一些地方用异体髌腱、跟腱或异体 PCL 转移，这可能存在移植物消毒甚至病毒传播等问题。人造韧带由纤维组成，因机械强度不够，常导致手术失败或产生炎性滑囊炎，严重时可继发韧带附着处脱落，效果常不理想[15]。到目前为止，采用自体移植重建 PCL 的长期效果最好。最常采用的方法是用髌腱的来重建 PCL，也可用半腱肌 + 股薄肌来重建 PCL。髌韧带中动力重建，膝关节功能康复结果优。此方法能使膝关节功能康复达到理想程度的原因如下。

（1）髌韧带作为交叉韧带的替代材料最理想[16]，其生物力学性能最接近，比其他韧带材料坚韧，远期不会出现松弛或自断现象，尤其对后交叉韧带而言，其强度是前交叉韧带的2倍。

（2）此方法是动力重建，在股四头肌收缩时，膝关节伸屈过程中均有稳定关节的作用。

（3）Clancy 等认为骨、韧带、骨移植物可以重新获得血运，并产生骨性愈合。目前，在各种重建材料中，髌韧带应属最佳材料。但是由于后交叉韧带有其特殊的解剖结构，任何游离的材料替代后交叉韧带做静力重建，均难以替代其全部功能。髌韧带动力重建后交叉韧带，替代物的材料结构和起止点部位与被替代物的结构和正常解剖完全不同，作用的机制也不同，只是达到了“功能重建”[17]。今后能否达到解剖结构重建或接近解剖结构的重建尚有待进一步研究。关节镜下重建 PCL，切口小，损伤小，可精确放置在等长收缩点，用螺钉将髌腱固定于股骨和胫骨，非常牢固。术后可进行早期运动和康复，在很短时间内就可恢复原有的运动能。如果在损伤后 7 ~ 10 天内手术，则效果更好，这是因为早期治疗有利于移植物的血管化及再生。即使条件受限，手术时间也不应超过损伤后第 3 个月。在患者锻炼过程中应经常观察、督促、检查功能康复计划实施情况，及时解决锻炼过程中出现的问题，对其给予肯定和鼓励，以增强其功能锻炼的毅力和信心。

【康复治疗】

1. 康复评定

康复评定包括初期评定、中期评定、末期评定。膝关节术后患者一般评定内容包括角度测量、下肢维度测量、有无肿胀疼痛、行走能力、负重能力。康复评定贯穿整个治疗过程。在膝关节从建术后治疗过程中有着重要意义，可以看出患者在某一阶段治疗效果的体现。

2. 手法治疗（PT 治疗）

在各个方向上推髌骨，然后对膝关节周围粘连的软组织进行手法松解和膝关节被动牵伸训练，以有牵扯感为度。每次 15 min，隔天 1 次，2 周为 1 个疗程，共治疗 2 个疗程。

（1）运动训练：利用沙袋、弹力带、HUR 等对下肢各薄弱肌群进行抗阻渐进性训练，10 ROM × 10 次 × 3 组，每天 1 次，2 周为 1 个疗程，共治疗 2 个疗程。

（2）本体感觉：令患者站在平衡板上，屈膝 0° ~ 30°，保持两足间距与肩同宽，尽量维持身体平衡。每次 15 min，每日 1 ~ 2 组，2 周为 1 个疗程，总共治疗 2 个疗程[18]。

3. 持续关节被动活动是利用专用器械

是利用专用器械使关节进行持续较长时间的缓慢被动的训练方法，训练关节角度。

4. 神经肌肉电刺激

可减少突触前抑制，常作为肌力训练的补充，以减少 AMI 并促进股四头肌的募集。在重复坐—立—坐运动的基础上叠加 NMES 进行早期干预 ACL 和 PCL 重建术后患者的膝关节伸肌肌力明显增强，疼痛感减轻，下肢负荷对称性高于无叠加组。研究显示，与单纯标准物理治疗相比，NMES 联合标准物理治疗在 ACL 和 PCL 重建术后早期可明显增加股四头肌肌力和改善膝关节功能。

5. 体外冲击波治疗（Extracorporeal Shock Wave Therapy，ESWT）

是一种对骨肌系统疾病安全有效的无创治疗方式。ESWT 通过脉冲波介导产生机械刺激并在组织中转化为生物信号，从而增强组织重塑。

6. 冷疗

是一种易获得、低成本、操作方便的物理治疗方法。术后进行冷疗可有效地缓解患肢疼痛和肿胀。冷疗后附加康复运动比单纯进行冷疗或单纯进行康复运动，更有利于股四头肌肌力的恢复，且患者对康复训练的适应过程较短。对于 ACL 和 PCL 重建术后患者，进行 2 周的冷疗辅助康复训练可以改善股四头肌的功能，维持下肢的对称性[20]。

7. 中药熏洗

术后 1 周开始采用中药外洗方熏洗膝部。基本方为：伸筋草、威灵仙、透骨草各 30 g，制川乌、制草乌、千年健、制没药、海桐皮、五加皮、赤芍、川牛膝、地龙、莪术各 20 g，苏木、艾叶、片姜黄、花椒、白芷、红花各 10 g。上药加水，4000 mL 浸泡后煎浓至 1200 mL。将煎煮好的药液倒入合适的容器中，先将膝部置于容器上进行熏蒸，待药液温度下降至 30 ~ 40℃时，用药液泡洗膝关节，直至变凉。

8. 针刺治疗

取穴：血海、梁丘、犊鼻、内膝眼、足三里、阳陵泉、阴陵泉、三阴交、太冲，患者仰卧位，取准穴位后局部常规消毒，用华佗牌一次性毫针快速刺入伏兔、血海、梁丘、足三里、阳陵泉直刺 1.2 寸，太冲直刺 0.8 寸，行平补平泻手法。犊鼻、内膝眼穴针尖朝向膝关节方向斜刺 1.2 寸，然后在针尾处插上艾条同时进行温灸。均留针 30 min。其间注意温度，避免烫伤。治疗过程中选用犊鼻、内膝眼、梁丘、阳陵泉、阴陵泉等膝关节局部穴位以疏通膝关节局部的经络，同时血海、三阴交、太冲可活血化瘀，通络止痛。足三里可补益气血、柔筋增肌。配合艾灸的热力，能更加有效地激发经气，增强行气活血、疏经通络的作用，从而起到改善局部血液循环、促进炎症吸收和局部损坏组织修复的作用，达到消肿止痛、改善关节活动度的目的。

随着现代社会文明发展，体育运动早已不再是少数人的运动项目，而是存在于大多数人的日常生活中。运动损伤日趋增多。近十年来，随着关节镜技术不断发展，关节镜下重建韧带手术效果满意率有目共睹。成功完成韧带重建手术非常重要，但不能忽视康复护理的复杂性，正确的康复是从韧带损伤到整个手术后的全过程。

第三节　踝关节韧带损伤（术前、术后）

踝关节韧带损伤在下肢运动创伤及日常生活中十分常见，特别是在竞赛、跳跃和球类比赛以及军事训练时，由于场地、准备活动不充分以及动作不规范等原因，常造成踝关节损伤。在全身关节韧带损伤中，踝关节周围韧带损伤占第一位。损伤后若处理不当，易对踝关节功能产生严重的影响，甚至有的成为慢性疾患，形成不可逆的病理变化，成为伴随患者终身的疾病，故应引起高度重视[21]。

【临床解剖】

踝关节韧带组成包括 3 个部分。

1. 外侧副韧带

其中距腓前韧带起自外踝前缘，向前内侧走行，止于距骨颈，宽 6 ~ 8 mm，长约 2 cm。

韧带的朝向与踝关节的位置相关，在跖屈其平行于足的纵轴，在背伸则几乎垂直于胫腓骨，此韧带在背伸或自然位较松弛，而在跖屈或内翻、内旋位时韧带张力增加；距腓后韧带有3条，韧带中最宽大的一条呈三角形，起自外踝后面，向后内侧走行，止点较宽，附于距骨的外侧结节及附近部分；跟腓韧带为关节囊外组织，起自外踝尖端，向后内呈30°走行，止于跟骨外侧面的一个小隆起，当足部内翻、跖屈位着地时，距腓前韧带遭受张力最大，因此损伤的机会最多。

2. 内侧副韧带（亦称三角韧带）

分浅深两层，浅层起于内踝前丘部，远端大部分止于舟骨和载距突的上部、深部和三角部及跟舟跖侧韧带，小部分止于距骨，亦称跟胫韧带。深层粗大（包括距胫前韧带、胫舟韧带、距胫后韧带），起于内踝后丘及前、后丘间沟，止于距骨、舟骨及跟骨跖侧韧带，能限制距骨侧向移位。

3. 胫腓下联合韧带

由4个部分组成，其中胫腓下前韧带由胫骨下端的边缘向下外附着于外踝的前面及附近粗糙骨面上；胫腓下后韧带则与胫腓下前韧带位置相当，纤维斜行，其下部纤维距胫骨下关节面尚有相当距离，因此使接受距骨的窝加深，恰好容纳距骨的后外侧部分，起到稳定距骨的作用；骨间韧带为短而坚实的纤维，实际上是骨间膜的向下延长部，纤维斜行，由内上方向外下方，起到加强胫腓骨的联结作用；胫腓横行于胫骨后面的下缘与外踝内侧面的三角间隙内，是加强的滑膜延长部，呈强韧索状，能防胫腓骨沿距骨上面向前脱位。

【病因与损伤机制】

踝关节外侧副韧带损伤是最常见的足部软组织损伤，多数在下楼或高处掉下及走不平路时受伤。大多有内翻位扭伤史。踝关节外侧副韧带急性损伤虽为常见，但因不合并骨折、脱位，故常被忽视而延误治疗。结果使损伤的韧带及周围损伤的软组织瘢痕愈合，致外侧韧带松弛，踝关节不稳，反复扭伤，关节内侧负荷增加，渐渐导致距骨和胫骨关节面内侧部分退行性关节炎，关节内侧间隙狭窄，旋转中心内移，加速了踝关节退行性关节炎的进程。造成患者长期踝关节疼痛和踝关节不稳，最终丧失关节功能。

1. 外侧副韧带损伤

是于踝关节跖屈下，发生内翻应力或内旋应力或二者所致，首先是前外侧关节囊撕裂，随后发生距腓前韧带损伤，之后可合并跟腓韧带不同程度撕裂，而距腓后韧带很少损伤，除非发生完全脱位。临床上，单独的跟腓韧带损伤也是不可能的，尽管有少数学者于试验中可发现出现此情况，此乃因踝关节在屈曲内翻的任何角度下，距腓前韧带所受到的应力为最先和最大。

2. 内侧副韧带（三角韧带）损伤

单独的三角韧带撕裂也是不常见的，在Brostrom的报告中（105例）仅发现不足5%，致伤为外翻或/和外旋应力，多数情况下，易合并胫腓下联合韧带损伤，有时合并腓骨骨折或内踝撕脱骨折。

3. 胫腓下联合韧带损伤

是因外旋应力和背伸所致，由于常漏诊，Xenos等认为是以正位X线片测量不准确所致，真正的发生率尚不清楚，在Brostrom的报告中不足10%，而Hopkinson等报告在1344例踝关节损伤中占 1%[22-24]。

【分类】

1. 根据损伤程度分类

Ⅰ度损伤：韧带过度牵拉，有较小撕裂，有轻度肿胀和疼痛，功能轻度受限。

Ⅱ度损伤：韧带部分撕裂或部分从附着点撕脱，肿胀和疼痛严重，功能明显受限。

Ⅲ度损伤：韧带完全撕裂或撕脱，肿胀迅速，疼痛剧烈，功能完全受限。

2. 根据应力方向分类

旋前损伤：踝内旋内翻和足内收时伤及外侧韧带。

旋后损伤：踝外旋外翻和足外展时伤及内侧韧带。

外旋损伤：足固定小腿内旋时合并损伤内外侧韧带。

根据时间分急性损伤和慢性损伤。

【诊断】

(1) 详细了解受伤原因，特别是受伤时足部的姿势对诊断踝关节周围韧带有很大的帮助，Rasmussen 在踝关节韧带损伤的研究分析中，指出踝关节跖屈伤主要损伤外侧副韧带，踝背伸伤主要损伤内踝三角韧带。内旋伤时主要断裂距腓前韧带和距腓后韧带，跟腓韧带可以完好无损。内翻伤可导致跟腓韧带首先断裂，同时可伴有距腓后韧带短纤维的部分断裂，有时能保持距腓前韧带的完整性。

(2) 踝关节在应力下摄片对判断韧带损伤有重要价值。应以健侧做比较。

外翻应力下，距骨倾斜度大于 10°则有三角韧带损伤。如距骨倾斜同时外移位，表示胫腓下关节有分离。内翻应力下，距骨倾斜大于 10°表明有外侧韧带损伤，大于 15°表示距腓前韧带损伤，若超过 30°，则表示外侧 3 束韧带结构均遭破坏。

正位片踝关节软组织肿胀，外侧间隙明显增宽，侧位片显示因关节束外出血和软组织水肿，踝关节前后脂肪层变窄，弥漫性密度增高，其中有索条状密度不均影。除此之外，踝关节正、侧位 X 线照片尚可显示是否合并有骨折。

(3) CT 及 MRI 平扫检查对诊断踝关节周围韧带损伤是有帮助的。

1) CT 检查：正常韧带呈条状或短带状软组织影，撕裂时可见韧带结构模糊，失去正常形态或是呈碎片状。急性期因水肿致局部密度降低，出血时则表现高密度。慢性期因纤维变性而密度增高，伴发局部软组织肿胀，伴有关节腔内出血时则可见关节肿胀，密度增高。

2) MRI 平扫可清楚显示踝关节韧带的正常结构和踝部任何韧带的急性损伤，明确韧带撕裂的部位和范围。韧带损伤的 MRI 所见包括韧带变薄、增厚、不规则、中断和完全缺如。急性者，继发于水肿和出血，T2 序列组织示高信号。慢性者，软组织示低信号团块。

【治疗】

一、术前期康复及评定

通过康复各个评定表为患者进行感觉功能评定、认知评定等。

该阶段为术前准备期，患者如急性损伤后不宜即刻手术，需保守治疗数日；若为慢性陈旧性损伤，则择期手术。该期的康复目的在不加重损伤的前提下进行踝关节周围肌肉力量训练和适度的踝关节活动度训练。以等动练习为主，便于控制。注意对于急性损伤者以下练习需在踝关节损伤进行临时处理后进行，如石膏、支具或棉花夹板固定。

（1）股四头肌收缩练习：足踝关节属负重关节，出现损伤后下肢不能负重，直接影响到大腿和小腿的肌肉力量，容易出现整个下肢的肌肉萎缩，因此需进行肌力训练。股四头肌收缩即抽动肌肉，5 min/h。

（2）直抬腿练习：同样是练习股四头肌力量，10 次 /h，每日 3 ~ 4 次，每次由身体水平抬高至成直角，即全范围直抬腿，再回到 30°位，坚持至肌肉疲劳为止。如为运动员，可适当增加负荷，以尽量减少肌肉萎缩程度。如果主动直抬腿疼痛，可采用负向抗阻运动法，即他人助其直抬腿至直角，再主动缓慢放下。

（3）腘绳肌练习：10 次 /h，每日 3 ~ 4 次。练习方法为俯卧位，踝后绕过橡胶条，橡胶条另一端固定，做屈膝抗阻练习。也可以器械训练。

（4）膝及髋关节伸屈练习：每日 15 ~ 20 次，以保持两关节正常的活动度，防止因长时间制动而引起的关节粘连。

（5）小腿肌群收缩练习及抗阻练习：踝关节无伸屈活动的前提下进行小腿前后方肌肉收缩练习，5 min/h。抗阻练习即他人固定踝关节不活动，患者主动伸屈用力抗阻，相当于肌肉收缩练习，5 min/h。

（6）踝内外翻抗阻练习：适用于踝关节无骨折脱位和严重韧带损伤、无须关节制动的患者。研究表明，踝关节扭伤后腓骨肌肌力下降，对踝关节预后有明显影响，易发生关节不稳。因此需适当加强腓骨肌力量练习，同样也需要加强内翻肌群力量练习以达到平衡。内外翻抗阻练习也分为等张和等长练习。等张练习即给予一定阻力，做踝内外翻抗阻活动。可采取他人辅助或利用器械进行。等长练习即踝关节固定，给予阻力，做内外翻抗阻，而不引起内外翻动作。踝关节急性损伤较严重，需减少活动者可采用等长练习，否则可采取等张练习。

（7）足踝关节屈伸练习：适用于足踝关节陈旧损伤术前者，每日进行关节伸屈活动，练习次数根据不同的损伤类型各异，多为 1 ~ 2 次 / 日，每次练习屈伸各一次，达到可承受的最大角度，维持 20 ~ 30 min。练后冰敷 15 min，如肿胀有加重趋势，可每日增加 1 ~ 2 次冰敷。本练习目的是尽量恢复或保持正常的活动度，以利于术后减少关节粘连，尽快康复。

二、急性创伤后或术后初期康复

康复治疗于伤后或术后 24 h 内尽早开始，过晚则影响治疗效果，需石膏、支具或棉花夹板固定者除外[23]。

（一）急性创伤后初期处理

急性创伤发生后立即停止损伤动作，进行紧急处理，即 RICEE 原则，包括患肢休息（Rest）、损伤部位冰敷（Lce.compress）、踝关节加压包扎（Compressing）、患肢抬高（Elevation）及伤情评定（Evaluation）。

（1）休息：首先停止损伤性运动或活动，将患肢处于肌肉松弛位，减轻疼痛，可当时进行夹板固定，有条件的可直接石膏固定。

（2）冰敷：可以使损伤处血管收缩，减少出血和渗出，减少肿胀。用冰水混合物装袋后使用，也可用冰袋成品，冰敷时间 15 ~ 20 min，时间过长则适得其反，每日 3 ~ 4 次，连续 3 日。

（3）加压包扎：用弹力绷带、胶带、棉花夹板等加压包扎，减少肿胀的发生。注意加压不宜过紧而影响静脉回流，否则肿胀加重，甚至压迫动脉导致患肢缺血。

（4）抬高患肢：抬高患肢的目的是促进静脉和淋巴回流，减少肿胀，促进肿胀的吸收，以患肢高度超过心脏高度为宜。

（二）急性创伤后或术后初期康复

（1）股四头肌收缩练习：5 min/h。接受手术者于麻醉恢复后立即进行。

（2）直抬腿练习：从助力直抬腿练习，即滑轮牵引或外力辅助下直抬腿，过渡至主动直抬腿。由负向抗阻法过渡至正向练习。15 次 /h，每日 3 ~ 4 次。

（3）踝内外翻抗阻练习：参与踝内外翻的肌肉和肌腱组织完好，无踝关节骨折或踝关节无须固定者于伤后或手术麻醉恢复后即开始练习，15 次 /h，每日 3 ~ 4 次，如关节需相对制动，可采用等长抗阻练习。

（4）膝、髋关节活动度练习：伤后或手术麻醉恢复后立即进行两关节屈伸活动和髋关节内收外展活动以及侧抬腿练习，15 次 / 日。

（5）足踝关节活动度练习：足踝关节创伤无须固定或手术对关节内损伤较小时可以早期开始关节活动度练习，每日屈伸一次，达到患者自觉可承受的程度即可，一般由伸屈各 5°以内开始。伤后或术后 24 h 内活动度练习不宜积极，以防出血。

（6）负重及行走：如损伤较轻，无须固定，疼痛不重者可尽早部分负重行走，减少肌肉萎缩和肿胀，尽快恢复本体感觉和活动范围。损伤较重者，以免加重损伤。前足损伤或手术者，可石膏加跟或穿后足负重靴前足不负重行走。

（7）疼痛较重者可服用非甾体类消炎止痛药以减轻疼痛。可应用超声和电疗辅助治疗。

三、早期康复

早期康复阶段是从去除足踝关节的固定开始，康复目的为恢复关节的活动范围。未固定者则加强初期的康复练习，直至完全负重[24]。

（1）直抬腿练习：除加强上述直抬腿练习外，可增加负荷，如绑沙袋等，做负重直抬腿训练，15 ~ 20 次 / 日。每次坚持的时间逐渐延长，每日练习次数也逐渐增加，负荷亦由 2 kg 起逐渐增加。

（2）腘绳肌练习：俯卧位，屈膝抗阻练习，15 ~ 20 次 / 日，阻力负荷由 2 kg 起逐渐增加，练习时间逐渐延长，练习次数也逐渐增加。

（3）踝关节抗阻练习：此期外固定已经去除，可进行踝关节主动屈伸和内外翻抗阻练习，方法同上。由于踝关节已经有一定活动度，因此由等长练习为主过渡至等张和等长练习交替。踝内翻伤多见，因此该损伤后此期仍限制内翻动作，即内翻抗阻时不宜过大，也可以等长练习为主。15 ~ 20 次 /h，3 ~ 4 次 / 日。时间、次数在患者可承受的前提下逐渐增加。

（4）小腿三头肌力量训练：主要为足提踵练习。首先练习双足同时提踵，每日 3 ~ 4 次，每次提踵 20 下，提踵时坚持至肌肉疲劳为止。每日练习次数逐渐增加，双足提踵过渡至患足提踵。其次练习提踵行走。2 次 / 日，20 min/ 次。时间和次数可逐渐增加。提踵练习时亦可扛杠铃等增加负荷练习。

（5）足踝关节活动度练习：此期的主要目的便是恢复足踝关节活动度。活动度练习包括主动和被动两种方式。主动练习是患者主动背伸和跖屈足踝关节，角度尽可能达到最大。被动练习是依靠患者本人或康复师给予背伸或跖屈力量，被动进行练习。被动练习要求外力不宜过大，以患者可承受的疼痛程度为标准。也可以应用器械如 CPM 练习，注意调整活动度，切不可过度，否则容易造成骨化性肌炎，严重影响康复效果。我们的经验是被动练习可由康复师辅助练习，一次练可达到最大角度，并维持角度 30 min。使用 CPM 要注意在关节练习过程中角度的控制应随时调整，反复屈伸练习容易引起或加重关节肿胀，应配合冰敷。每日需练习背伸和跖屈 1 ~ 2 次，练后冰敷 15 ~ 20 min，如肿胀较明显可每日再增加冰敷 2 次，时间相同。练习过程中如果发现活动度有所退步、关节肿胀加重、关节发热，则应适当减量。如果一段时间没有进步，关节容易发热，则应摄 X 线片以排除骨化性肌炎，同时应用化骨I号（清化止痛散）防治，常有奇效。中药泡足踝后进行活动对恢复活动度有较大的帮助，但不能在伤口未愈合前使用。

（6）负重练习：外固定治疗者此期开始负重练习，先采取下地 25% 体重负重站立，适应后开始相同重量下负重行走，可拄单拐，开始每日 3 次，每次 5 min，以后逐渐增加时间和次数，负重也逐渐增加。当达到完全负重后可去拐，进行单足负重站立，并开始练习正常行走步态。此期同时进行平衡练习。

四、后期康复

当患者可以完全负重，关节活动度基本正常后即进入后期康复。后期康复的目的为增强肌肉的力量、耐力和反应性，包括平衡训练本体感觉、固定自行车训练、肌肉力量的等动练习。同时继续进一步屈伸等活动度练习，直至完全正常。随训练量的提高可逐步开始爬坡、跑步练习，速度和距离逐渐增加，循序渐进，如果反应较大，应减量 [25]。

五、物理治疗

（1）低频脉冲电疗：是目前较为认可的物理疗法之一，常用于神经肌肉的康复治疗，主要采用小于 1000 Hz 的脉冲电流进行刺激，具有加速局部血液循环及镇痛的功效；同时，还能兴奋神经和肌肉，对神经再生、改善神经功能也具有积极作用。

（2）超声波治疗：超声波通过机械、温热及理化效应促进细胞内外物质交换，加速血液循环和新陈代谢，缓解炎症及促进损伤修复。同时，超声波还能减少生物活性物质含量，降低感觉神经兴奋性，最终起到缓解疼痛效果。

（3）泥蜡治疗：泥蜡具有温热和抗炎的作用，因为蜡的吸热系数比较大，局部外用后可以保持较长时间热度，可以对局部产生温热效应，导致局部炎症消散，促进局部血液循环，加速局部炎症物质吸收，所以有抗炎作用；蜡疗还可以解除局部粘连，软化瘢痕，对于消除局部肿胀也有很好疗效；蜡中的活性成分，还可以促进局部上皮的修复和愈合，所以对治疗浅表的皮肤创伤、溃疡，有促进愈合的作用。

（4）微波治疗：是波长 1 mm ～1 m，频率为 300 MHz ～300 GHz 的一种高频电磁波。微波具有高传播速度，组织穿透力强，抗干扰性能好，可以被人体某些组织吸收。

微波治疗原理是利用微波对生物的热效应和非热效应。对人体组织的热效应可以直达病灶部位，促进血液循环、水肿吸收和新肉芽生长。也可以对病变组织进行止血、凝固、消炎、改善局部组织血液循环等，达到治疗疾病的效果。

（5）红外线治疗：作用于包括外伤的伤口或者手术的切口、用于外伤之后出现的局部瘀血或者软组织肿胀以及用于慢性的无菌性炎症。

红外线治疗仪的作用。①可以用于外伤的伤口或者手术的切口：伤口通过红外线照射之后，促进局部的血液循环，加快局部炎症水肿的消退，从而能够促进伤口的愈合。②用于外伤之后出现的局部瘀血或者软组织肿胀：红外线照射可以通过热疗的作用促进局部的血液循环，加快局部瘀血的消退，从而也能够加快受伤的软组织修复。③可以用于慢性的无菌性炎症：局部慢性无菌性炎症引起疼痛，通过红外线照射可以促进局部的炎症吸收，从而辅助缓解疼痛。

红外线治疗仪的使用禁忌。①不能将灯对眼睛直射，可以选择佩戴有色眼镜或者纱布阻隔光照，照射时间也应当控制在 20～30 min，距离灯的远近要合理地控制好，一般为 30～50 cm，太近太远效果都不好。②在照射过程中如果患者的皮肤出现桃红色的斑点，则为合适的剂量。但是如果出现紫红色的斑点，就应当及时停止照射，保护皮肤。③需要注意高热的患者，对于他们应该是及时散热，但是理疗灯是通过升温治疗的，所以对这类患者不能使用。④肿瘤的患者不合适，人体稳定升高，肿瘤细胞也会随着活性增强，繁殖会更快。还有一些其他的疾病，例如出血症或者动脉硬化，都是红外线治疗的禁忌[26–27]。

参考文献

[1] RIBITSCH I, PEHAM C, ADE N,et al.Structure–Function relationships of equine menisci[J]. PLoS One, 2018, 13(3):e0194052.

[2] DANSO EK, OINAS JMT,SAARAKKALA S, et al. Structure–function relationships of human meniscus[J]. J Mech Behav Biomed Mater, 2017, 67:51–60.

[3] BRINDLE T, NYLAND J, JOHNSON DL. The meniscus: review of basic principles with application to surgery and rehabilitation[J]. J AthTrain, 2001, 36(2):160–169.

[4] 李箭，蒋欣，裴福兴，等，膝关节半月板血供的应用解剖学研究 [J]. 临床外科杂志，2003，11（5）：335–336，364.

[5] 王予彬，张伟佳，王惠芳，等 . 特制长缝合针、系列套管关节镜下半月板缝合术 [J]. 解放军医学杂志，1997，22（2）：113–115.

[6] 王予彬，王惠芳 . 美国关节修复重建外科的新进展 [J]. 中国康复重建外科杂志，1996，10（4）.

[7] MILLCR MD, RITCHIC JR, ROYSTER RM, et al. Meruscal repair: Anexperimental study in the goat[J]. Am J Soris Med. 1994, 12(2):164–169.

[8] 王惠芳，王予彬，谭晓微，等 . 关节镜下半月板缝合术后康复计划的设计与临床初步应用 [J]. 中华物理医学杂志，1997，19（2）：83–85.

[9] 王惠芳，王予彬 . 美国关节损伤康复近况 [J]. 中华物理医学杂志，1997，19（1）：56–58.

[10] HUSTON LG, GEENFIELD M, et al. Anterior cruciate ligament injuries in female athlete[J]. Clinohop, 2000, 5:50–63.

[11] 吴波，杨柳，前交叉韧带解剖和生物力学特性 [J]. 中国矫形外科杂志，文章编号：1005–8478（2006）22–1725–03.

[12] LOPES OV JRFERRETTI M, S W, et a1. Topography of the femoral at tachment of the posterior cruciate ligament[J]. JBone Joint Surg Am, 2008, 90(2):249-255.

[13] ARENDT E, DICK R. Knee injury patterns among men and women in collegiate basketball and soccer: NCAA Data and review of literature[J]. Am J Sports Med, 1995, 23(6):694.

[14] 李云，孙春梅 . 关节镜下前交叉韧带重建术后康复 [J]. 齐鲁医学杂志，2012，27（1）：69-70.

[15] 荀建军 . 后交叉韧带损伤与康复 [J]. 河北医药，2006，28（9）：858-859.

[16] 张桂芳 . 前交叉韧带重建手术前后的康复护理 [J]. 中医正骨，2008，20（12）：74.

[17] BROWN C, JACKSON EW. Revision anterior crueiate ligament surgery[J]. ClinSportsMed, 1999, 18(1):109-171.

[18] 郭哲，敖英芳，田得祥，等，后交叉韧带损伤的诊断治疗 [J]. 中华骨科杂志，1999，19：222-224.

[19] SEKIYA J, KONG BC, BRADLE YP. Complications of anterior cruciate ligament surgery[J]. Orthop Clin North Am, 2003, 34(1):99-105.

[20] BEYNNON BD, JOHNSON RJ, FLEMING BC. The science of anterior crueiate ligament rehabtation[J].Clinical Orthopaedics and Relat Res,2002(402):9-20.

[21] 杨志 . 踝关节周围韧带损伤 [J]. 广西医学，2004，26（4）：465-467.

[22] 唐三元 . 踝关节韧带损伤（一）[J]. 中国矫形外科杂志，2002，9（9）：913-914.

[23] 范相成，邵向明 . 综合疗法治疗踝关节外侧副韧带损伤 [J]. 中国中医骨伤科杂志，2006.

[24] 李嘉祁 . 踝关节韧带损伤的康复 [J]. 中国组织工程研究，1999，3（2）：211-212.

[25] BOSIEN WR, STAPLES OS, RUSSELL SW, et al. Residual disability following acute ankle sprain[J]. J Bone Joint Sure Am, 1995, 37:1237-1243.

[26] 曲绵域，于长隆 . 实用运动医学 [M]. 第 4 版 . 北京：北京大学医学出版社，2003.

[27] 范振华 . 骨科康复医学 [M]. 上海：上海医科大学出版社，1999：195-197.

第四章

脊柱损伤

第一节　颈椎间盘突出症

颈椎间盘突出症是临床上较为常见的脊柱疾病之一，发病仅次于腰椎间盘突出。主要是由于颈椎间盘髓核、纤维环、软骨板，尤其是髓核，发生不同程度的退行性病变后，在外界因素的作用下，导致椎间盘纤维环破裂，髓核组织从破裂之处突出或脱出椎管内，从而造成相邻的组织，如脊神经根和脊髓受压，引起头痛、眩晕；心悸、胸闷，颈部酸胀、活动受限，肩背部疼痛、上肢麻木胀痛，步态失稳、四肢无力等症状和体征，严重时发生高位截瘫危及生命。

实践中观察到颈部神经不如腰部神经根在椎管内走行长度长与游离度大，突出的颈椎间盘压迫的不仅是脊髓，而且常压及邻近神经根，这是颈椎间盘突出症临床表现多样性和复杂性的原因[1]。

颈椎间盘突出症是指颈椎的椎间盘纤维环被破坏，并向后方或后外侧出，压迫脊髓神经根，从而产生脊髓或神经根压迫症状的疾病。多见于男性，40～50 岁居多。神经根型的椎间盘突出多发于 C6～ C7，其他依次为 C5～ C6、C7～ T1、C4～ C5。脊髓型椎间盘突出以 C5～ C6，最多见，其他依次为 C4～ C5、C3～ C4。

【发病机制及分型】

颈椎间盘突出症是一组独立性疾病，与颈椎病不同。颈椎间盘突出症常由于颈部退行性变或过度活动而引起。颈部外伤也可导致纤 维环破裂，髓核突出，使颈脊髓和神经根受损。Herkowitz 等[2]认为大多数病例只有在颈椎退行性变的基础上加外力，才构成颈椎间盘突出症的发病条件。少数病例，尤其是年轻患者，颈部外伤是发病的唯一条件。颈椎后外侧纤维环较薄弱，颈部神经根在椎间盘水平呈横向行走进入椎间孔。因此即使突出的髓核很少，但也可以引起明显神经根的受压。Taylor 通过尸体解剖指出，创伤性颈椎间盘损伤最具特点的病理征象是椎间盘软骨板破裂，而有别于椎骨钩突裂隙和椎间盘中央裂隙等颈椎间盘退行性改变征象。颈椎间盘软骨板裂口常呈线性裂缝，接近椎骨终板，并与之平行，同时常累及椎间盘周围纤维环，靠近椎体边缘，表现为“边缘损伤”（Rim lesion）。软骨板裂隙与纤维环板层结构裂隙相互延续，裂隙内常有出血，髓核可通过裂隙突出。

颈椎间盘前部较高较厚，正常髓核位置偏后，且纤维环后方薄弱，故髓核容易向后方突出或脱出，而椎间盘的后方有脊髓、神经根等重要结构，因此突出的髓核容易刺激或压迫脊髓或神经根，产生临床症状。根据颈椎间盘向椎管内突出的位置不同，可分为以下 3 种类型：

Ⅰ型（韧带内脱出）：脱出的软组织突破后纵韧带的深层，介于深、浅两层之间。

Ⅱ型（穿破后纵韧带浅层）：韧带破裂，一部分突出在硬膜外腔。

Ⅲ型（硬膜外游离片）：突出硬膜外腔成为游离片。

另外，按突出方向分为中央型突出、旁中央型突出、远外侧型突出。前两型容易引起脊髓压迫症，远外侧型易引起神经根症状。或临床可分为急性与慢性。（侧方型突出：突出部位在后纵韧带的外侧，钩椎关节的内侧。该处是颈脊神经经过的地方，因此突出的椎间盘可压迫脊神经根而产生根性症状。旁中央型突出。突出部位偏向一侧而在脊髓与脊神经之间，因此可以同时压迫二者而产生单侧脊髓及神经根症状。中央型突出：突出部位在椎管中央，因此可以压迫脊髓双侧腹面而产生脊髓双侧的症状）。

【临床症状及影像学体现】

中央型突出者的表现以颈脊髓受压为主，在 MRI 上髓核从后方中央部位呈团块状突出并压迫颈脊髓的前方。侧方型突出者以神经根受损为主要表现，在 MRI 上椎间盘从后外侧呈块状突出并压迫颈脊髓的前外侧，神经根向后外侧移位或消失。神经根压迫症初始是由颈部向肩部呈放射性剧痛，而后逐渐出现与神经根压迫一致的上肢或手指麻木感，伸颈时症状复发或加重，椎间孔压痛并伴有放射痛。脊髓压迫症多表现为手指麻木，精细动作困难，甚至行走困难。发病初期颈部后屈时，四肢可出现电击性休克症状。

临床上做出颈椎间盘突出的诊断，更多是将 MRI 影像学异常和临床表现作为主要依据，X 线和 CT 作为辅助检查。颈椎间盘突出症的诊断依据为：

（1）有明确的头颈部外伤史，且大部分为较轻的外伤。

（2）伤前无临床症状，伤后出现颈脊髓或神经根等受压的临床表现。

（3）影像学（MRI、CT、造影等）显示颈椎退变不明显，但有颈椎间盘突出，且压迫颈脊髓或神经根等结构[3-5]。

【影像学诊断及方法】

一、CT 检查法

在检查中应用 64 排 128 层螺旋 CT，患者需要保持头先进仰卧位，首先选定定位图像，再确定扫描区域，在扫描的过程中厚度为 3 mm，矩阵设置为 256 × 512，在扫描期间保持每个颈椎间隙必须与整个扫描面相平行，反复连续地对患者的颈椎和椎间隙来展开扫描，从而明确掌握患者的颈椎曲度及椎间盘的位置、形态、病变情况、密度等方面的相关情况[6]。

二、MRI 检查

在检查过程中患者需维持头先进仰卧位，从头部开始扫描，扫描中的序列主要有以下几种：T1 WI SAG，T2 WI SAG，T2 WI SAG-FS 及 T2 WI TRA。在扫描过程中，扫描技师需要对各椎体形态、大小、信号、脊髓受压情况、椎管各径线宽窄等信息进行细致的观察，从而准确诊断患者的病变程度和实际情况[7]。

MRI 矢状面可见与脊髓大约等信号和从椎间隙突向后方的软组织。横断面可示椎间盘突出部位及脊髓、神经根受压情况。中央型颈椎间盘突出时，受压的脊髓顶向椎弓，并向左右移位，呈飞镖状：旁中央型颈椎间盘突出时，脊髓呈勾玉状；远外侧型颈椎间盘突出时，主要是神经根受压，硬膜前外侧充盈缺损，用 Gd-DTPA 造影能使脱出的椎间盘影像增强，可见突出的椎间盘组织有新生血管侵入。但骨刺、后纵韧带钙化等突向后方钙化的纤维软骨，有时类似椎间盘突出，MRI 不能使钙化清晰显像，造成诊断困难。

【手术治疗】

一、颈椎前路手术治疗椎体后缘游离型椎间盘突出

Anterior Cervical Mastectomy and Fusion（surgery）“ACDF”，即颈椎前路 ACDF 手术，前路手术的目的是彻底解除脊髓和神经根的压迫、恢复椎间高度，同时稳定颈椎前路颈椎间盘切除 + 椎体间植骨融合术（ACDF）是颈椎病的经典术式，手术步骤包括减压和重建稳定两大部分。减压是指切除病变节段的椎间盘组织和上、下软骨板、突入椎管的髓核组织和骨赘，椎体间植骨重建椎体间稳定性。如果判断有后纵韧带肥厚，则应当切除做到彻底减压，彻底解除脊髓、神经根的压迫。术中使用钛板内固定，具有维持植骨块位置、椎体高度和提高融合率等优点。被减压取出的椎间盘由椎间融合器（Cage）替代，具有提高植骨融合率、维持和恢复椎间隙高度等优点。植骨材料为自体髂骨，也可以使用同种异体骨、人工植骨材料等，这些材料填压在 Cage 里，成为骨愈合生长的诱导。前路手术具有手术创伤小，可切除椎间盘及骨赘而不直接干扰脊髓，同时施行椎体间植骨，除去脊椎不稳的动力因素，术后功能受到的干扰小，恢复快等优点。其缺点是手术范围相对有限，不适用于发育性椎管狭窄患者等多节段病变的患者。一般而言，对于病情相对较轻的患者，比如只有单节段病变的患者，多采用创伤小的前入路手术，而对于多节段病变的患者，采用多节段减压的后入路手术。总之，对于不同颈椎病的患者，选取最合理的手术术式，才能达到最佳的手术效果。

二、颈后路减压术

适用于远外侧型颈椎间盘突出症或多节段受累、伴椎管狭窄或后纵韧带骨化者。对于单纯的椎间盘突出，可采用半椎板及部分关节突切除术，通过减压孔摘除压迫神经根的椎间盘组织。若伴有椎管狭窄或后纵韧带骨化，则可采用全椎板减压术。

三、颈椎间盘置换治疗颈椎间盘突出症

现引入第三军医大学新桥医院骨科案例，28 例颈椎间盘突出症患者，男 19 例，女 9 例，年龄 31 ~ 57 岁，平均 43 岁。C3 ~ C4，2 例，C4 ~ C5，5 例，C5 ~ C6，17 例，C6 ~ C7，1 例，C4 ~ C5，C5 ~ C6，1 例，C3 ~ C4，C5 ~ C6，2 例，C5 ~ C6，C6 ~ C7，1 例。单节段置换 24 例，双节段置换 4 例，共置换 32 个椎间盘假体。Bryan 假体由金属外壳和聚氨酯

髓核组成，外壳有钛微孔喷涂层。术后摄颈椎动态X线片观察假体稳定性及活动度。结果：术后随访最长40个月，平均13个月。全部患者神经功能均有明显改善，CSM40分法评分平均提高8.5分，有效率为100%，无假体松动和脱落，术后置换节段活动度平均为6.4°。结论：人工颈椎间盘假体置换具有确切的稳定性和相应的活动度，是治疗颈椎间盘突出症的可选择方式之一。早期临床效果良好，远期效果有待于进一步观察。

四、颈椎间盘显微切除术

有后侧和前侧两种入路，在治疗颈椎软椎间盘突出中，其入路选择仍有较大争议。Aldrin采用后外侧入路治疗单根神经根受损的外侧型髓核脱出，取得良好疗效，术中小关节突切除的范围依神经根和突出椎间盘的关系而定。该法的优点是：①操作简便。②切口小、创伤小。③并发症少、危险性小。但此术仅适用于单纯颈椎间盘突出，而对于合并颈椎管狭窄症及后纵韧带骨化症患者，由于减压范围有限，手术效果差，不宜采用此法。

五、颈椎间盘溶核术

由法国的Bonanza和Portholes提出并首先做了研究。适用于需要手术的颈椎间盘突出症。尤其年轻患者，经非手术治疗数周无效，则可选用此法。虽有不少学者报道该法疗效不亚于外科手术治疗，但诸多因素限制其广泛应用：①该法采用颈前路穿刺途径，而颈前方解剖结构密集，如神经血管束、气管食管束等，增加了穿刺的难度和危险性。②使用木瓜凝乳蛋白酶有损伤脊髓的潜在危险性。

六、颈椎间盘突出症微创治疗方法

①颈椎间盘突出症髓核化学溶解术。②颈椎间盘突出症经皮穿刺切吸术。③颈椎间盘突出症经皮穿刺臭氧消融术。④显微镜或内镜辅助下颈椎前路显微减压术。⑤显微镜或内镜辅助下颈椎前路显微减压术、融合术、内固定术。⑥显微镜或内镜辅助下的颈后路减压术等。

【康复治疗】

一、康复评定

根据康复评定测定颈椎关节活动度、疼痛的情况，制定科学有效的康复治疗方案。治疗中期，治疗后期分别再次康复评定，判断阶段性康复治疗效果并判断预后。

二、康复治疗

（一）物理治疗

行颈椎牵引加调制中频治疗，使用日本产OL-200型电脑间歇牵引机，患者取坐位，牵引皮带套固定在颈枕位，头前倾20°~30°。根据患者性别、年龄、体质、椎间盘突出程度，决定首次牵引重量。男性6~8 kg，女性5~7 kg，增加直至患者有明显牵拉感。颈部无不适、头晕、心慌等感觉，一般男性可达12~15 kg，女性达11~13 kg，牵引90 s，休息10 s，共20 min，每日1次，10次为1个疗程；平均25.4次。再行超短波加调制中频治疗。使用上海产 CDB-1 型超短波电疗机，频率 40.68 MHz，电极 8 cm × 10 cm 大小 2 个，颈部前后对置，间隙 3 cm，温热量、每次 15 min，每日 1 次，10 次为 1 个疗程；超短波治疗后行调制中频治疗，平均 26.4 次。

颈椎牵引疗效明显，多发与单发的显愈疗效无差别，因颈椎牵引使各椎间隙增宽，椎间孔相对增大，减少机械性神经根刺激，增宽的椎间隙产生负压，有利髓核回纳，对单发及多发突出均有效。牵引疗效与病程有关，病程超过半年的疗效明显低于病程小于半年的疗效。因病程延长，纤维组织与神经根粘连牢固，牵引不能起到松解粘连作用。治疗时采用间歇牵引，颈部被有节律、反复拉紧和放松，肌内在治疗时有充分放松时间，患者颈部不适感减轻。配合调制中频治疗，能发挥低、中频电的优点：中频电作用部位深，有松解粘连作用，即时和长时间止痛效果良好、对神经刺激作用不明显，患者无痛感、易接受治疗；低频电有明显刺激肌肉收缩作用。肌肉有节律收缩，能促进静脉、淋巴回流，使局部致痛物质排除，减轻痛感。颈椎牵引加调制中频治疗，是有效治疗颈椎间盘突出方法，只要及早治疗，就能取得良好效果[8]。

（二）按摩治疗

（1）松解法：患者坐位，医者立于一侧，用拇指和其他四指揉拿颈椎两旁，从 C1 ~ C7，反复操作，时间 10 min，然后令患者低头，一手扶住患者头顶，另一手纵向搓动颈椎两旁，以突出位置为重点，以皮肤发热为度，时间约 5 min。

（2）转头拨筋法：患者正坐，医者立于患侧，双手拇指相对，一指在上，一指在下，从 C1 ~ C7，向下拨动肌腱、韧带，在拨动时令患者左右转动头部，保持与拨动方向一致，往返操作 10 次，先轻后重，用力不要过大，时间约 5 min。

（3）反方向指拨法：患者正坐，医者立于背后，医者一手固定患者肩部，另一手拇指用力顶住患侧项韧带、肌腱，从风池穴至 C7，令患者反方向转动头部，力度由小到大，以病灶为中心，每转动一次，改变其位置，双侧轮流交替操作，时间约 10 min。

（4）扳肩压头法：患者坐位，双手放于背后交叉，医者一手向后扳住肩部，另一手放于头枕部一侧。双手在同侧，令患者向前下方对侧用力前屈，在此情况下，医者同时双手用力反方向扳肩压头，由轻到重，双侧轮流交替，时间约 10 min。可使颈椎后关节间隙增大，肌腱、韧带充分拉长。手法的不同方向不同，这样可使突出物更好 回拉，效果截然不同，此手法可使后关节外力增力，内压减小，整个椎体不同方向的弯曲，这样神经根的压迫就会逐渐消除，达到治愈的目的。手法应刚柔结合，切忌粗暴。

（5）穴位点按：揉点、风府、风池、天鼎、缺盆、肩外俞、肩井、极泉、曲池、合谷和阿是穴，着重揉点阿是穴，以上诸穴可以起到镇痛解痉的作用。采用揉拿、搓法，可使颈椎肌肉充分放松，提高局部血液循环，有利于炎症水肿的吸收，使局部肿胀得以消除。转头拨筋与反方向拨筋法，可使肌肉、肌腱韧带松弛，解除其痉挛或挛缩，解除关节强直，改善增加头部转动的幅度。

（三）毫针触激术联合颈夹脊穴透灸

中医角度认为颈肩痛属于痹症范围，疾病的形成多与血瘀、正气亏虚等方面有所关联。有研究发现，毫针触激术和颈夹脊穴透灸，两种方案联合，能快速改善患者机体不适，抑制病情发展，保证预后。

颈夹脊为经外奇穴，可针可灸，对面部、颈部疾病有着较强的应用价值，毫针触激术为中医的特色疗法，对相关穴位进行刺激，可有效改善局部血液循环，抑制病情发生，而且治疗过程简单、医疗费用低，进而深获患者认可与满意[9-10]。

先判定患者颈部、上肢疼痛或麻木的具体神经位置，分析颈椎病变严重程度，选择颈椎节段棘突旁受累神经根（或邻近）出口的部位，实施毫针神经触激术。调整患者保持坐位姿势，操作医师顺着颈后正中线，触及相对应的颈椎棘突，先对皮肤进行消毒，选择毫针，在接近棘突的左侧或右侧旁开 2 寸位置入针，刺入皮内到达相对应的神经根出口部位。如果神经分布的区域发生放射性疼痛、酸胀、麻木等症状，则立刻停止；若无异常反应，再将毫针深入探查，直至触激成功，间隔 1 天开展治疗，治疗 14 天。颈夹脊穴透灸：调整患者为俯卧位姿势，将颈部完全暴露出来，提前将艾灸条点燃后放置于艾灸盒内，并将艾灸盒放于患者颈部夹脊穴位置开展穴位透灸，艾灸盒外层应用可视灸毯覆盖，患者逐步可出现潮热、出汗症状，其可感受到热力渗透，向远处传导，机体可出现轻松、舒适、放松等感觉。颈夹脊穴透灸每个穴位 5 ~ 10 min，共治疗 14 天[11-12]。

（四）药物注射治疗

（1）椎间孔阻滞（硬膜外腔阻滞）和椎旁交感神经阻滞术，是有效的治疗方法，反复单次阻滞或置管连续注药，都能收到很好的效果。单次阻滞每周 2 次，5 次为 1 个疗程。硬膜外腔置管者可每日注药 1 次，5 次为 1 个疗程。

（2）星状神经节阻滞术，对治疗交感型颈椎病有特效（一般配合椎间孔、颈部痛点阻滞）。常于第一次阻滞治疗后即可收到立竿见影的效果，但多不能维持长久的疗效，故须反复施术以巩固效果，须连续治疗 2 ~ 4 个疗程。

第二节　颈椎后路椎板切除融合术与椎板成形术后

颈椎板切除融合术（Laminectomy with Fusion，LF）和颈椎板成形术是治疗脊髓型颈椎病（Cervical Spondylotic Myelopathy，CSM）的两种后路术式。

目的：颈椎后路手术是从颈部后面进行手术，一般就是在尽量不破坏颈椎后方结构的前提下，通过扩大椎管，解除脊髓后方的压迫，来自前方的压迫虽然存在，但脊髓向后移，减轻来自前方的压迫，从而达到间接减压的目的。

后路手术分为：①后路椎间孔切开或椎板椎间孔切开术。②椎板形成术。③椎板切除融合术。

后路手术适应证：①后外侧椎间突出。②前路手术失败，伴有神经根症状。③多节段颈椎间盘关节强直，伴正面后突的畸形。

后路手术禁忌证：①患者有使手术风险会进一步增加的基础性疾病。②有椎体骨髓炎。③对手术物品过敏患者。

颈椎后路手术常常针对的是多节段脊髓型颈椎病。术后易存有颈椎轴性疼痛和 C5 神经根麻痹等并发症，目前认为颈椎术后出现 C5 神经根麻痹主要有以下 3 个原因：①解剖结构上 C5 上关节突较其他小关节较前突出，椎管相对狭窄。② C5 神经根较其他神经根更短。③ C5 节段术后脊髓后移幅度范围最大[13]，故术中行预防性椎间孔扩大术可以降低术后 C5

神经根麻痹的发生。

脊髓型颈椎病指患者由于年老或外伤导致其颈部脊髓受压或局部血供不足引起的以颈痛为主，伴损伤平面以下感觉减退及运动功能障碍的综合征，是颈椎病中最为严重的一种发病类型，也是颈椎退行性病变中最常见、最严重的一种类型，最终出现的脊髓慢性压迫可导致严重的脊髓功能障碍。脊髓型颈椎病如今已逐渐呈低龄化趋势，愈来愈受到社会和医学界的重视[14-16]，常见于35～60岁人群，占颈椎病的12%～15%[17]。大多是结构先发生变化，进而缓慢出现临床症状。脊髓型颈椎病发病大多源于颈椎退行性改变等因素而引起脊柱内椎体、黄韧带、椎间盘等组织受力失衡，出现椎体后缘骨化、关节突增生内聚、韧带钙化、纤维环破裂，颈椎管狭窄以及颈椎失稳等原因皆可直接或间接造成颈髓的慢性压迫或供血不足，这些是诱发脊髓型颈椎病常见的致病因素[18]，导致髓核突出挤压脊髓等情况。外科手术是干预脊髓型颈椎病可预见的最佳方式，目前对于多节段脊髓型颈椎病（Multilevel Cervical Spondylotic Myelopathy，MCSM）手术方法有前路、后路和前后路联合术之分。多节段脊髓型颈椎病是一种常见疾病，其影像学特征是连续或非连续的颈椎椎体后缘骨赘形成、椎间盘突出或椎间盘变性等病理性改变，常导致伴发颈椎后凸畸形，其症状重而复杂[19-20]，临床治疗难度较大，治疗效果也较差。

【颈椎解剖】

1. 生理弯曲

在颈椎的正常侧位X线片上颈椎呈轻度前凸。颈椎生理曲度的存在，能增加颈椎的弹性，减轻和缓冲重力的震荡，防止对脊髓和大脑的损伤。

2. 骨性结构

颈椎（Cervical Vertebra）是头以下、胸椎以上的部位。颈椎共有7个组成，是脊柱椎骨中体积最小，但灵活性最大、活动频率最高、负重较大的节段。除第1颈椎外，其余颈椎都由1个椎体、1个椎弓及7个突起（1个棘突、1对横突、2对关节突）所构成，之间由韧带、椎间盘连接形成颈椎。除了第1、2颈椎骨外，余椎骨相类似。第1颈椎为寰椎，它没有椎体和棘突，由前后弓和侧块组成。第2颈椎为枢椎，它和一般的颈椎相似，但椎体上方有齿状的隆突称为齿突，此齿突可视为寰椎的椎体。第3、4、5、6颈椎，锥体较小，呈椭圆形，上面的横径凹陷，上位颈椎位于下位颈椎的凹陷处，互相嵌入增加了颈椎的稳定性。第7颈椎也称为隆椎，是颈椎最下面的一个，除了它伸向后方的棘突最长，其余结构和普通椎体一样，它隆突于皮下，随着颈部转动而转动，是临床上作为辨认椎骨序数的标志。

3. 颈椎骨之间的连接

各颈椎之间借椎间盘、前纵韧带、后纵韧带和其他辅助韧带黄韧带、棘间韧带连接。颈椎的连接主要有3种方式。①椎间盘：即椎间纤维软骨盘，是椎体之间的主要连接方式。②颈椎的椎间关节包括关节突关节、钩椎关节。③颈椎的韧带：在颈椎椎体及椎弓周围有一系列韧带对颈椎的固定及限制颈椎的运动有重要作用。后纵韧带较细长较前纵韧带弱，位于椎体的后方，为椎管的前壁。在颈部脊柱、椎体的侧后方有钩椎关节，为椎间孔的前壁。钩椎关节的后方有颈脊神经根、椎动静脉和窦椎神经；其侧后方有椎动脉、椎静脉和椎神经。椎弓由椎间关节和韧带所联结。相邻椎骨的上下关节面构成椎间关节，由薄而松弛的关节囊韧带联结起来，其内有滑膜。横突之间有横突间肌，对颈脊柱的稳定性所起的作用很小。椎板之间有黄韧带，呈扁平状，黄色，弹性大，很坚韧，由弹力纤维组成。棘突之间有棘间韧带和棘上韧带，使之相互联结。棘间韧带发育很好，形成项韧带。

4. 颈椎间盘特点

第 1 颈椎与第 2 颈椎之间为寰枢关节，无椎间盘。第 3 颈椎至第 1 胸椎共有 6 个椎间盘。每个椎间盘由纤维环、髓核和椎体的透明软骨板所组成，纤维环前部厚，后部较薄，其上下纤维均由软骨细胞与软骨板相连，组成一个封闭的球样体。不论外力从上下来，还是从左右来，它的体积均不变，压力则平均地分配到各个方面。

5. 颈椎的血液循环

颈椎的血液循环主要来自椎间动脉。颈椎的椎间动脉多发自椎动脉。椎间动脉一般 1 条，有时成对，沿脊神经根的腹侧，经椎间孔，分支进入椎管内。在椎间孔内分为 3 个主要分支。①脊侧支：供应硬膜，硬膜外组织、黄韧带和椎弓的血液循环。②中间支：供应神经根和其脊膜的血循环。③腹侧支：供应硬膜、硬膜外组织、韧带和椎体的血液循环。

6. 颈部肌肉

(1) 浅层肌肉。胸锁乳突肌和斜方肌上束，其中胸锁乳突肌位于颈侧，斜方肌上束位于颈后。胸锁乳突肌起于胸骨柄和锁骨内上缘，斜向上止于脸侧下颌的乳突。一侧胸锁乳突肌收缩使头向同侧屈，并转向对侧。两侧同时收缩则使头后伸。

(2) 深层肌肉。

1) 第 1 类：起于颈椎，止于颈椎之外的骨或韧带，作用是让颈椎向不同方向倾斜或旋转。两侧收缩使颈后倾，单侧收缩使颈向侧后倾。

①斜角肌：起于颈椎横突，止于肋骨，两侧收缩时使颈前倾，单侧收缩使颈向侧前方倾。②肩胛提肌：位于颈项两侧，肌肉向上部位于胸锁乳突肌深侧，下部位于斜方肌的深面，起自 1~4 颈椎的横突，肌纤维斜向后外下行，止于肩胛骨上角和肩胛骨脊柱缘的上部。有上提肩胛骨并使肩胛骨下回旋的作用。③小菱形肌：起于颈椎 6、7 棘突，止于肩胛骨脊柱缘，有后伸、上提和向下旋转肩胛骨作用。④头夹肌：位于上后锯肌深面，起自项韧带下半、下位颈椎棘突、上位胸椎棘突及棘上韧带，向外上止于上位 2~3 颈椎横突、颞骨乳突和上项线。头夹肌属于颈部深肌，主要作用为一侧肌收缩使头向同侧旋转，两侧同时收缩使头后仰。⑤颈夹肌：位于颈部后外侧，覆盖竖脊肌，是颈后及上背部深层肌肉，属于颈竖脊肌的一种，起于项韧带下部和上 3 位胸椎的棘突，止于上位颈椎横突，深面有枕动脉通行。颈夹肌起到参与头颈部后仰、扭转等运动的作用。

2) 第 2 类：起于颈椎，止于其他颈椎或胸椎，作用是让颈椎向不同方向弯曲，分为附着于颈椎前部和后部肌肉。附着于颈椎前部，收缩时使颈前屈，单侧收缩使颈向同侧前方屈，主要有颈长肌和头长肌；附着于颈椎后部，收缩时使颈后伸，单侧收缩向同侧后方弯曲。后伸即向后弯，主要有半棘肌。

①颈长肌：位于脊柱颈部和上 3 个胸椎体前面的肌。下内侧部起自上位 3 个胸椎体及下位 3 个颈椎体，止于第 2 至第 4 颈椎体和第 5 至第 7 颈椎横突前结节；上外侧部起自第 3 至第 6 颈椎横突前结节，止于寰椎前结节。双侧收缩使颈前屈，单侧收缩使颈侧屈。②头长

肌：起于第 3 节颈椎至第 5 节颈椎横突止于枕骨。使头、颈部屈曲及侧弯。③半棘肌：起于第 2 颈椎至第 1 胸椎的横突的肌。肌束向内上，跨越 4 ~ 6 个椎骨，止于上部胸椎、第 2 至第 7 颈椎棘突和枕骨上、下项线之间的骨面。一侧收缩使相应部分脊柱或头转向对侧，双侧收缩则伸脊柱，使头后仰。④多裂肌：为骶骨到第 2 颈椎之间的肌。起自骶骨背面、腰椎、胸椎横突和第 4 至第 7 颈椎的关节突，肌束跨越 2 ~ 4 个椎骨后，止于全部椎骨，寰椎除外的棘突。主要维持脊柱稳定性，防止个别的椎骨过度弯曲或旋转而脱位。⑤回旋肌：分为长回旋肌和短回旋肌，长、短回旋肌均起自每节胸椎的横突，其不同之处在于，长回旋肌止于起点以上 2 个椎骨的棘突，而短回旋肌止于起点上方椎骨的棘突。回旋肌属于横突肌肌群，可连接不同椎体的横突和棘突，对于人体脊柱的活动以及脖子的活动有着较为重要的作用，主要也是增加脊柱稳定性。

7. 颈筋膜

（1）浅层（Superficial Layer）：转绕整个颈部，包绕斜方肌和胸锁乳突肌，形成两肌的鞘；颈筋膜浅层在舌骨上部和面后部分为两层，分别包绕下颌下腺和腮腺，形成两腺的筋膜鞘。

（2）气管前筋膜（Pretracheal Layer）：又称颈深筋膜中层或内脏筋膜。位于甲状腺左、右侧叶的后外方分为前、后两层，包绕甲状腺，形成甲状腺鞘，在甲状腺与气管、食管上端邻接处，腺鞘后层增厚形成甲状腺悬韧带。

（3）椎前筋膜（Prevertebral Layer）：又称颈深筋膜深层，该筋膜向下外方包绕锁骨下血管及臂丛，形成腋鞘。

8. 颈丛神经（Cervical Plexus）

由第 C1 ~ C4 颈神经前支组成。它发出皮支和肌支。皮支分布到颈前部皮肤；肌支分布于颈部部分肌肉（颈部深肌）、舌骨下肌群和肩胛提肌；其中最主要的是膈神经(Phrenicnerve)，为混合性神经，它由第 C3 ~ C5 颈神经前支发出，下列穿经胸腔至膈肌，主要支配膈肌的运动以及心包、部分胸膜和腹膜的感觉。

9. 臂丛神经（Brachial Plexus）

由第 C5 ~ C8 颈神经前支和第 1 胸神经前支的大部分组成。先位于颈根部，后伴锁骨下动脉经斜角肌间隙和锁骨后方进入腋窝。其间几经相互编织，可分为根、干、股、束 4 段，并发出许多分支，在腋窝臂丛形成 3 个束，即外侧束、内侧束和后束，包绕腋动脉。

【临床症状】

患者因椎间盘退变后常导致颈椎后凸，颈椎的正常力线结构被改变后进一步加重颈椎退变，脊髓前移而产生压迫，此时脊髓的腹侧血管较少，供血不足使脊髓的损害更严重，神经根受损和进行性加重的脊髓压迫，可出现神经功能障碍，如颈肩痛、头晕呕吐、上肢麻木无力乃至行走有踩棉花感，肌力减弱、肌张力不同程度的升高等功能障碍临床症状，导致其功能受限、生活能力明显下降[21-22]。

【治疗目的】

目前主要采用手术治疗解除脊髓的压迫，扩大椎管容积，使脊髓的形态恢复，稳定和恢复正常颈椎力线，改善脊髓的供血情况从而使脊髓的水肿消除，防止脊髓出现进一步损伤和神经传导功能恶化[23-24]。

【术前评估】

术前所有患者均摄颈椎 X 线片、CT 扫描，以此评价颈椎后凸及神经根及脊髓压迫情况。评估侧位 X 线片或矢状位 MRI 对颈椎矢状对线具有重要作用。术前 CT 扫描或 CTM 有助于确定椎管宽度、关节突和椎板连接处的相对位置以及每侧椎板的厚度。评估患者在舒适状态下颈椎屈曲和过伸的主动活动范围，以决定术中的患者体位。如果患者可以舒适地屈曲颈椎而未诱发任何症状，就可使患者在手术时置于颈椎轻度屈曲位，这样有助于准备开槽和开门。

【手术方式】

一、后路颈椎板切除融合术

（一）椎板切除融合术手术步骤

全身麻醉后患者取俯卧位，头部使用 Mayfield 头架固定，腹部垫空，颈部轻微屈曲，常规行术野皮肤消毒和铺巾。取颈后正中入路，逐层切开皮肤、皮下组织及项韧带，加深切口并将椎板上肌肉剥离，向两侧牵开软组织，沿双侧棘突及椎板行骨膜下剥离，显露颈椎减压节段椎板和侧块，用尖嘴钳将拟减压节段的颈椎棘突两侧椎板于反折处开槽，术中注意以冰生理盐水冲洗以确保术野的脊髓处于低温条件下。C 臂机透视下明确病变节段椎体。挑选 2 根长度合适的钛棒预弯成形后，置入预弯棒后用螺帽进行固定，尽量恢复至颈椎生理前凸。选择固定椎体的双侧关节突钻孔，攻丝，置入合适的侧块螺钉固定，妥善安装 Cervifix 纵向连接棒；将预定减压范围内的椎板切除，行全椎板减压，打磨植骨床进行植骨融合置入微型钛板固定，保护脊髓下选择合适螺钉固定钛板。C 臂机再次透视证实置入物位置理想。大量生理盐水冲洗，严密止血后，确认钉棒固定稳固、无松动后，留置负压引流管后缝合伤口，术后 2 ~ 3 天拔除引流管，术后 3 天即可佩戴颈托下地活动，佩戴时间约 3 个月[25]。

（二）注意事项及相关技巧

对术前存在脊柱后凸的患者，后路椎板切除融合术可能导致畸形进行性进展，应该优先考虑颈前路减压手术。对成年患者，后路椎板切除融合术后发生进行性脊柱畸形与关节突关节切除或损伤呈明确的相关性。而且，由于骨关节炎和颈椎生理弧度消失或后凸所致的压迫，脊髓很少向后漂移，这样椎板切除术就达不到颈椎前屈患者那样满意的临床疗效。椎板切除后辅以侧块螺钉内固定，可保持脊柱的稳定性和防止继发性畸形。

对年轻患者，椎板切除术后发生的进行性脊柱后凸畸形有明显的危害。对椎管内肿瘤患者，不可避免地要行椎板切除，且切除前方的椎管内肿瘤时，需行关节突关节的广泛切除。这种情况下（尤其儿童患者），须在椎板切除术的同时行侧块螺钉内固定。所有患者术后数周和每隔 1 ~ 2 个月（术后第 1 年内）需行颈椎侧位摄片检查，以确保颈椎对线良好。

二、椎板成形术

（一）椎板成形术发展

颈椎椎板切除术为治疗颈椎疾患常用手术之一，主要针对的椎管内肿瘤、椎体退行性变、椎管狭窄、后纵韧带骨化等都会对脊髓造成压迫，而引起一系列神经功能损伤症状。术后神经根病发生率为 12.9%。其原因可能是脊髓后移及膨胀引起的神经根硬膜内或硬膜外成分的栓系。为了减少椎板切除术的并发症，椎板成形术在 20 世纪 70 年代至 80 年代被提出。

1. Z 字形椎板成形术

由 Miyazaki 和 Kiritat 在 1986 年报道颈椎椎板成形术。此技术在减压过程中要防止减压后脊髓局限性后移，因为脊髓后移可能导致术后神经症状加重。为了避免术后神经症状进一步加重，Oyama 等提出扩张型椎板成形术，被称为“扩张型 Z 形椎板成形术”。应用此技术重建后椎管既防止硬膜表面瘢痕的形成，也可以减缓脊柱稳定性的降低。

2. 全椎板成形术

由 Tsuji1978 年报道椎板切除术，随后一直被广泛应用于多节段后路减压术中，并逐渐改进为全椎板成形术。为了进一步改进该技术，有学者使用骨块和金属丝结扎固定椎板翻门侧，实现椎管的稳定和彻底减压。开门式椎板成形术是在此基础上改进而成的全椎板成形术。也有学者将植入物植入椎板切面之间对全椎板成形术进行改进。由于手术操作的复杂性和缺陷，这一手术过程目前不再作为标准的治疗选择。

3. 单开门椎板成形术

由 Hirabayashi 在 1978 年首次报道，目前仍然是颈椎后路减压术的标准技术之一。这种手术的好处不仅可以同时对多个节段进行减压，而且还保留脊柱后方肌肉结构，防止术后颈椎后凸畸形和脊柱失稳的进展。但是这项技术有两个缺点，单开门的角度易破坏和单开门复杂的手术过程。现在，微型钛钉、钛板的应用弥补了这些缺点。

4. 双门椎板成形术

Kurokawa 等在 1982 年报道的棘突劈裂双门椎板成形术，是颈椎椎板成形术的另一个重要发展。随着脊柱外科技术和植入物的不断改进，该手术成为当今颈椎椎板成形术的主要技术之一。此技术特别是对于严重椎管狭窄的患者，植入植入物时，要特别小心，以防止进一步损伤脊髓，避免撕裂硬膜。

5. 棘突韧带符合体回植椎板成形术

棘突韧带符合体回植椎板成形术能很好地应用于椎管内肿瘤的重建，其主要应用超声骨刀安全将椎板、棘突和后部韧带复合体完整取下，待椎管内肿瘤切除后再应用微型钛钉、钛板将椎板、棘突和后部韧带复合复位，基本上保留了脊柱的后柱解剖结构，重建了脊柱后柱动力的稳定结构，此外还有手术时间短、出血少等优点。

（二）颈椎管扩大椎板成形术手术

采用全身麻醉，患者俯卧于颈后路专用手术台上，Mayfield 头架固定，曲颈 30°，头侧抬高。术区常规消毒、铺单。取颈后正中 C2 ~ T1 纵行直切口，逐层切开皮肤、皮下、筋膜及项韧带。显露双侧 C3 ~ C7 椎板、椎板及侧块。于 C3 ~ C7 一侧椎板与关节突交界处纵行开骨槽、保留内板作为“门轴”侧，于对侧椎板外缘全层切开椎板，小心切开黄韧带及两端棘间韧带作为“开门”侧，由开门侧向门轴侧小心行椎板开门扩大椎管，开门后用丝线将椎板固定于门轴侧的关节囊。伤口内置负压引流管一根，逐层缝合项韧带、皮下、皮肤。术后第 1 天可下地活动，术后引流量小于 50 mL/24 h 后可去除引流管。术后颈部围领保护 2 周。

（三）椎板成形术的问题和并发症

颈椎椎板成形术引起的常见并发症有颈部轴性痛、C5 神经根麻痹、脊柱后凸畸形和硬膜外血肿。

（1）颈部轴性痛：是颈部和肩部周围的一种顽固性疼痛，通常在椎板成形术后的数年内仍然是主要的问题，即使对于神经系统恢复良好的患者，也是如此。据报道，该并发症的发生率为 60% ~ 80%，但原因尚不清楚。为了减少这种并发症，有学者建议早期开始肌肉锻炼，以及避免使用矫形器。然而，手术方法的改进，被认为在减少颈部轴性痛方面更为重要。椎旁肌结构的保留对于减轻颈椎轴性疼痛和保持颈椎对齐很重要。C2 和 C7 棘突旁肌肉的保留与颈部轴性痛的发展有关。Shiraishi 和 Yatot 曾报道一种新技术，可保留 C2 棘突旁肌肉，减少颈部轴性痛和术后脊柱对位不齐。

（2）C5 神经根麻痹：20 世纪 60 年代初，有学者就报道上肢瘫痪作为颈椎椎板切除术的并发症。大多数患者表现为三角肌无力和 C5 神经支配区感觉障碍。在椎板成形术的发展和临床实践中，术后 C5 神经麻痹的报道越来越多，大多数患者术后 1 周内发生 C5 神经根麻痹。椎板成形术后 C5 神经根麻痹的发病机制并没有研究透彻，但有几种假说：①手术过程中意外损伤神经根。②脊髓的移位引起神经根牵拉。③脊髓缺血引起的神经根动脉血液供应减少。④节段性脊髓病变。⑤再灌注损伤脊髓。由于不清楚发病机制，目前还没有针对这种并发症的具体治疗方法。术后 C5 神经根麻痹的预后一般良好，多在几个月内可完全缓解。然而，患有三角肌严重运动障碍的患者（肌力Ⅱ级或更少），需要更长的时间才能完全恢复。

（3）脊柱后凸畸形与椎板切除术不同，椎板成形术可以重建脊柱的稳定性，以防止术后发生脊柱后凸畸形。然而，Hukuda 等报道 28% 的患者在椎板成形术后 5 年内发生脊柱后凸畸形的概率与椎板切除术相似（30%）。即使在术后早期进行颈椎运动锻炼的患者中，也有 7.2% 的患者出现脊柱后凸畸形。颈椎后凸畸形可能是一种保护性生理机制的结果，通过增加椎管容积来减少对脊髓的压迫。因此，棘突旁肌肉修复和保留被认为是手术中重要的步骤。

（4）硬膜外血肿是颈椎椎板成形术后另一主要并发症，多发生在术后 48 h 内。Aono 等报道椎板成形术后硬膜外血肿的发生率约为 0.44%，高血压为其主要危险因素，术前服用抗凝药物的患者，术中硬膜外出血会增加。由于延迟诊断和再手术与预后较差有关，因此，多数学者建议及早处理血肿。

（四）应对方法

1. 肌肉保存技术

椎板成形术最初的步骤是将肌肉从脊柱后部分离出来，术后会引起颈部轴性痛与脊柱后凸畸形。Shiraishi 等提出的双门椎板成形术是克服这些问题的主要尝试之一。双门椎板成形术最大程度上减少脊柱后方肌肉的破坏，此方法适合各种脊柱外科手术。其保留了附着在颈椎棘突上颈椎半棘肌和多裂肌，并减少棘间肌和旋转肌附着的损伤。Kim 等进一步研究了重建颈椎肌肉组织的方法，并提出一种新型技术。该技术在暴露椎板之前不切断附着的肌肉，保留颈部肌肉组织，可显著减少术后颈部轴性痛。

2. 颈椎椎板成形术仪器的发展

颈椎椎板成形术与其他脊柱手术相比的另一个主要缺点是手术步骤比较复杂。Takayasu等开发了一种简单的双门椎板成形术，在这种成形术中，HA垫片和钛螺钉的固定使用保留了脊柱后方的解剖结构，如项韧带和棘上韧带和棘间韧带。早期传统的椎板成形术中，应用的植入物主要是HA垫片。随后，钛螺钉的应用减少了手术时间，另外生物力学研究证明，与传统手术相比，钛螺钉固定的强度更大。然而，HA垫片等植入物具有断裂、缝合固定困难和容易松动的缺点。Tani等开发了一种新型的钛金属垫片——椎板成形术，以弥补HA植入物的这些缺点。椎板成形术有几个优点：韧性可以满足任何条件下椎板的成形固定；植入失败的风险较小，有更强的稳定性；可以促进骨传导。总之，椎板成形术的手术操作简单，手术时间短，手术损伤小。

【术后评定】

采用颈部疼痛视觉模拟量表（Visual Analog Scale for Neck Pain，VASNP）、颈椎功能障碍指数（Neck Disability Index，NDI）、颈椎活动度（Range of Motion，ROM）评价手术前后患者颈部疼痛症状的改善情况。

【后路手术优点】

（1）外侧块螺钉的固定作用能够维持颈椎生理前凸弧度，后路内固定需要跨越后凸的区域进行矫正，而前路仅需在颈椎区域行盘间切除，其融合节段少于后路，但有严重的骨质疏松症，内固定的风险较大。

（2）后路手术方式有颈后路椎板切除侧块螺钉固定术及颈后路单开门椎板成形术。前路手术可在进行神经减压同时恢复颈椎曲度，但是多节段的前路减压易发生内固定相关并发症及相邻节段退变[26]。

（3）可对多节段进行减压，避免对前方结构特别是头部神经的潜在损伤。

【后路手术缺点】

（1）后路手术可直接减压来自后方的压迫，间接对神经根减压，或使脊髓向后移动获得间接减压，但也可能因颈椎前凸不足使得术后神经功能恢复不佳。

（2）关节突关节切除超过50%且即使融合时，后路椎板切除造成颈椎后突。

（3）椎盘肌疼痛最常见，这是由于过度剥离椎盘肌造成的；轴性疼痛也是颈椎后路手术的常见并发症，其发生与多个因素有关。其中颈后韧带复合体的破坏是造成轴性疼痛的主要原因。

（4）多节段减压后必须保持颈椎前突以使脊髓向后漂浮。

（5）C5神经根麻痹是后路手术的另一个常见并发症，多发生在术后3天内，常为单侧且持续时间较短[27]。

【术后常见并发症】

（1）颈深部血肿：颈部增粗，发音改变，呼吸困难，口唇紫绀，鼻翼翕动等窒息症状。紧急情况下，必须在床边立即拆除缝线，取出血块（或积血），待呼吸情况稍有改善后再送手术室进一步处理。颈后路的深部血肿，如无神经压迫，一般不做切口开放，除非血肿较大，多可自行吸收。

（2）植骨块滑脱：骨块压迫食管、气管可引起吞咽或呼吸困难，需及时进行手术取出；滑脱的骨块压迫脊髓，则可引起瘫痪或死亡（高位者）。

（3）直立性低血压（或体位性低血压）：指导患者正确下床姿势，佩戴好颈托先在床上坐起，没有头晕等症状后可在床边站立，最后再行走，要求有家属陪同。

（4）喉头痉挛：观察患者有无吞咽困难、呼吸急促等症状，一旦发生，可引起窒息甚至死亡，尤其是术后 24 h 以内。

（5）脑脊液漏：多在术后 3～4 天内发生，引流液由血性渐成为清液，患者主诉头晕、头痛，不能起床等。一旦发生应给予头低脚高位，并需加大抗生素的用量，局部进行加压包扎，保持切口敷料清洁，以预防感染。

（6）切口感染：应加强伤口周围的护理，如敷料潮湿及时请医生更换；保持局部清洁、干燥；注意观察患者体温的变化、局部疼痛的性质（有跳痛者可疑）；必须重视颈部活动严重受限者。

【术后康复】

一、康复评估

1. 颈椎功能

采用颈椎日本骨科学会（JOA）评分、颈椎功能障碍指数（NDI）、疼痛视觉模拟评分（VAS）评估患者颈椎功能。JOA 量表分值范围 0～17 分，分值越高提示颈椎功能越好；NDI 量表分值范围 0～50 分，分值越低提示颈椎功能越好；VAS 分值范围 0～10 分，分值越低提示颈椎功能越好。

2. 症状评估

采用日本应庆大学（颈椎轴性症状评分表）、Tsuji 评分系统评估患者轴性症状严重程度。颈椎轴性症状评分表和 Tsuji 评分系统分值范围均为 0～12 分，分值越低提示轴性症状越严重。

二、康复训练

（一）运动疗法

术后运动康复主要是通过评估术后肌力、关节活动度和肌张力等指标来制定精准化运动康复计划，针对术后患者生物力学改变而进行的精准化康复。运动方案的选择根据患者情况和手术方式，康复医师为其选择合适的运动方案进行规范化康复训练，颈椎术后有效的运动康复能够减少术后并发症、缩短患者住院时间[28]。有研究指出颈部肌群提供 75% 的颈椎稳定性，并在颈部日常活动中发挥巨大作用，术后针对性的运动康复，如训练颈半棘肌、颈部多裂肌和头半棘肌可降低术后轴性症状发生率[29-32]。颈半棘肌在颈部上背部，是位于背半棘肌和头半棘肌之间的肌肉筋膜复合体，下端附着点在 T1～T6 横突顶端，上端附着于 C2～C5 棘突。多裂肌位于骶骨到第二颈椎之间的肌肉筋膜复合体，其中颈部多裂肌附着于颈椎关节突与颈椎棘突之间，头半棘肌位于颈部上背部，在夹肌之下，且在颈最长肌和头最长肌的内侧。头半棘肌以一串肌腱附着于 C3 ~ T7 的关节突及横突上，各个肌纤维及筋膜组织结合成一块宽阔的肌肉筋膜复合体向上，并附着至枕骨的上项线和下项线之间。以上 3 种肌筋膜复合体在颈椎的物理支撑、控制能力、维持颈椎生理曲度、颈部精细姿势控制方面有非常重要作用。

多裂肌作为颈椎深层肌肉，在颈椎主动后伸、颈椎主动左右后伸旋转、颈椎被动拮抗前屈及被动拮抗前屈左右旋转中尤其重要。有研究表明颈椎深层肌筋膜复合体力量强于浅表层，脊柱的负荷与主动收缩的深层肌肉活动能力呈正相关，深层肌肉在维持颈椎稳定中发挥着更大的作用[33-38]。所以，由椎板开窗减压的术后结构变化及生物力学分析可得知：先训练多裂肌来稳定脊柱稳定性，再通过增强头半棘肌与颈半棘肌的术后运动康复训练来实现术后精准化康复。总之，术后精准化运动康复至关重要，对于单侧减压术后患者，需着重训练手术侧颈半棘肌和头半棘肌；对于双侧内减压术后患者，需以双侧颈半棘肌和头半棘肌训练为主，从而增加颈椎后侧的肌肉强度，通过肌肉牵拉作用使颈椎更好地处于中轴线上。

常用的训练方法包括以下几种。

（1）术后头部制动功能位训练：术后第 2 天，可开始适当运动。取平卧位，治疗师嘱患者两臂向前向上举起吸气，还原时呼气；双手握拳置于腰两侧，左手向右前方击出、右手向左前方击出收回；治疗师一只手扶患者左肩部，一手扶患者左肘关节做左肩关节旋转活动，右侧同左侧训练，训练过程中不能出现疼痛，双上肢每次训练时间 10 ~ 15 min；治疗师一手扶患者左膝关节，另一手扶患者左侧足踝，使患者在床面上做等长抗阻屈伸、外展内收训练，右侧同左侧训练，双下肢每次训练时间 10 ~ 15 min。通过肌肉能量技术（MET）改善局部血液循环，伸展绷紧的肌肉和筋膜，达到减轻疼痛的目的。

（2）术后 1 周根据患者情况可进行颈肩锻炼：双手交叉握住置于头后向前推；放松呼吸，两臂向前向上举起吸气、弯腰、两臂自然下垂于体前放松摆动、呼气还原。上肢外展内收旋肩、上肢旋后平肩、前臂上举、手指爬墙上举、抬肩屈肘活动，起到放松颈肩部肌肉目的。

（3）闭嘴呼气训练：深吸气后，闭嘴缓慢呼气，重复 4 ~ 5 次为一个循环，2 ~ 3 组 / 日，提高颈肩部核心稳定性、改善心肺功能。

（4）头悬空控制训练：将头伸出床外，在仰卧位、俯卧位或侧卧位，把头和胸廓保持中立位 5 ~ 10 s，5 次 / 组，2 ~ 3 组 / 日。增加颈椎核心稳定性。

（5）上肢划船样动作：上肢屈肘握拳外旋水平外展。

（二）感觉平衡训练

术后骨性结构的改变，而产生新的机体平衡机制来适应结构的改变，这种新的平衡机制与人体正常生理结构有所差异，人体为适应结构改变而产生各种代偿机制，伴随时间推移患者往往会产生新的疼痛、无力、感觉异常等症状。感觉平衡训练通过触觉、本体觉刺激使机体重新达到平衡，减轻感觉异常、无力及疼痛。

（三）物理治疗

1. 超声波治疗

超声波通过机械、温热及理化效应促进细胞内外物质交换、加速血液循环和新陈代谢、缓解炎症及促进损伤修复。同时，超声波还能减少生物活性物质含量，降低感觉神经兴奋，减轻疼痛，降低组织黏度，改善感觉和力量。

2. 泥蜡疗

泥蜡疗具有温热和抗炎作用，其吸热系数比较大，局部外用后可以保持较长时间热度，可以对局部产生温热效应，导致局部炎症消散，促进局部血液循环，加速局部炎症物质吸收，所以有抗炎的作用，以解除局部粘连，软化瘢痕，对于消除局部肿胀也有效果。

3. 中低频脉冲电治疗

采用小于 1000 Hz 的脉冲电流进行刺激具有加速局部血液循环及镇痛的功效，兴奋神经和肌肉，通过电刺激触发骨骼肌收缩，恢复颈椎周围肌肉功能。

4. 传统治疗

（1）推拿：术后由于局部结构改变，导致局部功能失衡，主要包括肌肉及筋膜组织的粘连、关节活动度的受限、肌肉萎缩等[39-40]。而推拿采用被动手法、揉捏震动法等，摩擦法和牵引法，维持正常肌肉功能，促使肌肉及筋膜部粘连松解。通过对神经反射和体液进行调节，进而达到治疗效果。

（2）针灸、电针：针灸根据患者实际情况选择穴位，行捻转、提插等多种手法。电针治疗是在针灸基础上给予适当电刺激，能有效改善局部血液循环、改善神经的牵拉痛。

（3）中医药治疗：现代研究认为术后配合以益气补血的中药可加快改善脊髓缺血缺氧状态[41]，在改善术后的残留症状及并发症方面有显著的疗效。常用的成药方剂有圣愈汤、补阳还五汤等。

第三节　腰椎间盘突出症

腰椎间盘突出症（Lumbar Disc Herniation，LDH）是临床较为常见的腰部疾病之一，是指突出的髓核组织压迫神经根后出现的腰腿痛临床病症。近年来，随着社会发展和人们生活方式的改变，门诊腰部疾病诊断中，约有四分之一的腰腿痛患者与腰间盘突出症有关，部分患者饱受腰椎间盘突出症疾病困扰。腰椎间盘突出症临床解剖特点分型、发病机制、诊断治疗等方面进行综述，为临床治疗腰椎间盘突出症提供参考和思路。

腰椎间盘突出症是临床骨伤科常见病和多发病，是导致腰腿病常见因素之一，好发于 20～50 岁的成人，占发病总人数的 80%，男性多于女性[42]。LDH 临床以第 4～5 腰椎之间发病率最多，第 5 腰椎与骶骨之间的椎间盘突出次之，如得不到及时有效的治疗，严重影响患者的身心健康与日常生活，甚至会造成患者终生残疾和丧失生活能力[43]。为了提高临床对 LDH 有效的治疗措施，本文从 LDH 疾病临床解剖特点分型、病因病机、诊断方法及治疗方法进行概述。

【按临床解剖学特点分型】

髓核由椎间盘不同方向突出，致突出物所处不同解剖结构中，表现出临床差异。按临床解剖学特点分为中央型、椎间管型、偏侧型、侧方型、椎间管外型[44]。中央型：临床典型症状为反复出现的下腰痛和背部活动受限。无神经根症状，伴有一个或两个轻微神经根病，但体征不明显，相应的棘突之间可能有明显的压痛。椎间管型：典型症状为腰部僵硬和严重的同位神经根症状，脊柱明显突向患侧为突出表现，突出物常不大。手术前如对该症型特点不够了解，术中易出现漏治。常规手术入路，需要咬掉部分关节突，打开内侧椎间管，只切除突出的髓核，多易复发。偏侧型：腰痛伴下神经根症状和脊柱侧弯等直观体征。单侧椎板开窗摘除髓核，术后当天大部分症状缓解。侧方型：发生于间盘者居多，典型症状为反复腰部酸胀不适，多无神经根症状。椎间管外型：这种类型通常与椎间管型一起称为极外侧突出，极外侧突出压迫同一位置神经根出现下肢症状，轻微腰背痛，极易被误诊为各种后腹膜肿瘤。椎间管型与椎间孔外型两者区分应注意以下几点：①椎间孔外型适于 CT 检查，椎管造影不显示，而椎间管型突出物往往较小，椎管造影神经根袖消失，CT 却易于忽视。②椎间孔外型多发生于 L3 ~ L4、L4 ~ L5 间隙，占比达 90%，很少见于 L5 ~ S1 间隙。③椎间孔外型最佳入路是通过横突间行棘旁切口，经横突间摘除髓核。常规入路难达治疗目的。

【发病原因及发病机制】

一、发病原因[45]

1. 退行性改变

由于椎间盘突出组织本身缺乏血供，修复能力较差，日常生活中椎间盘承受到来自各方面的压迫，改变椎间盘缺血血液供给，加之椎间盘还要进行屈伸、旋转等各种运动，长时间受到挤压和磨损，从而造成发生退变，诱发本病发生。随着年龄的增长，椎间盘髓核、纤维化退变程度就越重，导致髓核含水量降低，纤维环松弛，从而引起椎间盘突出。

2. 外在因素

在未有充分准备时，突然使腰部负荷过重或剧烈咳嗽、喷嚏、便秘时用力导致负压增高，造成髓核突出、纤维环破裂；长期的姿势不当造成慢性损伤。

3. 内在因素

先天小关节畸形、腰椎骶化、小关节畸形、骶椎腰化、关节突不对称、半椎体畸形等异常，致使腰椎承受的应力发生变化，易发生退变和损伤。

4. 职业因素

如汽车驾驶员，长期处于久坐和颠簸状态下，椎间盘长时间处于压力状态下，造成积累性损伤，加速椎间盘退变或突出，引起疾病发生的重要因素。

二、发病机制

1. 机械压迫

脊神经具有丰富的神经外膜，包绕在神经束外，神经外膜是由脂肪组织与弹性胶原组织组成，具有弹性缓冲作用，避免神经受到机械损伤。但长期体力劳动、久坐、久蹲使脊柱处于过度负荷，椎间盘内的压力增加，压应力对神经可产生机械效应，导致神经能损害，最终发展为 LDH。

2. 免疫炎症

髓核作为一种自身抗原，能够诱导自身免疫反应。当椎间盘损伤或病损后，髓核突破纤维环的约束时，其基质里的糖蛋白和蛋白质成为抗原，在这种持续的抗原刺激机体后，就会产生免疫反应，对 LDH 的发生发展存在促进作用。突出的椎间盘可引起各种炎性反应，受压的神经根或脊髓节存在不同程度的炎症反应。如缓激素 -5- 羟色胺、前列腺素 E1、乙酰胆碱等炎症反应，加重椎间盘突出严重程度，并发生相应的临床症状。

3. 年龄因素

随着年龄增长，椎间盘呈现出不同程度的退变，其中Ⅱ型胶原减少、Ⅰ型胶原增加，导致椎间盘缓冲外力能力降低，更较为容易受到损伤，很难自我修复。LDH 发病原因及病机过程较为复杂，每一个阶段都可能存在一个或几个共同因素下而导致疾病发生，而不同因素均可在不同阶段出现相互恶化，加重 LDH 病情。

【诊断标准与鉴别诊断】

一、诊断标准[46]

LDH 诊断应结合临床症状和体征及 MRI、CT 等影像学检查综合诊断。

（1）患者呈现强迫性体位，站立时表现为翘臀姿势，脊椎凸向患侧以缓解疼痛。

（2）下肢放射性疼痛、感觉异常，疼痛位置与相应受累神经支配区域一致，神经支配区皮肤浅感减弱。

（3）腱反射较腱侧减弱。

（4）直腿抬高试验阳性、腱侧直腿抬高试验等。

（5）肌力下降。

（6）脊椎活动受限，其中背伸和弯向患侧最明显。

（7）行腰椎 MRI 或 CT 检查显示椎间盘突出，与神经定位相一致。

二、鉴别诊断

1. 慢性腰肌劳损

该病具有压痛点广泛、病程较长、症状轻特征，骶棘肌板硬和下肢呈现反射性疼痛。

2. 增生性脊柱炎

该病一般起病缓慢，好发于年龄大人群，疼痛不受体位的变化而发生影响，直腿抬高试验阴性，压痛点广泛。

3. 梨状肌综合征

该病与 LDH 存在较多的相似之处，其是由于下肢外展或内外旋动作过猛，导致梨状肌发生损伤病连累坐骨神经所致，该病梨状肌紧张试验呈阳性。

【康复治疗】

一、治疗原则

在腰椎间盘突出症的急性发作期，神经根水肿和无菌性炎症明显，可采用药物、物理治疗等方法。牵引时牵引距离不要太大；手法治疗以肌松类手法为主。在恢复期，可用温热治疗，手法治疗以松动手法为主，如推拿的旋扳手法。突出物的大小和位置直接影响治疗效果，未破裂型的突出，以非手术治疗为主。破裂型特别是后纵韧带后型和游离型突出，突出物较大，多伴有相应椎管狭窄，非手术治疗的效果欠佳，主张以手术治疗为主。另外，外侧型和极外侧型突出非手术的治疗效果一般不理想。骶裂孔硬膜外注射适用于下腰椎（L4～L5，L5～S1）的椎间盘突出。卧床休息1周为宜。腰围固定时间不要太长，一般20～30天。腰背肌肉的锻炼有一定的治疗效果，不同的时期采用不同的锻炼方法。

二、治疗方法

1. 卧床休息

卧床休息可减轻脊柱应力负荷，促进软组织恢复，级解肌肉痉挛，减轻受压神经根水肿。卧床时间根据腰腿痛程度各异，轻度患者卧床休息1～3天，中重度应休息2～3周。卧床时可采用屈髋屈膝以减少椎间盘的负荷。但卧床休息时应注意床上康复训练，如下肢肌肉等长收缩、踝泵练习、全范围关节活动训练等，以避免出现不良反应。

2. 药物治疗

用于治疗腰痛和椎间盘源根性症状的药物有很多种，包括对乙酰氨基酚、NSAIDs、肌松剂、类固醇、麻醉药、镇静剂和抗抑郁药物。尽管不是腰椎间盘突出的特异性药物，最近的一项双盲随机对照研究发现：同安慰剂相比，4000 mg对乙酰领基酚在腰痛急性发作的恢复中有一定的作用。NSAIDs常被用作治疗腰痛的一线药物，但目前缺少相关的数据支持。对于存在胃食管反流、消化性溃疡、肾病及高血压的患者，开具此类药物应当小心谨慎。口服糖皮质激素也常常用于治疗急性椎间盘突出和腰痛，目前也缺少疗效相关的数据。在缓解根性腿疼症状方面，三环类抗抑郁药物显示出一定的短期疗效。加巴喷丁、普瑞巴林等膜稳定剂也有一定的疗效。目前的数据尚不支持长期应用阿片类药物。

3. 物理疗法（Physical Therapy）

物理疗法提供了一种监控下的运动，其目的是通过运动训练缓解疼痛、改善功能。物理疗法属非侵入性的治疗，风险也很低。

物理疗法可以分为主动和被动两种形式。被动物理治疗包括应用超短波、电脑中频、冷热疗法、神经肌肉电刺激、超声疗法、低能量激光、推拿和牵引。物理治疗有镇痛、消炎促进组织再生、兴奋神经肌肉和松解粘连等作用，在腰椎同盘突出症的非手术治疗中是不可缺少的治疗手段。临床应用证明，对减轻因神经根压迫而引起的疼痛、改善患部微循环，消除神经根水肿，减轻因神经刺激而引起的痉挛，促进腰部及患肢功能的恢复起着非常重要的作用。主动物理治疗则包括各种力量练习和牵伸练习，以及有氧运动。

尽管目前尚无PT疗法实际疗效相关的数据。考虑到保持积极生活方式的整体益处，建议患者保持积极的生活方式是明智的。主动运动强度应保持在患者能耐受的水平。

4. 牵引

根据患者症状和突出程度，选用快速牵引或慢速牵引。

（1）快速牵引：多方位牵引床又称三维立体牵引。该牵引由计算机控制，多动作组合。作用时间短，患者无痛苦。多方位快速牵引包括3个基本参数。牵引距离45～60 mm，倾角10°～15°，左右旋转10°～18°。每次治疗重复牵引2～4次，多数1次治疗即可，若需第2次牵引，需间隔5～7日，2次治疗无效者，改用其他治疗。不良反应：牵引后6 h至2日内有部分患者腰及患侧下肢疼痛加重，还有的表现腹胀、腹痛，另有操作不当造成肋骨骨折、下肢不完全瘫痪、马尾损伤的报道。

适应证和禁忌证：临床除用于治疗腰椎间盘突出症外，还可治疗腰椎小关节紊乱、腰椎假性滑脱、早期强直性脊柱炎。禁忌证：重度腰椎间盘突出、腰脊柱结核和肿瘤、骶髂关节结核、马尾肿瘤、急性化脓性脊柱炎、椎弓崩裂、重度骨质疏松症、腰脊柱畸形、较严重的高血压、心脏病及有出血倾向的患者。另外，对于后纵韧带骨化和突出椎间盘的骨化以及髓核摘除术后的患者都应慎用。

（2）慢速牵引：小重量持续牵引是沿用很久的方法，疗效也是肯定的。慢速牵引包括很多方法，如自体牵引（重力牵引）、骨盆牵引、双下肢皮牵引等。这些牵引的共同特点是作用时间长，而施加的重量小，大多数患者在牵引时比较舒适，在牵引中还可根据患者的感觉对牵引重量进行增加或减小。牵引重量一般为体重的 30% ~ 60%，时间 20 ~ 30 min，每日 1 ~ 2 次，10 ~ 15 日为 1 个疗程。

适应证和禁忌证：慢速牵引在国内应用比较广泛。其适应证为：腰椎间盘突出症，腰椎退行性变引起的腰腿痛，急性腰扭伤，腰椎小关节疾患。禁忌证为：慢速牵引由于牵引重量小，作用缓慢，其不良反应比快速牵引少，但由于牵引时间长，胸腹部压迫重，呼吸运动受到明显的限制，所以对老年人特别是有心肺疾病的患者应特别谨慎，另外慢速牵引重量过大也可造成神经根刺激或损害。

5. 推拿

对末破裂型推拿效果好，对破裂型效果不佳，巨大突出的中央型为推拿禁忌证。对适合推拿的患者，要根据其病情轻重、病变部位、病程、体质等选择适宜的手法，并确定其施用顺序、力量大小、动作缓急等。如急性期疼痛较剧者，施以肌松类手法，可先下肢后腰骶，先健侧后患侧，先周围后患处、痛点，循序渐进，且轻柔缓和。而初次发病但症状较轻和恢复期疼痛缓解者，继肌松类手法后可施以牵引、整复类手法。而病程迁延日久者，可适当增加整复类手法。

第四节　腰椎椎板切除术和微创椎间盘切除术后

1990 年 Sachs 和 Frankel 首先报告用腰椎全椎板切除术治疗椎管狭窄症，由于疗效较好，得到人们认可并被广泛应用。椎板切除术（Laminectomy）是 1997 年公布的医学名词，包括全椎板切除术、半椎板切除术、椎板开窗术等，其目的是将脊椎的棘突、棘间韧带、黄韧带及椎板切除，以显露椎管内容物的手术。凡需经后路进入椎管的手术，均需行椎板切除术。常用于椎管内肿瘤摘除、后路椎间盘摘除、脊髓损伤后减压、椎管狭窄症、脊椎滑脱症、椎管内探查等。但因术中对椎板切除的范围掌握不一，术后处理缺乏相应措施，随着手术数量的增加，术后并发症如腰椎不稳、术后腰痛、坐骨神经痛也相应发生[47]。因此，有学者改进椎板切除术式或采用联合内固定、融合技术等，有效减少术后脊柱不稳的发生[48]。

微创腰椎间盘切除术（Conventional Micro Discectomy，CMD）是近几年研究的热点，主要应用于腰椎间盘突出症的治疗中，理论上无须对腰背部肌肉广泛剥离和牵开，术中出血少、术后疼痛较轻，恢复较快，但其临床疗效也一直存在争议[49]。术式包括微创管状椎间盘切除术（Tubular Discectomy，TD）、显微镜辅助经皮髓核切除术（Microscope-assisted Percutaneous Nucleotomy，MAPN）、显微内镜椎间盘切除术（Microendoscopic Discectomy，MED）、经皮内镜下椎间盘切除术（Percutaneous Endoscopic Lumbar Discectomy，PELD）、微创穿刺椎间盘切除术（Minimalaccess Trocar Microdiscectomy，MATMD）等[50]。

【临床解剖】

1. 体表标志

棘突：腰椎的棘突比较厚，尖端呈球状，并稍向尾侧倾斜。棘突分隔两侧的椎旁肌，在生长发育期的患者，棘突上方覆盖软骨骨骺。

髂后上棘和髂嵴：较宽的髂嵴以45°角自后方行向正中线，因为周围的肌肉或起于骶髂，或止于骶髂。而没有跨越骶髂的肌肉，因此可以触及骶髂的皮下边界。在臀部可触及并可见两个浅凹，该浅凹位于髂后上棘的正上方。两侧髂后上棘的连线经过第2骶椎，两侧髂嵴最高点的连线经过第4、5腰椎棘突之间。

2. 浅层结构

腰背筋膜和棘上韧带位于皮肤和棘突之间，腰背筋膜为一层宽阔、相对较厚的白色鞘样组织，包绕骶棘肌并附着于棘突，该筋膜向下与颈部深筋膜相续，向内侧附着于椎体棘突、棘上韧带和骶正中棘，向下附着于髂嵴，向外侧与腹横肌和背阔肌的起始腱膜相连续。棘上韧带连续各椎体棘突，与腰背筋膜在各棘突的附着点紧密附着。

腰椎肌分浅、深两层，浅层由背阔肌构成，位于腋窝后壁的一块强有力的肌肉，它起自棘突，止于肱骨结节间沟；深层由椎旁肌构成。椎旁肌又分为浅、深两层，浅层由骶棘肌（竖脊肌）构成，深层由多裂肌和回旋肌构成，这两种肌是腰椎核心稳定肌的重要组成部分。

3. 深层结构

深层最重要的结构是黄韧带，黄韧带由黄色弹性纤维组成，起于下位椎板的上缘，止于上位椎板内面中部的骨嵴上。两侧黄韧带在正中线会合，但一般不融合[51]。

4. 椎骨间结构

前纵韧带：位于椎体和椎间盘的前面，防止脊柱过度后伸。

后纵韧带：位于椎体和椎间盘的后面，防止脊柱过度前屈。

腰椎间盘：位于两个椎体之间，是一个具有流体力学特性的结构，由髓核、纤维环和软骨板三部分构成，其中髓核为中央部分，纤维环为周围部分，包绕髓核，软骨板为上、下部分，直接与椎体骨组织相连，整个腰椎间盘的厚度为8～10 mm。

【手术方法及禁忌证】

（1）腰椎椎板切除术：术前采用X线、CT、MRI、脊髓造影定位，了解硬膜囊、神经根受压程度和范围，硬膜外或局部麻醉，俯卧位，棘突正中纵行切口，保留棘上韧带连续性完整，切开分离棘突旁组织，切除棘间韧带，咬除病变部位棘突及上下棘间韧带、病变部位全椎板，两侧扩大至关节突，保留关节完整[52]，若有特殊需要，亦可只咬去一部分。若关节突已完全咬去，则需同时行脊椎融合术。目的是彻底消除引起椎管及神经根管狭窄因素，包括突出的椎间盘和纤维环，增厚的黄韧带，椎体后缘骨赘及肥大的关节内缘，松解神经根周围粘连，也可根据需要行半椎板切除术或椎板开窗术，最大限度地保留脊柱稳定性[53]。术后留置负压引流管 24 ~ 48 h。

禁忌证：①存在影响手术疗效的社会因素者，如有纠纷尚未解决。②存在心因性疾病者，如精神病，严重神经衰弱或药物依赖。③有感染灶，包括全身和局部病灶，如感染伤口或皮肤病未愈者。④合并风湿或类风湿症状者。⑤其他脏器功能不全影响手术耐受性者。

（2）微创腰椎间盘切除术：患者俯卧位于弓形架上，保持腰部适当弯曲以扩大椎板间隙。C 臂机透视定位椎板间隙水平线，以椎间隙正中线旁开约 1 cm 处确定为皮肤穿刺点，画线标记后垂直进针。C 臂机透视确认穿刺针抵达椎板间隙，经穿刺针插入导丝并小心拔出穿刺针，以穿刺点为中心在棘突旁做长约 8 mm 的切口，逐级放置一系列扩张器导管并建立工作通道。沿工作通道置入内镜头，并在连续生理盐水冲洗下进行操作。镜下可见椎板上下缘与椎间隙，根据移位椎间盘的位置，用高速磨钻和椎板咬骨钳咬除椎板的头部或尾部，如有必要可切除部分内侧小关节。显露完成后，小心剥离黄韧带可见硬膜囊、神经根，通过调整内镜角度探查神经根肩部及腋下，使受压神经根和脱垂椎间盘完全显露在视野下。使用髓核钳摘除脱垂的髓核组织，若发现椎间隙内仍有游离的松散碎片，则需进一步探查并取出。减压完成后可见硬膜囊搏动良好，使用射频电极对潜在出血点进行止血，再次确认神经根松弛 后缓慢退出工作通道。逐层缝合切口，无菌敷料包扎[54]。

禁忌证：①同节段有手术史。②椎管内占位病变。③ 3 节段以上椎间盘突出症。④中央型或双侧压迫。⑤有严重骨质增生所致椎管根管骨性狭窄及严重粘连和多个椎间盘受累，需要椎管扩大范围较大者。⑥对于肥胖患者或腰背肌过于发达者，椎间盘内镜手术难度较大。

【术后并发症】

腰椎手术术后综合征（Faild Back Surgery Syndrome，FBSS）广义上指在行椎板切除术或椎间盘摘除术后，患者仍有腰部、臀部或下肢的顽固性疼痛或其他不适症状；狭义上则指多次手术术后症状没有任何改善。有研究表明，临床上有 10% ~ 40% 的患者在腰椎手术后出现 FBSS，且症状持续存在，甚至呈进行性加重；也有学者报道初次腰椎间盘切除术后复发率为 5% ~ 18%，包括原发节段或腰椎其他节段出现椎间盘突出症状及体征。现 FBSS 较常用的定义为腰椎间盘突出腰腿痛患者经髓核摘除术，马尾、神经根减压后，部分患者暂时缓解后又出现术前症状及体征[55-56]。术后可能会出现硬膜囊撕裂伤并发隐性脊膜假性囊肿、神经牵拉伤、伤口血肿，并发椎间隙感染、硬膜外纤维化[57]、腰椎不稳继发医源性腰椎滑脱等症[58]。剔除术中、护理操作不规范等因素的影响，腰部或下肢疼痛、麻木以及功能受限为 FBSS 主要表现。中医学将 FBSS 归属于“腰痛病”范畴，因腰椎术中耗气伤血，术后切口周围淤血及瘢痕形成，导致气血运行失常[59]。

【术后康复】

1. 由于手术方法不同，术后康复方法有所不同

（1）腰椎椎板切除术后：因减压范围及伤口创面较大，一般建议患者卧床 4 周。

1）术后第 1 天：患者卧床，检查受累下肢术后的感觉、肌力恢复情况；嘱患者进行踝关

节及跖趾关节的屈伸锻炼，双下肢可辅以抬腿联系，抬高角度以少于60°为宜，观察神经根的牵拉反应，每日2～3遍，每遍10次，该法即可预防神经根粘连，又可预防下肢肌肉的萎缩。

2）术后第2天：同术后第1天，方法详细，抬腿练习应改为主动练习，次数相同。

3）术后第1周：在卧床休息、下肢抬高练习的基础上，做腰背肌功能训练，每日2～3遍，每遍10～30次。

4）术后第2周：内容同第1周，下肢抬腿练习次数可增加至每遍20次，抬高角度可大于60°，下肢抬高后嘱患者让患肢在抬高位保持数秒，使肌肉得以抗重力训练，左右腿应交替进行。

5）术后第3周：方法同第2周。

6）术后第4周：方法同第2周。

4周后，如患者一般情况好，伤口愈合良好，可建议患者下床活动。如患者出现下腰痛等症状也可对症给予物理因子治疗。

（2）微创椎间盘切除术后：因伤口创面小，脊柱稳定性好，一般建议卧床休息1周，嘱患者做踝、足关节屈伸功能训练及双下肢直腿抬高训练；急性期过后可在腰围的保护下下床活动，站立位做腰背肌功能训练，即在站立位时，两手叉腰，将腹部及腰部向前挺，每日2～3组，每组10～30次[60]。

2. 患者术后心理、精神康复

腰椎手术治疗多是患者最后的选择，患者多在接受手法按摩、牵引复位、骶管封闭、药物、物理治疗等无效后才选择手术。许多患者病史长，心理负担重，特别是对手术效果能否达到心理预期而顾虑重重，甚至怕瘫痪在床。针对患者不同的情况，医者必须做好患者的思想工作，说明术后康复计划以及具体操作流程、安全性、效果等，介绍相关康复病例，以解除患者顾虑，使患者以较好的心理状态和精神准备来配合医生进行术后康复治疗。但同时也要合理地针对患者病情说明其本人情况，比如下肢麻木的恢复可能需要3个月甚至更长的时间康复。病情重的患者甚至不能恢复，背伸恢复慢，甚至不恢复。马尾神经损害者大小便恢复困难等。总之，相关情况应在康复计划开始前谈明，对患者的心理、精神康复会有所帮助，同时对医护工作亦有好处。

3. 腰部核心稳定肌功能训练

腰椎术后由于部分软组织、骨性缺损，以及术后卧床时间较长，可能出现腰椎核心稳定肌退化，萎缩，造成脊柱失稳，或导致腰椎滑脱、间盘突出等，所以患者亟须加强腰椎核心稳定肌功能。该锻炼方法适用于腰椎术后3个月以上并处于病情平稳状态的患者，不属于早期康复阶段。具体训练方法如下。

（1）燕子飞：可用双手压下腰部，或双手抱颈后，膝伸直，上半身和下肢同时抬起呈反弓状。每日2组，每组30～50个。

（2）侧桥支撑：侧卧位，一侧肘与前臂撑地，肘关节呈90°，将胸腹部撑起。注意下肢与躯干呈一条直线。每次3组，每组1～3 min，每组间隔10～20 s。

（3）臀桥：屈髋屈膝，双肘屈曲置于胸侧，双足及肘部四点支撑，将髋部向上抬起。每次3组，每组3～5 min或10～30个，间隔10～20 s。

（4）腹桥：俯卧位，以双肘和双脚为支点，将身体撑起并悬在空中，身体呈一字形，维持动作数秒。

（5）单腿桥：仰卧位，左腿伸直。右膝弯曲，右脚着地，右腿发力，右脚蹬地，左腿伸直，让臀部和背部抬起，只有右脚和肩部接触地面。这个姿势保持片刻，然后臀部慢慢放下，落地。左、右腿交替进行。

（6）改良仰卧起坐：仰卧位，屈髋屈膝，双手抱在胸前，避免颈部用力，尽量使用腹肌完成仰卧起坐的动作，要求双肩离开床面 10 cm 即可。

（7）四点跪位支撑（Bird Dog）：手臂膝盖四点支撑在地面，屈髋屈膝 90°，对侧手脚抬起，并伸直，骨盆中立位。不要塌腰，保持核心稳定。

4. 呼吸肌功能训练

呼吸肌的训练主要针对腰椎术后患者存在的不良的呼吸模式，即只进行胸式呼吸、腹式呼吸不能熟练应用等。在术后恢复的过程中，会伴随着胸廓活动度的下降，胸廓和肩胛周围肌肉及参与腰椎稳定的肌肉都会出现废用性的肌萎缩，进一步造成呼吸肌的功能减退，在患者进行每一次呼吸时，肩胛带肌群会由于过度代偿而出现劳损紧张的状态，使肩胛带被动地向外向上扩张提起，呼吸的效率下降，加重了呼吸困难的情况。腰椎术后患者会长期处于一种错误的呼吸模式，对腰椎的稳定性产生了不良影响，胸肌、肋间肌乃至颈肩部肌群会出现过度的代偿，膈肌处于一种过度静力曲张或易疲劳的状态，不能维持正确的腹内压，因此训练正确的呼吸模式可以增加腰椎稳定性，为术后的康复提供保证[61]。

（1）波浪式呼吸：患者平卧位，髋关节、膝关节呈 90°，一手放在肚脐，一手在胸骨柄。让患者首先学习腹式呼吸模式，让患者用鼻子吸气，嘴巴呼气，在吸气时肚脐向上鼓，胸骨柄位置保持不动。完全掌握了腹式的模式以后，继续用鼻子把气吸到胸骨柄的位置，这时胸骨会提高，腹部会相应下降。呼气时上牙咬住下嘴唇，发出“f”的音，以增大呼气阻力，呼气时先将胸部向下沉使右手下降，再将腹部向下沉使左手下降，完成一个循环的波浪式呼吸。此法可以纠正术后错误呼吸模式。

（2）息肉式数秒呼吸：在波浪式呼吸的基础上，将一侧的鼻孔用手堵住，在吸气时增加阻力，呼气时上牙咬住下嘴唇，发出“f”的音，以增大呼气阻力，并且将呼气的时间延长至 20 s 以上，以激活腹部深层肌肉。

第五节　腰椎滑脱

脊柱滑脱（Spondy Lolisthesis）是由希腊字 Spondylo 和 Listhesis 结合而命名的，指一个椎体在另一个椎体上向前或向后移位或因椎体间骨性连接异常而发生的上位椎体于下位椎体表面部分或全部的滑移，常见于腰 4 及腰 5 椎体，是脊柱骨科的临床常见病之一。

1782 年比利时医师 Herbinaux 首先描述 L5 椎体在骶骨上向前滑移，1854 年 Kilian 认定其临床本质并首先提出并使用滑脱一词[62]，本病在人群中的发病率约为 5%，是慢性腰痛的常见原因之一[63]。本病极少发生于 5 岁以下儿童，常发生于 7 ~ 10 岁之间，且发患者数随年龄而增加，至 20 岁以后保持不变[64]。

【分类】

1975 年，Wilthe 与 Newman 等根据其脊椎解剖特点和获得性病理情况将腰椎滑脱分为 6 类（Wiltse-Newman-Macnab 分类法），并得到国际腰椎研究学会的认可。

(1) 先天发育不良性腰椎滑脱：此型的特征是骶椎上缘和 L5 神经根发育不良，椎弓峡部可表现为崩裂或细长，该型多伴有 L5、S1 椎体的脊柱裂。后弓完整时滑脱一般不超过 25%，并容易引起马尾神经的压迫。

(2) 峡部病变腰椎滑脱：其基本病变在关节突峡部，仅有峡部病变而无椎体向前滑移又称峡部崩裂（spondylolysis），又可分为 3 个亚型：关节突峡部疲劳骨折，是滑脱中最常见的类型；完整的关节突峡部延长；关节突峡部急性骨折。

(3) 退行性腰椎滑脱：1931 年，Junghanns 首先描述此病并命名为假性滑脱。系由于病变节段长期不稳定所致，因为椎间盘退变、关节突磨损而渐渐发生滑脱，但峡部仍保持完整。

(4) 创伤性腰椎滑脱：发生于明显的外伤后，腰椎峡部因外伤特别是后伸损伤，可发生骨折。其他部位骨折也可于以后导致峡部病损。

(5) 病理性腰椎滑脱：由于全身性或局部骨病变，累及椎弓，峡部，上、下关节突，使椎体后结构稳定性丧失，发生椎体滑脱。

(6) 手术后腰椎滑脱：在椎板切除、侧隐窝扩大减压后可发生手术后腰椎滑脱。

【分度】

腰椎滑脱的滑脱程度（国内多采用 Meyerd-ing 法）按下位椎体上缘前后径分为 4 等份，由滑脱椎体后缘引出直线，与下位椎体上缘交角处，测量其前移程度。前移在 25% 以内者为Ⅰ度，在 50% 以内者为Ⅱ度，超过 50% 者为Ⅲ度，超过 75% 者为Ⅳ度。近年来也有专家提出，将滑脱超过 100% 者称为全滑脱即Ⅴ度。

【生物力学】

近年来，腰椎滑脱治疗方法历经改进，归因于对滑脱病因、病理的深入认识，其中生物力学因素尤为重要。以 L5、S1 为例阐明其力学机制。脊柱任一运动节段均存在剪力，在腰骶部因椎间隙倾斜，剪力尤为明显。因此，上一椎体对下一椎体有向前滑移、旋转的趋势。在生理载荷下，腰椎保持相互间的正常位置关系有赖于关节突关节、完整椎间盘的纤维环、周围韧带、背伸肌收缩力量和正常的脊柱力线。任何一种或数种剪力机制的减弱或丧失均将导致腰骶部不稳，久之产生滑脱的病理过程。正常人体重心位于腰骶关节前方，一旦产生滑脱，前置载荷重力力臂增加，将明显增加 L5-S1 间剪力，可加速椎间盘蜕变，导致小关节退变或关节囊韧带撕裂等，从而压迫神经根，同时由于椎间隙变窄使行经椎间孔的神经根受压。

【诊断】

(1) 临床表现：腰痛是腰椎滑脱最常见的临床表现，多为间歇性，可伴有根性痛。轻度滑脱患者腰椎活动稍受限，步态基本正常。滑脱程度加重（＞ 25%），腰部活动受限，可出现阶梯样改变。严重滑脱患者，体检可见腰椎前凸增加，躯干缩短，前腹出现皱褶，髋外旋，心形臀部和特有的蹒跚步态，Thalen 和 Dickson 认为此步态是畸形和腘绳肌紧张所致。若骶神经出现移位或在骶骨顶处受压，可出现大小便功能障碍，但较少见。儿童脊柱滑脱与成人不同，在患者生长期，必须注意进一步滑脱。

（2）影像学检查：X 线检查是诊断腰椎滑脱的首选方法。前后位片一般不易显示滑脱，但在 L5 严重滑脱时，可显示特有颠倒的 Napoleon 帽征象，是因 L5 椎体向前重度滑脱，X 线片显示的是 L5 椎体的轴向投影。站立和负重摄片，可增加滑脱的滑移程度和表现，提示存在腰椎不稳。过屈过伸位可显示滑脱部位或腰椎其他水平有无过度活动。Ferguson 位，可以显示腰骶结合部及 L5 横突骶骨翼和这些结构间的区域。

通过影像学检查可区分不同原因引起的腰椎滑脱，这对治疗相当重要。Butt 和 Saifuddin[65] 认为不同的影像学技术在评估腰椎滑脱的相对益处有待进一步研究。MRI 可观察下腰神经根和 L4、L5 椎间盘退变程度，有助于确定融合节段范围。若 L4、L5 椎间盘有病变，则应将该节段一并融合。SPECT 对于伴有疼痛峡部裂和峡部裂患者具有较高的灵敏性和特异性。

【治疗】

腰椎滑脱的治疗分为非手术治疗和手术治疗。尽管目前对于腰椎滑脱治疗方法的选择仍存在着争议，但普遍的观点认为：对于症状轻微或病情稳定无进展的退变性腰椎滑脱，可采用非手术治疗；如果严格进行了 3 个月的非手术治疗，患者症状不见好转，在无严重的心肺疾患、糖尿病及骨质疏松症等手术禁忌证的情况下可以考虑手术治疗[66–67]。

一、腰椎滑脱的手术治疗

1. 腰椎滑脱的手术指征

①进行性进展的腰椎滑脱。②Ⅱ级以下的腰椎滑脱，顽固性疼痛非手术治疗无效的。③Ⅲ级以上的腰椎滑脱，伴或不伴有临床症状。④伴有明显的神经损伤，如马尾神经受压症状伴有下肢间歇性跛行或下肢神经根性放射痛。⑤存在脊柱畸形和明显步态异常，非手术治疗无法矫正。

2. 手术方法

目前腰椎滑脱的手术方法很多，临床上常使用的手术方法主要有：椎板切除减压、复位内固定、腰椎融合、椎体切除及峡部关节处直接修复等。严重滑脱畸形患者可使用椎体切除，Gaines RW[68] 曾报道了将 L5 椎全切、L4 与 S1 融合的病例，该手术优点在于切除病变腰椎后，腰椎缩短，易于使椎体矢状面恢复平衡，也可减少神经损伤；Gaines 又对 40 例滑脱患者行该术，平均随访 20 年，未出现大小便异常或性功能障碍等不良并发症。峡部关节处直接修复指直接植骨修复峡部关节缺损部位，适用于有症状但不伴有退行性椎间盘疾病的青壮年滑脱患者，一般在 6 个月后关节部出现骨性融合，同时可以促进正常腰椎活动的尽早恢复。Ivanic 利用钩螺钉对 103 例腰椎滑脱患者行峡部关节处直接修复，并随访平均 15 年，发现小于 14 岁的患者融合率明显高于大于 20 岁的患者，说明该手术比较适合年轻的腰椎滑脱患者。当前完整的术式主要包括受压神经组织的减压、滑脱复位与固定、滑脱椎与下位椎的融合三部分。

（1）椎板切除减压：目前，对有下肢症状的患者，彻底减压是能有效地缓解和解除症状、恢复神经功能的。有学者认为神经根管减压不彻底可能导致术后出现神经根症状，翟明玉等[69]认为要想达到充分减压、解除神经受压的目的，只有彻底切除狭窄和压迫部位的椎板、关节突关节及增生、硬化的椎管前方结构。减压范围应当包括黄韧带、椎间盘增生的关节突、侧隐窝，有椎管狭窄症状者需行椎管成形术[70]。减压除了可以解除硬膜和神经根的压迫外，还有利于滑脱复位。至于重度滑脱者，多数学者都主张神经根减压，以缓解症状，恢复功能。

（2）复位内固定：由于减压后破坏腰椎后柱结构，削弱脊柱稳定性，故要同时行内固定术和融合术。手术可大致分为两类。一类为原位融合手术，包括：椎弓不连修复术；前路椎间融合术；后外侧融合术（可同时行后路减压术）。另一类为复位手术，包括：闭合复位和石膏固定术；后路器械复位固定术；前后路联合复位与固定术。至今对滑脱是否需要复位有较大争议[71]。一些学者对原位融合是否需要复位有较大争议。一些学者认为原位融合疗效良好，复位并不需要，相反复位会带来很多并发症。Spruit M 等[71]认为原位融合可避免腰骶后凸进一步发展，也可以较好地改善神经功能。但实践发现，原位融合很难牢固融和，而且原位融合并不能阻止滑脱进一步发展。临床观察发现，原来的滑脱越严重，原位融合后继续进展的可能性越大，这可能是融合块应力性弯曲或塑性变形造成的，也可能是融合块断裂或假关节形成所造成的。有学者也发现原位融合可以引起神经并发症，Marian S[72]报道 12 例原位融合术患者术后的出现马尾综合征，发生率为 6%（12/189）。目前国内大部分学者认为原则上应尽量争取复位，如不能完全复位，部分复位亦可。且减压可加重脊柱不稳，主张在充分减压的基础上行复位、椎间融合和椎弓根固定，而且减压后神经无压迫、椎间结构松弛，使复位更简单容易。

（3）腰椎融合：腰椎融合是腰椎滑脱治疗中的重要环节。1911 年，Albee 在动物实验中首先使用胫骨块移植于棘突间以稳定脊柱，随后 Hibb 报道在脊柱融合使用椎板间植骨融合技术，但目前该技术因其假关节发生率高而较少采用。横突间植骨和椎体间植骨是目前手术治疗腰椎滑脱症常用的两种植骨方式。由于椎体间植骨能够恢复椎间高度、腰椎生理前凸及腰椎生物力学特性，可以提供椎间纵向支撑，因此当前大多数学者都认为椎间植骨融合率高于横突间植骨。但有学者报道横突间植骨融合率与椎间植骨无差别，后路减压横突间植骨内固定治疗退变性滑脱症的融合率为 93%。椎体间融合术有植骨量大、植骨融合快、融合率高、支撑椎体前柱并保持脊柱稳定性等优点，是理论上的修复前中柱的理想方法，其主要术式有经前路（ALIF）、后路（PLIF）、经椎间孔入路（TLIF）等。

二、康复治疗

1. 康复评定

分别于入院后 13 天进行初期康复评定，入院后 7、8 天进行中期康复评定，出院前进行末期康复评定。

（1）临床一般情况评定。

（2）康复专科评：①疼痛评定。②腰椎及下肢活动范围评定。③肌力评定。④神经功能评定。⑤行走能力的评定。⑥日常生活活动能力评定。⑦社会参与能力评定。

2. 卧床休息

减轻椎间关节和腰背肌的负荷。如卧床后疼痛缓解，则进行有规律的腰背肌及腹肌功能锻炼。

3. 药物治疗

非甾体抗炎药可减轻神经受压所致的炎性反应并有止痛作用，但可导致胃及十二指肠溃疡，因避免长期应用。

4. 物理治疗

物理因子治疗、拉力治疗、腰肌强度锻炼和有氧健康训练等是有效的理疗方法。

（1）物理因子治疗：包括热疗、冰疗、超声、按摩、电刺激等。

（2）拉力治疗：包括牵引，HXY- Ⅳ型多功能牵引床。牵引时患者仰卧于牵引床上，屈膝脚底平踏于床上，牵引重量 1520 kg，根据体重、体质、病情调整牵引重量，密切注意牵引体位及重量。对于有软组织激惹症状的患者，物理因子的效果安全可靠[73]。

5. 被动运动训练

基本顺序是先按摩、推拿腰背伸肌群，降低腰背伸肌群的高张力状态，然后屈髋屈膝抱滚，15 ~ 20 min，再以腰椎为支点摆动骨盆及双下肢作为理顺手法。注意避免暴力手法。

6. 主动运动训练

（1）脊髓神经功能训练：因椎弓根内固定系统手术技术要求高，若操作动作过大，可能造成脊神经损伤。为此术后待患者清醒后，需及时发现有无脊髓神经系统损害，并进行脊髓神经功能训练，具体操作如下：用叩诊锤自上而下轻击下肢，记录患者主诉叩击程度，判定深浅感觉及放射疼痛有无减轻，并叮嘱患者做足趾运动及踝关节跖屈背伸，改善足趾肌力及踝关节功能活动；术后 24 h 叮嘱患者自主排尿，训练括约肌功能，预防大小便功能障碍。

（2）直腿抬高训练：术后首日，指导患者进行直腿抬高训练，患者平卧于床，两腿伸直自然平放，由单腿开始，令踝跖屈绷紧小腿肌肉，膝部伸直位抬高 30 cm 左右，足跟相当于健侧的足尖高度，股四头肌用力收缩，尽量维持在这一体位，同时数数计时，根据患者耐受情况，其间可放下休息同样的时间，10 ~ 15 次 / 组，5 ~ 8 组 / 日。

（3）股四头肌肌肉萎缩预防训练：术后首日，指导患者股四头肌肌肉萎缩预防训练，协助患者保持双下肢自然平放，令腘窝紧贴床面，股四头肌收缩绷紧之后，一直保持这种紧张状态，直到非常疲劳为止，放松休息算 1 次，休息 5 s 之后再做，如此循环 10 次 / 组，3 ~ 5 组 / 日。

（4）腰背肌功能锻炼：待植骨临床愈合后，指导患者腰背肌功能锻炼，做燕飞式运动，采用“五点支撑”的方法锻炼，仰卧在床上，去枕屈膝，双肘部及背部顶住床，腹部及臀部向上抬起，依靠双肩、双肘部和双脚这五点支撑起整个身体的重量，持续 3 ~ 5 s，然后腰部肌肉放松，放下臀部休息 3 ~ 5 s 为 1 个周期，每组训练 10 ~ 15 min，3 ~ 5 组 / 日。

（5）下床活动：于术后 1 个月，指导患者由半卧体位逐渐向佩带腰围下床自主活动，活动期间避免腰部过度活动、负重、扭曲、弯腰，在遵医嘱前提下，以完成日常生活为度，并逐渐增加腰背肌锻炼，以防止和减轻腰肌的萎缩。

7. 注射治疗

如痛点封闭、小关节封闭和硬膜外腔封闭。硬膜外腔封闭具有安全、副作用小、患者易于接受等优点。但这种方法如使用不当可发生硬膜外血肿、感染、化学性脑膜炎和粘连等并发症，增加了以后手术的难度。

8. **选择性地采用腰围保护，支具或石膏固定**

外固定可增强腰椎的稳定性，减轻疼痛、无力的症状，及时治疗又是诊断的方法之一。但应用时间不宜过长，以免发生腰肌萎缩。

参考文献

[1] 毛宾尧，应忠追．颈椎间盘突出症 86 例报告 [J]．中国矫形外科杂志，2004，12（1）：54–56.

[2] HERKOWTZ HN, KURZ LT, OVERHOLT DP. Surgical management of cervical solf discherniation[J]. Spine, 1990, 15:1026–1031.

[3] 侯铁胜，刘洪奎 . 颈椎间盘突出症的诊断与手术治疗 [J]. 第二军医大学学报，1997，18（6）：516–518.

[4] KRISHNAC J, POWELL, BENJAM IN C, et a1. MRI and CT of the spine[M]. Maryland: Willams & Wilkins, 1994：164.

[5] 王少波，蔡钦林 . 颈椎间盘突出的核磁共振表现及其临床意义 [J]. 中国脊柱脊髓杂志，1997，7（1）：6–9.

[6] 王为刚，张锋，赵炳辉 . 螺旋 CT 容积扫描与椎间隙轴位扫描在诊断消防员颈椎间盘突出中的价值比较 [J]. 山西医药杂志，2018，47（6）：639–641.

[7] 郑建军 . 腰椎间盘突出症的 CT 诊断与临床病理比较分析 [J]. 世界最新医学信息文摘，2018，18（67）：153.

[8] 杨碧英 . 牵引治疗对颈椎病间盘突出症疗效的影响 [J]. 中华理疗杂志，1995，8（1）：41.

[9] 胡小梅，职志 . 颈夹脊穴透灸干预对神经根型颈椎病患者的影响分析 [J]. 中国疗养医学，2022，31（4）：384–387.

[10] 孙鹏，李建，樊炜骏，等 . 基于 Zelen's 设计桂葛灵仙汤联合颈夹脊穴透灸法治疗神经根型颈椎病风寒湿痹证 [J]. 中国实验方剂学杂志，2020，26（9）：58–63.

[11] 赵美辉 . 特色手法配合毫针触激术治疗特勤人员神经根型颈椎病的疗效 [J]. 中国疗养医学，2019，28（1）：24–26.

[12] 周季青，李剑 . 揿针疗法与毫针针刺治疗颈椎病颈痛临床疗效比较 [J]. 中国社区医师，2021，37（26）：114–115.

[13] ALONSO F, VOIN V, IWANAGA J, et al. Potential mechanism for some postoperative C5 palsies：an anatomical study[J]. Spine, 2018, 43(3):161–166.

[14] 杨宝林，张绍东，王小虎，等 . 颈椎后路改良单开门椎管扩大成形术治疗多节段脊髓型颈椎病的疗效分析 [J]. 中国脊柱脊髓杂志，2018，28（4）：289–296.

[15] NASTO LA, MUQUIT S, PEREZ–ROMERA AB, et al. Clinical outcome and safety study of a newly developed instrumented French–door cervical laminoplasty technique[J]. Orthop Traumatol, 2017, 18(2):135–143.

[16] LI Z, LIU H, YANG M, et al. A biomechanical analysis of four anterior cervical techniques to treating multilevel cervical spondylotic myelopathy：a finite element study[J]. BMC Musculoskelet Disord, 2021, 22(1):278.

[17] FENG S, ZHENG B, ZHANG L, et al. A systematic review and metaanalysis compare surgical treatment and conservative treatment in patients with cervical spondylotic myelopathy[J]. Ann Palliat Med, 2021, 10(7):7671–7680.

[18] 谭明生，齐英娜，吴鑫杰 . 脊髓型颈椎病的外科治疗与从督论治的思考 [J]. 中国骨伤，2018，31（1）：1–4.

[19] KARADIMAS SK, ERWIN WM, ELY CG, et al. Pathophysiology and natural history of cervical spondylotic myelopathy[J]. Spine, 2013, 38(22):21–36.

[20] LUO J, CAO K, HUANG S, et al. Comparison of anterior approach versus posterior approach for the treatment of multilevel cervical spondylotic myelopathy[J]. Eur Spine J, 2015, 24(8):1621–1630.

[21] EPSTEIN N E. Commentary on article: Laminoplasty versus laminectomy and fusion for multilevel cervical myelopathy: A meta–analysis of clinical and radiological outcomes by Chang–Hyun Lee etal[J]. Surgical Neurology

International, 2015, 6(14):379-382.

[22] LIU F Y, YANG S D, Huo L S, et al. Laminoplasty versus laminectomy and fusion for multilevel cervical compressive myelopathy: A metaanalysis[J]. Medicine, 2016, 95(23):3588.

[23] MAHESH B, UPENDRA B, VIJAY S, et al. Addressing Stretch Myelopathy in Multilevel Cervical Kyphosis with Posterior Surgery Using Cervical Pedicle Screws[J]. Asian Spine Journal, 2016, 10(6):1007-1017.

[24] JIANG L, TAN M, DONG L, et al. Comparison of Anterior Decompression and Fusion With Posterior Laminoplasty for Multilevel Cervical Compressive Myelopathy: A Systematic Review and Meta-Analysis[J]. Journal of Spinal Disorders & Techniques, 2015, 28(8):282.

[25] 李国伟，李文霞，仝允辉，等.颈椎后路椎板切除融合手术后相关并发症的独立风险因素 [J]. 颈腰痛杂志，2021，42（4）：474-477.

[26] WANG H, MA L, YANG D, et al. Incidence and risk factors of postoperative adjacent segment degeneration following anterior decompression and instrumented fusion for degenerative disorders of the cervical spine[J]. World Neurosurg, 2017, 105:78-85.

[27] SHOU F, LI Z, WANG H, et al. Prevalence of C5 nerve root palsy after cervical decompressive surgery：a meta-analysis[J]. Eur Spine J, 2015, 24(12):2724-2734.

[28] YANEZ TOUZET A, BHATTI A, DOHLE E, et al. Clinical outcome measures and their evidence base in degenerative cervical myelopathy:a systematic review to inform a core measurement set (AO Spine RECODE-DCM)[J]. BMJ Open, 2022, 12(1):e57650.

[29] ZHANG M, OU-YANG H, LIU J,et al.Predicting postoperative recovery in cervical spondylotic myelopathy: construction and interpretation of T2-weighted radiomic-based extra trees models[J]. Eur Radiol, 2022.

[30] ZHONG W, WANG L, HUANG T, et al. Risk factors for rapid progressive neurological deterioration in patients with cervical spondylotic myelopathy[J]. Orthop Surg Res, 2021, 16(1):75-75.

[31] ZIKA J, ALEXIOU GA, GIANNOPOULOS S, et al. Outcome factors in surgically treated patients for cervical spondylotic myelopathy[J]. Spinal Cord Med, 2020, 43(2):206-210.

[32] HIRABAYASHI S, KITAGAWA T, YAMAMOTO I, et al. Development and achievement of cervical laminoplasty and related studies on cervical myelopathy[J]. Spine Surg Relat Res, 2019, 4(1):8-17.

[33] PILATO F, CALANDRELLI R, DISTEFANO M, et al. Multidimensional assessment of cervical spondylotic myelopathy patients.Usefulness of a comprehensive score system[J]. Neurol Sci, 2021, 42(4):1507-1514.

[34] CHENG CH, CHIEN A, HSU WL, et al. Investigation of the differential contributions of superficial and deep muscles on cervical spinal loads with changing head postures[J]. PLoS One, 2016, 11(3).

[35] DAVIES BM, MOWFORTH O, WOOD H, et al. Improving Awareness Could Transform Outcomes in Degenerative Cervical Myelopathy [AO Spine RECODE-DCM Research Priority Number 1] [J]. Global Spine J, 2022, 12(1):28S-38S.

[36] XU C, WANG R, LI J, et al.Intervertebral-spreader-assisted anterior cervical discectomy and fusion prevents postoperative axial pain by alleviating facet joint pressure[J]. Orthop Surg Res, 2022, 17(1):91.

[37] JIANG Q, DING Y, LU Z, et al. Comparative analysis of non-full and full endoscopic spine technique via Interlaminar approach for the treatment of degenerative lumbar spinal stenosis: A retrospective，single Institute，propensity score-matched study[J]. Global Spine, 2021, 18(5):360-366.

[38] LU X, ZOU F, LU F, et al. How to reconstruct the lordosis of cervical spine in patients with Hirayama disease? A finite element analysis of biomechanical changes focusing on adjacent segments after anterior cervical discectomy and fusion[J]. Orthop Surg Res, 2022, 17(1):101.

[39] YAO M, LI G, ZHOU L, et al. Shikonin inhibits neuronal apoptosis via regulating endoplasmic reticulum stress in the rat model of doublelevel chronic cervical cord compression[J]. Cell Biol Toxicol, 2022.

[40] AKTER F, YU X, QIN X, et al. The Pathophysiology of Degenerative Cervical Myelopathy and the Physiology of Recovery Following Decompression[J]. Front Neurosci, 2020, 14:138.

[41] 朱立国，唐彬，陈忻，等.中药治疗脊髓型颈椎病的研究进展 [J]. 中国脊柱脊髓杂志，2020，27（1）：66-69.

[42] 蔡业珍，邢晓伟，殷锋，等.CT 影像学和 JOA 评分在腰椎间盘突出症病情程度诊断评估中的应用价值

[J]. 中国实验诊断学，2021，25（07）：1042-1045.

[43] 杨岷松，刘利 . 针刺配合康复训练对腰椎间盘突出症患者腰椎功能及疼痛的影响 [J]. 慢性病学杂志，2021，22（12）：1853-1855.

[44] 王正清，吴耀坤，崔禄昌 . 腰椎间盘突出症临床分型的解剖学分析 [J]. 中国临床康复，2004（29）：6485.

[45] 俞海明 . 炎症在腰椎间盘退变、突出、吸收发病机制中的作用 [J]. 国际骨科学杂志，2006，27（4）：248-251.

[46] 中华医学会疼痛学分会脊柱源性疼痛学组 . 腰椎间盘突出症诊疗中国疼痛专家共识 [J]. 中国疼痛医学杂志，2020，26（01）：2-6.

[47] MARK V，BOSWELL, ANDREA M, et al. Interventional Techniques：Evidence-based Practice Guidelines in the Management of Chronic Spinal Pain[J], Pain Physician, 2007: 10: 7-111.

[48] 林荣强，何益群，董有海 . 椎板切除术的研究进展 [J]，中华医学杂志，2014，94（7）：551-553.

[49] PAYER M. Minimally invasive lumbar spine surgery:acritical review[J]. Acta Neurochir (Wien), 2011, 153(7):1455-1459.

[50] 徐建彪，张伟学，DANIEL PORTER，等 . 微创与开放椎间盘切除术治疗腰椎椎间盘突出症的 Meta 分析 [J]. 脊柱外科杂志，2017，15（1）：39-45.

[51] HOPPENFELD. Surgical exposures in orthopaedics the anatomic approach [M]. Lippincott Williams, Wilkins, 4th ed, 2009.

[52] WANG ZHI WEI, WANG ZHENG, ZHOU YAN HONG, et al. Clinical effect analysis of laminectomy alone and laminectomy with instrumentation in the treatment of TOLF[J]. BMC Musculoskeletal Disorders, 2021, 22(1):667.

[53] FINNERAN MEGAN M, NAIK ANANT, HAWKINS JOHN C, et al. Minimally invasive bilateral decompressive lumbar laminectomy with unilateral approach：patient series[J]. Journal of neurosurgery. Case lessons, 2022, 3(7).

[54] 徐凯，杨斐，祁建华，等 . 经皮内镜椎板间入路椎间盘切除术治疗重度脱垂型腰椎间盘突出症 [J]. 临床骨科杂志，2022，25（06）：783-786.

[55] ARTS MARK P, et al. Clinical outcome of instrumented fusion for the treatment of failed back surgery syndrome：a case series of 100 patients[J]. Acta neurochirurgica, 2012, 154(7):1213-1217.

[56] 张立庄，赵保礼 . 康复训练联合骶管注射治疗腰椎手术失败综合征的效果分析 [J]. 中国中医骨伤科杂志，2014，22（12）：26-271.

[57] ZHIHAO Y, BO H , ZHE C, et al. Continuous release of mefloquine featured in electrospun fiber membranes alleviates epidural fibrosis and aids in sensory neurological function after lumbar laminectomy[J]. Materials Today Bio, 2022, 17:100469.

[58] SHAH MANAN, et al. Comparison of Lumbar Laminectomy Alone, Lumbar Laminectomy and Fusion, Stand-alone Anterior Lumbar Interbody Fusion, and Stand-alone Lateral Lumbar Interbody Fusion for Treatment of Lumbar Spinal Stenosis:A Review of the Literature[J]. Cureus, 2019, 11(9):56-91.

[59] 乔旭，朱伟，杨利学 . 四藤一仙汤治疗腰椎术后疼痛综合征的疗效分析 [J]. 辽宁中医杂志，2021，48（05）：92-94.

[60] 钟俊，彭昊，李皓桓 . 骨科康复技巧 [M]. 北京：人民军医出版社，2013.

[61] ROUSSEL N, NIJS J, TRUIJEN S. Altered breathing patterns during lumbopelvic motor control tests in chronic low back pain:a case-control study[J]. European Spine Journal, 2009, 18(7):1066-1073.

[62] TUREK SL. Orthopeedics principles and their spplication. 4th ed. [J] Lippinoott Company, 1984:1524-1552.

[63] Edmonson AS. Campbell's operative orth.opedics[J]. 6 th ed.London：CMosby Company，1980：20-78.

[64] 唐天驷 . 椎弓不连和脊椎滑脱症 [M]. 北京：人民卫生出版社，1993：413-426.

[65] BUTTS, SAFUDDIN A. The imaging of lumbar spondylolis thesis[J]. Clinical Radiology, 2005, 60(5):533-546.

[66] HANSRAJ KK, CAMMISA FP, OLEARY PF, et al. Decompressive surgery for typical lumbar spinal stenosis [J]. Clin Orthop Relat Res, 2001, 384: 10-17.

[67] 西永明，贾连顺 . 退行性腰椎滑脱外科治疗中的相关问题 [J]. 中国脊柱脊髓杂志，2006，16（1）：65-67.

[68] GAINES RW, VERTEB LS. Rectomy for the surgical treatment of spondyloptosis：thirty cases in 25years[J]. Spine,

2005, 30(6):66–70.

[69] 翟明玉，陈金华，刘春枝，等，下腰椎失稳合并椎管狭窄症的手术治疗 [J]. 中国矫形外科杂志，2003，11（8）：13.

[70] 赵新建，谭家驹．廖序强，等，腰椎滑脱的减压、内固定与融合术 [J]. 中华骨科杂志，2002，22（2）：11–14.

[71] SPRUIT M,PAVLOV P,LEITAO M, et al.Posterior reduction and anterior lumbar interbody fusion in symptomatic low–grade adult isthmic spondylolisthesis:short–term radiological and functional outcome[J]. European Spine,2002,11(5):428–433.

[72] MARIAN S, BOEREE NR. Outcome of posterior lumbar interbody fusion versus posterolateral fusion for spondylolytic spondylolisthesis[J]. Spine, 2002, 27(14):1536–1542.

[73] 梁宋德．非手术治疗腰椎滑脱症的思路与方法 [J]. 按摩与导引，2005，21（4）：32.

第五章

骨科其他损伤

第一节 截 肢

截肢是手术切除肢体或肢体的一部分，其中在关节部分的切除称关节离断。目的是将已失去生存能力、危害生命安全或没有生理功能的肢体截除，以挽救患者生命，并通过残肢训练和安装假肢以代偿失去肢体的能力。第二次全国残疾人抽样调查数据涉及 161 479 名残疾人，肢体残疾者 59 115，肢体残疾约占总数的 36.6%。

【常见截肢的原因】

大多数截肢是为挽救或延长伤病员的生命而不得已采用的手术；有时也会由于有的肢体完全丧失功能，截除后安装假肢可更有利于恢复功能而截肢。常见原因如下。

（1）血液循环障碍：阻塞血管所致肢体坏死如动脉硬化性闭塞症、动脉瘤、动静脉瘘、雷诺氏病、糖尿病（导致足溃疡、感染、坏死）。

（2）外伤：外伤性动脉闭塞，复杂性骨折而无法修复复活，存活后无实用功能，保存肢体不如截肢后安装假肢的功能更好如枪伤等，冻伤、烫伤、烧伤、腐蚀、动物毒素等导致的坏死及形成的瘢痕，交通事故。

（3）肿瘤：多为恶性肿瘤，少数为良性肿瘤，破坏范围很大，保肢手术后复发时亦可考虑截肢，肿瘤造成肢体无功能者。这些肿瘤有骨肉瘤、骨巨细胞瘤、纤维肉瘤、尤因氏瘤等。

（4）炎症感染：肢体严重感染威胁生命，感染久治不愈而有肢体功能严重障碍，如骨髓炎、气性坏疽、破伤风、肺结核、骨结核等。

（5）神经性疾病：麻风病（少见）因脊柱裂、脊髓损伤导致的四肢变形、溃疡，经久不愈，对行走功能造成严重影响。

（6）先天性畸形：先天性多指（趾），肢体严重畸形影响功能，而矫正手术无法改进功能，只有在截去无用的异常肢体，安装假肢后可以改善功能时才考虑。

（7）明显的肢体不等：肢体缩短术（较少见），肢体延长术[1]。

【截肢平面的选择】

1. 截肢部位的考虑因素

（1）截肢外科技术进展对残肢的要求：圆柱状的外形、适当的长度，皮肤和软组织条件良好、皮肤感觉正常无畸形、关节活动不受限、肌肉力量正常无残肢病或幻肢痛。

(2) 病因方面：将全部病变、异常和无生机组织切除，在软组织条件良好、皮肤能达到满意愈合的部位，即在尽可能远的部位进行截肢。

(3) 功能水平：能否配戴假肢，能否进行配戴假肢后的康复训练，能否恢复到独立的活动和生活自理，尽可能保留残肢长度，使功能得到最大限度发挥，假肢装配、代偿功能的发挥，下肢配截假肢行走时的能量消耗，患者生活活动能力、就业能力。

2. 上肢截肢平面

(1) 肩关节离断或肩关节周围截肢：除肩关节断离外，尽可能保留肱骨头，增加假肢接受腔的适配范围，有助于肘与手部的活动。

(2) 上臂截肢：尽可能保留残肢长度，长残肢对悬吊假肢和控制有利。

(3) 肘关节离断：是理想的截肢部位，肱骨内外髁突出，有利于假肢悬吊及旋转控制。

(4) 前臂截肢：残肢长度保留越长，旋转功能保留越多。前臂中下 1/3 处截肢时，前臂的旋转、肘屈伸和力量能基本保留。

(5) 腕离断截肢：残肢相对长，远端膨大。不影响尺桡骨的旋转。

(6) 手部截肢：尽量保留长度。

Krukenberg 成形术是上肢的特殊截肢方法，1917 年外科医生赫尔（Herrmann）首次用外科手术使前臂截肢的残端做成钳子形。手术前提是残端到尺骨鹰嘴的长度大于 10 cm，无肘关节挛缩，良好的心里承受能力，适用双前臂截肢或双目失明的前臂截肢者，不需要佩戴假肢就具有很好功能。

3. 下肢截肢平面

(1) 髋离断截肢或半骨盆截肢：离断截肢尽量保留股骨头，股骨头或部分骨盆截肢尽量保留坐骨支，利于坐位和站立位的稳定性及接受腔的外形对称性。股骨长度应短于坐骨结节平面，利于安装假肢。

(2) 大腿截肢：尽量保留膝离断截肢，最好在膝 10 cm 处便于安装假肢。

(3) 膝离断截肢：保留股骨内外髁。比小腿截肢差，比大腿截肢好，良好的承重能力，残肢长度好，能充分操作假肢和发挥原有机能。

(4) 小腿截肢：尽量保留长度，如患者有特别要求，选择先进的小腿假肢，残肢不能太长。如残肢极短（膝关节间隙下 5 cm）或者膝关节僵硬畸形者，选择膝离断为佳。

(5) 赛姆截肢：去掉踝关节的内外髁，术后残端离地面 7 cm 以上。比小腿截肢好，良好的承重能力，残肢长度好，能充分操作假肢和发挥原有机能，不影响膝关节发挥。

(6) 足、跟部截肢：术后因肌力不平衡易产生足下垂，内翻畸形。对足跟部截肢应考虑足部承重能力、假肢的适配及穿鞋的影响[2-3]。

4. 儿童截肢的特点

(1) 对儿童应比对成人采取更加保守的方法，应尽可能保留残肢每一厘米的长度，尽可能保留关节和长骨近端骨骺部分，如果儿童是骨骺部分受损，关节离断比骨骺部分的截肢更可取。

(2) 儿童学得快、适应得快、变化得也快，对于上肢截肢的儿童，特别是双上肢截肢的，应当尽早装配功能较好的钩状假手，以帮助恢复独立生活、学习能力。对于下肢截肢的儿童，在假肢装配和使用中，一定要考虑发育问题。

(3) 由于儿童生长发育及代谢旺盛的原因，截肢后残肢皮肤的耐压和耐摩擦能力要比成人强得多，对成人不能耐受的而对儿童经常可以耐受。此外在儿童截肢手术后的并发症一般也不像成人那样严重，甚至可以耐受大面积的瘢痕，儿童截肢后很少有心理问题。

(4) 儿童较少有幻肢痛，儿童截肢后的幻肢感常存在，然而很少有烦恼，很少发生幻肢痛。6 岁以下的儿童截肢基本没有幻肢痛。

(5) 儿童对假肢的应用也比成人好，对假肢应用的熟练程度随着年龄而增加，由于儿童的活动能力强，再加上生长因素，所以假肢可能需要经常修理和调整，接受腔也要更换或安装新的假肢。

(6) 儿童截肢可能需要再次截肢，长骨干截肢端的过度生长是由于新骨同位生成的原因，而与近端的骨骺生长无关，有 8% ~ 12% 的患儿需要进行一次或多次残端修整手术，最常发生在肱骨和腓骨，较少的是胫骨、股骨、桡骨和尺骨。儿童的小腿截肢残端胫腓骨不要行骨成形术，晚期可造成胫内翻畸形或腓骨头向近端脱位[4-5]。

【康复治疗】

截肢的康复是指从截肢手术到术后处理，康复训练、临时与正式假肢的安装和使用，直到重返家庭与社会的全过程。

截肢者康复协作组：由外科医生、康复医生、护士、物理治疗师、作业治疗师、假肢制作技师、心理医生、社会工作者、利肢者本人组成。

理想的康复流程：①截肢前心理治疗和假肢咨询。②截肢手术或非理想残肢修整手术。③手术后护理。④残肢康复训练和并发症处理。⑤安装临时假肢（试样、初检、调整）。⑥穿戴临时假肢后的康复训练。⑦安装正式假肢（试样、初检、调整）。⑧穿戴正式假肢装后的康复训练。⑨职业前训练。⑩回归家庭和社会。

一、康复评定

（一）截肢术后的康复评定

1. 患者全身状况的评定

年龄、性别、截肢日期及原因、截肢部位、截肢水平、术后伤口处理患者心理素质及精神状态、家庭和工作情况、经济状况、住院及假肢费用的来源。

2. 残肢的评定

(1) 理想残肢。残肢有一定的长度、无畸形，关节活动正常、皮肤及软组织条件良好，皮肤感觉正常、肌力正常、血运良好，无幻肢痛和残肢。

(2) 非理想残肢。残肢不完全满足理想残肢的条件，给假肢穿戴带来困难，穿戴假肢后代偿功能发挥不理想，影响假肢的穿戴，甚至不能穿戴假肢。

(3) 评定内容。①残肢外形：以圆柱形为佳，而不是圆锥形。②关节活动度：受限直接影响假肢的代偿功能。③残肢畸形：膝上截肢伴有髋关节的屈曲外展畸形，膝下截肢伴有膝关节屈曲畸形。④皮肤情况：皮肤瘢痕、溃疡、窦道、游离植皮皮肤松弛、臃肿、皱褶。⑤残肢长度：假肢种类以及残肢对假肢的控制能力，假肢的悬吊能力、稳定性、步态和代偿功能。⑥肌力：前臂截肢：残存肌肉的多少和产生的肌电信号，是判断能否配戴肌电假手的重要依据，下肢肌力不良，配戴假肢后会出现异常步态。⑦残肢血运：超声多普勒或红外热像仪等检查。⑧皮肤感觉：感觉减退或丧失，易造成皮肤破溃、溃疡。⑨残肢痛：疼痛程度，疼痛发生的时间，造成或加重疼痛的诱因包括骨突出、皮肤紧张、血液循环不良、神经瘤。⑩幻肢痛：发生率为5%～10%，为钳夹样、刺样、约烧样或切割样疼痛。幻肢痛的原因尚不清楚，与运动知觉、视觉和触觉等的生理异样有关。

3. 其他肢体的评定

其他肢体的状况直接影响截肢后的康复过程，另一侧上肢麻痹，影响对侧上肢假肢的配戴，影响下肢假肢的功能训练，另一侧下肢功能障碍时会严重影响对侧下肢假肢的安装。

（二）穿戴临时假肢后的评定

截肢手术后切口拆线，愈合良好时，术后3周即可安装配戴临时假肢。

①临时假肢接受腔适合情况。②假肢悬吊能力。③假肢对线。④穿戴假肢后残肢情况、承重能力。⑤步态。⑥上肢假肢背带与控制索系统。⑦假手功能。

（三）穿戴永久假肢后的评定

残肢基本稳定和定型良好，经过穿戴临时假肢的功能训练良好，即可改换永久假肢。

1. 上肢假肢的评定

假肢长度、接受腔是否适合，肘关节屈伸、前臂旋转活动范围，肘关节完全屈曲所需要的力及肩关节屈曲角度，假手在身体各部位的动作，对旋转力和拉伸力的稳定性，上肢假肢日常生活活动能力的评定。

2. 下肢假肢的评定

（1）站立位的评定：残肢是否完全纳入接受腔内，残肢长度足底的内外侧是否完全与地面接触，膝关节前后及内外侧方向的稳定性。

（2）坐位的评定：接受腔是否有脱出现象，膝关节90°屈曲时，假肢侧膝部比健侧高出的最小量，小腿部分是否垂直。

3. 代偿功能评定

（1）平衡功能评定：站立位动态平衡功能，步行前的跨步能力及平衡障碍的程度。

（2）步态评定：走路时根据其步态分析异常原因，假肢膝关节不稳定、假脚拍地、踵扭转腰椎过度前凸、外展步态、躯干侧倾外甩、内甩、提踵异常、画弧步态、踮脚步态、步幅不均、膝撞击、摆臂异常。

（3）行走能力评定：行走的距离、上下梯、过障碍物。

4. 假肢部件及质量的评定

假肢的质量主要包括使用功能、外观和耐用性能，这些都取决于专用材料、部件、质量和装配的适合情况。

5. 装配假肢后整体功能的评价

Ⅰ 完全康复：仅略有不适感，能完全自理生活，恢复原工作和照常参加社会活动。

Ⅱ 部分康复：仍有轻微功能生活能自理，但不能恢复原工作工种。

Ⅲ 完全自理：生活能完全自理，但不能参加正常工作。

Ⅳ 部分自理：生活仅能部分自理，相当部分需依赖他人。

Ⅴ 仅外观、美容改善，功能无好转。

6. 使用假肢能力的评估

心血管功能，中枢神经系统，视觉，肌力和关节活动范围。

二、康复治疗

（一）截肢术前

1. 心理康复

心理调整：截肢患者常见的心理障碍是沮丧、后悔与痛苦，甚至产生轻生。医务工作者应通过各种方式帮助患者面对现实，积极配合医护人员进行康复训练，安装假肢，才能最大限度地恢复功能，重返社会。

2. 截肢前的训练

（1）上肢截肢者：若截肢为利手，需进行利手改变到对侧的“利手交换训练”；患侧要进行对保留部分关节的活动范围和肌力训练。

（2）下肢截肢者：假肢站立，平衡和拄拐训练，还需让患者进行俯卧撑、健肢抗阻训练，使上下肢有足够的肌力。

（3）保持健壮体质的训练，以便能更好地发挥健肢及残肢的功能。

（4）增强残肢肌力和保持正常关节活动度的训练，以防残肢肌肉萎缩。

（5）下肢截肢的负重和站立平衡训练和上肢截肢者的 ADL 训练。

（6）下肢截肢者的步行和步态训练，上肢截肢者手的精细动作和速度训练。

（二）截肢术后并发症及处理

1. 早期并发症及处理

出血、血肿：局部加压包扎，大量用止血带，手术探查止血。

感染：应用抗生素、彻底引流、理疗。

皮肤坏死：换药、植皮、截肢。

溃疡：通道刮除术、药物治疗、清创、灌洗。

2. 晚期并发症及处理

晚期并发症包括外形不良、疤痕、增生角化、肿胀、关节挛缩、残肢痛、幻肢、幻肢痛。

临床处理：应用石膏、外固定架矫正，药物治疗，假肢处理，手术处理，心理治疗；传统疗法，如针灸；物理因子治疗，如中低频电疗、超声波、水疗物理因子治疗；运动疗法。

3. 截肢术后的处理

（1）保持合理的残肢体位。为了预防残肢畸形、关节挛缩，静止状态时膝下截肢的膝关节应保持伸直位；膝上截肢的髋关节应保持伸直位，且不要外展，以防髋关节屈曲外展畸形，肘下截肢的肘关节应保持在45°屈曲位。

（2）硬绷带包扎能更好地控制截肢术后残端的肿胀，残端成熟定型后相对软绷带包扎2～3周，但不便于观察患肢的血运。拆除残肢伤口缝线后，可用间歇性气压循环仪治疗。

（3）手术后即刻应用临时假肢，截肢术后即装临时假肢，手术台上完成安装由于接受腔的压迫，限制了残肢肿胀加速了残肢定型，减少了幻肢痛，术后尽早离床，对患者心理也起到鼓舞作用。

(4) 弹力绷带的应用减少残肢肿胀、避免过多的皮下脂肪沉积，使残肢尽早定型成熟，脱掉假肢期间，残肢必用弹力绷带包扎。

（三）使用假肢前的训练

(1) 增加全身体能的运动训练：呼吸练习、轮椅篮球、坐地排球、引体向上、上肢拉力训练、水中运动、残端垫上站立负重、单腿站立训练。

(2) 残肢训练：关节活动度训练、肌力训练、渐进性抗阻训练增强残肢皮肤强度训练、使用助行器的训练、站立与步行训练。

膝上截肢：残肢的被动运动，以髋内收为主。膝下截肢：以股四头肌肌力训练和预防膝关节屈曲挛缩为主。双膝上或膝下截肢术后：加强双上肢的功能训练，为持拐做准备，注意双侧臀中小肌训练和跪位行走平衡功能训练（膝下截肢)。前臂截肢：屈伸肘肌和肩关节周围肌肉的训练为主。

（四）安装临时假肢后训练

下肢尽早使用临时假肢的优点：减轻残肢肿胀、加速残肢定型。早期下地训练站立，减少因长期卧床的并发症，预防关节挛缩畸形。早期站立练习有利于增强患者对生活的信心。可选择假肢装配的最佳方案，以确保正式假肢的装配质量。具体训练包括以下方面。

(1) 穿戴方法的训练。

(2) 站立平衡训练：包括双下肢站立、健肢单腿站立和假肢单腿站立平衡练习，逐渐增加站立时间。

(3) 迈步训练：双杠内进行，先练习假肢迈步，过渡到假肢侧站立健侧迈步：逐渐增大步幅；由双手扶双杠，过渡到单手扶杠、持拐支撑和徒手迈步练习。

(4) 步行训练：在迈步训练的基础上，开始用双拐步行，过渡到单拐、手杖和徒手步行练习。注意分析和纠正步态。

(5) 进一步训练：进行转弯、上下阶梯和越过障碍物练习，以及倒地后站起及搬运重物训练。安装临时假肢后，每日应坚持5~6 h的各种练习。直到患者全身情况允许，残肢成熟定型（残端肿胀已消失、局部萎缩达到了一定程度，连续观察2周的时间残端无变化)，前述康复训练基本完成，能自己会穿脱，不借助拐杖可以较安全行走。

（五）安装正式假肢后训练

1. 残肢条件

残肢成熟定型、残肢无肿胀，皮下脂肪减少、残肢肌肉不再继续萎缩。连续应用临时假肢两周残肢无变化，接受腔完全适合，不需要再修改。

2. 训练情况

安装临时假肢后的各种康复训练已达到基本目的和要求。

下肢：①初期的训练包括站立平衡、迈步训练；横跨步、后退训练；上下斜坡，上下阶梯训练；跨越障碍物训练；倒地后站起训练。②各种异常步态的矫正。③几种特殊的训练，包括石子路、沙地、泥泞地面的步行训练，跨障碍物的训练，倒地后站起、搬运物体训练，灵活性训练，以及对突然意外情况的快速反应能力的练习。

上肢：熟悉假肢和假肢控制系统，手部开闭动作和抓捏不同形状和大小的物体，单侧上肢截肢进行利手交换的训练，假手起到辅助手的作用。

（六）穿戴假肢的注意事项

保持适当的体重。防止残肢肌肉萎缩大小腿截肢幻足和幻膝关节的屈伸练习。避免残肢肿胀或脂肪沉积，不穿戴假肢时，残肢合理运用弹力绷带。残肢皮肤护理每日清洁残肢、接受腔、袜套和弹力绷带。早期不宜长时间乘坐轮船，避免发生髋关节屈曲外展畸形[6-10]。

（七）假肢的选择

假肢是截肢者弥补四肢形态缺损，恢复肢体功能而使用的人工肢，假肢是肢体外形和基本功能的补偿，外观要逼真，在功能上适应各种运动形式。

（1）假肢的临床选择依据：①年龄和性别。②截肢前生活自理能力，是否有配戴和应用假肢的要求。③认知能力。④能否进行配戴假肢后的康复功能训练。⑤有无影响假肢应用的全身性疾病及其他肢体功能状态。⑥职业要求，生活方式与爱好，居住环境和经济能力。⑦假肢零部件在当地的供应情况，维修是否方便。⑧尊重患者本人、家属及单位的意见。⑨根据患者实际功能的需要。⑩截肢部位、残肢功能和残肢条件。

（2）根据截肢部位选择。

（3）根据残肢条件选择假肢：①残肢外形不良（圆锥状残肢，皮肤凹凸不平），小 / 大腿残肢可用硅橡胶制作的接受腔内套，残肢大面积皮肤瘢痕。②小腿假肢与坐骨承重矫形器联合应用利用硅橡胶的残肢外套保护瘢痕。③小腿极短残肢合并膝关节屈曲挛缩畸形跪式小腿假肢。④双侧大腿截肢。

（4）特殊假肢的选择：运动假肢，针对不同的残疾运动员和不同运动项目而设计储能型假脚，运动型膝关节。计算机控制大腿假肢。

（八）安装与穿戴假肢的流程

（1）安装临时假肢（试样、初检、调整）术后 3 周，伤口愈合，硬绷带拆除，即可安装。

（2）穿戴临时假肢后的康复训练，连续 3 周残肢的容积不再改变时，残肢成熟定型，假肢应用训练良好，可以开始穿戴正式假肢[11-12]。

（3）安装正式假肢（试样、初校、调整）到 3 个月时间。

（4）穿戴正式假肢后的康复训练，假手精细动作、协调性能，纠正异常步态，复杂步行，突发事件的反应能力。

（九）假肢的保护

假肢属于自身肢体的一部分，对接受腔的维护，每天擦拭及消毒接受腔，保持残肢套的清洁，关注接受腔有无裂缝。对连接部件的维护，组件之间有无松动，关节及结合部有无异常声音。对索控式假手和控制索系统的维护，连接部位有无松动，背带和金属连接部分生锈。注意鞋后跟的高度，穿上后跟高度不同的鞋，会造成对线的不良，影响血管功能、中枢神经系统、视觉、肌力和关节活动范围。

第二节 骨质疏松

骨质疏松是一种以骨量降低、骨组织微结构损坏导致骨脆性增加、易发生骨折为特征的全身性骨病。骨质疏松分为原发性骨质疏松和继发性骨质疏松两大类。其中，原发性骨质疏松包括绝经后骨质疏松（I型）、老年骨质疏松（Ⅱ型）和特发性骨质疏松（包括青少年型）。继发性骨质疏松指由任何影响骨代谢疾病和药物及其他明确病因导致的骨质疏松。人体是一个非常奇妙的“仪器”。从出生到死亡，人体内外组织均持续不断地在进行更新。但随着年龄的增长，更新速度会越来越慢，更新效果也会越来越差。其中骨骼细胞的更新多以 10 年为一个周期进行更新，骨的再生和重塑是一个持续不断的过程，各个部分的细胞更新也不是一起开始、一起结束，而是各自按照自己的时间规律进行更新。破骨细胞吞噬已有的骨细胞，在骨内保留一个骨陷窝，成骨细胞游走至骨陷窝，进行增殖和分化，形成新的骨细胞。但是随着年龄的增大，人体机能逐渐退化。一般来说，人到中年，成骨细胞的活性就会大幅下降，导致骨骼代谢速度降低，进而导致骨骼生长缓慢，骨钙质流失加速，最终导致骨质疏松。

【临床表现】

骨质疏松的典型临床表现包括疼痛、脊柱变形和发生脆性骨折。

（1）疼痛：患者腰背部疼痛或者是全身骨骼疼痛，尤其是负荷增加时疼痛会加重或者活动受限。疼痛可能与微骨折牵拉骨膜以及周围组织的感觉神经有关。

（2）脊柱变形：脊柱变形是因为椎骨压缩会导致身高缩短和驼背。胸椎压缩性骨折还会导致胸廓的变形，影响心肺功能。腰椎骨折可能会改变腹部的解剖结构，引起患者便秘、腹痛、腹胀、食欲减低或者是过早饱胀感等。

（3）骨折：易发生脆性骨折（即低能量或非暴力骨折），绝经后骨质疏松最常见的骨折部位是椎体，其次为桡骨下端骨折，多发生在绝经后 5 ~ 8 年内。老年性骨质疏松多发生于髋部（股骨颈、股骨粗隆间）及腕部（桡骨远端），多发生在 70 岁以后。糖皮质激素性骨质疏松（GIOP）所致骨折常见部位为胸、腰椎，髋部，桡、尺骨远端和肱骨近端。发生过一次性骨折后，再次发生骨折的风险明显增高。

【病因与致病机制】

骨质疏松作为一种骨骼退行性病变，可由多种因素引起，一种是原发性骨质疏松症，此类型患者多为中老年患者，因年龄增大，人体对钙的吸收能力下降，从尿液中排出的钙质增多，导致“入不敷出”，造成骨骼内钙质快速流失，进而导致骨质疏松，且此类型疾病患者多难以避免。而另一种骨质疏松多为继发性骨质疏松，主要因患者存在风湿性关节炎、红斑狼疮等缔结组织疾病，对于上述疾病，患者需长时间服用激素类药物，导致患者骨代谢异常，进而导致骨质疏松，此类骨质疏松病型患者可发于任何年龄段。受我国人口老龄化影响，总的来说，骨质疏松的主要发病人群还是中老年患者。激素水平和调控研究表明，有多种激素与原发性骨质疏松症的发生有关，尤其绝经后骨质疏松与雌激素和降钙素水平关系最为密切。雌激素是由卵巢分泌的、对维持女性的正常生理特征起重要作用的激素之一。它能增加降钙素分泌，抑制甲状旁腺激素（PTH）活动，从而抑制骨钙融出，且可增强骨细胞活动。此外，雌激素能帮助活性维生素 D 在肾内合成，有利于钙在肠内的吸收。妇女在绝经后卵巢功能逐渐减退，雌激素产生减少，直接降低了成骨细胞的活性，骨基质形成减少，同时还可使骨骼对甲状旁腺激素的敏感性增加，使骨吸收加快而升高血钙水平，使肠钙吸收及肾小管重吸收降低，尿钙排出增加。雌激素缺乏，使降钙素分泌进一步降低，骨钙大量释放入血，破骨细胞活性增强，骨吸收加速，骨形成减少或减慢，导致骨重建单位内骨吸收和骨形成的平衡失调，最终骨质变薄，骨量减少，骨质变稀疏，骨密度、骨强度、骨钙含量均下降，使骨组织的正常荷载功能发生变化。降钙素（CT）是由甲状腺滤泡旁细胞（C 细胞）分泌的，由 32 个氨基酸组成的多肽激素。它能够与破骨细胞中的降钙素受体结合，抑制破骨细胞功能；同时，降钙素又能抑制甲状旁腺激素和活性维生素 D 的活性，降低血钙浓度，促进钙的重吸收。当妇女绝经或卵巢切除后，雌激素分泌明显降低，从而对外源性 CT 的反应性降低，加速骨质疏松的进程，如接受雌激素替代疗法，可提高机体对外源性 CT 的敏感性，对防治骨质疏松有利。研究发现任何年龄组的男性 CT 水平均高于女性，加之高龄妇女 CT 分泌的贮备能力甚小，这是女性骨质疏松患者较男性多见的原因之一。

营养状态构成骨骼的营养成分包括钙、磷、镁、蛋白质、维生素以及部分微量元素，它们是影响骨代谢的物质基础。因此，这些物质的缺乏或比例失调是导致营养性骨质疏松症的主要原因之一。钙是人体含量最多的矿物质成分，99%的钙储存在骨组织中。钙不仅是骨矿物质的重要组成成分，而且对机体的细胞有重大作用和影响。老年患者钙的缺乏，导致血钙水平的下降，使 PTH 分泌增多，造成破骨细胞活性增强，骨吸收加速并超过骨形成，骨钙排除增多，从而加重骨质疏松的发生。导致钙缺乏的原因主要有两个方面。一是饮食摄入钙量的不足，其原因主要是食物单调和结构不合理；二是摄入钙的吸收不良。如老年患者肠胃功能低下，另外食欲下降或者含钙食品摄入不足都会引发钙摄入的问题。免疫功能改变免疫功能降低是老年性骨质疏松症的主要因素之一，主要表现在免疫细胞（包括巨噬细胞和破骨细胞）和骨髓的关系上。骨髓位于骨的中心部分，骨髓中的系列细胞按比例增生的情况和细胞形态、功能是否正常直接影响骨骼的坚实程度。随着年龄增加，骨髓内脂肪组织增加，老年人 70 ~ 80 岁以后骨髓增生能力普遍减弱，骨髓中的造血细胞减少，这也是老年骨质疏松的原因之一。另外，骨髓中免疫细胞的活跃程度也与骨形成有关。骨细胞和免疫细胞通过各自新释放的细胞因子和体液因子，共同发挥着骨髓与骨之间彼此关联的机能，保障骨钙平衡，支持骨形成和骨重建，一旦平衡破坏，骨吸收大于骨形成，骨量减少，将发生骨质疏松。免疫机能老化，导致机体结合组织，如构成骨、软骨、皮肤、肌肉血管壁等全身器官的支架和包膜的胶原纤维、弹性蛋白、蛋白多糖等老化而致骨质疏松。

是否有规律地运动、日光照射情况、重力负荷等因素都与骨质疏松的发生有关。经常从事室外体力劳动者骨矿含量相应较多。运动可从各方面对骨骼产生作用，使骨产生应力，有利于骨形成。老年人运动减少甚至不运动，偏瘫患者长期卧床，肢体失用，正常骨代谢失调，形成负钙平衡，破骨细胞相对活跃，骨吸收增强，易发生骨质疏松性骨折[13-14]。

历代医家所论，骨质疏松症与肾、脾两虚及血瘀有密切的关系，其病因病机关键是肾虚，脾虚会加重肾虚，脾肾两虚又导致血瘀；相反，血瘀形成后又会阻碍气血的运行，加重肾虚与脾虚。因此，其病性属本虚标实，病位主要在肾，与脾胃、经络有关。骨质疏松症的发生主要与肾虚、脾虚、血瘀3个因素有关，其中肾虚是本病的主要病因。“多虚多瘀”是骨质疏松症的病理特点。

【诊断】

许多流行病学调查提示，有骨质疏松家族史、体格瘦小、不活动、大量吸烟、酗酒、摄入钙量不足等，都是骨质疏松症的高危因素。近40年来由于骨密度测量仪的应用，提出低骨量是骨质疏松症的最可靠的高危因素。世界卫生组织（WHO）建议以骨量作为骨质疏松症的诊断标准。

1. 骨量与抗骨折能力及骨强度的关系

骨量以骨矿含量（BMC，g/cm）及骨密度（BMD，g/cm^2）表示。文献报道，骨强度的75%～80%取决于BMD，BMD每下降1 SD，骨折的相对危险性增加1.5倍或以上，取决于测量的部位及测量技术，近端股骨BMD预示髋部骨折的可靠性优于前臂及脊椎骨BMD测定。

2. BMD测定方法

（1）应用X线片是最早应用的定性或半定量的骨量测定方法。1955年由Lachman提出，BMD丢失30%～50%时才能在X线片上发现，故不能用于早期诊断。后来出现了股骨颈小梁指数法及跟骨指数法等，力求提高其诊断的敏感性。WHO（2001）对其评价是“对骨质疏松诊断无特异性，只能确定骨量减少”。目前X线检查在骨质疏松症中的诊断价值，在于判断是否合并骨折，是否伴有骨质增生及变形，并与其他骨病鉴别，如骨肿瘤、骨软化症等，因此不能废弃。

（2）单光子骨吸收仪（SPA）测定用同位素碘或镅作放射源，适用于肌肉较少且形态规则的前臂骨，不能测定深部骨骼，如脊椎及髋部。其精度（重复误差）及准确度均较好，一次测定需5～10 min，患者接受的放射剂量极少（约为一次胸部透视的十分之一）。

（3）双能X线骨吸收仪（DXA）测定，DXA于80年代取代双光子骨吸收仪（DPA），与SPA的区别是用X线管作放射源，此放射源经滤光板分为两种不同能量的光子束，用以克服骨组织周围肌肉厚薄不同的影响，可以测定脊椎、髋部及全身任一部位的BMC及BMD，亦可测定身体的肌肉及脂肪含量。其精度、准确度及放射剂量与SPA相似，是目前WHO认可的骨质疏松诊断仪，因此可用于预测骨折危险性及疗效监测。

（4）定量计算机断层扫描（QCT）是当前唯一可以在三维空间测量BMD而得出真实体积BMD的方法，测定值单位为g/cm^3。也是目前可以分别测定皮质骨与松质骨BMD的唯一方法，用于测量腰椎BMD。精度次于SPA及DXA，放射量较大，不宜多次重复使用。用于测量四肢骨的QCT称PQCT，其精度提高，放射剂量也减少。

3. WHO推荐的诊断标准（1994年修订）

（1）正常骨量测定的BMC及BMD较正常成年人均值低1 SD以内。

（2）低骨量测定的BMC及BMD较正常成年人均值低1～2.5 SD之间。

（3）骨质疏松测定的BMC及BMD较正常成年人均值低2.5 SD或以上。

（4）严重的骨质疏松症测定的BMC及BMD较正常成年人均值低2.5 SD以上，并伴有一处或多处骨折。

4. 以骨量为依据诊断骨质疏松的问题

(1) 骨量只代表骨强度的75%～80%，它不反映骨结构，当骨的微结构发生变化而骨量未改变时，其骨强度已经下降。

(2) SPA及DXA均为二维扫描测量，是平方厘米内的矿物质克数，即面密度，而非真正的骨密度。因此，它受骨体积的影响，受软组织的影响，腰椎边沿不规则也能造成测定值的误差。

(3) 合并骨关节炎、骨质增生、脊椎骨折等情况时，可能出现假阴性结果。

(4) 骨软化及营养不良的老人，测定结果偏低。

(5) 骨折的原因不只是与骨的质、量有关，与肌肉强度、平衡功能、是否跌倒等因素有关。因此，骨量测定与反映骨强度的其他方法同时应用，将能更准确地判断骨折的危险性。

(6) 骨量低，只是结果，不反映病因，必须经过详细的询问病史、体格检查甚至必要的辅助实验室检查，才能做出正确的诊断。

5. 诊断骨质疏松的其他方法[15-20]

(1) 骨的超声检查原理是利用超声波经过骨组织的速度（SOS，m/s）、振幅衰减（BUA，dB/MHz）及硬度指数（SI）反映骨结构及骨量。理论上，它应反映骨强度，并具有无放射线、价格低、机器易搬动等优点。超声检测与DXA检测结果的比较显示，两者有相关性，故可用于观察病情变化及疗效监测。有研究提示，定量超声检查对老年妇女骨折危险性的评价与DXA相似，BUA或SOS每下降1 SD，骨折危险性增加1.5～2倍。但超声检测结果不是BMC及BMD，其诊断价值尚有不同的评价，预计在积累大量临床资料后，其应用价值将会提高。

(2) 骨代谢生化指标测定不能作为骨质疏松的诊断依据。因骨在新陈代谢过程中，旧骨吸收，新骨形成，两者同时进行；测定血或尿中的骨吸收及骨形成产物，即可反映骨代谢状况。当骨代谢（亦称骨转换）加速时，骨吸收及骨形成产物均增加，反之则减少。骨代谢愈快，骨丢失愈多，反之则丢失减少，因而，可用于以下几个方面。①预测骨质疏松症的危险性。②与其他骨病进行鉴别诊断：如绝经后骨质疏松症，其血碱性磷酸酶（ALP）增高，但在正常范围之内，血钙、磷正常。如ALP异常增高，伴有钙、磷异常，则应考虑其他骨病。③选择合理的防、治药物：骨转换加速者，应选用骨吸收抑制剂，骨转换正常或降低者，选用骨形成刺激剂。④判断疗效：治疗有效者，骨吸收指标下降，或骨形成指标上升。骨形成指标：①血清ALP，骨特异的ALP（bALP)。②血清骨钙素（BGP)。③血清1型原胶原肽，测定其氨基端肽（N～PINP）及羧基端肽（C～PICNP)。骨吸收指标：①尿Ca/cr。②尿～HOP/cr。③血TRAP。④1型胶原吡啶交联物（Pyr/cr，DPYr/cr）及末端肽（NTx.CTx)。

(3) 组织活体切片检查将活体骨组织制成切片，在显微镜下观察结构与形态，测量骨小梁面积、骨小梁周径、类骨质宽度等骨形态计量学指标，用于疑难病例的鉴别诊断，研究骨代谢状况。与上述的诊断方法相比，诊断更为可靠，但是观察结果有一定的主观性，故各实验室间、各观察者间有一定的差异，此外，骨活检是有创性的检查，不宜普遍进行。

【康复评定】

骨质疏松症的康复评定是骨质疏松症患者进行康复治疗的一个重要环节。骨质疏松症患者常由于骨质疏松导致的疼痛、骨折或担心骨折等原因而出现功能障碍、活动受限，严重影响患者的社会活动，从而导致生活质量下降。骨质疏松症的评定是一个全面系统的工作，涉及从骨结构、骨质量等基础问题到患者的症状、功能、生活质量等多层面的问题。我们只有进行全面的评估，对骨质疏松症的干预才更具有针对性、个体性和科学性[21]。

（1）骨量和骨质量评定：骨量是诊断骨质疏松症的重要指标，也是影响骨折发生率的重要指标。目前，公认的计量评定方法为双能X线吸收法（DXA）。骨质量指的是骨骼生物力学性能的特性，主要包括骨转换率、矿化程度、微损伤的堆积、骨基质蛋白、骨结构和骨大小，但目前还没有适用于临床的评价骨质量的方法。

（2）疼痛评定：由于疼痛是骨质疏松症患者的主要症状之一，也是限制其功能活动的重要因素，所以对骨质疏松症患者进行适当的疼痛评定，对于疼痛干预和评价骨质疏松症疗效、制定康复目标和康复计划有重要意义。对于疼痛的描述是我们现在经常采用的方法，包括疼痛的强度、疼痛的特点、疼痛的影响（包括行为和情感的影响）、影响疼痛的因素、疼的时间、疼痛的部位等。对于疼痛的评定可参考目前国际公认可靠的麦吉尔疼痛问卷（MPQ），VAS法（目测类比定级法）：在纸上画一根10 cm长横线，一端表示无痛，一端表示剧痛，让受试者根据自己体验到的疼痛程度，在线上画出某一位置，再进行测量分析。10 cm标尺（患者评估），无痛为0分，剧痛为10分。

（3）功能评定：康复工作的主要任务是恢复功能。对于功能的评估是骨质疏松症康复重要的、必不可少的内容。疼痛、骨折及心理因素、环境因素导致的功能障碍都是我们研究的对象。针对各个方面的功能问题，我们都有了较为统一的量表和标准。比如运用广泛的Barthel指数评定法，它不仅可运用于偏瘫的评估，对于骨质疏松症的评估也可借鉴。平衡功能评定方法包括仪器评定与非仪器评定；内容包括对平衡的功能、能力以及心理状况做全面的评定。特别指出的是，通过平衡评定预测被试者跌倒的风险及其程度是骨质疏松症患者功能评定的重要方面。

（4）生活质量评定：提高生活质量是康复工作的最终目标之一。生活质量评定是骨质疏松症患者康复过程中的一个重要方面。生活质量评定是一个非常复杂的问题，不同的人对于生活满意度的认知和标准是不同的。对生活质量的评定采用世界卫生组织生活质量测定量表简表。日常功能与生活质量评定骨质疏松给患者的日常生活活动和生活质量带来严重的影响，所以评定患者日常功能水平和生活质量具有十分重要的意义。

【康复治疗】

（1）康复治疗原则与目标：OP康复的总体原则是非药物与药物治疗相结合，必要时手术治疗（脆性骨折）。治疗应个体化，结合患者自身情况，如年龄、性别、体重、自身危险因素、病变部位及程度等选择合适的康复治疗方案。OP康复的目标是减轻或消除疼痛、控制病情、预防骨折及并发症、改善患者生活质量。

（2）物理治疗：物理因子具有较好的止痛效果。骨质疏松最常见的症状就是疼痛，如何缓解疼痛乃当务之急，非甾体消炎镇痛药对绝大部分身患骨质疏松的老年人来说是不可能长期使用的，因此对骨质疏松引起的急慢性疼痛选择性地运用各种物理因子治疗（如中频、低频电疗）应作为首选方法。此外物理治疗还能减少组织粘连、增强肌力、防止肌肉萎缩、改善局部血循环、促进骨折愈合、预防深静血栓形成和继发性骨质疏松、增加局部应力负荷、促进钙磷沉积、促进神经功能修复以及改善肢体功能活动。

（3）运动疗法：运动疗法可以阻止骨量丢失、增加骨量、改善骨密度和骨强度、改善OP患者运动功能、平衡功能和ADL能力。运动项目包括走路、奔跑、有氧操、跳舞、骑车、球类运动、体操及负重和抗阻训练等。最佳的运动强度为最大耗氧量的60%左右，运动强度要参考对象的年龄、身体状况及运动经验等制定。运动频度每天20～30 min，每周3～5次即可；运动疗法首要原则是"超负荷"，即在运动过程中加在骨上的负荷应不同于且大于日常活动中的负荷。因为"超负荷"可以让本来骨量就非常低的个体产生最大的反应，运动时间和强度应随着患者能力的增加而相应的增加。

（4）作业疗法：作业疗法是指在对OP患者伤残情况进行全面评价以后，有目的、有针对性地从日常生活活动、职业劳动、认知活动中选择一些作业，指导患者进行训练以改善或恢复患者躯体、心理功能、和预防骨质疏松骨折。

（5）矫形器、腰围技术骨质疏松最常出现的问题是椎体压缩性骨折、脊柱畸形、股骨颈骨折、桡骨远端骨折和肱骨近端骨折。因此在治疗中应用康复工程原理，为患者制作适合的支具、矫形器和保护器是固定制动、减重助行、缓解疼痛、矫正畸形、预防骨折发生、配合治疗顺利进行的重要措施之一。如脊柱支具能限制脊柱的过度屈伸，又使患者具有一定的活动度，预防椎体出现压缩性骨折，又如髋保护器对髋部骨折有预防作用。

【药物治疗】

药物治疗以抑制骨吸收、促进骨形成为原则。药物应用要求早用药、长期用药、联合用药。抑制骨吸收药物如钙制剂、雌激素、降钙素、双膦酸盐、活性VitD衍生物等；增加骨形成药物如活性VitD衍生物、氟化物（易导致成骨不全），同化性皮质类固醇（雄性激素及其衍生物），孕激素，PTH片段，生长激素、骨生长因子（BGP、BMP等）。当前临床对于存在骨质疏松的患者多采用药物治疗和健康生活指导等综合治疗，其中药物治疗又分为中医治疗和西医治疗，其中西医治疗主要分为基础治疗和抗骨质疏松治疗，基础治疗主要包括口服钙片和维生素D等，而抗骨质疏松药物则多根据药物机制分为抑制吸收和促进骨形成或具有多重药物作用机制的药物，如双膦酸盐类药物有阿仑膦酸钠、利塞膦酸钠、伊班膦酸钠、唑来膦酸钠等；降钙素包括鲑鱼降钙素和鳗鱼降钙素，能抑制破骨细胞的生物活性，减少破骨细胞的数量；促进骨合成的药物有特立帕肽，能增加成骨细胞数量和活性。中医作为我国的传统医学，已存在数千年，对于骨质疏松也具有丰富的治疗经验。在中医看来，骨质疏松属于"骨痿"范畴，肾主骨。因此，骨质疏松多为肾虚导致，其治疗原则应以补肾益气、强筋壮骨的药物为主。在中成药的选择方面可选择口服仙灵骨葆胶囊等，也可以口服中药汤剂，例如骨碎补、熟地黄、丹参、续断、当归、牛膝等，根据骨质疏松的程度选择用量，熬制后冲服，可以促进新骨生成，增加骨密度，从而达到治疗骨质疏松的目的。但药物治疗均存在药副作用，因此，加强预防，避免患病是保证生活质量和避免药副作用的重要前提[14]。

【健康教育】

主要进行防跌倒宣教与训练，要求患者戒除不良嗜好、坚持平衡饮食、多做户外活动和家庭自我运动训练，特别是静力性体位训练和步行锻炼。

（1）坚持多做户外活动、多晒太阳，如每日户外散步 1 km。

（2）戒除不良嗜好，如偏食、酗酒、嗜烟，长期饮用咖啡因饮料；每日坚持食用新鲜蔬菜、水果。

（3）家庭自我运动训练。在医生指导下，在家中长期坚持进行肌力、肌耐力、关节活动度和平衡功能训练，以提高运动的反应能力和对环境的适应能力、防止跌倒。在骨质疏松的情况下，骨的力学强度明显减低，所以在扭身、持物、弯腰、下楼、坐汽车时的抖动、站立倒地等情况都可以引起骨折。老年人如不训练，神经、肌肉的应急能力差，稍行走不稳，就会容易跌倒引起骨折，所以应帮助老人及骨质疏松患者加强神经肌肉系统的训练，增加灵活性和应急能力。注意照明好、地防滑、地面无杂物都可以减少倒地危险。

【骨质疏松的预防】

骨质疏松的主要发病人群为中老年人群。此年龄段人群，受身体机能退化影响，易疲劳，每日久坐或卧躺时间较长，缺乏运动，这不仅易导致骨质疏松，还易导致肥胖等，增加高血压及其他代谢障碍疾病的患病风险。因此，骨质疏松患者的主要预防方式就是改变不良生活方式。想要预防骨质疏松，首先要做的就是适当进行合理户外运动，每日进行适当的体育锻炼，如打太极拳、慢走、跳广场舞及爬山等。不仅能起到减重效果，还能通过增加日照，起到帮助人体获取维生素 D，进而促进人体钙和磷的吸收，从而起到促进血液循环和骨骼生长的功能，还可以在一定程度上起到预防皮肤病的作用。且适当的户外运动，可通过以新鲜的，积极的生活态度，转变中老年人的思维，促使中老年人保持年轻心态。除适当运动外，饮食干预也必不可少，均衡饮食营养，多食用含钙、磷类的食物，如牛奶、肉制品、虾皮、海带、黑芝麻等，避免过多服用影响钙、磷吸收的食物，如浓茶、咖啡或碳酸饮料等，尤其避免高油脂饮食和完全食素，合理饮食，忌烟戒酒，是预防骨质疏松和其他代谢性疾病的关键。其次，对于有家族骨质疏松遗传症的中老年人而言，定期进行骨质疏松筛查和常规体检，尽早发现，尽早治疗，是避免病情加重、增加治疗难度的重要前提。总之，骨质疏松的危害严重，但大部分患者可通过科学合理的干预方式，避免或延缓骨质疏松的发生。

参考文献

[1] 程昌志，何少康，林舟丹 . 四肢严重创伤患者截肢原因分析及防治策略 [J]. 现代医学，2013，(4)：242–244.

[2] 崔寿昌 . 现代截肢观念及现代截肢术后康复 [J]. 中国组织工程研究，2002，6（24）：3627–3637.

[3] 崔寄昌，赵利，等 . 下肢截肢的非理想残肢及临床处理 [J]. 中国康复理论与实践，1995（2）：66.

[4] 顾蕊，田罡，黄秋晨，等 . 儿童下肢截肢及其功能康复的流行病学与临床特征 [J]. 中国康复理论与实践，2022，028（7）：753–758.

[5] 赵国强，朱建，杨利平，等 . 儿童外伤性截肢的手术治疗策略 [J]. 中华急诊医学杂志，2010（5）：479–481.

[6] 崔寿昌 . 现代截肢康复（第二讲）[J]. 中国康复理论与实践，1996，2（1）：31–34.

[7] 崔寿昌 . 现代截肢康复（第三讲）[J]. 中国康复理论与实践，1996，2（2）：84–85.

[8] 崔寿昌 . 现代截肢康复（第四讲）[J]. 中国康复理论与实践，1996，2（3）：131.

[9] 崔寿昌，赵辉三 . 对截肢者康复问题的探讨 [J]. 中国康复理论与实践，2002，8（3）：3169–3171.

[10] 武继祥，刘宏亮，周贤丽，等 . 汶川地震截肢患者的康复和假肢使用训练 [R]. 第七届全国康复医学工程与康复工程学术研讨会，2010.
[11] 陈亚伟 . 假肢的类别和作用 [J]. 大众健康，2008（8）：73.
[12] 侯慧芳 . 善待您的假肢 [J]. 抗癌之窗，2007（4）：59-60.
[13] 何成奇 . 骨质疏松症的物理疗法 [J]. 现代康复，2001，(4)：258.
[14] 何成奇，丁明甫 . 骨质疏松症的康复用药 [J]. 中国临床康复，2002，11（11）：1556-1557.
[15] 谭维溢 . 电磁因子在康复治疗中的进展 [J]. 中华物理医学与康复杂志，2005（8）：4-6.
[16] 谢肇，李起鸿，许建中，等 . 仿生脉冲电磁场对去卵巢大鼠骨质疏松治疗作用及机理的初步探讨 [J]. 重庆医学，2005，(7)：14-16.
[17] 谭小云，陈建庭，刘文军 . 脉冲电磁场对去势大鼠骨代谢的影响 [J]. 中国临床康复，2004，(12)：126-127.
[18] 姜友昭，陈兵 . 脉冲电磁场治疗原发性骨质疏松近期疗效观察 [J]. 中国骨质疏松杂志，2005，(3)：97-99.
[19] 杨淑蓉，吴靖川，施海虹 . POP-O1 脉冲电磁场型骨质疏松治疗系统的应用 [J]. 上海第二医科大学学报，2004（6）：62-64.
[20] 高家纯，高巧英 . 脉冲电磁场改善骨质疏松症患者关节疼痛及痉挛症状 849 例观察 [J]. 中国临床康复，2004（9）：130-131.
[21] 恽晓平 . 康复评定学 [M]. 北京：华夏出版社，2004.

第六章

颅脑损伤

【概述】

一、概念

颅脑损伤（Traumatic Brain Injury，TBI）是致伤外力作用于头部所导致的颅骨、脑膜、脑血管和脑组织的机械形变（Mechanical Distortion）引起的暂时性或永久性神经功能障碍[1–2]。该病致死、致残率高[3]，在我国，发病率仅次于四肢创伤。TBI 主要见于交通事故、工伤、运动损伤、跌倒和头部撞击等[4]。

二、分类

按伤后脑组织与外界相通与否，分为闭合性损伤和开放性损伤。撞击可造成头加速–减速运动，致脑组织受剪力作用发生应变，使轴突、毛细血管和小血管损伤引起弥漫性脑损伤。按损伤病理机制分为原发性损伤和继发性损伤。原发性损伤指在头部受到撞击后即刻发生的损伤，如脑震荡、脑挫裂伤；继发性损伤是在原发性损伤的基础上因颅内压增高或脑受到压迫而出现的一系列病变，如脑缺血、缺氧等。

三、临床常见损伤类型

（一）单纯脑震荡

有短暂的意识丧失，一般不超过 6 ~ 12 h，无明显的结构变化，没有永久性的脑损伤，也不遗留神经功能障碍，患者几天后即可恢复正常的活动。脑震荡后遗症包括头痛、头晕、疲劳、轻度恶心、呕吐等，并有逆行性遗忘，神经系统检查无阳性体征。

（二）脑挫伤

常常伴有擦伤和压伤，软脑膜尚完整；脑裂伤是软脑膜、血管和脑组织同时有裂伤。脑挫裂伤的继发性改变即脑水肿和血管形成，具有更为重要的临床意义。脑挫裂伤后立即发生意识障碍，意识障碍的程度和持续时间与脑挫裂伤的程度、范围直接相关，绝大多数在半小时以上，重者可长期持续昏迷，同时伴有阳性神经系统体征。额叶、颞叶的挫伤可能由于脑在不平的骨面上移动所致，神经功能障碍的发生率和死亡率均比脑震荡高。

（三）颅内血肿

是一种较为常见的致命的继发性损伤，其严重性在于可引起颅内压增高而导致脑疝。依部位不同，分为硬膜外血肿、硬膜下血肿及脑内血肿等。早期及时处理，可在很大程度上改善预后。

临床上常把成人昏迷时间长短看作判断伤势严重程度的指标。意识丧失期过后，大多数患者遗留躯体和认知方面的障碍，其严重程度与损伤的严重性、脑损伤的性质和临床合并症有关。行为问题包括易怒、消极状态、不能克制的状态和精神病行为。

虽然颅脑损伤可导致运动功能障碍，但可能精神和认知功能障碍更为严重。记忆丧失、智力损害、情感和行为的障碍、个性的改变等不仅对治疗的反应不良，也会对患者的日常生活、再就业教育及参与社会能力等造成很大障碍。虽然脑外伤失语较脑卒中少见，但是在伤后 4~6 个月的失语很少能完全治愈，需要比脑卒中更长的时间才能获得功能改善。

【康复评定】

一、颅脑损伤严重程度的评定

脑损伤的程度主要通过意识障碍的程度反映，昏迷的深度和持续时间是判断 TBI 严重程度的指标。国际上普遍采用格拉斯哥（Glasgow）昏迷量表（Glasgow Coma Scale，GCS）来判断急性损伤期的意识状况（表 6-1）。该方法检查颅脑损伤患者的睁眼反应、运动反应和言语反应 3 项指标，确定这 3 项反应的计分后，再累积得分，作为判断伤情轻重的依据。GCS 能简单、客观、定量评定昏迷及其深度，而且对预后也有估测意义。

表 6-1　Glascow 昏迷量表

项目	状态	评分	实得分
睁眼反应	自发的睁眼反应	4 分	
	声音刺激，有睁眼反应	3 分	
	疼痛刺激，有睁眼反应	2 分	
	任何刺激，均无睁眼反应	1 分	
运动反应	可按指令动作	6 分	
	能确定疼痛部位	5 分	
	对疼痛刺激有肢体退缩反应	4 分	
	疼痛刺激时肢体过屈（去大脑皮质）	3 分	
	疼痛刺激时肢体过伸（去大脑皮质）	2 分	
	疼痛刺激时无反应	1 分	
言语反应	对人物、时间、地点等定向问题清楚	5 分	
	对话混淆不清，不能准确回答有关人物、时间、地点等定向问题	4 分	
	言语不流利，但可分辨字意	3 分	

续表

项目	状态	评分	实得分
言语反应	言语模糊不清，对字意难以分辨	2分	
	任何刺激均无言语反应	1分	
总分		15分	

GCS总分为15分。根据GCS计分和昏迷时间长短分为以下几种情况。轻度脑损伤：13～15分，昏迷时间在20min以内；中度脑损伤：9～12分，伤后昏迷时间为20min～6h；重度脑损伤：8分及以下，伤后昏迷时间在6h以上，或在伤后24h内出现意识恶化并昏迷6h以上。

在重度脑损伤中，持续性植物状态（Persistent Vegetable State，PVS）占10%，是大脑广泛性缺血性损害而脑干功能仍然保留的结果。PVS的诊断标准：

（1）认知功能丧失，无意识活动，不能执行指令。

（2）保持自主呼吸和血压。

（3）睡眠－觉醒周期。

（4）能理解和表达言语。

（5）自动睁眼或刺痛睁眼。

（6）有无目的性眼球跟踪活动。

（7）丘脑及脑功能基本正常。

以上7个条件持续1个月以上。

二、认知功能障碍

认知功能主要涉及记忆、注意、理解、思维、推理、智力和心理活动等，属于大脑皮质的高级活动的范畴。认知功能障碍包括意识改变、记忆障碍、听力理解异常、空间辨别障碍、失用症、失认症、忽略症、体象障碍、皮质盲和智能障碍等。

认知功能是人体高级机能的重要功能之一，认知是一种人们了解外界事物的活动，即知识的获得、组织和应用的过程，它是一个体现机能和行为的智力过程，是人类适应周围环境的才智。认知包括感知、学习、记忆、思考等过程，广义的认知可以包括与脑功能有关的任何过程。当某些伤病因素，如颅脑外伤、脑卒中等，损伤脑组织后常可造成患者的认知功能障碍，如视觉、听觉、触觉及自身躯体（体象）方面的障碍，进而导致对外界环境的感知和适应困难，使其发生生活和社会适应性方面的障碍。

认知功能评定常用于了解脑损伤的部位、性质、范围和对心理功能的影响。了解损伤后，有哪些行为改变和功能障碍，哪些功能依然完好，从而为了解脑功能与行为、行为与脑相互之间的关系，以及临床诊断、制定治疗和康复计划、评估疗效、评估脑功能状况和能力鉴定等提供帮助[5]。认知功能评定大致可分为单项测验和成套测验。单项测验重点突出、简捷；成套测验由多个分测验组成，形式多样，测查范围广泛，全面反映脑功能状况。

（一）蒙特利尔认知评估（Montreal Cognitive Assessment，MoCA）

是首个用于筛查轻度认知障碍（Mild Cognitive Impairment，MCI）的量表。MCI是介于正常老化与痴呆之间的一种状态[6]。MoCA 的测验项目包括视空间与执行功能、图命名、记忆、注意、语言、抽象延迟回忆及定向，满分为 30 分，对 MCI 具有较高的敏感性和特异性。每次检查需 10 min 左右。

（二）简易精神状态检查（Mini-Mental State Examination，MMSE）

对脑卒中、颅脑外伤后有智能障碍的患者，可用成人简易智力测验，如简易精神状态检查量表（表 6-2）。

表 6-2　简易精神状态检查（Mini-Mental State Examination，MMSE）量表

诊断	文化程度	评分 / 日期
序号	检查内容	/　　/
1	今年是哪个年份？	1　0
2	现在是什么季节？	1　0
3	今天是几号？	1　0
4	今天是星期几？	1　0
5	现在是几月份？	1　0
6	你现在在哪一省（市）？	1　0
7	你现在在哪一县（区）？	1　0
8	你现在在哪一乡（镇，街道）？	1　0
9	你现在在哪一层楼上？	1　0
10	这里是什么地方？	1　0
11	复述：皮球	1　0
12	复述：国旗	1　0
13	复述：树木	1　0
14	计算：100-7	1　0
15	辨认：铅笔	1　0
16	复述：44 只石狮子	1　0
17	闭眼睛（按卡片上的指令做）	1　0
18	用右手拿纸	1　0
19	将纸对折	1　0
20	放在腿上	1　0
21	说一句完整句子	1　0
22	计算：93-7	1　0
23	计算：86-7	1　0

续表

诊断	文化程度	评分 / 日期
序号	检查内容	/ /
24	计算：79–7	1 0
25	计算：72–7	1 0
26	回忆：皮球	1 0
27	回忆：树木	1 0
28	回忆：国旗	1 0
29	辨认：手表	1 0
30	按样作图	1 0
	总分 / 检查者	

三、行为障碍

主要依据症状判断，如攻击、冲动、丧失自制力、无积极性及严重的强迫观念、癔症等。

四、言语障碍

颅脑损伤患者言语障碍的特点有以下几方面。言语错乱：在失定向阶段主要为错乱性言语，表现为失定向，对人物、时间、地点等不能辨认，答非所问，但没有明显的词汇和语法错误，不配合检查，且意识不到自己回答的问题是否正确；构音障碍常见；命名障碍亦常见，而且持续很久。失语：除非直接伤及言语中枢，真正的失语较少见，在失语者中约有 50% 为命名性失语。另外，对复杂资料理解差也很常见[7–8]。

（一）失语症评定

1. 波士顿诊断性失语症检查（Boston Diagnostic Aphasia Examination，BDAE）

此检查是目前英语国家普遍应用的标准失语症检查。此检查由 27 个分测验组成，分为 5 个大项目：会话和自发性言语；听觉理解；口语表达；书面语言现解；书写。该测验在 1972 年标准化，1983 年修订，能详细、全面地测出各种语言模式能力，但检查需要的时间较长。在我国已将此检查方法翻译成中文，在国内应用并通过常模测定。

2. 西方失语症成套测验（Western Aphasia Battery，WAB）

WAB 克服了 BDAE 冗长的缺点，在 1 h 内可完成检查，比较实用，而且可单独检查口语部分，并根据结果进行分类。此检查法除了检查失语部分外，还包含运用视空间功能、非言语性智能、结构能力、计算能力等内容的检查，因此可做出失语症以外的神经心理学方面的评价。这是一个定量的失语症检查法，除可测试大脑的语言功能外，还可测试大脑的非语言功能。

此检查法可以从失语检查结果中计算出失语指数（AQ）、操作性指数（PQ）、大脑皮质指数（CQ），以最高为100%来表示。

3. 日本标准失语症检查（Standard Language Test of Aphasia，SLTA）

此检查是由日本失语症研究会设计的，包括听、说、读、写、计算五大项目，共包括26个分测验，按6个阶段评分，图册检查设计为多图选一的形式，避免了患者对检查内容的熟悉，使检查更加客观。此方法易于操作，且对训练有明显的指导作用。

4. Token 测验

Token测验是De Renzi和Vignolo于1962年编制的，此测验由61个项目组成，包括两词句10项、三词句10项、四词句10项、六词句10项以及21项复杂指令，适用于检测轻度或潜在失语症患者的听理解。目前应用较多的是简式Token test，其优点是可以用于重度失语症患者，同时，该测验还有量化指标，可测出听理解的程度。

5. 汉语标准失语症检查

此检查是中国康复研究中心听力语言科以日本标准失语症检查为基础，借鉴国外有影响力的失语评价量表的优点，按照汉语的语言特点和中国人的文化习惯所编制，亦称中国康复研究中心失语症检查法（CRRCAE）[9]，只适合成人失语症患者。此检查包括两部分内容，第一部分是通过患者回答的12个问题了解其言语的一般情况，第二部分由30个分测验组成，分为9个大项目，包括听理解、复述、说、出声读、阅读理解、抄写、描写、听写和计算，在大多数项目中采用了六等级评分标准。为避免检查时间太长，身体部位辨别、空间结构等高级皮质功能检查没有包括在内，必要时可另外进行。使用此检查前要掌握正确的检查方法，应该由参加过培训或熟悉检查内容的检查者来进行检查。

6. 汉语失语成套测验（Aphasia Battery of Chinese，ABC）

此检查包括了自发谈话、复述、命名、理解、阅读、书写、结构与视空间运用和计算9个大项目，并规定了评分标准。1988年开始用于临床，也是目前国内较常用的失语症检查方法之一。

（二）构音障碍评定

包括构音器官功能检查和仪器检查。

1. 构音器官功能检查

主要通过以下方式进行检查：听患者说话时的声音特征；观察患者的面部运动，如唇、舌、颌、腭、咽、喉部在安静及说话时的运动情况，以及呼吸状态；让患者做各种言语肌肉的随意运动以确定有无异常。

最方便常用的构音器官功能性检查方法是由英国布里斯托尔市Frenchay医院的Pamela博士编写的评定方法[10]，该方法分为8个部分，包括反射、呼吸、舌、唇、颌、软腭、喉、言语可理解度，影响因素包括听力、视力、牙齿、语言、情绪、体位等。我国修订的中文版Frenchay评定法能为临床动态观察病情变化、诊断分型和评定疗效提供客观依据，并对治疗有较肯定的指导作用。内容包括以下3个方面。

（1）反射：通过观察患者的咳嗽反射、吞咽动作和流涎情况来判断。

（2）发音器官：观察患者在静坐时的呼吸情况，能否用嘴呼吸，说话时是否气短；口唇、颌、软腭、喉和舌静止状态时的位置，鼓腮、发音和说话时动作是否异常。

（3）言语：通过读字、读句及会话评定发音、语速和口腔动作是否异常。

2. 仪器检查

依靠现代化的仪器设备，对说话时喉、口腔、咽腔和鼻腔的情况进行直接观察，对各种声学参数进行实时分析并进行疗效评价。仪器检查包括：

（1）鼻流量计检查。

（2）喉空气动力学检查。

（3）纤维喉镜、电子喉镜检查。

（4）电声门图检查。

（5）肌电图检查。

（6）电脑嗓音分析系统。

五、运动障碍

颅脑损伤所致的运动障碍可以多种多样。肌力下降、关节活动受限影响运动功能，肌张力异常会影响运动控制，还可以有平衡与协调障碍、共济失调、震颤、运动反应迟钝等。

六、日常生活活动能力

由于脑损伤患者多有认知障碍，所以在评定日常生活活动能力（ADL）时，宜采用包含有认知项目的评定，如独立生活能力评定。ADL有许多种评定方法，常用的标准化基本日常生活能力评定为Barthel指数评定，常用的复杂性日常生活能力评定为功能活动问卷评定。

（一）Barthel指数（the Barthel Index of ADL）评定

由美国Mahoney和Barthel于1965年设计并应用于临床，有10个评定项目，是国际康复医疗机构常用的方法（表6-3），被称为是“评估设计肌肉或肌肉骨骼异常患者自我照顾能力的简单的独立指数”。Barthel指数评定简单、可信度、灵敏度高，应用广泛，而且可用于预测治疗效果、住院时间和预后。

表6-3 Barthel指数评定

ADL项目	评定标准				
	自理（5级）	监督提示（4级）	稍依赖（3级）	尝试但不安全（2级）	不能完成（1级）
进食	10分	8分	5分	2分	0分
洗澡	5分	4分	3分	1分	0分
个人卫生	5分	4分	3分	1分	0分
穿脱衣	10分	8分	5分	2分	0分
大便控制	10分	8分	5分	2分	0分
小便控制	10分	8分	5分	2分	0分
如厕	10分	8分	5分	2分	0分

续表

ADL 项目	评定标准				
	自理（5 级）	监督提示（4 级）	稍依赖（3 级）	尝试但不安全（2 级）	不能完成（1 级）
床椅转移	15 分	12 分	8 分	3 分	0 分
步行	15 分	12 分	8 分	3 分	0 分
轮椅使用	15 分	12 分	8 分	3 分	0 分
上下楼梯	10 分	8 分	5 分	2 分	0 分
总　分					

Barthel 指数评定结果：满分 100 分；60 分以上者为良，生活基本自理；40 ~ 60 分者为中度残疾，有功能障碍，生活需要帮助；20 ~ 40 分者为重度残疾，生活依赖明显；20 分以下者为完全残疾，生活完全依赖。Barthel 指数得分 40 分以上者康复治疗的效益最大。

（二）功能活动问卷（FAQ）评定

FAQ 是 Pfeiffer 于 1982 年提出的，于 1984 年进行了修订，原用于研究社区老年人独立性和轻症老年痴呆（表 6–4）。

表 6-4　功能活动问卷评定

项目	正常或从未做过，但能做（0 分）	困难，但可单独完成或从未做过（1 分）	需要帮助（2 分）	完全依赖他人（3 分）
1. 每月平衡收支的能力、算账的能力？				
2. 患者的工作能力？				
3. 能否到商店买衣服、杂货和家庭用品？				
4. 有无爱好？会不会下棋和打扑克？				
5. 会不会做简单的事，如点煤气、泡茶？				
6. 能否准备饭菜？				
7. 能否了解近期发生的事件（时事）？				
8. 能否参与谈论和了解电视、杂志的内容？				
9. 能否记住约会时间、家庭节日和吃药时间？				
10. 能否拜访邻居、自己乘坐公共汽车？				

（三）颅脑损伤结局

采用格拉斯哥预后评分（Glasgow Outcome Scale，GOS）预测颅脑损伤的结局（表6-5）。

表 6-5　格拉斯哥预后评分

分级	缩写	特征
Ⅰ. 死亡	D	死亡
Ⅱ. 持续性植物状态	PVS	无意识、无语言、无反应，有心跳呼吸，在睡眠觉醒阶段偶有睁眼，偶有呵欠、吸吮等，无意识动作，从行为判断大脑皮质无功能。特点：无意识但仍存活。
Ⅲ. 严重残疾	SD	有意识，但由于精神、躯体残疾或由于精神残疾而躯体尚好而不能自理生活。记忆、注意、思维、言语均有严重残疾，24 h 需他人照顾。特点：有意识但不能独立。
Ⅳ. 中度残疾	MD	有记忆、思维、语言障碍、轻偏瘫、共济失调等，可勉强利用交通工具，在日常生活、家庭中尚能独立，可在庇护性工厂中参加一些工作。特点：残疾，但能独立。
Ⅴ. 恢复良好	GR	能重新进入正常社交生活，并能恢复工作，但可遗留各种轻度神经学科病理学缺陷。特点：恢复良好，但仍有缺陷。

【治疗】

一、病情观察

动态的病情观察是鉴别原发性与继发性脑损伤的重要手段，目的是为了早期发现脑疝，也为了判断疗效和及时改变治疗方法。

（一）意识

在脑损伤中，引起意识障碍的原因为脑干受损、皮质或轴索弥漫性受损或丘脑、下丘脑的受损等。意识障碍的程度可视为脑损伤的轻重，意识障碍出现的迟早和有无继续加重，可作为区别原发性和继发性脑损伤的重要依据。

意识障碍分为意识清楚、意识模糊、浅昏迷（半昏迷）、昏迷和深昏迷等 5 个阶段或级别。

（1）意识模糊为最轻或最早出现的意识障碍，因而也是最需要熟悉和关注的。在此阶段对外界反应能力降低，语言与合作能力减低，但尚未完全丧失，可有淡漠、迟钝、嗜睡、语言错乱、定向障碍（不能辨别时间、地点、人物）、躁动、谵妄和遗尿等表现。

重的意识模糊与浅昏迷的区别仅在于前者尚保存呼之能应或呼之能睁眼这种最低限度的合作。

（2）浅昏迷指对语言已完全无反应、对痛觉尚敏感的意识障碍阶段，痛刺激（如压迫眶上神经）时，能用手做简单的防御动作，或有回避动作，或仅能表现皱眉。

（3）昏迷指痛觉反应已甚迟钝、随意动作已完全丧失的意识障碍阶段，可有鼾声、尿潴留等表现，瞳孔对光反应与角膜反射尚存在。

（4）深昏迷时对痛刺激的反应完全丧失，双瞳散大，对光反应与角膜反射均消失，可有生命体征紊乱。

Glasgow 昏迷量表评分法以其简单易行已广泛应用于临床。从睁眼、语言和运动 3 个方面分别制定出具体评分标准，以三者的积分表示意识障碍程度，以资比较。最高为 15 分表示意识清楚，8 分以下为昏迷，最低为 3 分。

（二）瞳孔

瞳孔变化可因动眼神经、视神经以及脑干等部位的损伤引起，应用某些药物或剧痛、惊骇时也会影响瞳孔。小脑幕切迹疝的瞳孔进行性扩大变化，是最常引起关注的。瞳孔变化出现的迟早、有无继续加剧以及有无意识障碍同时加剧等，可将脑疝区别于因颅底骨折产生的原发性动眼神经损伤。有无间接对光反应，可将视神经损伤区别于动眼神经损伤。

（三）神经系统体征

原发性脑损伤引起的偏瘫等局灶体征，在受伤当时已经出现，且不再继续加重；继发性脑损伤如颅内血肿或脑水肿引起者，则在伤后逐渐出现，若同时还有意识障碍进行性加重表现，则应考虑为小脑幕切迹疝。

（四）生命体征

生命体征紊乱为脑干受损征象，受伤早期出现的呼吸、循环改变，常为原发性脑干损伤所致；伤后，与意识障碍和瞳孔变化同时出现的进行性心率减慢和血压升高，为小脑幕切迹疝所致；枕骨大孔疝可未经明显的意识障碍和瞳孔变化阶段而突然发生呼吸停止。开放性脑损伤的早期可因出血性休克而有血压、脉搏改变。脑损伤时可因颅内压增高等原因而引起某些心电图异常改变，如窦性心动过缓、早搏、室性心动过速及 T 波低平等。

二、特殊监测

（一）CT 检查

用于脑损伤患者的监测，有以下目的。

(1) 伤后 6 h 以内的 CT 检查如为阴性结果，不能排除迟发性颅内血肿可能，多次 CT 复查有利于早期发现迟发性血肿。

(2) 早期 CT 检查已发现脑挫裂伤或颅内较小血肿，患者尚无明显意识障碍加重，多次 CT 复查可了解脑水肿范围或血肿体积有无扩大，脑室有无受压以及中线结构有无移位等重要情况，有利于及时处理。

(3) 有助于非手术治疗过程中或术后确定疗效和是否需要改变治疗方案，了解血肿的吸收、脑水肿的消散以及后期有无脑积水、脑萎缩等改变发生。

（二）颅内压监测

用于一部分重度脑损伤有意识障碍的伤员，有以下目的。①了解颅内压变化：颅内压在 2.0 ~ 2.67 kPa 为轻度增高；2.67 ~ 5.33 kPa 为中度增高；5.33 kPa 以上为重度增高。平均动脉压与颅内压之差为脑灌注压。一般应保持颅内压低于 2.67 kPa，脑灌注压须在 6.67 kPa 以上。②作为手术指征的参考：颅内压呈进行性升高表现，有颅内血肿可能，提示需手术治疗；颅内压稳定在 2.67 kPa 以下时，提示无须手术治疗。③判断预后，经各种积极治疗颅内压仍持续在 5.33 kPa 或更高，提示预后极差。

（三）脑诱发电位

可分别反映脑干、皮质下和皮质等不同部位的功能情况，对确定受损部位、判断病情严重程度和预后等有帮助。

三、脑损伤的分级

分级的目的是便于制订诊疗常规、评价疗效和预后方案，并对伤情进行鉴定。

（一）按伤情轻重分级

（1）轻型（Ⅰ级）：主要指单纯脑震荡，有或无颅骨骨折。昏迷在 20 min 以内，有轻度头痛、头晕等自觉症状，神经系统和脑脊液检查无明显改变。

（2）中型（Ⅱ级）：主要指轻度脑挫裂伤或颅内小血肿，有或无颅骨骨折及蛛网膜下腔出血，无脑受压征，昏迷在 6 h 以内，有轻度的神经系统阳性体征，有轻度生命体征改变。

（3）重型（Ⅲ级）：主要指广泛颅骨骨折，广泛脑挫裂伤，脑干损伤或颅内血肿，昏迷在 6 h 以上，意识障碍逐渐加重或出现再昏迷，有明显的神经系统阳性体征，有明显生命体征改变。

（二）按 Glasgow 昏迷量表评分法

昏迷时间在 30 min 以内，处于 13 ~ 15 分者定为轻度；昏迷时间为 30 min ~ 6 h，处于 8 ~ 12 分为中度；昏迷超过 6 h，处于 2 ~ 7 分为重度。

四、急诊处理要求

（一）轻型（Ⅰ级）

（1）留急诊室观察 24 h。

（2）观察意识、瞳孔、生命体征及神经系体征变化。

（3）颅骨 X 线摄片，或头部 CT 检查。

（4）对症处理。

（5）向家属说明有迟发性颅内血肿可能。

（二）中型（Ⅱ级）

（1）意识清楚者留急诊室或住院观察 48 ~ 72 h，有意识障碍者须住院。

（2）观察意识、瞳孔、生命体征及神经系体征变化。

（3）头部 CT 检查。

（4）对症处理。

（5）有病情变化时，即刻做头部 CT 复查，做好随时手术的准备。

（三）重型（Ⅲ级）

（1）须住院或在重症监护病房。

（2）观察意识、瞳孔、生命体征及神经系体征变化。

（3）选用头部 CT 监测、颅内压监测或脑诱发电位监测。

（4）积极处理高热、躁动、癫痫等，有颅内压增高表现者，给予脱水等治疗，维持良好的周围循环和脑灌注压。

（5）注重昏迷的护理与治疗，首先保证呼吸道通畅。

(6) 有手术指征者尽早手术；已有脑疝时，先予以 20% 甘露醇 250 mL 及呋塞米 40 mg 静脉推注，立即手术。

五、昏迷患者的护理与治疗

长期昏迷多因较重的原发性脑损伤或继发性脑损伤未能及时处理所致。昏迷期间如能防止各种并发症，保持内外环境的稳定，使机体不再受到脑缺血，缺氧，营养障碍或水、电解质紊乱等不利因素影响，则相当一部分患者可望争取较好的预后。

（一）呼吸道

保证呼吸道通畅、防止气体交换不足是首要的。在现场急救和运送过程中须注意清除呼吸道分泌物，呕吐时将头转向一侧以免误吸，深昏迷者须抬起下颌，或将咽通气管放入口咽腔，以免舌根后坠阻碍呼吸。估计在短时间内不能清醒者，宜尽早行气管插管或气管切开，呼吸减弱潮气量不足者，应及早用呼吸机辅助呼吸，依靠血气分析和氧饱和度监测，调整和维持正常呼吸生理。及时清除呼吸道分泌物，保持吸入空气的湿度和温度、注意消毒隔离与无菌操作，以及定期做呼吸道分泌物细菌培养和药敏试验等措施，是防治呼吸道感染的关键。

（二）头位与体位

头部升高 15° 有利于脑部静脉回流，对脑水肿的治疗有帮助。为预防褥疮，必须坚持采用定时翻身等方法，不断变更身体与床褥接触的部位，以免骨突出部位的皮肤持续受压缺血。

（三）营养

营养障碍将降低机体的免疫力和修复功能，使易于发生或加剧并发症。早期采用肠道外营养，如静脉输入 20% 脂肪乳剂、7% 氨基酸、20% 葡萄糖与胰岛素以及电解质、维生素等，以维护需要；待肠蠕动恢复后，即可采用肠道内营养逐步代替静脉途径，通过鼻胃管或鼻肠管给予每日所需营养；超过 1 个月的肠道内营养，可考虑行胃造瘘术，以避免鼻、咽、食管的炎症和糜烂。肠道内营养除可应用牛奶、蛋黄、糖等混合膳，配制为 4.18 kJ/mL (1 kcal/mL)，并另加各种维生素和微量元素以外，也可用商品制剂，通常以酪蛋白、植物油、麦芽糖糊精为基质，含各种维生素和微量元素，配制为 4.18 kJ/mL。总热量和蛋白质，成人每日约 8400 kJ（2000 kcal）和 10 g 氮的供应即可，有高热、感染、肌张力增高或癫痫时，须酌情增加。定时测量体重和肌丰满度，监测氮平衡、血浆白蛋白、血糖、电解质等生化指标，以及淋巴细胞计数等免疫学测试，以便及时调整热量和各种营养成分的供应。

（四）尿潴留

长期留置导尿管是引起泌尿系统感染的主要原因。尽可能采用非导尿方法，如在膀胱尚未过分膨胀时，用热敷、按摩来促使排尿；必须导尿时，严格执行无菌操作，选择优质硅胶带囊导尿管，并尽早拔除导尿管，留置时间不宜超过 3 ~ 5 天；经常检查尿常规、尿细菌培养及药敏试验。需要长期导尿者，可考虑行耻骨上膀胱造瘘术，以减轻泌尿系统感染。

（五）促苏醒

关键在于早期的防治脑水肿和及时解除颅内压增高，并避免缺氧、高热、癫痫、感染等不良因素对脑组织的进一步危害；病情稳定后如仍未清醒，可选用胞二磷胆碱、乙酰谷酰胺、氯脂醒、克脑迷以及能量合剂等药物或高压氧舱治疗，对一部分伤员的苏醒可有帮助。

六、脑水肿的治疗

（一）脱水疗法

适用于病情较重的脑挫裂伤，有头痛、呕吐等颅内压增高表现，腰椎穿刺或颅内压监测压力偏高，CT发现脑挫裂伤合并脑水肿，以及手术治疗前后。常用的药物为甘露醇、呋塞米（速尿）及清蛋白等。

(1) 20% 甘露醇：按每次 0.5 ~ 1 g/kg（成人每次 250 mL）静脉快速滴注，于 15 ~ 30 min 内滴完，依病情轻重每 6 h、8 h 或 12 h 重复一次。

(2) 20% 甘露醇与呋塞米联合应用：可增强疗效，成人量前者用 125 ~ 250 mL，每 8 ~ 12 h 一次；后者用 20 ~ 60 mg，静脉或肌内注射，每 8 ~ 12 h 一次，两者可同时或交替使用。

(3) 清蛋白与呋塞米联合应用：可保持正常血容量，不引起血液浓缩，成人用量前者 10 g/d，静脉滴入；后者用 20 ~ 60 mg，静脉或肌内注射，每 8 ~ 12 h 一次。

(4) 甘油：很少引起电解质紊乱，成人口服量 1 ~ 2 g/（kg·d），分 3 ~ 4 次，静脉滴注量 10% 甘油溶液每天 500 mL，5 h 内输完。遇急性颅内压增高已有脑疝征象时，必须立即用 20% 甘露醇 250 mL 静脉推注，同时用呋塞米 40 mg 静脉注射。在应用脱水疗法过程中，须适当补充液体与电解质，维持正常尿量，维持良好的周围循环和脑灌注压，并随时监测血电解质、红血球压积容积、酸碱平衡及肾功能等。应用甘露醇时，可能出现血尿，并须注意其一过性的血容量增加可能使隐匿型心脏病患者发生心衰。

（二）激素

皮质激素用于重型脑损伤，其防治脑水肿的作用不甚确定；如若使用，以尽早短期使用为宜。

(1) 地塞米松：成人量 5 mg 肌注，6 h 一次，或每天 20 mg 静脉滴注，一般用药 3 天。

(2) ACTH：成人量每天 25 ~ 50 U，静脉滴注，一般用药 3 天。用药期间可能发生消化道出血或加重感染，宜同时应用 H_2 受体拮抗剂如雷尼替丁等及大剂量抗生素。

（三）过度换气

给予肌松弛剂后，借助呼吸机作控制性过度换气，使血 CO_2 分压降低，促使脑血管适度收缩，从而降低了颅内压。仅适于某些特殊情况下短暂应用，如脑充血导致的颅内压增高、已证实有持续性颅内压增高但其他措施无效。

七、手术治疗

（一）开放性脑损伤

原则上须尽早行清创缝合术，使之成为闭合性脑损伤。清创缝合应争取在伤后 6 h 内进行；在应用抗生素的前提下，72 h 内尚可行清创缝合。术前须仔细检查创口，分析颅骨 X 线片与 CT 检查片，充分了解骨折、碎骨片及异物分布情况、骨折与大静脉窦的关系、脑挫裂伤及颅内血肿等；火器伤者还需了解伤道方向、途径、范围及其内的血肿、异物等情况。清创由浅而深，逐层进行，彻底清除碎骨片、头发等异物，吸出脑内或伤道内的凝血块及碎裂的脑组织，彻底止血。碎骨片最易引起感染而形成外伤性脑脓肿，故必须彻底清除；为避免增加脑损伤，对位置较深或分散存在的金属异物可暂不取出。如无明显颅内渗血，也无明显脑水肿或感染征象存在，应争取缝合或修复硬脑膜，以减少颅内感染和癫痫发生率。硬脑膜外可置管引流。其他的手术治疗原则同闭合性脑损伤。

（二）闭合性脑损伤

闭合性脑损伤的手术主要是针对颅内血肿或重度脑挫裂伤合并脑水肿引起的颅内压增高和脑疝，其次为颅内血肿引起的局灶性脑损害。

由于 CT 检查在临床诊断和观察中广泛应用，已改变了以往的“血肿即是手术指征”的观点。一部分颅内血肿患者，在有严格观察及特检监测的条件下，应用脱水等非手术治疗，可取得良好疗效。颅内血肿可暂不手术的指征为：无意识障碍或颅内压增高症状，或虽有意识障碍或颅内压增高症状但已见明显减轻好转；无局灶性脑损害体征；且 CT 检查所见血肿不大（幕上者＜ 40 mL，幕下者＜ 10 mL），中线结构无明显移位（移位＜ 0.5 cm），也无脑室成脑池明显受压情况，颅内压监测压力＜ 2.87 kPa，上述伤员在实用脱水等治疗的同时，须严密观察及特检监测，并做好随时手术的准备，如备血、剃头等，一旦有手术指征，须尽早手术。

（三）颅内血肿的手术指征

（1）意识障碍程度逐渐加深。

（2）颅内压的监测压力在 207 kPa 以上，并呈进行性升高表现。

（3）有局灶性脑损害体征。

（4）虽无明显意识障碍或颅内压增高症状，但 CT 检查血肿较大（幕上者＞ 40 mL，幕下者＞ 10 mL），或血肿虽不大但中线结构移位明显（移位＞ 1 cm）、脑室或脑池受压明显者。

（5）在非手术治疗过程中病情恶化者。颞叶血肿因易导致小脑幕切迹疝，手术指征应放宽，硬脑膜外血肿因不易吸收，也应放宽手术指征。

（四）重度脑挫裂伤合并脑水肿的手术指征

（1）意识障碍进行性加重或已有一侧瞳孔散大的脑疝表现。

（2）CT 检查发现中线结构明显移位、脑室明显受压。

（3）在脱水等治疗过程中病情恶化者。

凡有手术指征者皆应及时手术，以便尽早地去除颅内压增高的病因和解除脑受压，已经出现一侧瞳孔散大的小脑幕切迹疝征象时，更应力争在 30 min 或最迟 1 h 以内将血肿清除或去骨瓣减压；超过 3 h 者，将产生严重后果。

（五）常用的手术方式

（1）开颅血肿清除术：术前 CT 检查血肿部位明确者，可直接开颅清除血肿。对硬脑膜外血肿，骨瓣应大于血肿范围，以便于止血和清除血肿。遇到脑膜中动脉主干出血，止血有困难时，可向颅中凹底寻找棘孔，用小棉球将棘孔堵塞而止血。术前已有明显脑疝征象或 CT 检查中线结构有明显移位者，尽管血肿清除后当时脑未膨起，也应将硬脑膜敞开并去骨瓣减压，以减轻术后脑水肿引起的颅内压增高。对硬脑膜下血肿，在打开硬脑膜后，可在脑压板协助下用生理盐水冲洗方法将血块冲出，由于硬脑膜下血肿常合并脑挫裂伤和脑水肿，所以清除血肿后，也不缝合硬脑膜并去骨瓣减压。对脑内血肿，因多合并脑挫裂伤与脑水肿，穿刺或切开皮质达血肿腔清除血肿后，以不缝合硬脑膜并去骨瓣减压为宜。

（2）去骨瓣减压术：用于重度脑挫裂伤合并脑水肿有手术指征时，做大骨瓣开颅术，敞开硬脑膜并去骨瓣减压，同时还可清除挫裂糜烂及血循环不良的脑组织，作为内减压术。对于病情较重的广泛性脑挫裂伤或脑疝晚期已有严重脑水肿存在者，可考虑行两侧去骨瓣减压术。

（3）钻孔探查术：已具备伤后意识障碍进行性加重或出现再昏迷等手术指征，因条件限制术前未能做CT检查，或就诊时脑疝已十分明显，已无时间做CT检查，钻孔探查术是有效的诊断和抢救措施。钻孔在瞳孔首先扩大的一侧开始，或根据神经系体征、头皮伤痕、颅骨骨折的部位来选择；多数钻孔探查需在两侧多处进行。通常先在颞前部（翼点）钻孔，如未发现血肿或怀疑其他部位还有血肿，则依次在额顶部、眉弓上方、颞后部以及枕下部分钻孔。注意钻孔处有无骨折，如钻透颅骨后即见血凝块，为硬脑膜外血肿；如未见血肿则稍扩大骨孔，以便切开硬脑膜寻找硬脑膜下血肿，做脑穿刺或脑室穿刺，寻找脑内或脑室内血肿。发现血肿后即做较大的骨瓣或扩大骨孔以便清除血肿和止血；在大多数情况下，须敞开硬脑膜并去骨瓣减压，以减轻术后脑水肿引起的颅内压增高。

（4）脑室引流术：脑室内出血或血肿如合并脑室扩大，应行脑室引流术。脑室内主要为未凝固的血液时，可行颅骨钻孔穿刺脑室置管引流；如主要为血凝块时，则行开颅术切开皮质进入脑室清除血肿后置管引流。

（5）钻孔引流术：对慢性硬脑膜下血肿，主要采取颅骨钻孔，切开硬脑膜到达血肿腔，置管冲洗清除血肿液。血肿较小者行顶部钻孔引流术，血肿较大者可行顶部和颞部双孔引流术。术后引流48～72 h。患者取头低卧位，并给予较大量的生理盐水和等渗溶液静脉滴注，以促使原受压脑组织膨起复位，消除死腔。

八、对症治疗与并发症处理

（一）高热

常见原因为脑干或下丘脑损伤以及呼吸道、泌尿系或颅内感染等。高热造成脑组织相对性缺氧，加重脑的损害，故须采取积极降温措施。常用物理降温法有应用冰帽，或头、颈、腋、腹股沟等处放置冰袋或敷冰水毛巾等。如体温过高物理降温无效或引起寒战时，需采用冬眠疗法。常用氯丙嗪及异丙嗪各25 mg或50 mg肌注或静脉慢注，用药20 min后开始物理降温，保持直肠温度36℃左右，依照有无寒战及患者对药物的耐受性，可每4～6 h重复用药，一般维持3～5天。冬眠药物可降低血管张力，并使咳嗽反射减弱，故须注意掌握好剂量以维持血压；为保证呼吸道通畅及吸痰，常需行气管切开。

（二）躁动

观察期间的伤员突然变得躁动不安，常为意识恶化的预兆，提示有颅内血肿或脑水肿可能；意识模糊的患者出现躁动，可能为疼痛、颅内压增高、尿潴留、体位或环境不适等原因引起，须先寻找其原因做相应的处理，然后，才考虑给予镇静剂。

（三）蛛网膜下腔出血

为脑裂伤所致。有头痛、发热及颈强直等表现，可给予解热镇痛药作为对症治疗。伤后2～3天当伤情趋于稳定后，为解除头痛，可每日或隔日做腰椎穿刺，放出适量血性脑脊液，直至脑脊液清亮为止。受伤早期当颅内血肿不能排除，或颅内压明显增高脑疝不能排除时，禁忌做腰椎穿刺，以免促使脑疝形成或加重脑疝。

（四）外伤性癫痫

任何部位脑损伤均可发生癫痫，但以大脑皮层运动区、额叶、顶叶皮层区受损发生率最高。早期（伤后 1 个月以内）癫痫发作的原因常是颅骨凹陷性骨折、蛛网膜下腔出血、颅内血肿和脑挫裂伤等；晚期癫痫（伤后 1 个月以上）发作主要由脑瘢痕、脑萎缩、脑内囊肿、蛛网膜炎、感染及异物等引起。苯妥英钠每次 0.1 g 或丙戊酸钠每次 0.2 g。口服每日 3 次用于预防发作，癫痫发作时用地西泮（安定）缓慢注射，直至制止抽搐为止，然后将安定加入 10% 葡萄糖溶液内静脉滴注，每日用量不超过 100 mg，连续 3 日。癫痫完全控制后，应继续服药 1 ~ 2 年，必须逐渐减量后才能停药。突然中断服药，常是癫痫发作的诱因。脑电图尚有棘波、棘慢波或阵发性慢波存在时，不应减量或停药。

（五）消化道出血

为下丘脑或脑干损伤引起应激性溃疡所致，大量使用皮质激素也可诱发。除了输血补充血容量、停用激素外，应用质子泵抑制剂奥美拉唑（洛赛克，omeprazole）40 mg 静脉注射，每 8 ~ 12 h 1 次，直至出血停止，然后用 H_2 受体拮抗剂雷尼替丁 0.4 g 或西咪替丁（甲氰咪呱）0.8 g 静脉滴注，每日 1 次，连续 3 ~ 5 天。

（六）尿崩

为下丘脑受损所致，尿量每日 > 4000 mL，尿比重 < 1.005。给予垂体后叶素首次 2.5 ~ 5 U 皮下注射，记录每小时尿量，如超过 200 mL/h 时，追加 1 次用药。也可采用醋酸去氨加压素静脉注射、口服或应用鼻滴剂。较长时间不愈者，可肌注长效的鞣酸加压素油剂。尿量增多期间，须注意补钾（按每 1000 mL 尿量补充 1 g 氯化钾计算），定时监测血电解质。意识清楚的伤员因口渴能自行饮水补充，昏迷伤员则须根据每小时尿量来调整静脉或鼻饲的补液量。

（七）急性神经源性肺水肿（Acute Neurogenic Pulmonary Edema）

可见于下丘脑和脑干损伤。主要表现为呼吸困难、咳出血性泡沫痰、肺部满布水泡音；血气分析显示 PaO_2 降低和 $PaCO_2$ 升高。患者应取头胸稍高位，双下肢下垂，以减小回心血量；气管切开，保持呼吸道通畅，吸入经过水封瓶内 95% 乙醇的 40% ~ 60% 浓度氧，以消除泡沫；最好是用呼吸机辅助呼吸，行呼气终末正压换气；并给予呋塞米 40 mg、地塞米松 10 mg、毛花甙丙（西地兰）0.4 mg 和 50% 葡萄糖 40 mL 静脉注射，以增加心输出量、改善肺循环和减轻肺水肿。

【康复治疗】

TBI 患者的康复治疗应是全面康复，从急诊外科手术、ICU 阶段开始，一直到康复中心、社区康复和患者家庭康复治疗，应帮助患者安排从康复机构到社区的过渡。在每个阶段均应帮助患者及家庭面对伤病现实、精神和社会能力方方面面的变化。重度颅脑损伤患者的康复需要持续许多年，一些患者需要长期照顾。

TBI 的康复治疗可以分 3 个阶段进行：早期康复治疗、恢复期康复治疗和后遗症期康复治疗。早期康复治疗指的是病情稳定后以急症医院为主的康复治疗，患者处于恢复早期阶段；恢复期康复治疗指的是经早期康复处理以后，一般 1 ~ 2 年以内的治疗，主要在康复中心、门诊或家庭完成；后遗症期康复治疗是指病程在 2 年以上、各器官功能障碍恢复到一定水平，以社区及家庭融入性训练为主的治疗。

一、早期康复治疗

颅脑损伤后，无论手术与否，适当的非手术治疗，均不可缺少。所以非手术治疗在治疗中占据着十分重要的地位，并且应采取综合性治疗措施。早期康复处理有助于预防并发症，如挛缩、压疮、异位骨化以及神经源性肠道和膀胱等问题。这些并发症如不积极防止，将给运动功能的恢复造成极大的困难，甚至成为不可逆的状态，严重阻碍存活患者以后的康复。

（一）康复目标

稳定病情，提高患者的觉醒能力，促进健忘症康复，预防并发症，促进功能康复。

（二）康复治疗

（1）药物治疗：目的是减少脑水肿、治疗脑积水、清除血肿及监测脑压和脑灌往等。一般说来，一旦患者病情（包括基础疾患、原发疾患、合并症、并发症等）稳定 48 ~ 72 h 后，即使患者仍处于意识尚未恢复的状态，也应考虑加以康复治疗。

（2）支持疗法：给予高蛋白、高热量饮食，避免低蛋白血症，提高机体的免疫力，促进创伤的恢复及神经组织的修复和功能重建。所提供的热量宜根据功能状态和消化功能情况逐步增加，蛋白质供应量为每天每千克体重 1 g 以上，可从静脉输入高营养物质，如复方氨基酸、白蛋白等，同时保持水和电解质平衡。当患者逐渐恢复主动进食功能时，应鼓励和训练患者吞咽和咀嚼。

（3）保持良肢位：让患者处于感觉舒适、对抗痉挛模式、防止挛缩的体位。头的位置不宜过低，以利于颅内静脉回流；偏瘫侧上肢保持肩胛骨向前、肩前伸、肘伸展，下肢保持髋、膝微屈，踝中立位。要定时翻身、变换体位，预防压疮、肿胀和挛缩。可使用气垫床、充气垫圈，预防压疮的发生。每日至少 1 次全身热水擦身，大小便后用热毛巾擦干净。

（4）促醒治疗：昏迷是一种丧失意识的状态，既不能被唤醒也没有注意力，眼睛闭合，因而缺乏睡眠 / 清醒周期（sleep/wake cycle），对指令没有运动反应，也没有语言。昏迷存在于损伤的早期阶段，通常持续不超过 3 ~ 4 周。植物状态是患者没有认知的体征，但可回到清醒状态，语言刺激时眼睛可睁开，尽管有睡眠 / 清醒周期、正常的血压和正常的呼吸，但患者不能进行语言交流及产生有组织的、分离的运动反应。严重颅脑损伤的恢复首先从昏迷和无意识开始，功能恢复的大致顺序为：自发睁眼→觉醒周期性变化→逐渐能听从命令→开始说话。可以应用各种神经肌肉促进和刺激方法加速其恢复的进程，帮助患者苏醒、恢复意识。应对昏迷的 TBI 患者安排适宜的环境，有计划地让患者接受自然环境发出的刺激，让家庭成员参与并对其教育和指导，定期和患者语言交流。家庭成员和治疗小组成员须了解与患者说话的重要性，在床边交谈时须考虑患者的感觉，尊重患者的人格，并提供特定的输入，鼓励患者主动地反应。家庭成员应提供些重要的信息，如患者喜欢的名字、兴趣爱好和憎恶等，还可以让患者听喜爱和熟悉的歌曲、音乐等。通过患者的面部表情或脉搏、呼吸、睁眼等变化观察患者对各种刺激的反应。肢体按摩、被动运动及快速擦刷、拍打、挤压、冰刺激瘫肢皮肤，对大脑有一定的刺激作用，同时维持与恢复关节的活动范围。还可利用些不断变化的五彩灯光刺激视网膜、大脑皮质等。利用针尖刺激头部和躯干的相应腧穴，如感觉区、运动区、百会、四神聪、神庭、人中、合谷、内关、三阴交、劳宫、涌泉、十宣等，可促进认知和运动功能的恢复。

(5) 排痰引流，保持呼吸道通畅：每次翻身时用空掌从患者背部肺底部顺序向上拍打至肺尖部，帮助患者排痰；指导患者做体位排痰引流。

(6) 维持肌肉和其他软组织的弹性，防止挛缩或关节畸形：进行被动关节活动范围的练习，对易于缩短的肌群和其他软组织进行伸展练习，每天 2 次，以保持关节、软组织的柔韧性。

(7) 尽早活动：生命体征稳定、神志清醒，应尽早帮助患者进行深呼吸、肢体主动运动、床上活动和坐位、站位练习，循序渐进。可应用起立床（Tilt Table）对患者进行训练，逐渐递增起立床的角度，使患者逐渐适应，预防体位性低血压。在直立练习中应注意观察患者的呼吸、心率和血压的变化。应让患者在其能耐受的情况下站立足够长的时间，以牵拉易于缩短的软组织，使身体负重，防止骨质疏松及尿路感染。站立姿势有利于预防各种并发症，对保持器官的良好功能是重要的：刺激内脏功能，如肠蠕动和膀胱排空；改善通气(腹部器官向下移动给肺足够的扩张空间、重新分布气流到基底叶，并改变通气 / 血流比值)；如果自动调节正常，由于脑静脉回流增加，可降低增高的颅内压（如果自动调节受损，患者站立期间，应监测血压和颅内压，因为直立位可导致脑血流的大幅度减少）。此外，站立还可以改善患者的心理等。

(8) 物理因子治疗：对弛缓性瘫痪患者，可利用低频脉冲电刺激疗法增强肌张力、兴奋支配肌肉的运动或感觉神经，以增强肢体运动功能。

(9) 矫形支具的应用：如果运动和训练不能使肌肉足够主动拉长，应使用矫形器固定关节于功能位；对肌力较弱者给予助力，使其维持正常运动。

(10) 高压氧治疗：颅脑损伤后及时改善脑循环，保持脑血流相对稳定，防止灌注不足或过多，将有利于减轻继发性损害，促进脑功能恢复。高压氧在这方面有不可低估的作用。

高压氧的基本原理和对神经系统的作用：提高血氧张力，增加血氧含量；增加脑组织、脑脊液的氧含量和储氧量；提高血氧弥散，增加有效弥散距离；减少脑皮质血流，降低脑耗氧量，增强脑缺血的代偿反应，改善脑缺氧所致的脑功能障碍，促进脑功能的恢复；收缩脑血管，减轻脑水肿，降低颅内压，改变血脑屏障的通透性；改善脑电活动，促进觉醒状态。

高压氧的治疗方法：可按常规方案进行，临床治疗一般应用 2 ~ 3 个绝对大气压(Atmosphere Absolute，ATA)，面罩间歇吸氧，即呼吸纯氧 20 min，换吸空气 10 min，如此反复 4 次，总共吸氧 80 min，每天 1 次，10 次为一个疗程。纯氧舱持续吸氧不超过 1.5 h。高压氧治疗过程中，结合药物治疗可以提高治疗效果。

二、恢复期康复治疗

脑是高级神经中枢，是学习的重要器官。不同程度的脑损伤后，出现不同程度的认知障碍，以致学习困难。随着损伤的修复，经过训练，仍可以学习新的东西。康复治疗也是学习的过程。

（一）康复目标

减少患者的定向障碍和言语错乱，提高记忆、注意、思维、组织和学习能力；最大限度地恢复感觉、运动、认知、语言功能和生活自理能力，提高生存质量。

（二）康复治疗

TBI 是一种弥漫性、多部位的损伤，因此在躯体运动、语言、认知、行为和人格方面的残损，因损伤方式、范围和严重程度的差异而有很多不同。而认知和行为的相互作用，更增加其复杂性。

1. 运动功能、偏瘫肢体的治疗

（1）床上与床边活动。①上肢上举运动：当偏瘫侧上肢不能独立完成动作时，仍采用双侧同时运动的方法，只是偏瘫侧上肢主动参与的程度增大。即双手交握，偏瘫手拇指置于健手拇指掌指关节之上（Bobath 握手），在健侧上肢的帮助下，做双上肢伸肘、肩关节前屈的上举运动。②床边坐与床边站：在侧卧位的基础上，逐步转为床边坐（双脚不能悬空）。开始练习该动作时，应在治疗师的帮助指导下完成；床边站时，治疗师应站在患者的偏瘫侧，并给予其偏瘫膝一定帮助，防止膝软或膝过伸，要求在坐－站转移过程中双侧下肢应同时负重防止重心偏向一侧。③双下肢交替屈伸运动，休息时应避免足底刺激，防止跟腱挛缩与足下垂。④桥式运动（仰卧位、屈膝、挺腹运动）：仰卧位，上肢放于体侧，双下肢屈髋、屈膝，足平踏于床面，伸髋使臀部抬离床面，维持该姿势 5 ~ 10 s，可酌情延长伸髋挺腹的时间，患侧下肢单独完成可增加难度。

（2）坐位活动。①坐位平衡训练：通过重心（左、右、前、后）转移进行坐位躯干运动控制能力训练。开始训练时应有治疗师在偏瘫侧给予帮助指导，酌情逐步减少支持，并过渡到日常生活活动。②患侧上肢负重：偏瘫侧上肢于体侧伸肘、腕背伸 90°、伸指，重心稍偏向患侧。可用健手帮助维持伸肘姿势。③上肢功能活动：双侧上肢或偏瘫侧上肢肩肘关节功能活动（包括肩胛骨前伸运动），双手中线活动并与日常生活活动相结合。④下肢功能活动：双侧下肢或偏瘫侧下肢髋、膝关节功能活动，双足交替或患足踝背伸运动。

（3）站立活动。①站立平衡训练：通过重心转移进行站立位下肢和躯干运动控制能力训练，开始应有治疗师在偏瘫侧给予髋、膝部的支持，酌情逐步减少支持，注意在站立起始位双下肢应同时负重。②偏瘫侧下肢负重（单腿负重）：健腿屈髋屈膝，足踏在矮凳上，偏瘫腿伸直负重，髋膝部从有支持逐步过渡到无支持。③上下台阶运动：患者面对台阶，健手放在台阶的扶手上，健足踏在台阶下，偏瘫足踏在台阶上，将健腿上一台阶，使健足与偏瘫足在同一台阶上，站稳后再将健腿下一台阶回到起始位。根据患者的体力和患侧股四头肌力量等情况，酌情增加运动次数和时间。

（4）减重步行训练。在偏瘫侧下肢不能适应单腿支撑的前提下可以进行减重步行训练，训练通过支持部分体重使得下肢负重减轻，又使患侧下肢尽早负重，为双下肢提供对称的重量转移，重复进行完整的步行周期训练，同时增加训练的安全性。

（5）平行杠内行走。在偏瘫侧下肢能够适应单腿支撑的前提下可以进行平行杠内行走，为避免偏瘫侧伸髋不充分、膝过伸或膝软，治疗师应在偏瘫侧给予帮助指导。如果患侧踝背伸不充分，可穿戴踝足矫形器，预防可能出现的偏瘫步态。

（6）室内行走与户外活动。在患者能较平稳地进行双侧下肢交替运动的情况下，可先行室内步行训练，必要时可加用手杖，以增加行走时的稳定性。上下楼梯训练的原则是上楼梯时健腿先上，下楼梯时偏瘫腿先下，治疗师可在偏瘫侧给予适当的帮助指导。在患者体力和患侧下肢运动控制能力较好的情况下，可进行户外活动，注意开始时应有治疗师陪同。

(7) 物理因子治疗。重点是针对偏瘫侧上肢的伸肌（如肱三头肌和前臂伸肌）和偏瘫侧下肢的屈肌（如股二头肌、胫前肌和腓骨长短肌），改善患者的伸肘、伸腕、伸指功能，以及屈膝和踝背伸功能。常用方法有功能性电刺激、肌电生物反馈和低中频电刺激等。

(8) 传统康复疗法。常用的有针刺和按摩等方法。部位宜选择偏瘫侧上肢伸肌和下肢屈肌，以改善其相应的功能。

(9) 作业治疗。根据患者的功能状况选择适应其个人的作业活动，提高患者日常生活活动能力和适应社会生活能力。①日常生活活动：日常生活活动能力的水平是反映康复效果和患者能否回归社会的重要指标，基本的日常生活活动（如主动移动、进食、个人卫生、更衣、洗澡、步行和如厕等）和应用性日常生活活动（如做家务、使用交通工具、认知与交流等）都应包括在内。②运动性功能活动：通过相应的功能活动增大患者的肌力、耐力、平衡与协调能力及关节活动范围。③辅助用具使用训练：为了充分利用和发挥已有的功能，可配置辅助用具，有助于提高患者的功能活动能力。

(10) 步行架与轮椅的应用。对于年龄较大步行能力相对较差的患者，为了确保安全，可使用步行架以增加支撑面，提高行走的稳定性。对下肢瘫痪程度严重无独立行走能力者，可用轮椅代步，以扩大患者的活动范围。

2. 言语治疗

对有失语症或构音障碍的患者应早期进行言语功能训练，提高患者的交流能力，有助于其整体功能水平的改善。言语治疗是指通过各种手段对有言语障碍的患者进行针对性的治疗，其目的是改善言语功能，使患者重新获得最大的沟通与交流能力。所采用的手段是言语训练，或借助于交流替代设备如交流板、交流手册、手势语等。由于言语治疗具有特殊性，因此治疗时需要一定的设备，对环境也有一定的要求，应尽可能安静，避免噪音，以免影响患者的情绪、分散注意力、加重紧张。安排舒适稳定的座椅及高度适当的桌子，室内照明、温度、通风等要适宜。

(1) 失语症的言语治疗。① Schuell 刺激促进法：由 Sechuell 创立，是 20 世纪以来应用最广泛的训练方法之一，是以对损害的语言系统应用强的控制下的听觉刺激为基础，最大限度地促进失语症患者语言功能的恢复。Schuell 刺激促进法包括 6 个原则：适当的语言刺激；多种途径的语言刺激；反复刺激提高其反应性；刺激引起患者某些反应；对患者正确反应的强化；矫正刺激。②阻断去除法：同样的意思或内容用两个语言反应来处理时，通过没有障碍的来使有障碍的语言得到复活。③程序学习法：此方法是把制激的顺序等分成几个阶段，对刺激的方法、反应的强度进行严格限定。④脱抑制法：用患者本身可能的机能（如唱歌等）来解除机能抑制的方法。

(2) 构音障碍治疗。①松弛训练：痉挛型构音障碍的患者，往往有咽喉肌群紧张，同时肢体肌张力也增高，通过缓解肢体的肌紧张可以使咽喉部肌群也相应地放松。包括特别挑选出来的用于肩部、颈部、声带和构音器官的一系列放松运动。②呼吸训练：重度构音障碍患者往往呼吸很差，特别是呼气相短而弱，难以在声门下和口腔形成一定的压力，建立规则的可控制的呼吸，能为发声、发音动作和节奏练习打下坚实的基础。呼吸训练可采取的体位有：仰卧位平静呼吸；过渡状态平静呼吸；坐位平静呼吸；站立位平静呼吸等。③下颌、舌、唇的训练：当出现下颌下垂或偏移而使口不能闭合时，可以用手拍打下颌中央部位和颞颌关节附近的皮肤，促进口的闭合，防止下颌前伸。也可利用下颌反射的方法帮助下颌上抬。多数患者都有不同程度的口唇运动障碍，导致发音歪曲或置换成其他音，应训练唇的张开、闭合、前突、后缩运动。另外，也要训练舌的前伸、后缩、上举和侧方运动及舌肌力量等。④语音训练：对伴有口颜面失用和言语失用的患者，在语音训练时需做下述两方面的练习：由构音器官的自发运动引发自主运动，言语治疗师画出口形图，告诉患者舌、唇、齿的位置以及气流的方向和大小，以纠正口颜面失用。嘱患者模仿治疗师发音，包括汉语拼音的声母、韵母和四声。原则为先发元音，如“a”“u”，然后发辅音，先由双唇音开始如“b”“p”“m”，能发这些音后，将已学会的辅音与元音结合，熟练掌握以后，采取元音 + 辅音 + 元音的形式继续训练，最后过渡到训练单词和句子。⑤减慢言语速度训练：构音障碍的患者可能表现为可以发出绝大多数音，但由于痉挛或运动的不协调，使多数音发成歪曲音或韵律失常。利用节拍器控制言语速度，由慢开始逐渐加快，患者随节拍器发音可以明显增加言语清晰度。⑥音辨别训练：音的分辨能力训练首先要让患者能分辨出错音，可以通过口述或放录音，也可以采取小组训练的形式，由患者说一段话，让其他患者评议，最后由治疗师纠正。⑦克服鼻音化训练：鼻音化构音是由于软腭运动减弱、腭咽部不能适当闭合而将非鼻音发成鼻音，这种情况会明显降低音的清晰度，使对方难以理解。可采用引导气流通过口腔的方法进行训练，如吹蜡烛、吹喇叭、吹哨子等。另外也可采用“推撑”疗法：让患者两手掌放在桌面上向下推，或两手掌放在桌面下向上推，在用力的同时发“啊”音，可以促进腭肌收缩和上抬。另外发舌根音“卡”也可用来加强软腭肌力，促进腭咽闭合。⑧韵律训练：由于运动障碍，很多患者的言语缺乏语调和重音变化，表现为音调单一、音量单一和节律异常。可借助电子琴等乐器让患者随音的变化训练音调和音量；借助节拍器让患者随节奏发音，纠正节律。⑨音节折指法训练：患者每发一个音，健侧一个手指掌屈，音速与屈指的速度一致。使患者通过自身的本体感觉及视觉建立较好的反馈通路，改善说话方式，实现自主控制说话，提高说话的清晰度。适用于痉挛性、运动失调性、迟缓性构音障碍。

3. 吞咽障碍治疗

吞咽障碍的治疗目的主要是恢复或提高患者的吞咽功能，改善身体的营养状况，改善因不能经口进食所产生的心理恐惧与抑郁增加进食的安全性，减少食物误咽误吸入肺的概率；减少吸入性肺炎等并发症的发生概率。

（1）口部运动训练。旨在加强唇、舌、下颌运动及面部肌群的力量及协调性，从而提高吞咽功能。包括感官刺激和吞咽器官的肌肉力量训练。①感官刺激。a. 触觉刺激：用手指、棉签、压舌板、电动牙刷等刺激面颊部内外、唇周、整个舌部等，以增加这些器官的敏感度。b. 舌根及咽后壁冷刺激与空吞咽：咽部冷刺激是使用棉棒蘸少许冷水，轻轻刺激腭、舌根及咽后壁，然后嘱患者做空吞咽动作。c. 味觉刺激：用棉棒蘸不同味道的果汁或菜汁（酸甜苦辣等），刺激味蕾，增强味觉敏感性及食欲。②吞咽器官的肌肉力量训练。唇、舌、下颌、软腭等吞咽相关器官的肌肉在正常生理运动范围内循序渐进式的训练。

（2）间接吞咽训练。①改善咽反射的训练：用冷冻的湿棉签反复刺激患者的软腭及咽后壁。②声门闭锁练习：让患者持续发“i”音，或应用发声器练习发音。这项练习训练患者随意闭合声带的能力，强化吞咽时喉闭锁环节，可有效地防止误咽。练习声门闭锁时可结合声门上吞咽法等气道保护运动训练，让患者先充分吸气，憋住，然后慢慢咽口水，接着再呼气和咳嗽。这是利用在吞咽前及吞咽时暂停呼吸而声门闭锁进行吞咽，以保护气管，避免发生误吸，而咳嗽是为了清除喉头周围残存的食物。适用于吞咽前和吞咽过程中出现误咽的患者。

（3）摄食训练。吞咽障碍患者进食应以安全为主，并结合以下要求进行摄食训练。①进食体位：一般让患者取躯干 30°仰卧位，头前屈，辅助者位于患者健侧。此时进行训练，食物不易从口中漏出，有利于食团向舌根运送，还可以减少向鼻腔逆流及误咽的危险。严禁在水平仰卧位及侧卧位进食。②进食姿势：吞咽时还要注意选择合适的进食姿势，改善或消除吞咽误吸。主要的吞咽姿势有以下几种。a. 空吞咽与交互吞咽：当咽部已有食物残留，如继续进食，则残留积累增多、容易引起误咽。因此，每次进食吞咽后，应反复做几次空吞咽，将食团全部咽下，然后再进食。b. 侧方吞咽：咽部两侧的梨状隐窝是最容易残留食物的地方，让患者分别左转、右转，做侧方吞咽，可除去梨状隐窝残留的食物。c. 点头样吞咽：会厌谷是另一个容易残留食物的部位。当颈后伸时，会厌谷会变得狭小，残留食物可被挤出，而后颈尽量前屈形似点头，同时做空吞咽动作，去除残留食物。d. 转头吞咽：头颈部向患侧旋转可以关闭患侧梨状隐窝，食团移向健侧，并且有利于关闭该侧气道。头前倾并向患侧旋转，是关闭气道最有效的方法，适用于单侧咽部麻痹的患者。e. 低头吞咽：采取颈部尽量前屈的姿势吞咽，可将前咽壁向后推挤对延迟启动咽部期吞咽、舌根部后缩不足、呼吸道入口闭合不足的患者是比较好的选择。f. 头后仰：头后仰时，由于重力的作用，食物易通过口腔到达舌根部，适用于食团在口内运送慢的患者。③食物的性状和质地：应根据吞咽障碍的程度及阶段，本着先易后难的原则来选择，容易吞咽的食物的特征为密度均一，有适当的黏性，松散且爽滑，通过咽及食管时容易变形、不在黏膜上残留。④一口量和进食速度：一口量即最适于吞咽的每次摄食入口量，正常人液体为 1 ~ 20 mL，浓稠泥状食物为 3 ~ 5 mL，布丁或糊状食物为 5 ~ 7 mL，固体食物为 2 mL。对患者进行摄食训练时，如果一口量过多，会导致食物从口中漏出或引起咽部残留引起误咽；一口量过少则会因刺激强度不够，难以诱发吞咽反射。一般先从少量（＞ 1 mL）尝试，然后酌情增加。进食稀流食时，应用力快速吞咽；进食糊状、半固体食物时，需慢速进食，确认前一口已吃完，方可进食下一口。如患者出现呛咳，应停止进食。⑤吞咽辅助手法：吞咽辅助手法主要包括声门上吞咽法、超声门上吞咽法、用力吞咽法和门德尔松吞咽法。吞咽过程中应用吞咽辅助手法，可以增加患者口、舌、咽等结构本身的运动范围，增加运动力度，增强患者对感觉和运动协调性的自主控制。此法需要一定的技巧和多次锻炼，应在吞咽治疗师的指导和密切观察下进行。

（4）电刺激。利用低频电刺激咽部肌肉，可以改善脑损伤引起的吞咽障碍。如获美国 FDA 批准使用的 VitalStim 治疗仪可增加吞咽肌群的力量，德国的 VocalStim 治疗仪可强化吞咽的反射刺激。治疗时，将治疗用的电极放在咽喉部表面，当电流刺激咽喉部肌肉时，迫使患者完成吞咽动作。近年来国外发展起来的表面肌电生物反馈技术可以更好地改善吞咽功能障碍，适用于遵从指令、主动配合的患者。

(5) 球囊扩张术。选用不同型号的导管，经鼻腔或口腔自上而下插入，通过环咽肌后注入适量的水，使球囊直径增大，通过增大的球囊对环咽肌进行扩张。该技术对环咽肌失弛缓症、术后吻合口狭窄、化学灼伤性狭窄、肿瘤放疗后单纯瘢痕性狭窄、消化性狭窄、贲门失弛缓症等的治疗效果比较理想。

(6) 针灸治疗。常取腧穴有天突、廉泉、丰隆。操作：天突穴在胸骨上窝正中直刺后转向下方，沿胸骨后缘气管前缘向下进针，捻转泻法，使针感沿任脉下行至上腹部；廉泉穴向舌根斜刺；丰隆穴施提插捻转，予强刺激，使针感上行至下腹部。

(7) 辅助器具口内矫治。口腔辅助具适用于舌、下颌、软腭等器质性病变的手术治疗，以及口腔器官有缺损或双侧舌下神经麻痹导致软腭上抬无力、影响进食吞咽功能的患者。可应用腭托等代偿，这些辅助具需要口腔科合作制作。

(8) 手术治疗。对于环咽肌不能松弛且保守治疗无效的患者，采用环咽肌切断术；对于喉上抬不良的患者可施行甲状软骨上抬、下颌骨固定或舌骨固定的手术；对于软腭麻痹导致鼻咽闭锁不能、吞咽时食物逆流上鼻腔的情况，可施行咽瓣形成手术，以加大吞咽的压力。

4. 认知障碍的治疗

处于恢复期的患者一般都具有一定程度的运动和认知功能障碍。除有运动功能障碍外，常伴有记忆困难、注意力不集中、思维理解困难和判断力降低等认知障碍，认知功能训练是提高智能的训练，应贯穿于治疗的全过程。

(1) 记忆训练：记忆是过去感知过、体验过和做过的事物在大脑中留下的痕迹，是过去的经验在人脑中的反映，是大脑对信息的接收、储存及提取的过程。短期记忆是指保持信息1 min至1 h的能力；长期记忆是保持信息1 h或更长时间的能力。改善记忆功能可辅助用尼莫地平（nimodipine）30 mg，每日3次；或石杉碱甲（哈伯因）100 μg，每日3次。进行记忆训练时，注意进度要慢，训练从简单到复杂，将记忆作业化整为零，然后逐步串接。每次训练的时间要短，开始要求患者记住的信息量要少，信息呈现的时间要长，以后逐步增加信息量。患者成功时应及时强化，给予鼓励，增强信心。如此反复刺激，反复训练，提高记忆能力。

(2) 注意训练：注意是心理活动对一定事物的指向和集中。TBI患者往往不能注意或集中足够的时间去处理一项活动任务，容易受到外界环境因素的干扰而精力分散。

(3) 思维训练：思维是心理活动最复杂的形式，是认知过程的最高阶段，是脑对客观事物概括和间接的反映。思维包括推理、分析、综合、比较、抽象、概括等多种过程，而这些过程往往表现在人类对问题的解决中。根据患者存在的思维障碍进行有针对性的训练。

5. 知觉障碍的治疗

知觉障碍治疗法有3种，即功能训练法、转换训练法和感觉运动法。

(1) 功能训练法：在功能训练中，治疗是一个学习的过程，要考虑每个患者的能力与局限性，将治疗重点放在纠正患者的功能问题上，而不是放在引起这些问题的病因上，使用方法是代偿和适应。要对存在的问题进行代偿，首先要让患者了解自己存在的缺陷及其含义，然后教会其使用健存的感觉和知觉技能。适应指的是对环境的改进。训练中应注意用简单易懂的指令，并建立常规方法，用同样的顺序和方式做每个活动，并不断地重复。

(2) 转移训练法：是需要一定知觉参与的活动练习，对其他具有相同知觉要求的活动能力有改善作用。使用特定的知觉活动，如样本复制、二维和三维积木、谜语这类活动可以促进 ADL 的改善。

(3) 感觉运动法：通过给予特定的感觉刺激并控制随后产生的运动，可以对大脑感觉输入方式产生影响。①单侧忽略：主要出现在左侧。进行一些刺激忽略侧的活动、改变环境，使患者注意偏瘫侧，如将食物、电灯、电话、电视机置于患者偏瘫侧，站在患者偏瘫侧与其交谈，进行躯体和视觉越过中线的活动，让患者知道它的存在。②视觉空间失认：在抽屉内、床头柜上只放少数最常用的物品，对其中最多用的再用鲜艳的颜色标出，使用语言性提示和触摸，多次重复进行练习，并练习从多种物品中找出特定的物品；练习对外形相似的物体进行辨认，并示范其用途。③空间关系辨认：适当的分级活动可帮助患者恢复掌握空间关系的能力，先练习从包含 2 项内容的绘画中选择 1 项适当的内容，再练习从包含 3 项内容的绘画中选择 1 项适当的内容，最后练习从一整幅绘画中选择 1 项适当的内容。逐渐升级到较为正常的刺激水平。④空间位置：练习将钢笔放入杯中，按照要求摆放物品，并描述两种物品的不同位置。经过针对性的训练，患者的知觉功能将有改善。

6. 行为障碍的治疗

TBI 患者的行为障碍是多种多样的。行为异常的治疗目的是设法消除他们不正常、不为社会所接受的行为，促进其亲社会行为。治疗方法如下。

(1) 创造适合于行为治疗的环境：环境安排应能保证增加适当行为出现的概率，尽量降低不适当行为发生的概率。稳定、限制的住所与结构化的环境，是改变不良行为的关键。

(2) 药物：一些药物对患者的运动控制、运动速度、认知能力和情感都有一定效果。多应用对改善行为和抑制伤后癫痫发作有效而副作用少的药物，如卡马西平、乙酰唑胺、氯巴占等。

(3) 行为治疗：行为障碍可分为正性行为障碍和负性行为障碍。正性行为障碍常表现为攻击他人，而负性行为障碍常表现为情绪低落、感情淡漠，对一些能完成的事不愿意做。治疗原则是：①对所有恰当的行为给予鼓励。②拒绝奖励目前仍在继续的不恰当行为。③在每次不恰当行为发生后的短时间内，杜绝一切奖励性刺激。④在不恰当行为发生后应用预先声明的惩罚。⑤在极严重或顽固的不良行为发生之后，给患者以其厌恶的刺激。

三、后遗症期康复治疗

TBI 患者经过临床处理和正规的早期和恢复期的康复治疗后，各种功能已有不同程度的改善，大多可回到社区或家庭，但部分患者仍遗留不同程度的功能障碍。

（一）康复目标

使患者学会应付功能不全状况，学会用新的方法代偿功能不全，增强患者在各种环境中的独立和适应能力，回归社会。

（二）康复治疗

(1) 日常生活活动能力训练：利用家庭或社区环境继续加强日常生活活动能力的训练，强化患者自我照料生活的能力，逐步与外界社会直接接触。学习乘坐交通工具、购物、看电影等。

（2）职业训练：TBI 患者中大部分是青壮年，其中不少在功能康复后尚需重返工作岗位，部分可能要变换工作。应尽可能对患者进行有关工作技能的训练。

（3）矫形器和辅助器具的应用：有些患者需要应用矫形器改善功能。对运动障碍患者可能需要使用各种助行工具；自理生活困难时，可能需要各种自助器具等。

参考文献

[1] 罗毅，陈勇，叶远良，等 . 颅脑创伤致精神障碍 93 例临床分析 [J]. 山东医药，2008，24（31）：1234-1235.

[2] 张会军，白宏英，张建平，等 . 轻度认知功能障碍与血浆同型半胱氨酸水平的相关性研究 [J]. 中国实用神经疾病杂志，2009，12（23）：8-10.

[3] 李朝晖，韦博，孙伟峰，等 . 阵发性交感神经过度兴奋的诊断研究进展 [J]. 中国实验诊断，2020，24（8）：1376-1378.

[4] 陈向林 . 颅脑外伤致精神障碍 57 例临床分析 [J]. 吉林医学，2010，31（15）：2263.

[5] BRETONA, CASEYD, ARNAOUTOGLOUNA. Cognitive tests for the detection of mild cognitive impairment (MCI), the rodromal stage of dementia: Meta-analysis of diagnostic accuracy studies[J]. Int J Geriatr Psychiatry, 2019, 34(2): 233-242.

[6] 黄菲芸，王艳红，李娟娟，等 . 蒙特利尔认知评估量表在中国中老人群筛查轻度认知功能障碍中的截断值的系统评价 [J]. 中国循证医学杂志，2017，17（4）：450-457.

[7] LEONARD LL. Aphasia and related neurogenie language disorders[M]. New York:Thieme Medical Publishers, 1997: 5-6.

[8] 高素荣 . 失语症 [M]. 北京 : 北京医科大学中国协和医科大学联合出版社，2006：247.

[9] 汪洁，李薇，刘昱南，等 . 应用汉语失语症心理语言评价探查深层失读的朗读加工损害 [J]. 中国康复医学杂志，2011，26（1）：33-38.

[10] 李欢 . 构音障碍评估研究述评 [J]. 中国特殊教育，2010（6）：59-64.

第七章

脊髓损伤

【概述】

脊髓损伤（Spinal Cord Injury，SCI）是指由于各种原因引起的脊髓结构、功能的损害，造成损伤水平以下的运动感觉、自主神经功能障碍。

【解剖及生理功能】

脊髓是中枢神经系统的重要组成部分，是脑干向下延伸的部分，上端于枕骨大孔水平与延髓相接，下端至第一腰椎下缘形成脊髓圆锥。脊髓自上而下分为 31 个节段发出 31 对脊神经，包括颈（C）神经 8 对，胸（T）神经 12 对，腰（L）神经 5 对，骶（S）神经 5 对，尾神经 1 对（Co）。脊髓呈前后稍扁的圆柱形，全长粗细不等，有颈膨大（C5 ~ T2）和腰膨大（L1 ~ S2）两个膨大部，分别发出支配上肢及下肢的神经根。脊髓内部由灰质和白质组成，分别含有大量神经细胞核团和上下行传导束，为各种运动和感觉的初级中枢和重要的反射中枢。

【病因】

脊髓损伤分外伤性脊髓损伤和非外伤性脊髓损伤。

一、外伤性脊髓损伤

外伤性脊髓损伤的发病率因各国情况不同而有差别，发达国家比发展中国家发病率高。美国的发病率为 20/100 万 ~ 45/100 万，患病率为 900/100 万。中国北京地区的调查资料显示，年发病率为 68/100 万左右。各国统计资料显示脊髓损伤均以青壮年为主，年龄在 40 岁以下者约占 80%，男性为女性的 4 倍左右。国外脊髓损伤的主要原因是车祸运动损伤等，我国则为高处坠落、砸伤、交通事故等 [1-3]。从发病部位分析，颈髓外伤性脊髓损伤最为常见，占所有脊髓损伤的 55% ~ 75%，其次为胸髓、腰髓。

二、非外伤性脊髓损伤

非外伤性脊髓损伤所包括的病因学较为广泛。退变、肿瘤、炎症、畸形等病因均可引起脊髓损害，并出现相应的临床症状 [4]。国外文献报道，30% ~ 50% 的脊髓损伤由非创伤性因素引起，国内文献报道的比例为 26.5%[5]。

（一）脊髓炎（Myelitis）

是指各种感染或变态反应所引起的脊髓炎症，急性脊髓炎又称为急性横贯性脊髓炎，是临床上最常见的一种脊髓炎。本病病因未明，约半数患者发病前有呼吸道胃肠道病毒感染的病史，但脑脊液中并未检出病毒抗体，神经组织里亦没有分离出病毒，推测本病的发生可能是由于病毒感染后所诱发的自身免疫性疾病而不是病毒感染的直接作用。部分患者于疫苗接种后发病，可能为疫苗接种引起的异常免疫反应。急性脊髓炎的病变部位以胸段最常见，其次为颈腰段，肉眼可见病变部软膜充血，受累脊髓节段肿胀，严重者质地变软。切面可见灰、白质界线不清，有点状出血。镜下可见：软膜和脊髓内血管扩张、充血，血管周围以淋巴细胞和浆细胞为主的细胞浸润；灰质内神经细胞肿胀、尼氏体溶解；白质中神经纤维髓鞘脱失、轴突变性，大量吞噬细胞和神经胶质细胞增生。

（二）压迫性脊髓病（Compressive Myelopathy）

是一组椎骨或椎管内占位性病变引起的脊柱受压综合征。病变呈进行性发展，最后导致不同程度的脊髓横贯性损害和椎管阻塞。

（1）肿瘤：常见，约占 1/3 以上，绝大多数起源于脊髓组织及邻近结构，神经鞘膜瘤约占 47%，其次为脊髓肿瘤，髓内恶性胶质瘤不足 11%，转移癌多见于硬膜外，脊柱恶性肿瘤可沿椎管周围静脉从侵犯脊髓 [7]。

（2）炎症：蛛网膜粘连或囊肿压迫血管影响血液供应，引起脊髓神经根受损症状。结核和寄生虫等可引起慢性肉芽肿。化脓性炎症血行播散可引起急性硬膜外或硬膜下脓肿。

（3）脊柱病变：脊柱骨折、结核、脱位、椎间盘脱出、后纵韧带骨化和黄韧带肥厚均可导致椎管狭窄，脊柱裂、脊膜膨出等，也能损伤脊髓。

（4）先天畸形：颅底凹陷、寰椎枕化、颈椎融合畸形等。

（三）脊髓亚急性联合变性（SCD）

是由于维生素 B_{12} 缺乏导致的神经系统变性病变主要累及脊髓后索、侧索及周围神经。本病的发生与维生素 B_{12} 缺乏密切相关。病变主要在脊髓后索及锥体束，严重时大脑白质、视神经和周围神经也可受累。为髓鞘脱失和轴突变性。镜下可见髓鞘肿胀、空泡形成及轴突变性。初期病变散在分布，以后融合成海绵状坏死灶，伴有不同程度胶质细胞增生。

（四）脊髓血管病

脊髓对缺血耐受较强，轻度缺血不会造成脊髓明显损害，完全缺血 15 min 以上方可造成脊髓不可逆损伤。脊髓前动脉血栓形成常见于胸段，此段是血供的薄弱区；脊髓后动脉左、右各一，其血栓形成非常少见。脊髓梗死可导致神经细胞变性、坏死、组织疏松充满脂粒细胞、血管周围淋巴细胞没润，晚期血栓机化被纤维组织取代，并有血管再通。脊髓内出血常侵及数个节段，中央灰质居多，脊髓外出血形成血肿或出血进入蛛网膜下腔，出血灶周围组织水肿、淤血及继发神经变性。脊髓血管畸形可发生于脊髓的任何节段，由扩张迂曲的异常血管形成网状血管团及供血动脉和引流静脉组成。

1. 缺血性脊髓血管病

（1）脊髓短暂性缺血发作：类似短暂脑缺血发作，起病突然，持续时间短暂，不超过 24 h，恢复完全，不遗留任何后遗症。间歇性跛行和下肢远端发作性无力是本病的典型临床表现，行走一段距离后单侧或双侧下肢沉重。无力甚至瘫痪，休息或使用血管扩张剂后缓解，或仅有自发性下肢远端发作性无力，反复发作，可自行缓解，间歇期症状消失。

(2) 脊髓梗死：卒中样起病，脊髓症状在数分钟或数小时达高峰，因闭塞的供血动脉不同而分为以下3种。①脊髓前动脉综合征：以中胸段或下胸段多见，首发症状常为突然出现病变水平的相应部位根性疼痛或弛缓性瘫痪，脊髓休克期过后转为痉挛性瘫痪，痛温觉消失而深感觉存在，尿便障碍较明显，即脊髓前2/3综合征。②脊髓后动脉综合征：脊髓后动脉极少闭塞，即使发生也因良好侧支循环而症状较轻且恢复较快。表现为急性根痛，病变水平以下深感觉消失，出现感觉性共济失调。痛觉和肌力保存，括约肌功能常保存。③中央动脉综合征：解剖学上指沟连合动脉，病变水平相应节段的下运动神经元瘫痪、肌张力减低、肌萎缩、多无感觉障碍和锥体束损伤。

(3) 脊髓血管栓塞：少见，与脑栓塞病因相同，临床表现为根痛、下肢单瘫或截瘫、括约肌障碍等。转移瘤所致的脊髓血管栓塞由于伴发脊髓和椎管内广泛转移病程进展较迅速。

2. 出血性脊髓血管病

脊髓的硬膜下和硬膜外出血，均可突然出现剧烈的背痛、截瘫、括约肌功能障碍，病变水平以下感觉缺失等急性横贯性价髓损伤表现。脊髓蛛网膜下腔出血表现为突然背痛、脑膜刺激征和截瘫等；如仅为脊髓表面血管破裂，可能只有背痛而无脊髓受压表现。

3. 脊髓血管畸形

脊髓血管畸形以动静脉畸形多见，病变多见于胸腰段，以突然发病和症状反复出现为特点，多数患者以急性疼痛起病，有不同程度的截瘫、呈根性或传导束性分布的感觉障碍及尿便障碍，少数以脊髓蛛网膜下腔出血为首发症状、动静脉畸形症状的周期性加剧与妊娠有关，可能为妊娠期内分泌改变使静脉压增高所致。

【病理生理】

现在人们普遍认为急性脊髓损伤是一个涉及主要机制和次要机制的两步过程。主要机制涉及由于局部变形和能量转换引起的初始机械损伤，而次要机制包括一系列生化和细胞损伤过程，这些过程由主要过程启动，可能导致持续的细胞损伤甚至细胞死亡。急性脊髓损伤的继发机制这一概念最早由Allen于1911年提出，他发现在接受实验性急性SCI的犬中去除创伤后脊髓损伤后神经功能有所改善。3年后，Allen推测，在损伤中心的出血性坏死物质中存在一种推定的“生化因素”，可能会引发持续的损伤[14]。这种主要和次要机制的概念及其在急性SCI中的二元性也已被纳入对蛛网膜下腔出血、脑和脊髓缺血以及头部外伤的病理生理学的理解中。

一、主要机制

原发性SCI最常见的是初始影响和随后持续压缩的组合。这通常会发生在骨折脱位、爆裂性骨折和急性椎间盘破裂的情况下。在没有持续压缩的情况下单独发生冲击的临床情况可能包括严重的韧带损伤。同样，尖锐的骨碎片或弹射伤造成的脊髓撕裂可导致脊髓撕裂、挫伤、压迫或脊髓震荡等。

二、次要机制

在20世纪70年代，自由基假说，如Demopoulos等所倡导的那样，自由基被认为对伤害过程至关重要。10年后，焦点转移到钙、阿片受体和脂质过氧化的作用上。现代研究将细胞凋亡、细胞内蛋白质合成抑制和谷氨酰胺能机制以及介导继发性损伤机制的无数病理生理学途径联系起来。有相当多的证据表明，原发性机械损伤会引发一系列继发性损伤机制，包括以下内容：

(1) 血管变化，包括缺血、自动调节受损、神经源性休克、出血、微循环紊乱、血管痉挛和血栓形成。

(2) 离子紊乱，包括细胞内钙增加、细胞外钾增加和钠通透性增加。

(3) 神经递质积累，包括血清素或儿茶酚胺和细胞外谷氨酸，后者引起兴奋性细胞损伤。

(4) 花生四烯酸释放和自由基产生、类花生酸产生和脂质过氧化。

(5) 内源性阿片类药物。

(6) 水肿。

(7) 炎症。

(8) 三磷酸腺苷依赖性细胞过程的损失。

(9) 程序性细胞死亡或细胞凋亡。

这些次要机制的复杂性和相互关系现在正在被接受。

(一) 自由基

自由基是高反应性分子，在外层轨道上拥有一个额外的电子。有充分的证据表明氧自由基形成与细胞膜脂质过氧化在中枢神经系统损伤的早期发生和病理生理学中有重要作用。关于自由基在SCI中的作用已经做了很多工作。实验性挫伤或压伤后，多不饱和脂肪酸氧化产物增加，组织胆固醇降低，胆固醇氧化产物出现，自由基和脂质过氧化物酶敏感激活鸟苷酸环化酶和随之而来的cGMP增加，对脂质过氧化物酶敏感的Na+/K+ ATP酶的早期抑制，以及组织抗氧化水平的降低，这些都是早期氧自由基反应的标志。脂质过氧化也可能在脊髓损伤后的创伤后低灌注中发挥作用。

(二) 血管机制

SCBF的变化和随之而来的扰动是急性SCI引起的变化的重要组成部分。急性SCI后SCBF发生的变化可分为全身性和局部性。脊髓损伤后，病灶处的血流量会立即大幅减少。如果不及时治疗，这种局部缺血会在最初几个小时内逐渐恶化。Tator和Koyanagi使用硅橡胶显微血管造影术，阐明了脑沟动脉系统和软脑膜动脉在脊髓中的作用。离心沟动脉系统供应前灰质、后灰质的前半部分、前白柱和外侧白柱的内半部分以及后白柱的前半部分。受创伤的脊髓会出现严重的出血，主要是在灰质中，并且可能是这些前沟动脉的阻塞导致出血性坏死和随后在受伤部位出现的中枢性骨髓软化症。在急性SCI后1～2 h内形成弹坑、黏附非细胞碎片、覆盖内皮细胞连接和微球形成。急性SCI后自动调节也会受损。全身性低血压可导致SCBF进一步降低，而诱发的高血压不一定会逆转缺血，而是会导致邻近部位明显充血。静脉引流障碍可能在急性SCI后发生的继发性损伤中发挥作用，特别是在加剧后柱缺血方面。研究表明，在各种病理条件下的静脉阻塞会导致白质病变，这一假设得到了加强。可能是脊髓静脉引流的特性使其更容易受到损伤。

（三）细胞凋亡

细胞死亡通过坏死或细胞凋亡发生。在脊髓中，细胞凋亡于1995年首次被发现发生在大鼠中，最近发现在人类脊髓中。少突胶质细胞被认为是压缩性SCI中经历细胞凋亡的主要细胞类型，可见于沃勒变性区域，并可在伤后24 h至3周内检测到。Fehlings博士实验室最近的工作表明，FAS和p75死亡受体在介导少突胶质细胞创伤后细胞凋亡中发挥作用，从而导致轴突变性。

【分期】

为了适应临床诊断与治疗的需要，中国神经修复学会于2021年3月制定并发布《脊髓损伤神经修复治疗临床指南（中国版）2021》[10]，指南中将脊髓损伤分期分为4个阶段，即急性期（＜48 h）、亚急性期（48 h至14天）、中期（14天至6个月）和慢性期（＞6个月）。

【临床特征】

一、脊髓病变的三主征[8-9]

（一）运动障碍

脊髓侧索中皮质脊髓束损害产生上运动神经元瘫痪，脊髓前角及（或）前根病变产生下运动神经元瘫痪。

（二）感觉障碍

脊髓后角损害表现为节段性分离性感觉障碍，即同侧节段性痛温觉障碍，而深感觉及部分触觉仍保留，因深感觉和部分触觉纤维不经后角而直接进入后索，如病变累及两侧常有明显束带感；后根损害，则深、浅感觉均有障碍；后索损害病变以下同侧深感觉和部分触觉障碍，产生感觉性共济失调；脊髓丘脑束损害引起传导束型感觉障碍，表现损害节段平面以下的对侧痛、温觉障碍，深感觉保留；白质前连合损害时，因损害两侧脊髓丘脑束的交叉纤维，表现为对称性节段性的痛温觉丧失，因有未交叉的纤维在后索及前索中直接上升，可没有明显触觉障碍，称为感觉分离现象，见于脊髓空洞症和髓内肿瘤等。

（三）自主神经功能障碍

脊髓灰质侧角损害或脊髓病变阻断侧角与大脑联系的路径，出现相应节段的自主神经功能障碍，表现为膀胱、直肠括约肌功能，血管运动、发汗反应及皮肤指（趾）甲的营养等障碍，特别是膀胱、直肠功能障碍为脊髓疾病与其他疾病鉴别的重要体征之一。自主神经功能障碍是否出现出现的早晚与病损的部位严重程度密切相关。

二、脊髓不同部位损害的临床表现

（一）脊髓半侧损害

表现为脊髓病变平面以下同侧肢体瘫痪和深感觉障碍，对侧痛、温度觉障碍，称为布朗－塞卡尔综合征（Brown-Sequard Syndrome），又称脊髓半切综合征。多见于脊髓肿瘤的早期。病变节段平面以下同侧肢体还可有血管舒缩运动功能障碍。皮肤初期潮红、发热，后期为发绀、发冷，这是由于侧索中下行的血管舒缩纤维被阻断的缘故，并非脊髓半侧损害均有这些症状。

（二）脊髓横贯性损害

出现损害平面以下各种运动、感觉和括约肌功能障碍。同时当脊髓的某些节段遭受损害时，会呈现这些节段的病变特点，如病变节段会发生肌肉弛缓性瘫痪和萎缩、反射消失、根性疼痛或根性分布的感觉减退、缺失。这些症状称为节段性症状，对病变的定位诊断具有重要的价值。感觉障碍平面的确定和反射改变对病变脊髓的节段定位也有极大的帮助。

（三）根据脊髓损害节段不同，其临床特征亦不相同

（1）高颈段（C1～C4）：受损时四肢呈上运动神经元性瘫痪，损害平面以下全部感觉缺失或减退，尿便障碍，四肢及躯干常无汗。可有枕颈后部及肩部根性神经痛，咳嗽、打喷嚏、转头时疼痛加重。C3～C5段损害时，造成两侧膈神经麻痹，可出现呼吸困难，腹式呼吸运动减弱甚至消失，咳嗽无力；若该处受刺激，则发生呃逆。病变如损害一侧三叉神经脊束核下端则可出现同侧面部外侧痛、温度觉缺失；若累及副神经核，则出现胸锁乳突肌和斜方肌瘫痪萎缩。由于该部位病变接近枕骨大孔，故可出现后颅凹病变的症状和体征：如眩晕、眼球震颤、共济失调、发音及吞咽困难等。若病变延及延髓下部的心血管运动和呼吸中枢，会引起呼吸、循环障碍而死亡。上颈段病变常伴发高热。

（2）颈膨大（C5～T2）：受损时表现为四肢瘫痪，双上肢呈下运动神经元性瘫痪，双下肢呈上运动神经元性瘫痪。损害平面以下各种感觉缺失，上肢可有节段性感觉减退或缺失，向肩及上肢放射的根性神经痛，尿便障碍。C8～T1节段侧角细胞受损时，可产生Horner综合征，表现瞳孔缩小、眼裂变小、眼球内陷、同侧面部出汗减少。上肢腱反射改变有助于受损节段的定位，如肱二头肌反射减弱或消失，而肱三头肌反射亢进，提示病损在C5～C6；肱二头肌反射正常，面肱三头肌反射减弱或消失，提示病损在C7。

（3）胸段（T3～T12）：胸髓是脊髓中最长而血液供应较差最易受损的部位。胸髓横贯性损害时，两上肢正常，两下肢呈现上运动神经元性瘫痪（截瘫），病变平面以下各种感觉缺失，尿便障碍，出汗异常，常伴受损节段相应胸腹部根性神经痛和（或）束带感。感觉障碍的平面是确定脊髓损害上界节段的重要依据，如乳头水平为T4节段，剑突水平为T6节段，肋缘水平为T8节段，平脐为T10节段，腹股沟为T12节段。上中、下腹壁反射的反射中枢分别位于T7～T8、T9～T10、T11～T12，故腹壁反射消失有助于定位。病变在T10～T11时，下半部腹直肌无力，而上半部肌力正常，患者仰卧用力抬头时，可见脐孔被上半部腹直肌牵拉而向上移动，即Beevor征。

（4）腰膨大（L1～S2）：受损时表现两下肢下运动神经元性瘫痪，两下肢及会阴部感觉缺失，尿便障碍。损害平面在L2～L4时膝腱反射消失，在S1～S2时跟腱反射消失，损害S1～S3时会出现阳痿。

（5）脊髓圆锥（S3～5和尾节）：受损时无肢体瘫痪及锥体束征。表现为鞍区感觉缺失、即肛门周围及会阴部皮肤感觉缺失。髓内病变可有分离性感觉障碍。有肛门反射消失和性功能障碍。脊髓圆锥为括约肌功能的副交感中枢，故圆锥病变可出现真性尿失禁。

（6）马尾：马尾神损害程度分为完全性和不完全性。完全性损害中运动功能受损表现为膝关节及其以下诸肌肉受累，步态明显不稳，由于足伸、屈功能丧失，跨步时需抬髋关节呈“涉水步态”，大、小便失禁；感觉功能受损为损伤平面以下深浅感觉丧失，足部及马鞍区感觉减弱或消失，肛门反射和跟腱反射消失，病理反射不能引出，阴茎勃起障碍。不完全性马尾损害则表现为损伤的神经根支配区的肌肉运动和感觉区功能障碍。其病变与脊髓圆锥病变的临床表现相似，但损害时症状及体征可为单侧或不对称，根性神经痛多见且严重，位于会阴部或小腿，下肢可有下运动神经元性瘫痪，尿便障碍常不明显或出现较晚。这些可与圆锥病变相鉴别。

三、不完全性脊髓损伤具有特殊的表现

（一）中央束综合征

常见于颈脊髓血管损伤。血管损伤时，脊髓中央先开始发生损害，再向外周扩散。上肢的运动神经偏于脊髓的中央，而下肢的运动神经偏于脊髓的外周，造成上肢神经受损重于下肢，因此上肢功能障碍比下肢明显。患者有可能可以步行，但上肢部分或完全麻痹。

（二）半切综合征

常见于刀伤或枪伤。只损伤脊髓半侧，由于温痛觉神经在脊髓发生交叉，因而造成损伤同侧肢体本体感觉和运动丧失，对侧痛温觉丧失。

（三）前束综合征

脊髓前部损伤造成损伤平面以下的运动和痛温觉丧失，而本体感觉存在。

（四）后束综合征

脊髓后部损伤造成损伤平面以下的本体感觉丧失，而运动和痛温觉存在。

（五）脊髓圆锥综合征

主要为脊髓低段圆锥损伤，可引起膀胱、肠道和下肢反射消失，偶尔可以保留低段反射。

（六）马尾综合征

椎管内腰骶神经根损伤，可引起膀胱、肠道及下肢反射消失。马尾的性质实际上是外周神经，因此有可能出现神经再生而导致神经功能逐步恢复。马尾损伤后神经功能的恢复有可能需要 2 年左右的时间。

（七）脊髓震荡

指暂时性和可逆性的脊髓或马尾神经生理功能丧失，可见于只有单纯性压缩性骨折甚至 X 线检查阴性的患者。脊髓并未受到机械性压迫，也没有解剖结构上的损害。另一种假设认为，脊髓功能丧失是由于短时间压力波所致，缓慢的恢复过程提示反应性脊髓水肿的消退。此型患者可见反射亢进，但没有肌肉痉挛。

【康复评定】

一、关于损伤的评定

（一）神经平面的评定

神经平面是指身体双侧行正常的运动和感觉功能的最低脊髓节段，该平面以上感觉和运动功能完全正常。确定损伤平面时应注意以下方面。

(1) 脊髓损伤神经平面主要以运动损伤平面为依据，但 T2 ~ L1 节段的运动损伤平面难以确定，故主要以感觉损伤平面来确定。

(2) 运动损伤平面和感觉损伤平面是通过检查关键肌的徒手肌力及关键感觉点的痛觉（针刺）和轻触觉来确定的。美国脊椎损伤协会（American Spinal Injuiry Associntion，ASIA）和国际脊髓学会（Intemationl Spinal Cord Society，ISCoS）根据神经支配的特点，选出一些关键肌和关键感觉点，通过对这些肌肉和感觉点的检查，可迅速地确定损伤平面。根据 2011 版《脊髓损伤神经学分类国际标准》规定，在检查时患者应取仰卧位（肛诊可取侧卧位）[6]。

(3) 确定损伤平面时，该平面关键肌的肌力必须不小于 3 级，该平面以上关键肌的肌力必须正常。如脊髓 C7 节段发出的神经纤维（根）主要支配肱三头肌，在检查 SCI 患者时，若肱三头肌肌力达到 3 级及以上，C6 节段支配的伸腕肌肌力 5 级，则可判断损伤平面为 C7。

(4) 损伤平面的记录：由于身体两侧的损伤水平可能不一致，评定时需同时检查身体两侧的运动损伤平面和感觉损伤平面，并分别记录（右——运动，左——运动；右——感觉，左——感觉）。

（二）无法进行检查时

患者无法进行检查时神经平面的评定当关键点或关键肌因某种原因无法检查时（如石膏固定、烧伤、截肢或患者无法感知面部感觉），检查者将记录“NT”（无法检查）来代替评分。这种情况下将无法评估治疗过程中该点的感觉运动评分以及受累侧的感觉运动总分。另外，伴有脑外伤、臂丛神经损伤、四肢骨折等相关损伤时，可影响神经系统的检查，但仍应尽可能准确地评定神经损伤平面，且感觉 / 运动评分和分级应根据延后的检查来进行。

二、感觉功能的评定

采用美国脊椎损伤协会（American Spinal Injuiry Associntion，ASIA）和国际脊髓学会（Intemationl Spinal Cord Society，ISCoS）的感觉评分（Sensory Scores，SS）评定感觉功能。

（一）关键感觉点

感觉检查的必查部分是检查身体左、右侧各 28 个皮节的关键点。关键点应为容易定位的骨性解剖标志点。每个关键点要检查 2 种感觉：轻触觉和针刺觉（锐 / 钝区分）。感觉正常（与面频部感觉致）得 2 分，异常（减退或过敏）得 1 分，消失为 0 分。每侧每点每种感觉最高为 2 分，每种感觉侧最高为 56 分，左、右两侧最高共计 112 分。两种感觉得分之和最高可达 224 分。分数越高表示感觉越接近正常。

轻触觉检查需要在患者闭眼或视觉遮挡的情况下，使用棉棒末端的细丝触碰皮肤，接触范围不超过 1 cm。针刺觉（锐 / 钝区分）常用打开的一次性安全大头针的两端进行检查：尖端检查锐觉，圆端检查钝觉。在检查针刺觉时，检查者应确定患者可以准确可靠地区分每个关键点的锐性和钝性感觉。如存在可疑情况时，应以 10 次中 8 次正确为判定的标准，因这一标准可以将猜测的概率降低到 5% 以下。无法区分锐性和钝性感觉者（包括触碰时无感觉者）为 0 分，若锐 / 钝感知发生改变则为 1 分。这种情况下患者可以可靠地区分锐性和钝性感觉，但关键点的针刺程度不同于面部正常的针刺强度其强度可以大于也可以小于面部感觉。

（二）肛门深部压觉（Deep Anal Pressure，DAP）

DAP 检查方法是检查者用食指插入患者肛门后对肛门直肠壁轻轻施压（该处由阴部神经 S4～S5 的躯体感觉部分支配），还可以使用拇指配合食指对肛门施加压力。感知的结果可以为存在或缺失（在记录表上填“是”或“否”）。该部分检查如发现肛门处任何可以重复感知的压觉即意味着患者为感觉不完全损伤。在 S4～S5 有轻触觉或针刺觉者，DAP 评估不是必须检查的项目，因患者已经可以判定为感觉不完全损伤。即便如此，仍建议完成该项目的检查。

（三）**感觉平面确定**

感觉平面为针刺觉和轻触觉两者的最低正常皮节。皮节从 C2 开始，向下至第一个轻触觉或针刺觉小于 2 分的节段。感觉平面由一个 2 分（正常或完整）的皮节确定，在轻触觉或针刺觉受损或缺失的第一个皮节平面之上的正常皮节即为感觉平面。因左、右侧可能不同，感觉平面应左、右分开确定。检查结果将产生 4 个感觉平面：R 针刺觉、R 轻触觉、L 针刺觉、L 轻触觉。所有平面中最高者为单个感觉平面。皮节及相应关节感觉点的部位：

C2　枕骨粗隆外侧至少 lcm（或耳后 3 cm）。

C3　锁骨上窝（锁骨后方）且在锁骨中线上。

C4　肩锁关节的顶部。

C5　肘前窝的外侧（桡侧），肘横纹近端。

C6　拇指近节背侧皮肤。

C7　中指近节背侧皮肤。

C8　小指近节背侧皮肤。

T1　肘前窝的内侧（尺侧），肱骨内上髁近端。

T2　腋窝的顶部。

T3　锁骨中线和第 3 肋间（IS），后者的判定方法是胸前触诊，确定第 3 肋骨。

T4　其下即为相应的 IS'。

T5　锁骨中线第 4 肋间（乳线）。

T6　锁骨中线第 5 肋间（T5～T6 的中点）。

T7　锁骨中线第 6 肋间（剑突水平）。

T8　锁骨中线第 7 肋间（T6～T8 的中点）。

T9　锁骨中线第 8 肋间（T6～T10 的中点）。

T10　锁骨中线第 9 肋间（T8～T10 的中点）。

T11　锁骨中线第 10 肋间（脐水平）。

T12　锁骨中线第 11 肋间（T10～T12 的中点）。

L1　锁骨中线腹股沟韧带中点。

L2　T12 与 L2 连线中点。

L3　大腿前内侧，腹股沟韧带中点（T12）和股骨内侧髁连线中点处。

L4　膝上股骨内髁处。

L5　内踝。

S1　足背第 3 跖趾关节。

S2　足跟外侧。

S3　腋窝中点。

S4～S5　坐骨结节或臀皱襞，肛周 1cm 范围内，皮肤黏膜交界处外侧（作为 1 个平面）。

三、运动功能的评定

（一）运动检查的必查部分

通过检查 10 对肌节（C5～ T1 及 L2～ S1）对应的肌肉功能来完成（表 7–1）。推荐每块肌肉按照从上到下的顺序检查，使用标准的仰卧位及标准的肌肉固定方法。体位及调定方法不当会导致其他肌肉代偿，并影响肌肉功能检查的准确性。肌肉的肌力分为 6 级。

0 级：完全瘫痪。

1 级：可触及或可见肌收缩。

2 级：去重力状态下进行全关节活动度（ROM）的主动活动。

3 级：对抗重力下进行全 ROM 的主动活动。

4 级：肌肉特殊体位的中等阻力情况下进行全 ROM 的主动活动。

5 级（正常）：肌肉特殊体位的最大阻力情况下进行全 ROM 的主动活动（最大阻力根据患者功能假定为正常的情况进行估计）。

NT= 无法检查（即由于制动、导致无法分级的严重疼痛、截肢或大于 50% ROM 的关节挛缩等因素导致）。国际标准检查的肌力分级不使用正负评分法，也不推荐在比较不同机构的数据时使用该方法。

某些病例如因关节挛缩导致 ROM 受限大于正常值的 50%，则肌力检查可以参照 0～5 级的分级方法，如 ROM 小于正常值的 50%，则应记录为“NT”。

适宜应用上述肌力分级法检查的肌肉（双侧）。选择这些肌肉是因为它们与相应节段的神经支配相致，至少接受 2 个脊髓节段的神经支配每块肌肉都有其功能上的重要性，并且便于仰卧位检查。

表 7-1　神经平面关键肌

平面	关键肌
C5	屈肘肌（肱二头肌、肱肌）
C6	伸腕肌（桡侧伸腕长、短肌）
C7	伸肘肌（肱三头肌）
C8	中指屈指肌（指深屈肌）
T1	小指外展肌
L2	屈髋肌（髂腰肌）
L3	伸膝肌（股四头肌）
L4	踝背伸肌（胫前肌）
L5	足踇长伸指肌（长伸肌）
S1	踝跖屈肌（腓肠肌、比目鱼肌）

根据 ASIA 发布的 2011 版脊髓损伤神经学分类国际标准要求，在检查 4 或 5 级肌力时应使用特殊体位。

C5　肘屈 90°，上肢置于身体一侧，前臂旋后。

C6　充分伸腕。

C7　肩内收、屈曲 90°、无旋转，肘屈曲 45°。

C8　指间关节近端固定于伸展位，指远端充分屈曲。

T1　手指充分外展。

L2　髋屈曲 90°。

L3　膝屈曲 15°。

L4　踝充分背伸。

L5　第 1 足趾充分伸展。

S1　髋旋转中立位、屈 / 伸中立位、外展 / 内收中立位，膝充分伸展，踝充分跖屈。

对脊柱不稳的患者，进行徒手肌力检查时要小心。对 T8 以下水平怀疑有急性创伤的患者主动或被动屈曲均不应超过 90°，以降低对腰椎的后凸应力。检测时应保持等长收缩并单侧检查，这样对侧髋部就可以保持伸展位以稳定骨盆。

（二）肛门自主收缩（Voluntary Anal Contraction, VAC）

肛门外括约肌（由 S2～S4 阴部神经的躯体运动部分支配）检查，应在检查者手指能重复感受到自主收缩的基础上将结果分为“存在”和“缺失”（即检查表中记录为“是”或“否”）。给患者的指令应为“像阻止排便运动样挤压我的手指”。若 VAC 存在，则为运动不完全损伤。要注意将 VAC 与反射性肛门收缩鉴别。若仅在 Valsalva 动作时出现收缩，则为反射性收缩，应记录为“缺失”。

（三）脊髓损伤运动评定

可包括其他非关键肌的检查，如膈肌、三角肌、指伸肌、指内收肌及指展肌、非关键肌检查结果可记录在检查表评分部分。虽然这些肌肉功能不用于确定运动平面或评分，但 2011 版国际标准允许使用非关键肌功能来确定运动不完全损伤状态，评价 ASIA 残损分级为 B 级还是 C 级。

（四）运动评分

脊髓损伤的肌力评定不同于单块肌肉，需要综合进行。评定时分左、右两侧进行。评定标准：采用 MMT 法测定肌肌力，每一组肌肉所得分值与测得的肌力级别相同，从 1 分至 5 分不等。可将上肢、下肢分开计分，上肢双侧最高 50 分，下肢双侧最高 50 分，共 100 分。评分越高表示肌肉功能越佳，据此可评定运动功能。

（五）运动平面确定

运动平面通过身体一侧 10 块关键肌的检查确定肌力为 3 级及以上（仰卧位 MMT）的最低关键肌即代表运动平面，前提是代表其上节段的关键肌功能正常（5 级）。身体左、右两侧可以不同，二者中的最高者为单个运动平面。

运动平面确定后要进一步考虑每个节段的神经（根）支配块以上的肌肉，同样大多数肌肉接受 1 个以上的神经节段支配（常为 2 个节段）。因此，用一块肌肉或一组肌肉（即关键肌）代表一个脊神经节段支配旨在简化检查。 某块肌肉在丧失一个神经节段支配但仍有另神经节段支配时肌力减弱。按常规，如果一块肌肉肌力在 3 级以上，则该肌节的上一个肌节存在完整的神经支配。在确定运动平面时，相邻的上一个关键肌肌力必定是 5 级，因为预计这块肌肉受 2 个完整的神经节段支配。

检查者的判断依赖于确定其所检查的肌力低于正常（5 级）的肌肉是否有完整的神经支配。许多因素可以抑制患者充分用力，如疼痛、体位、肌张力过高或废用等，任何上述或其他因素妨碍肌力检查时，该肌肉的肌力应被认为是无法检查（NT)。然而，如果这些因素不妨碍患者充分用力，检查者的最佳判断为排除这些因素后患者肌肉肌力为正常（仰卧位 MMT 为 5 级），那么，该肌肉肌力评级为 5 级。对于那些临床应用徒手肌力检查法无法检查的肌节，如 C1 ~ C4、T2 ~ L1 及 S2 ~ S5，运动平面可参考感觉平面来确定。如果这些节段的感觉是正常的，其上的运动功能正常，则认为该节段的运动功能正常。

（六）痉挛评定

目前临床上多用改良的 Ashworh 痉挛评定量表。评定时检查者徒手牵伸痉挛肌进行全关节活动范围内的被动运动，通过感觉到的阻力及其变化情况把痉挛分成 0 ~ 4 级。

四、损伤程度的评定

（一）ASIA 残损分级（AIS)

损伤一般根据鞍区功能的保留程度分为神经学“完全损伤”和“不完全损伤”。“鞍区保留”指查体发现最低段鞍区存在感觉或运动功能（即 S4 ~ S5 存在轻触觉或针刺觉，或存在 DAP 或肛门括约肌自主收缩)。完全损伤指鞍区保留（即最低骶段 S4 ~ S5 感觉和运动功能）不存在；不完全损伤指鞍区保留（即最低骶段 S4 ~ 5 感觉和 / 或运动功能）存在（表 7-2)。

表 7-2　ASIA 残损分级

级别	程度	临床表现
A	完全损伤	鞍区 S4 ~ S5 无任何感染和运动功能保留
B	不完全感觉损伤	神经平面以下包括鞍区 S4 ~ S5 无运动但有感觉功能保留，且身体任何一侧运动功能平面以下无 3 个节段以上的运动功能保留
C	不完全运动损伤	神经平面以下有运动功能保留，且单个神经损伤平面以下超过一半的关键肌肌力小于 3 级
D	不完全运动损伤	神经平面以下有运动功能保留，且单个神经损伤平面以下有一半以上的关键肌肌力大于或等于 3 级
E	正常	检查所有节段的感觉和运动功能均正常，且患者既往有神经功能障碍，则分级为 E。既往无脊髓损伤者不能评为 E 级

（二）部分保留带（Zone of Partial Preservation，ZPP)

ZPP 仅用于完全损伤（AIS 为 A 级)，指感觉和运动平面以下保留部分神经支配的皮节和肌节保留部分感觉或运动功能的节段即为相应的感觉或运动 ZPP。应按右侧和左侧以及感觉和运动分别记录。

注意，记录 ZPP 时，运动功能与感觉功能不一定一致，且运动平面以下记录为 ZPP 的肌肉运动应为主动收缩。ZPP 不适用于不完全损伤，因此在不完全损伤者的检查表中应记录为“N/A”。

五、脊髓休克的评定

当脊髓与高位中枢离断时，脊髓暂时丧失反射活动能力而进入无反应状态的现象称为脊髓休克。脊髓休克时，横断面以下节段脊髓支配的骨骼肌紧张性降低或消失，外周血管扩张，血压下降，发汗反射消失，膀胱充盈，直肠内粪积聚，表明躯体及内脏反射减退或消失。脊髓休克为一种暂时现象，以后各种反射可逐渐恢复。临床上常用球海绵体反射是否出现来判断脊髓休克是否结束，此反射的消失为休克期，反射的再出现表示脊髓休克结束。但需注意的是极少数正常人不出现该反射，圆锥损伤时也不出现该反射。具体检查方法：用戴手套的示指插入肛门，另一手刺激龟头（女性刺激阴蒂），阳性时手指可以明显感觉到肛门外括约肌的收缩。脊髓休克结束的另一指征是损伤平面以下出现感觉、运动或肌肉张力升高与痉挛。

六、ADL 能力的评定

截瘫患者可用改良的 Barhel 指数评定，四肢瘫患者用四肢瘫功能指数（Quadriplegic Index of Function，QIF）评定。QIF 评定的内容有转移、梳洗、洗澡、进食、穿脱衣服、轮椅活动、床上活动、膀胱功能、直肠功能、护理知识，共 10 项，评分，评分采用 0 ~ 4 分的 5 级制，每项最高得分为 4 分，经权重处理后得出总分。

七、功能恢复的预测

见表 7–3。

表 7-3　损伤平面与功能恢复的关系

	不能步行，在轮椅上仍需依赖程度				在轮椅上独立程度		有步行的可能性，用矫形器加拐杖或独立步行
	完全依赖	大部分依赖	中度依赖	小部分依赖	基本独立	完全独立	
C1 ~ C3	√						
C4		√					
C5			√				
C6				√			
C7 ~ T1					√		
T2 ~ T5						√	
T6 ~ T12							√①
L1 ~ L3							√②
L4 ~ S1							√③

①：可进行治疗性步行；②：可进行家庭功能性步行；③：可进行社区功能性步行。

【治疗】

一、急性期、亚急性期脊髓损伤治疗

（一）治疗原则

对于急性期脊髓损伤患者,《脊髓损伤神经修复治疗临床指南（中国版）2021》（以下简称《中国指南（2021）》）指出多学科诊疗模式（MDT）可降低死亡率并缩短住院时间；建议成立区域脊髓损伤治疗中心，包括急诊科、神经外科、骨科、普通外科、重症监护医学、放射科、神经科和麻醉科等的多学科脊髓损伤救治团队；患者入院后，救治团队应迅速对伤情进行评估，确定损伤节段和严重程度，并立即开始治疗。

（二）院前急救

《中国指南（2021）》提出对于患者搬运和转运方法则更强调转运途中应提供必要的生命支持，如保持呼吸道通畅，必要时给予呼吸、循环支持，并使用远程通信设备实现医疗指示实时转达，以确保救治中心在知晓患者整体情况的前提下快速接收患者，为后续治疗节省时间。

（三）药物治疗

《中国指南（2021）》另一项值得关注的内容是，针对急性期脊髓损伤患者是否采取甲泼尼龙冲击治疗的临床推荐有所变化。目前的共识是，脊髓损伤后采取大剂量甲泼尼龙冲击治疗证据不足，且存在呼吸系统感染、消化道出血、心律失常甚至死亡等严重并发症，故不再作为急性期常规推荐用药。然而，对于不完全性颈髓病变等特殊损伤类型，特别是需要施行外科减压治疗的脊髓型颈椎病患者，甲泼尼龙可作为治疗选项，但须注意发病时间窗、给药剂量以及禁忌证[11]。

（四）亚低温治疗

《中国指南（2021）》指出，亚低温治疗以全身低温诱导至32～34℃效果最佳，硬膜外或硬膜下局部低温（6℃）也有一定疗效。

（五）手术治疗

《中国指南（2021）》推荐，患者入院后应采用下颈椎损伤分类与损伤程度评分系统（SLICS）、胸腰椎损伤分类与损伤程度评分系统（TLICS）分别对脊柱脊髓损 伤进行分类并评估损伤程度，3分者推荐保守治疗，4分者视伤情选择外科手术或保守治疗，5分则建议外科手术治疗；《中国指南（2021）》强调应于损伤早期施行脊柱固定和脊髓减压。

目前认为，于急性期进行脊柱复位、固定安全、有效，既可改善神经功能、缩短住院时间，亦有利于降低并发症发生率，尤其是急诊脊髓减压术不仅可以减少继发性损伤、保护存活轴突的神经功能，而且可以防止脊髓进一步损伤[12]。此外，保留蛛网膜完整性的硬脊膜切开术可降低大部分脊髓内压力，而且不存在导致脑脊液漏以及炎性因子进入脑脊液和脊髓的风险，适用于硬脊膜切开后脊髓水肿且无明显蛛网膜下腔出血的患者。

（六）细胞治疗

急性脊髓损伤可以导致损伤区域发生水肿和炎症，而损伤早期于病灶区域予以细胞注射可加剧损伤,《中国指南（2021）》指出，鞘内或静脉注射间充质基质细胞可以改善急性期全身或局部炎症反应。

二、中期、慢性期脊髓损伤治疗

《中国指南（2021）》首次引入“中期脊髓损伤”的概念，系指损伤后 14 天至 6 个月，6 个月以后则为慢性期。在此阶段，应在评估患者神经功能状态、脊柱序列和稳定性、脊髓损伤程度，并综合患者全身情况的基础上，制定最佳治疗计划。

（一）手术减压

《中国指南（2021）》认为，对于出现严重脊髓压迫症状的中期和慢性期脊髓损伤患者，手术减压可促进神经功能恢复。

（二）神经桥接

神经桥接可恢复慢性期完全性脊髓损伤患者的某些神经功能，主要有以下 3 种方法。

（1）受伤平面以上的周围神经（如副神经或肋间神经）桥接至受伤平面以下瘫痪肌肉的神经根或周围神经。

（2）受伤平面以上的 L5 或 S1 腹侧根桥接至受伤平面以下支配膀胱的 S2 或 S3 腹侧根。

（3）取外周神经插入胸髓腹侧束（皮质脊髓束）4 ~ 5 mm，神经远 端连接下肢肌肉的神经 - 肌肉接头。

晚近临床研究证实，上述神经桥接方法对脊髓损伤后的神经功能恢复有一定促进作用。

（三）神经刺激 / 神经调控

硬膜外刺激训练可以激活神经回路，促进完全性脊髓损伤患者的神经重塑和功能恢复。电刺激还可以减少全身并发症、缓解疼痛、改善躯干稳定性[13]。

（四）脑机接口和神经假肢

脑机接口和人工神经假肢可以帮助瘫患者进行日常生活活动并促进神经重塑；通过外骨骼机器人进行康复治疗，有助于步态康复、使脊髓损伤平面下降并可改善肌肉痉挛。

（五）细胞治疗

目前有多种类型细胞适用于中期和慢性期脊髓损伤患者的细胞移植治疗，已成为此阶段脊髓损伤患者的重要治疗方法，包括嗅鞘细胞、间充质基质细胞、外周血单核细胞、骨髓和脐带血单核细胞、骨髓造血干细胞、施万细胞以及胚胎干细胞等。细胞注射可通过血管内输注、鞘内或脊髓实质注射以及多种途径联合治疗以改善患者部分神经功能和生活质量。

（六）相关临床研究进展

新近临床研究显示，切除急性或慢性期完全性脊髓损伤患者的脊髓坏死组织和瘢痕组织，然后以神经再生支架和脐带间充质干细胞进行原位填充。但“中国指南（2021）”并不推荐开展此类手术，认为脊髓损伤急性期或亚急性期行此类手术可能会丧失神经功能自我恢复的机会，而慢性期完全性脊髓损伤患者可能会因此失去前述细胞治疗、神经调控、神经桥接等神经修复和康复的可能。

【康复治疗】

一、急性期

急性期一般指患者伤后在脊柱外科（骨科）住院时，当临床抢救告段落，患者生命体征和病情基本平稳、脊柱稳定即可开始康复训练。急性期主要采取床边训练的方法，主要目的是及时处理并发症防止废用综合征，为以后的康复治疗创造条件。训练内容包括以下几个方面。

（一）体位摆放

患者卧床时应注意保持肢体处于功能位置。

（二）关节被动运动

对瘫痪肢体进行关节被动运动训练，每日 1 ~ 2 次，每关节在各轴向活动 20 次即可，以防止关节挛缩和畸形的发生。

（三）体位变换

卧床患者应定时变换体位，一般每 2 h 翻身一次，以防止压疮形成。

（四）早期坐起训练

对脊髓损伤已行内固定手术脊柱稳定性良好者应早期（伤后或术后 1 周左右）开始坐位训练，每日 2 次，每次 30 min。开始时将床头摇起 30°，如无不良反应，则每天将床头升高 15°，逐渐增加到 90°，并维持继续训练。一般情况下，从平卧位到直立位需 1 周的适应时间，适应时间长短与损伤平面有关。

（五）站立训练

患者经过坐起训练后无直立性低血压等不良反应，即可考虑进行站立训练。训练时应保持脊柱的稳定性，佩戴矫形器或腰围，训练起立和站立活动。患者站起立床，从倾斜 20°开始，角度渐增，8 周后达到 90°，如发生不良反应，应及时降低起立床的角度。

（六）高压氧治疗

高压氧有利于急性不完全脊髓损伤患者的恢复，每天一次，每次 60 min，控制好加压和减压时间，可以改善脊髓氧张力，减少细胞凋亡和炎症反应，改善血管生成和自噬，促进脊髓功能恢复[15-17]。

（七）呼吸及排痰训练

由于脊神经支配减弱，患者肺功能指标下降明显，咳嗽无力，极易发生肺部感染，治疗师可使用呼吸控制、深呼吸训练和缩唇呼吸训练，还可运用空气堆积运动法提高患者的咳嗽效果，为了缓解呼吸肌的压力，可以采取舌咽呼吸技术，借助气体活塞丸协助通气。对颈髓损伤呼吸肌麻痹的患者应训练其腹式呼吸，咳嗽、咳痰能力以及进行体位排痰训练，以预防及治疗呼吸系统并发症，并促进呼吸功能。

（八）二便的处理

脊髓损伤早期多采用留置导尿的方法。脊髓休克期内不进行导尿管夹管训练，休克期结束后根据患者的情况逐渐增加夹管时间，并保证每天进水量达到 2500 ~ 3000 mL，记录出入水量。之后可采用间歇清洁导尿术，配合个体化饮水计划进行排尿训练。便秘的患者首先要改变饮食结构，改变大便性状，其次可用润滑剂、缓泻剂与灌肠等方法处理。

二、恢复期

恢复期的康复训练指患者进入康复医学科住院或门诊后，依患者病情，进行的训练。进入恢复期的时间可早可迟，骨折部位稳定、神经损害或压迫症状稳定、呼吸平稳后即可进入恢复期治疗。

（一）肌力训练

完全性脊髓损伤患者肌力训练的重点是肩和肩胛带的肌肉，特别是背阔肌、上肢肌肉和腹肌。不完全性脊髓损伤患者，应对肌力残留的肌肉一并训练。肌力达 3 级时，可以采用主动运动；肌力 2 级时可以采用助力运动、主动运动；肌力 1 级时只有采用功能性电刺激、被动运动的方式进行训练。肌力训练的目标是使肌力达到 3 级以上。脊髓损伤患者为了应用轮椅、拐或助行器，在卧床、坐位时均要重视训练肩带肌力，包括上肢支撑力训练肱三头肌和肱二头肌训练和握力训练。

对使用低靠背轮椅者，还需要进行腰背肌的训练。卧位时可采用举重、支撑；坐位时利用支撑架等。

（二）垫上训练

治疗垫上可进行的训练有以下 4 种。

（1）翻身训练：适用于早期未完全掌握翻身动作技巧的患者继续练习。

（2）牵伸训练：主要牵伸下肢的腘绳肌、内收肌和跟腱。牵伸腘绳肌是为了使患者直腿抬高大于 90°，以实现独立长腿坐。牵伸内收肌是为了避免患者因内收肌痉挛而造成会阴部清洁困难。牵伸跟腱是为了防止跟腱挛缩，以利于步行训练。牵伸训练可以帮助患者降低肌肉张力，从而对痉挛有一定的治疗作用。

（3）垫上移动训练。

（4）手膝位负重及移行训练。

（三）坐位训练

可在垫上及床上进行。坐位可分为长坐位（膝关节伸直）和端坐位（膝关节屈曲 90°）。进行坐位训练前患者的躯干需有一定的控制能力，双侧下肢各关节需要一定的活动范围，特别是双侧髋关节活动范围需接近正常。坐位训练可分别在长坐位和端坐位两种姿势下进行。实现长坐才能进行穿裤袜和鞋的训练。坐位训练还包括坐位静态平衡训练，躯干向前、后、左、右侧以及旋转活动时的动态平衡训练。在坐位平衡训练中，还需逐步从睁眼状态下的平衡训练过渡到闭眼状态下的平衡训练。

（四）转移训练

转移是 SCI 患者必须掌握的技能，包括帮助转移和独立转移。帮助转移分为 3 人帮助、2 人帮助和 1 人帮助。独立转移则由患者独立完成转移动作。转移训练包括床与轮椅之间的转移、轮椅与坐便器之间的转移、轮椅与汽车之间的转移及轮椅与地之间的转移等。在转移训练时可以借助辅助器具，如滑板等。

（五）步行训练

步行训练的目标是如下。

（1）治疗性步行：佩戴计时步行器，借助双展拐进行知管步行，般适合于 T6～T12 平面损伤的患者。

（2）家庭功能性行走，可在室内行走，但行走距离不能达到 900 m，一般见于 L1～L3 平面损伤的患者。

（3）社区功能性行走：L4 以下平面损伤患者能穿腰足矫形器，能上下楼，能独立进行日常生活活动，能连续行走 900 m 以上。

(4) 完全性脊髓损伤患者步行的基本条件是上肢有足够的支撑力和控制力，不完全性脊髓损伤者，则要根据残留肌力的情况确定步行能力。步行训练分为平行杠内步行训练和拐杖步行训练。先在平行杠内练习站立及行走，包括摆至步、摆过步和四点步，逐步过渡到平衡训练和持双拐行走训练。助动功能步行器 RGO、ARGO 的出现使脊髓损伤患者步行功能得到更大改善。行走训练时要求上体正直、步态稳定，步速均匀。耐力增强之后可以练习跨越障碍、上下台阶、摔倒及摔倒后起立等训练。目前减重步行训练装置的应用使脊髓损伤患者步行训练变得更容易。

（六）轮椅训练

伤后 2～3 个月患者脊柱稳定性良好，坐位训练已完成，可独立坐 15 min 以上时，开始进行轮椅训练。上肢力量及耐力是良好轮椅操控的前提。轮椅训练包括向前驱动、向后驱动左右转训练、前轮翘起行走和旋转训练、上斜坡训练和跨越障碍训练、上楼梯训练和下楼梯训练、越过马路镶边石的训练、过狭窄门廊的训练及安全跌倒和重新坐直的训练。注意每坐 30 min，必须用上肢撑起躯干，或侧倾躯干，使臀部离开椅面以减轻压力，避免坐骨结节处发生压疮。

（七）矫形器的使用

配用适当的下肢步行矫形器为很多截瘫患者站立步行所必需。通常 L3 平面以下损伤的患者建议选用踝足步行器，L1～L3 平面损伤的患者建议选用膝踝足步行器，T8～T12 平面损伤的患者建议选用 Walkabout，T4 平面以下损的伤患者可选用往复式截瘫步行器（Advanced Reciprocating Gait Orthosis，ARGO）或向心的往复式截瘫步行器（Isocentric Reiprocating Gait Orthosis，IRGO）。辅具技术的快速发展，已可以使 C5 以下 SCI 患者通过装配新型的站立架或 ARGO 来帮助站立或短距离行走，而 E-MAG、截瘫行走架和行走机器人将对 SCI 患者行走提供极大的支持。

（八）PNF 训练

神经肌肉本体感觉促进技术（Propriceptive Neuromuscular Facilitation，PNF）是一种以促进神经肌肉反应为核心的康复治疗技术，需要神经、本体感觉、浅感觉、视觉、听觉等因素共同参与，现已广泛地应用于多种神经疾病，成为一种常用的神经康复技术，PNF 技术通过刺激软组织及关节的本体感觉，按照螺旋对角运动模式进行训练，从而建立正确的运动模式，恢复患者的运动功能。使患者感受运动中枢对迟缓肌群的控制能力，从而提高功能锻炼的效果，能有效促进脊髓损伤患者功能恢复和生存质量提高。

（九）动态站立架

站立可为脊髓损伤患者带来许多好处，包括预防下肢出现挛缩、减少骨质疏松的发生率、促进身体循环系统、预防及减轻痉挛等。患者实现站立，平衡能力是先决条件之一，躯干的控制力决定了人体平衡的控制能力，核心肌群对躯干的控制非常重要，而髂腰肌是核心肌群的重要组成部分，对维持姿势稳定及躯体平衡有重要作用。动态站立架是站立训练的主要工具，通过它可对躯干核心肌群尤其是髂腰肌、下肢关键肌的向心、离心控制能力进行康复训练，提高了平衡训练的有效性。

（十）等速技术

近年来等速技术更多的运用于临床中，此前临床评定患者肌力一般应用 MMT 进行评定，

MMT 为半定量评定，而肌力的训练以等长收缩训练和等张收缩训练为主，而等速技术的出现优化了患者的肌力评定及训练效果。利用等速技术角速恒定的特点，使肌肉在关节运动的每个角度都产生最大的收缩能力，并将收缩能力量化。因此等速肌力评定为定量评定。等速肌力训练兼有等长收缩和等张收缩的优点。

（十一）减重步行训练

在国外，由于机器人设备能尽早实现脊髓损伤患者步行训练，因此在康复治疗中的应用愈发增加。研究显示，尽早通过机器人进行步行训练，对减少痉挛程度，改变本体感觉，增强对温度、振动、压力的灵敏度，增强反射行为有着一定的效果，同时可增强心肺及代谢功能。

（十二）可穿戴技术

可穿戴技术是近些年兴起的一门新技术，我国对此项技术的研究虽起步较晚，但发展迅速。在康复治疗的全过程，可以采集患者的所有康复数据，便于及时分析数据。

（十三）日常生活活动能力的训练

脊髓损伤患者特别是四肢瘫患者，训练日常生活活动能力尤为重要。自理活动，如吃饭梳洗、上肢穿衣等，在床上可进行时，就应过渡到轮椅上进行。洗澡可在床上或洗澡椅上给予帮助完成，借助一些自助器具有利于动作的完成。环境控制系统及护理机器人可极大地帮助四肢瘫患者生活自理。此外，ADL 训练应与手功能训练结合进行。

（十四）物理因子的应用

功能性电刺激（FES）可克服肢体不活动的危害，使肢体产生活动。SCI 后下肢易发生深静脉血栓，电刺激小腿肌肉可降低发生率。FES 可产生下肢功能性活动，如站立和行走。应用超短波、紫外线等物理因子治疗可减轻损伤部位的炎症反应，改善神经功能。

（十五）传统疗法

使用针刺疗法刺激局部组织，可防止患者肌肉萎缩，越早效果越佳。采取提插捻转补泻方法，在受损脊髓节段取穴针刺，如大椎、命门、脊中、哑门等，也可在屈髋肌、伸膝肌、踝背伸肌、踝跖屈肌、伸趾肌上取穴，如髀关、梁丘、足三里、委中、太冲、涌泉等，电针改善运动功能的效果优于一般针刺，常规康复配合关键肌电针刺法可提高肌肉神经兴奋性，改善下肢痉挛和运动功能恢复。

（十六）心理治疗

脊髓损伤在精神上给患者带来了难以描述的痛苦，但大多数患者经过一段时间的心理治疗会勇敢地面对现实。康复的目的是帮助患者重新回到尽可能正常的生活中去。康复工作绝不仅限于功能训练，还要强调患者在心理社会方面的适应，这包括在悲伤的时候提供必需的社会支持和帮助，重塑自身形象，形成新的生活方式和对世界的认识，重新设计未来的计划，帮助患者在社会中找到自己的位置。

【并发症管理】

一、低血压、休克

脊髓损伤后，损伤平面以下的交感神经受到抑制，导致心率减慢、外周血管扩张，易发生低血压和休克。而脊髓血供呈节段性分布的特点使其侧支血流少，缺血代偿能力差，脊髓损伤后一旦发生低血压即可导致脊髓灌注不足。“中国指南（2021）”建议，脊髓损伤后平均动脉压（MAP）维持在85 mmHg以上对患者有益；而且适当补充体液扩容或应用去甲肾上腺素，对改善损伤后局部脊髓灌注压、缓解脊髓缺血有益。

二、低钠血症

低钠血症是颈髓损伤的常见并发症，“中国指南（2021）”建议：轻度低钠血症患者，可采取高盐饮食并限制液体摄入量，同时密切监测血清钠水平；中至重度稀释性低钠血症患者，则需在高盐饮食的基础上输注氯化钠溶液；而低血容量性低钠血症，既要扩容又要补充钠盐。

三、自主神经反射亢进

又称自主神经过反射，是脊髓损伤特有的威胁患者生命的严重并发症，多见于T6以上脊髓损伤的患者。主要症状是头痛，主要体征是突发性高血压.其次是脉搏缓慢或加快、有面部潮红、多汗，最重要也是最有效的治疗方法是尽快找出致病因素并尽快处理，大多数患者在祛除致病因素后，症状均能立即好转。最常见的致病因素是膀胱及肠道的过度膨胀，故当出现此症时，均应立即检查导尿管是否通畅，膀胱是否过度膨胀，并针对症状和体征立即进行相应的处理。

四、深静脉血栓

脊髓损伤患者中，深静脉血栓的发生率较高。如一侧肢体突然发生肿胀，伴有胀痛体温升高、肢体局部温度升高，都应考虑下肢深静脉血栓形成。未发现和未处理的深静脉血栓可导致肺栓塞和突然死亡。彩色超声多普勒检查有助于确诊。预防和治疗措施包括卧床休息、抬高患肢。病情允许时，应穿着医用弹力袜或缠弹力绷带，“中国指南（2021）”建议物理疗法（下肢气压泵、弹力袜等）联合应用低分子量肝素以预防静脉血栓形成，不推荐常规应用下腔静脉滤器。应用合适的药物，如阿司匹林、丹参、低分子肝素、香豆素衍化物（华法林）等。

五、异位骨化

异位骨化通常指在软组织中形成骨组织。在脊髓损伤后的发生率为16%～58%，发病机制不明。SCI后的运动治疗与此病的发生关系不大，因此休息不动并不能减少异位骨化的发生。此症好发于髋关节，其次为膝肩肘关节及脊柱，一般发生于伤后1～4个月，通常发生在损伤水平以下，局部多有炎症反应，伴全身低热，任何脊髓损伤患者如有不明原因的低热均应考虑此症。治疗措施有应用消炎止痛药和其他药物、冷敷，若骨化限制关节活动则需手术摘除。

六、痉挛

（一）有关痉挛的定义

国际上尚未统一。对痉挛的认识大致经历了下列演变。1980年，Lance提出痉挛的定义为“以速度依赖性的牵张反射增强、腱反射亢进为特征的运动障碍，是上运动神经元综合征（Upper Motor Neuron Syndrome，UMNS）的阳性表现”。1994 年 Young 等将痉挛定义为“以速度依赖的牵张反射增强为特征的运动障碍，源于异常的脊髓内原始传入冲动过程”。Pandyan 等把痉挛的定义扩展并修订为“痉挛是一种感觉、运动控制障碍，由于上运动神经元损伤所致，表现为间歇性或连续性的肌肉不随意激活”。

（二）病理生理变化

可见于脊髓损伤、脊髓缺血、退行性脊髓病横贯性脊髓炎、脊髓肿瘤、颈椎病等，痉挛一般在发病后 3 ~ 6 个月内出现。脊髓损伤可波及上运动神经元和与之形成突触的中间神经元，以及下运动神经元。中间神经元以上损伤，可引起损伤平面以下的肢体痉挛。

（三）临床表现

主要特点和临床表现：

（1）节段性的多突触通路抑制消失。

（2）通过对刺激和兴奋的积累，兴奋状态缓慢渐进地提高。

（3）从一个节段传入的冲动可诱发相连的多个节段的反应。

（4）屈肌和伸肌均可出现过度兴奋。脊髓源性痉挛极易被皮肤制激所诱发。有研究表明不完全性脊髓损伤的 ASIA 残损分级 B、C 级比完全性脊髓损伤的 A 级更容易引起痉挛。

（四）评定

（1）肌张力量表（Ashworth Spasticity Scale，ASS）与改良 Ashworth 痉挛评定量表是目前临床上常用的痉挛评定量表，它们将肌张力分为 0 ~ 4 级，使痉挛评定由定性转为定量。

（2）内收肌张力量表：该量表是评定髋内收肌群的特异性量表，主要用于内收肌张力高的患者治疗前后肌张力改变的评估，它包括 0 ~ 4 级。0 级，肌张力不增加；1 级，肌张力增加，髋关节在一个人的帮助下很容易外展到 45°；2 级，髋关节在一个人的帮助下稍许用力可以外展到 45°；3 级，髋关节在一个人的帮助下中度用力可以外展到 45°；4 级，需要 2 个人才能将髋关节外展到 45°；

（3）临床痉挛指数（Clinic Spasticity Index，CSI）：20 世纪 80 年代，加拿大学者 Levin 和 Hui-Chan 根据临床的实际应用，提出了一个定量评定痉挛的量表，包括 3 个方面：腱反射、肌张力及阵挛。目前主要用于脑损伤和脊髓损伤后下肢痉挛的评定，特别是踝关节，评定内容包括跟腱反射小腿三头肌的肌张力和踝阵挛，评分标准如下。①腱反射：0 分，无反射；1 分，反射减弱；2 分，反射正常；3 分，反射活跃；4 分，反射亢进。②肌张力：0 分，无阻力（软瘫）；2 分，阻力降低（低张力）；4 分，阻力正常；6 分，阻力轻到中度增加；8 分，阻力重度增加。③阵挛：1 分，无阵挛；2 分，阵挛 1 ~ 2 次；3 分，阵挛 2 次以上；4 分，阵挛持续超过 30 s。④结果判断：0 ~ 6 分，无痉挛；7 ~ 9 分，轻度痉挛；10 ~ 12 分，中度痉挛；13 ~ 16 分，重度痉挛。

（五）康复治疗

痉挛治疗是综合性的，包括预防伤害性刺激、早期的预防体位、运动疗法和其他物理治疗方法、药物、神经阻滞及手术等。

1. 减少加重痉挛的不当处理和刺激

（1）抗痉挛模式：脑外伤、脑卒中、脊髓损伤等患者从急性期开始即应采取良肢体位，对于严重脑外伤、去皮质强直者采取俯卧位，去脑强直者宜取半坐卧位，使异常增高的肌力得到抑制。早期进行斜板站立和负重练习，避免不当制激，如刺激抓握反射和阳性支持反射。

（2）消除加重痉挛的危险因素：压疮、便秘或尿路感染，以及各种原因引起的疼痛，如合并骨折、嵌甲、关节疼痛等都可使痉挛加重。

（3）慎用某些抗抑郁药：用于抗抑郁的某些药物可对痉挛产生不良影响，加重痉挛，应慎用或不用。

2. 运动治疗与物理因子治疗

保持软组织的伸展性和适当的训练，控制不必要的肌肉活动和避免不适当用力，将会使痉挛得到有效的控制。

（1）持续被动牵伸：每日进行关节活动的训练是防治痉挛的最基本方法。关节活动应缓慢稳定而达全范围。每日持续数小时的静力牵伸，可使亢进的反射降低。站立是对髋关节屈肌、膝关节屈肌和踝关节屈肌另一种形式的静态牵伸，它可使早期的挛缩逆转、降低牵张反射的兴奋性。除良肢体位外（尽量不使用加重痉挛的仰卧位），应用充气夹板，使痉挛肢体得到持续缓慢的牵伸以缓解痉挛。还可利用上、下肢夹板，矫形器做持续的静态肌肉牵伸，例如膝分离器全下肢外展枕、坐位下用分腿器（这种辅助具可用硬塑泡沫制作，简单实用），保持软组织长度，伸展痉挛的肌肉，维持肢体在功能位。踝足矫形器可用于控制踝关节的痉挛性马蹄足畸形。

（2）放松疗法：对于全身性痉挛，放松是种有效的治疗手段。例如，脑卒中或脑瘫患者，让其仰卧位屈髋屈膝，治疗师固定患者的膝踝并左右摇摆，在不同体位下使用巴氏球，多体位下被动旋转躯干等。

（3）抑制异常反射性模式：①使用控制关键点等神经发育技术抑制异常反射性模式。②通过日常活动训练（如坐－站训练，行走）使患者获得再适应和再学习的机会。如要求偏瘫患者使用双上肢促进身体从坐位站起。首先在坐位下身体保持平衡、对称和稳定，在一个高的座位上双手十字交叉相握并抬起双上肢，骨盆前倾，腿脚适当放置负重，反复进行坐－站训练，不仅使患者学习掌控肌肉活动的时间，而且由于座位升高减少了使用伸肌的力量，使患者容易站起，并有助于限制下肢屈曲的异常模式，从而抑制了痉挛。此外鼓励非卧床患者参加某种形式的功能活动如散步、游泳、踏车练习等有助于减少肌肉僵直，同时也可以作为有效的抗痉挛治疗。

（4）常用物理因子治疗：许多物理因子均可使肌张力得到不同程度上的暂时降低，从而缓解痉挛。包括以下 4 种方法。

1）冷疗法：如冰敷、冰水浸泡，将屈曲痉挛的手放在冰水中浸泡 5 ~ 10 s 后取出，重复多次后手指即可比较容易地被动松开。

2）电刺激疗法：痉挛肌及其对抗肌的交替电刺激疗法（Hufschmidt 电疗法）利用交互抑制和高尔基腱兴奋引起抑制以对抗痉挛。

3）温热疗法：应用各种传导热（沙、泥、盐）、辐射热（红外线）、内生热（微波、超短波）。

4）温水浴：患者在具有一定水温的游泳池或 Hubbard 槽中治疗，利用温度的作用，并进行被动关节活动，也能缓解痉挛。

3. 药物治疗

（1）口服药。

1）巴氨芬（Baclofen）：是一种肌肉松弛剂，是脊髓内突触传递强有力的阻滞剂，同时作用于单突触和多突触反射而达到级解痉挛的目的。该药对脊髓性痉挛有效，对脑损伤痉挛效果欠佳。

2）丹曲林（Dantrolene）：肌肉松弛剂，是目前使用的唯一作用于骨骼肌而非脊髓的抗痉挛药。因作用于外周，与作用于中枢的药物合并使用可用于治疗各种痉挛。

3）替扎尼定（Tizanidine）：咪唑衍生物是相对选择性肾上腺素受体激动剂，有降低脊髓和脊髓上张力和抑痛的作用。该药临床疗效类似巴氯芬和地西泮，但比巴氯芬较少出现无力，比地西泮的镇静作用弱，耐受性更好。

4）乙哌立松（Eperisone）：属中枢性肌肉松弛剂，主要对 α 系、γ 系有抑制作用，并抑制脊髓、脑干等中枢内的多突触反射及单突触反射。对中枢性肌痉挛早期用药效果较好。

5）其他口服药：地西泮、复方氯唑沙宗、吩噻嗪类（氯丙嗪等）等中枢神经抑制剂，也可能降低过高的肌张力。

（2）局部注射。

主要用于缓解把肌肉或小肌群痉挛。这种方法使药物集中在关键肌肉，减少了全身副作用。

1）肌肉注射：目前国内外最常用的是肉毒毒素。其中 A 型肉毒毒素（Botulinum Toxin A，BTX-A）是一种较强的肌肉松弛剂，肌肉注射后在局部肌肉内弥散，与神经肌肉接头的胆碱能受体结合，阻滞神经突触乙酰胆碱的释放，从而缓解肌肉痉挛。靶肌肉的选择应根据异常运动模式、收缩肌和拮抗肌的张力及其平衡对关节畸形的影响、对功能的影响等综合因素确定。注射方法：根据体重和靶肌的需要剂量用生理盐水稀释 BTX-A 制剂。稀释后用 1 mL 针管抽取，选用适当长度的针头，在皮肤常规消毒后直接向靶肌注射，注射点主要为肌肉运动点。深层靶肌最好有肌电图或超声波检测定位，按照制剂的说明书、参考痉挛严重程度及个体状况计算临床治疗剂量。一般在注射后 2 ~ 10 天出现药物的有效作用，药效可维持 3 ~ 4 个月或更长时间。以后则根据需要再注射。

2）鞘内注射：常用巴氯芬。对常规口服药物反应不良或不能耐受的患者，或其他物理疗法如电刺激等不起作用的难治性痉挛，以及严重痉挛伴剧烈疼痛的患者可考虑鞘内注射，所需剂量仅为口服用药的 1%。主要副作用是药物过量可导致呼吸抑制。脊髓损伤后的严重痉挛应用此法效果良好。这种方法可逆、无破坏、可随时调整，非常适合那些既要控制痉挛，又要保留残留运动或感觉功能的不完全性瘫痪患者。

（3）神经或运动点阻滞。

应用酒精、酚或局麻药进行神经阻滞，所产生的影响持续时间长。当痉挛不能用药物和其他方法缓解时，可考虑手术治疗。通过破坏神经通路的某些部分，而达到缓解痉挛的目的。包括神经切断、高选择性脊神经根切断、脊髓部分切断、肌腱切断或肌腱延长术。

七、压疮

压疮是指局部皮肤长时间受压力或摩擦力与剪切力的作用后，受力部位出现血液循环障碍而引起局部皮肤和皮下组织缺血、坏死。多见于脊髓损伤、颅脑损伤、年老体弱等长期卧床者，好发部位有骶尾部、足跟、股骨大粗隆、枕骨隆突、坐骨结节等骨性隆起处，也可发生于身体任何软组织受压的部位，包括来自夹板、矫形器、矫形固定物的压迫。

（一）机制

有研究表明，人体毛细血管内的压力为10～30 mmHg，当作用于皮肤的外力（压力、剪切力和摩擦力）超过这一数值时，可导致毛细血气腔的闭塞和局部淋巴回流受阻，从而引起局部皮肤组织的缺血、坏死。一般来说，局部皮肤受外力越高，造成压疮所需的时间越短，局部组织循环基础较差（如组织萎缩搬痕等）对外力的敏感性增加，发生压疮的概率就会增加。长时间保持坐位易发生坐骨结节处压疮，长时间保持半卧位或仰卧位易发生低尾部和足跟部压疮，长时间保持侧卧位易发生受压侧肩部、股骨大转子和外踝处压疮。

（二）评定

NPUAP（2007）压疮分期可疑深部组织损伤是指皮下组织受到压力或剪切力的损害，局部皮肤完整，但可出现颜色改变如紫色或褐红色，或导致充血的水疱。在肤色较深的个体中，深部组织损伤可能难以检测。厚壁水疱覆盖的黑色伤口可能进展更快，足跟部是常见的部位，这样的伤口恶化很快，即使给予积极的处理，病变仍可迅速发展，致多层皮下组织暴露。

Ⅰ期：在骨隆突处的皮肤完整伴有压之不褪色的局限性红斑。深色皮肤可能无明显的苍白，但其颜色可能与周围组织不同。同时，此阶段受损部位与周围相邻组织比较，有疼痛硬块、表面变软、发热或冰凉等表现。

Ⅱ期：真皮部分缺失，表现为一个浅的开发性溃疡，伴有粉红色的伤口，无腐肉；也可表现为一个完整的或破溃的血清性水疱。同时，此阶段表现为发亮的或干燥的表浅溃疡，无坏死组织或瘀伤。此阶段不能描述为皮肤撕裂伤、会阴皮炎或表皮剥脱，瘀伤表明有可疑的深部组织损伤。

Ⅲ期：全层皮肤组织缺失，可见皮下脂肪暴露，但骨骼肌腱肌肉未外露，有腐肉存在，但组织缺失的深度不明确，可能包含有窦道。同时，此阶段压疮的深度因解剖部位不同而各异，鼻梁、耳朵、枕骨隆突、踝部因无皮下组织，该阶段的压疮可能是表浅溃疡。相对而言，脂肪较多的部位，此阶段压疮可能形成非常深的溃疡，骨骼或肌腱不可触及或无外露。

Ⅳ期：全层组织缺失，伴有骨、肌腱或肌肉外露，伤口的某些部位有腐肉或焦痂，常有窦道。同时，此阶段压疮的深度因解剖部位不同而各异，鼻梁、耳朵枕骨隆突踝部因无皮下组织，该阶段的压疮可能是表浅溃疡，可能扩展到肌肉和（或）支持结构（如肌肉、肌腱或关节囊），有可能导致骨髓炎，可以直接看见或触及骨或肌腱。

不明确分期的压疮是指全层组织缺失，溃疡底部有坏死组织覆盖（黄色、黄褐色、灰色、绿色或褐色），或者伤口有焦痂附着。同时，此阶段只有充分去除坏死组织或焦痂，暴露伤口的底部，才能准确评估压疮的实际深度，确定分期。足跟处稳定的焦痂（干燥，黏附紧密，完整但没有发红或波动感）可不必去除。

（三）治疗

压疮在治疗时首先应明确并祛除产生压症的原因，否则即使给予了正确的局部和全身治疗也很难达到治疗目的。

1. 全身治疗

(1) 加强营养：患者营养缺乏不利于压疮的愈合。在组织水平上，持续压力是导致皮肤破损的重要局部因素，而在细胞水平上，由于营养物质的运输和代谢产物的排泄障碍而不能维持代谢，导致细胞分解，同时含有蛋白质、维生素和矿物质的液体通过压疮创面持续丢失。因此，对有压疮的患者，除了保证基本的营养需求外，还要额外补充蛋白质、维生素和矿物质，增加液体的摄入量（240 mL/2 h，或治疗 1 L/d）。

(2) 蛋白质：如果出现压疮，必须患者根据体重给其提供 1.5 ~ 2 g/kg 的蛋白质。维生素 C 可以促进胶原蛋白合成，应每天补充 1 g。锌是蛋白质合成和修复的必要物质，应先检查是否有锌缺乏，因为过量的锌（> 400 mg/d）可能会影响巨噬细胞的功能，如有锌的缺乏，建议每天给予锌 15 mg。若有明显的锌缺乏时，可每天给予锌 135 ~ 150 mg。

(3) 贫血的治疗：压疮患者因食欲差、从压疮处丢失血清和电解质、感染以及虚弱等因素，往往有贫血。血色素水平低可引起低氧血症，导致组织内氧含量下降。

(4) 抗生素治疗：如果出现全身感染情况，或压疮局部有蜂窝织炎，才给予抗生素治疗。进行抗生素治疗时应视病因结合手术治疗，如因软组织感染应行外科清创术因骨髓炎应行截骨术。

2. 局部治疗

(1) 创面换药：换药是治疗压疮的基本措施。创面的愈合要求适当的温度、湿度、氧分压及 pH 值等。局部不用或少用外用药，重要的是保持创面清洁。可用普通生理盐水在一定压力下冲洗以清洁创面，促进健康组织生长而且不会引起创面损害。每次清洗创面时要更换敷料，并清除掉创口表面的物质，如异物、局部残留的药物、残留的敷料、创面渗出物和代谢废物。如有坏死组织，则易发生感染且阻碍创面愈合，可用剪除、化学腐蚀或纤维酶溶解等方法来清除坏死组织，但应避免损伤正常的肉芽组织而影响上皮组织生长或引起感染扩散。

根据病情可用过氧化氢溶液（双氧水）和生理盐水冲洗创面。渗出多的创面应每日换药 2 次，无分泌物且已有肉芽生成时，换药次数宜逐渐减少，可由每日 1 次减少至每 3 日 1 次。压疮创面需覆盖，有助于平衡内环境和维持生理完整性，较理想的敷料应能保护创面，与机体相适应，并提供理想的水合作用。尽管在潮湿环境中创口愈合更快，但过多渗出物能浸泡周围组织，因而应该从创面上吸去这些渗出物。

(2) 抗感染：引起感染的细菌种类较多，其中铜绿假单胞菌（绿脓杆菌）常见且难控制，多数细菌对常用抗生素耐药。控制感染的主要方法是加强局部换药，压疮局部可使用抗生素。消除可以去除的坏死组织，促进创面的修复，创面可用浸透到半湿的生理盐水敷料，创口引流要做好。必要时可用 2% 硼酸溶液、3% 过氧化氢溶液冲洗创面。同时根据全身症状和细菌培养结果，可考虑全身使用敏感抗生素控制感染。

3. 创口的物理治疗

(1) 紫外线可有效地杀灭细胞并促进上皮再生，促进压疮创口愈合，但紫外线不应用于极易受损伤的皮肤或创口周围组织严重水肿的患者。

(2) 治疗性超声波可通过增强炎性反应期，从而更早进行增生期来加速创口的愈合。

3 MHz 超声波用于治疗表浅创口，1 MHz 超声波用于治疗深部创口。对急性感染性创口或伴发骨髓炎时，应慎用或禁用超声波。

(3) 用于组织修复的电刺激通过刺激内源性生物电系统，促进电活动，改善经皮氧分压，增加钙吸收和三磷酸腺苷蛋白合成，其杀菌作用能刺激慢性创伤愈合。可应用低强度直流电、高压脉冲电流和单相脉冲电流进行电刺激。电刺激可用于常规治疗无效的Ⅲ期和Ⅳ期压疮，以及难治的Ⅱ期压疮。此外，在不同阶段也可使用红外线、微波、超短波、氦氖激光等治疗。

(4) 手术治疗。Ⅲ期和Ⅳ期压疮通过非手术治疗虽能治愈，但耗时较长，可长达数月，所以，对长期非手术治疗不愈合、创面肉芽老化边缘有瘢痕组织形成、合并有骨关节感染或深部窦道形成者，应采用手术治疗。创口的早期闭合可减少液体和营养物质的流失改善患者的全身健康状况，并使其早日活动及重返社会。压疮的手术方法包括直接闭合、皮肤移植皮瓣或肌皮瓣转移等。

4. 压疮的预防

压疮的预防是基于对病因学的理解，着重于能影响患者损伤的危险因子，卫生状况和良好的皮肤护理也尤为重要。

(1) 定时更换姿势：对运动障碍者应定时变换姿势，调整矫形器；对有多处压疮的患者应用交替式充气床垫，避免持久受压，但应禁止使用橡皮圈，以免影响血流，进而影响组织生长。对卧床患者应每 2 h 翻身一次，翻身时间并不是固定的，但翻身时必须检查皮肤情况。正确体位的目标是使压力分布在最大体表面积上，并避免骨突处受压，过度肥胖、痉挛、挛缩、矫形支具、牵引及疼痛会加大体位摆放的困难。

体位姿势的改变主要有 4 种：仰卧位、俯卧位、右侧卧位和左侧卧位。可通过使用泡沫楔形物和枕头进行体位摆放。将患者抬离床面时，需教给患者减少身体和肢体通过床或椅面时的摩擦力和剪切力的技术。

(2) 使用适合的轮椅及坐垫：轮椅坐姿应保证达座位区域的最大支撑面，足踏板应置于不将重量传送到坐骨而是让大腿承重的高度。需侧面支持以维持躯干直立时，要注意不能引起局部受压。坐轮椅时至少每半小时进行一次姿势改变，在轮椅上减除身体重量有多种方法，包括向后、前、侧面倾斜及向上抬高身体，每天至少需要检查皮肤 2 次，特别要注意骨突部位的皮肤情况。另外，应特别注意避免碰到热源造成烫伤。

(3) 定期检查皮肤：定期进行皮肤检查与护理是预防压疮的基础，同时要随时保持皮肤清洁、干燥，对受压部位的皮肤应避免按摩，避免加重对局部毛细血管的损伤。通过变换体位、采用特制的减压装置，使作用于皮肤的压力减小或均匀分布，缩短局部持续受压时间，恢复局部的微循环。积极治疗原发病，补充营养，对患者及其家属进行健康教育，消除可能的危险因素，减少发生压疮的可能。

八、神经源性膀胱

(一) 基本概念

控制膀胱的中枢或周围神经伤病引起的排尿功能障碍，称为神经源性膀胱 (Neurogenic Bladder)。可以由药物、多种神经系统疾病、外伤等原因引起，致排尿功能减弱或丧失，最终表现为尿失禁或尿潴留。神经源性膀胱是康复医学中常见的合并症之一，尤其多见于脊髓损伤。神经源性膀胱康复治疗的原则包括：①控制或消除尿路感染。②使膀胱具有适当的排空能力。③使膀胱具有适当的控尿能力。

（二）治疗方法

1. 间歇性导尿

间歇性导尿（Intermittent Catheterization，IC）指定时将尿管经尿道插入膀胱内，使膀胱能够有规律地排空尿液的方法，根据操作时是否采用无菌操作，分为间歇性无菌导尿和间歇性清洁导尿两种，目前临床上多采用间歇性清洁导尿。

膀胱残余尿量增多或尿潴留的患者，多对其进行导尿。持续性导尿所留置的导尿管破坏了膀胱尿道的无菌状态，易引起尿路感染。1947 年，Cuttmann 提出对脊髓损伤患者采用无菌性间歇导尿技术，使膀胱周期性扩张与排空，接近生理状态，大大减少了感染的发生概率。1971 年，Lapides 提出的间歇性清洁导尿技术更是个重大的进展。间歇性清洁导尿术目前已为临床所采用。

开始间歇性导尿的时机多为脊髓损伤患者手术后 1 ~ 2 周。在开始导尿前，要向患者详细说明导尿的目的，消除患者的顾虑。住院患者先由医护人员进行示范操作。患者取仰卧位或侧卧位，手法要轻柔，当导尿管前端到达尿道括约肌处时要稍做停顿，了解尿道括约肌部位的阻力，再继续插入。导尿完毕，拔管要慢，到达膀胱颈部时，稍做停顿，同时嘱患者屏气增加腹压，或医护人员用手轻压膀胱区，使全部尿液引出，达到真正的膀胱排空。在操作时，成年人用 10 ~ 14 号导尿管，每隔 4 ~ 6 h 一次，每日不超过 6 次。每次导尿量控制在 300 ~ 500 mL。对进行 IC 的患者，每日的液体摄入量应严格控制在 2000 mL 以内，为 1500 ~ 1800 mL，具体方案为：早、中、晚入液量各 400 mL，另可在上午、下午和晚上睡前再各饮水 200 mL，睡后到次日起床前不再饮水。要求逐步做到均匀摄入，并避免短时间内大量饮水，以防止膀胱过度充盈。在每次导尿前，可配合各种辅助方法进行膀胱训练，诱导出现反射性排尿。出现反射排尿后，可根据排尿恢复的情况及排出的尿量做出相应的导尿次数的调整，如每天导尿减少为 1 ~ 3 次。

目前，常使用膀胱容量测定仪来测量膀胱容量，指导间歇导尿。一般说来，成人残余尿量少于 100 mL，即认为膀胱功能达到平衡、可停止导尿。

在间歇性导尿的开始阶段，需每周检查尿常规，定期进行尿培养。若出现尿路感染征象，应及时应用抗生素，并根据具体情况，酌情进行膀胱冲洗。

对膀胱逼尿肌无力、残余尿量保持 100 mL 以上或更多的患者，需要长期使用间歇性导尿术。此时，医护人员可耐心教会家属或患者本人进行间歇性清洁导尿，并定期复查。尿管经抗菌溶液消毒或沸水清洁后可以反复使用几周甚至几个月。

尽管间歇性导尿是绝大多数神经源性膀胱患者愿意接受的膀胱管理方法，但对于肥胖的患者、内收肌痉挛的女性患者、不能依从的患者或不能获得持久帮助的患者可能仍不适用，需要使用置管导尿。间歇性清洁导尿继发膀胱结石和尿路感染的概率低于置管导尿，对于反复出现尿路感染的患者，可使用间歇性无菌导尿或无接触的一次性导尿管。

2. 膀胱训练

膀胱训练是恢复膀胱功能，达到自行排尿的常用方法。对神经源性膀胱尿道功能障碍的患者应争取及早进行训练，但对膀胱输尿管反流、肾积水、肾盂肾炎患者禁用，对尿路感染、尿路结石、高血压病、糖尿病和冠心病患者慎用。训练时应采取循序渐进、逐渐增加的方法，每 2 ~ 5 h 训练一次，每次 10 ~ 15 min。常用的膀胱训练方法如下。

（1）耻骨上区轻叩法：常用于逼尿肌反射亢进患者、通过逼尿肌对牵张反射的反应，经骶髓排尿中枢引起逼尿肌收缩。用手指轻扣耻骨上区，引起逼尿肌收缩而不伴有尿道括约肌的收缩，产生排尿。

（2）屏气法（Vasalval 法）：用增加腹内压的方法增加膀胱压力，使膀胱颈开放而引起排尿的方法。患者身体前倾，快速呼吸 3 ~ 4 次，以延长屏气增加腹压的时间。做次深吸气，然后屏住呼吸，向下用力做排便动作。这样反复间断数次，直到没有尿液排出为止。痔疮、疝气患者慎用此法；膀胱输尿管反流患者禁用此法。

（3）扳机点法（Triggering Voiding）：常用于骶髓以上神经病变。在腰骶神经节段区寻找扳机点，通过反复挤捏阴茎、牵拉阴毛、持续有节奏地轻敲耻骨上区、肛门指检形成的刺激或牵张肛门括约肌的刺激等，诱导反射排尿。

（4）电刺激法：需经外科手术将电极植入体内，通过电极直接刺激逼尿肌，诱导逼尿肌收缩。电刺激还可以对骶神经根（S2 ~ S4）进行刺激，使骶神经兴奋，促使逼尿肌收缩，引起排尿。

（5）磁刺激法：为近年来试验用的方法，也是通过刺激骶神经达到排尿的目的，与电刺激相比具有无创伤相对无痛等优点。

（三）集尿器的使用

外部集尿器主要是男用阴茎套型集尿装置，女用集尿装置还很不理想，往往仍需使用尿垫。集尿器适用于各种类型的尿失禁患者。尚需解决的问题是不易固定而滑脱，使用不当可引起感染、溃疡、坏死及皮肤过敏等并发症。

（四）药物治疗

根据不同情况选用抗胆碱能药物、肾上腺素能药物平滑肌松弛药和骨骼肌松弛药等。

（五）外科手术

经以上治疗无效者，可考虑外科手术治疗，如膀胱功能重建术经尿道膀胱颈切开术、经尿道外括约肌切开术等。

参考文献

[1] MCKINLEY WO, SEEL RT, HARDMAN JT. Nontraumatic spinal cord injury: incidence, epidemiology, and functional outcome[J]. Arch Phys Med Rehabil, 1999, 80(6):619-623.

[2] CATZ A, GOLDIN D, FISHEL B, et al. Recovery of neurologic function fol-lowing nontraumatic spinal cord lesions in Israel[J]. Spine(PhilaPa 1976), 2004, 29(20):2278-2282, 2283.

[3] VAN DEN BERG ME, CASTELLOTE JM, MAHILLO-FERNANDEZI, et al. Incidence of nontraumatic spinal cord injury:a Spanish cohort study (1972-2008)[J]. Arch Phys Med Rehabil, 2012, 93(2):325-331.

[4] 李想，洪毅，张军卫，等. 非创伤性脊髓损伤的临床特点 [J]. 中国康复理论与实践，2014，20（3）：282-284.

[5] 郝春霞，李建军，周红俊，等. 外伤性与非外伤性脊髓损伤发病及康复特点 [J]. 中国康复理论与实践，2012，18（3）：250-253.

[6] 美国脊髓损伤协会，国际脊髓损伤学会. 脊髓损伤神经学分类国际标准（2011 年修订）[J]. 李建军，王

方永，译. 中国康复理论与实践，2011，17（10）：963–972.
[7] 李德志，孔德生，郝淑煜，等 . 2447 例椎管内肿瘤的流行病学特点 [J]. 中华神经外科杂志，2014，30（7）：653–657.
[8] 郝霞，李建军，周红俊，等 . 1264 例住院脊髓损伤患者的流行病学分析 [J]. 中国康复理论与实践，2007，13（11）：1101–1103.
[9] 杨枭雄，于前进，秦江，等 . 脊髓损伤住院患者 1027 例流行病学分析 [J]. 脊柱外科杂志，2016，14（5）：301 –304.
[10] 曹宁，封亚平，谢佳芯 .《脊髓损伤神经修复治疗临床指南（中国版）2021》解读 [J]. 中国现代神经病杂志，2022，22（8）：655–661.
[11] 曹烈虎，牛丰，张文财，等 . 创伤性脊髓损伤康复治疗专家共识（2020 版）[J]. 中国创伤杂志，2020，36（5）：385–392.
[12] 邵银进，李志欣，吴桂华，等 . 脊髓损伤患者早期综合康复治疗的疗效分析 [J]. 中国康复医学杂志，2015，30（6）：613—614.
[13] 王志军，刘洋，杨斌，等 . 脊柱脊髓损伤临床及康复治疗路径探讨 [J]. 临床医药文献电子杂志，2020，7（47）：69–70.
[14] Sekhon，Lali H.S. MB，et al .Epidemiology，Demographics，and Pathophysiology of Acute Spinal Cord Injury[J]，2001，26（24）:2–12.
[15] 高山 . 高压氧辅助治疗脊髓损伤的疗效及影响因素 [J]. 中国实用神经疾病杂志，2017，20（16）：81–83.
[16] 黄俊杰，齐珊珊，侯铁东 . 脊髓损伤患者行高压氧结合传统康复治疗的效果观察 [J]. 中国实用医药，2020，15（3）：185–187.
[17] 黄青燕 . 高压氧治疗外伤性脊髓损伤的临床护理研究 [J]. 临床医药文献电子杂志，2019，6（26）：132–133.

第八章

脑卒中

第一节　大脑半球梗死

大脑半球即端脑的两侧结构，包括大脑左、右半球。大脑左、右半球通过胼胝体相连，分别具有不同的优势功能，按功能分为优势半球和非优势半球。优势半球为在语言、逻辑思维、分析综合及计算功能等方面占优势的半球，多位于左侧，只有一小部分右利手者和约半数左利手者可能在右侧。非优势半球多为大脑右半球，主要在音乐、美术、综合能力、空间、几何图形和人物面容的识别及视觉记忆功能等方面占优势。不同部位的神经病学损害产生不同的临床症状。大脑半球在人体接收信息、分析处理信息、发出指令中具有重要作用。

梗死是指血管阻塞，血流停止导致的缺氧，引起器官或局部组织坏死，需要尽早治疗。

【功能】

大脑半球的功能较多，人类复杂的心理及神经功能都有大脑的参与，大脑半球在感知觉、记忆、思维、语言、书写、阅读、运动等方面都发挥着重要作用，且左、右两半球有各自的优势功能，大脑左半球功能具有分析的、抽象的、继时的、理性的特征，右半球功能具有全面的、具体的、同时的、直观的特征。左半球在语言和与语言有关的概念、抽象、逻辑分析能力上占优势，而右半球则在空间知觉、音乐绘画等整体形象、具体思维能力上占优势，两半球相辅相成、相互补充、相互制约、相互协作，以实现人的高度完整和准确的行为。总的来说大脑半球的功能可以概括成3点，即接收、加工和储存信息和参与高级心理活动与行为调控。

一、接收、加工和储存信息

大脑外侧面的中央沟后部，即大脑皮质的视、听和躯体感觉区、联合区及相应的皮质下组织，承担了大脑半球接收、加工和储存信息的功能，包括三级功能区。一级区用于接收特异信息，并产生感觉功能；二级区对信息进行进一步加工和特征提取，并形成知觉功能；三级区则进行更高级、更抽象的加工和储存。这些区域按照模式特异性递减和功能渐进性偏侧化的原则分层次地工作，即一级区的特异性最高，而三级区的功能偏侧化最明显。

二、参与高级心理活动

人对外来信息不仅是被动地给予反应，还可主动地制订行动计划，并不断调节自己的行为，大脑半球正承担着这一进行高级心理活动的功能。这些能动的意识活动过程是由位于大脑外侧面的中央沟前部，相当于初级运动区、运动联合皮层和前额叶等区域，进行分层次的工作完成的。其中尤为重要的是前额叶，它不仅与皮质的所有其余的外表部分相联系，使其既可以对其他脑结构进行调控，又可以对来自别处的信息进行进一步加工，使人可以更好地调控行为。

三、行为调整

位于大脑半球中皮质部分的运动联合皮层，可把执行某种行为的指令进行有序地组织，并使头、眼、手、足整个躯体的肌肉处于运动前的准备状态，然后再发送指令激发初级运动区神经元的活动，后者再将冲动传送至脊髓运动神经元，从而产生精细的运动。

【位置】

大脑半球位于间脑、中脑及小脑的上面，分为大脑左半球、大脑右半球，大脑左、右半球间以大脑纵裂为分割线，裂底通过胼胝体相连，大脑与小脑以大脑横裂为分割裂隙。

【临床解剖】

脑叶

（一）额叶

占大脑半球的表面的前 1/3，位于外侧裂上方和中央沟前方，是大脑半球主要功能区之一。中央沟前与之略平行的中央前沟，两沟之间为中央前回，是大脑皮质运动区。中央前回前方从上到下有额上沟及额下沟，将额叶外侧面与其余部分分为额上回、额中回及额下回。

额叶的主要功能与精神、言语和随意运动有关、主要运动区包括以下 6 个。①皮质运动区：位于中央前回，支配对侧半身的随意运动。②运动前区：位于皮质运动区前方，是椎体外系统的皮质中枢。③皮质侧视中枢：位于额中回后部，司双眼同向侧视运动。④书写中枢：位于优势半球额中回后部。⑤运动性语言中枢：位于优势半球外侧裂上方和额下回后部交界的三角区。⑥额叶前部：有广泛的联络纤维，与记忆、判断、抽象思维、情感和冲动行为有关。

（二）顶叶

位于中央沟后、顶枕沟前和外侧裂延长线的上方。中央沟与中央后沟之间为中央后回，为大脑皮质感觉区。中央后回后面有横行的顶间沟，将顶叶分为顶上小叶和顶下小叶。顶下小叶又围绕在外侧裂末端的缘上回和围绕在颞上沟终点的角回组成。

（三）颞叶

位于外侧裂下方，顶枕叶前方。颞叶前端为颞极，外侧面有与外侧裂平行的颞上沟以及底面的颞下沟，两沟界线了颞上回、颞中回和颞下回，颞上回有一部分掩入外侧裂中，为颞横回。

颞叶包括 5 个主要功能区。①感觉性语言中枢：位于优势半球颞上回后部。②听觉中枢：位于颞上回中部及颞横回。③嗅觉中枢：位于钩回和海马回前部，接收双侧嗅觉纤维传入。

④颞叶前部：与记忆、联想和较高级精神活动有关。⑤颞叶内侧面：此区域属于边缘系统。

（四）枕叶

位于顶枕沟和枕前切迹连线的后方，为大脑半球后的小部分。其后端为枕极，内侧面以距状裂分成楔回和舌回。围绕距状裂的皮质为视中枢，亦称纹状区。距状裂上方的视皮质接受上部视网膜传来的冲动，下方的视皮质接收下方视网膜传来的冲动。

（五）岛叶

又称脑岛，呈三角形岛状，位于外侧裂深面，被额、顶、颞叶所覆盖。岛叶的功能与内脏感觉和运动有关。刺激人的岛叶可以引起内脏运动改变，如唾液分泌增加、恶心、呃逆、胃肠蠕动增加和饱胀感等。

从功能和发生学的角度，将大脑又出一个边缘叶：由半球内侧面位于胼胝体周围和侧脑室下角底壁的一圆弧结构构成，包括隔区、扣带回、海马回、海马旁回和钩回。边缘系统与网状结构和大脑皮质有广泛联系，参与高级神经、精神和内脏活动。边缘系统损害时，可出现情绪及记忆障碍、行为异常、幻觉、反应迟钝等精神障碍及内脏活动障碍。

【病因】

其病因多为血管壁病变如高血压，脑动脉粥样硬化，动脉夹层，血栓栓塞，血液成分改变，血流动力学改变。各种心脏病：心瓣膜病、先天性心脏病、冠心病、心肌梗死、二尖瓣脱垂、心房纤颤等各种原因引起的心力衰竭。随着 CT 的广泛应用，青壮年脑梗死也不少见，而且病因复杂。除上述常见的病因外还发现了许多新的因素与脑梗死关系密切，如感染、颅脑外伤、血清胆红素下降、高同型半胱氨酸血症与动脉粥样硬化、偏头痛、脑动脉炎等。现就以上几种因素引起的情况综述如下：

一、感染

国内有结脑、病脑、脑囊虫病、钩端螺旋体病、弓形虫病等颅内感染引起 CI 的报告。认为可能是病原体直接侵犯脑动脉或动脉周围炎波及动脉，也可能是变态反应所致。

二、颅脑外伤

脑外伤引起的脑梗死已报道许多。外伤性脑血管闭塞的机理是多种多样的：①微循环障碍。②血管损伤。③脑血管痉挛。④颅内压增高引起脑组织。

三、血清胆红素下降

血清胆红素水平与 CI 呈负相关，一般认为血清胆红素下降，使机体抗脂质过氧化的能力下降，导致氧化低密度脂蛋白形成增多，这可能是 CI 形成的原因之一。血清胆红素降低可能妨碍了胆固醇溶解且不利于其经胆汁清除，导致血清胆固醇升高，增加了动脉硬化的危险性。此种现象很值得临床进一步观察。

四、高同型半胱氨酸血症与动脉粥样硬化

McCully 首先报道了遗传性同型半胱氨酸尿症患者以重度高同型半胱氨酸血症（Hhcy）

为特征，表现为严重的动脉硬化（AS），而 Hey 升高是唯一的代谢障碍，由此提出了 Hhcy 致 AS 的理论。此后许多研究表明血浆总同型半胱氨酸水平 tHey 与 AS 及其血管并发症有关。Fra，mingham 心脏中心的研究发现，矫正年龄、性别和其它危险因素后，Hcy 升高可能使颈动脉狭窄的相对危险性为 2.0。在有症状周围动脉病变（PAD）患者中，Hcy 每升高 5 μmol/L，发生颈动脉狭窄（≥ 50%）的相对危险性增加 1.32，故血浆 tHey 水平可能作为 PAD 患者发生颈动脉狭窄的独立风险预测因素。

五、偏头痛

偏头痛（Migraine Headache，MH）引起 CI 脑梗死的报道很多。Stang 等研究发现在 MH 病史较长的患者中（> 10 年）MH 与卒中存在相关性。Merikangas 等进行了一项大规模流行病学研究的探讨这种关系，样本是选自美国成人人群中的 13 380 例成人，MH 患者的卒中危险比增高为 1.5。MH 患者的卒中危险性随年龄增长而降低，如 40 岁时的危险比为 2.8，而 60 岁时相对危险比为 1.7。Buring 研究认为 MH 男性患缺血性卒中的危险比为 2.8。Olese 用脑血流量测定技术（rCBF）证实了 MH 脑血流量大面积减少，在血流量减少区可见正常神经功能缺损或丧失。

六、脑动脉炎

脑动脉炎是一组病因尚未完全阐明的脑动脉炎性疾病，大多属于自身免疫变态反应所致的结缔组织疾病，有系统性红斑狼疮、风湿性脑脉管炎、白塞氏病、多发性大动脉炎、血栓闭塞性脉管炎等引起 CI 的报告。现认为非特异性脉管炎引起的血管壁受损、动脉内膜增生、管腔狭窄可致 CI。查坤钊还报道了放射性脑动脉炎引起的 CI。有人认为颅内肿瘤放疗可以引起邻近区域脑动脉炎，一般以小动脉与毛细血管更易受累，血管内膜对放射线最为敏感，但大剂量整个血管壁受累，病理属于坏死性动脉炎，有纤维蛋白样坏死，血管周围渗出，内膜增生，管壁增厚，偶见淀粉样变[1]。

【分类】

脑梗死以病因分型大致有经典 TOAST 分型，美国 SSS-TOAST 分型 及 CCS 分型，韩国改良 TOAST 分型，ASCO 分型，中国 CISS 分型。

目前主要采用 TOAST 分型：①大动脉粥样硬化型。②心源性栓塞型。③小动脉闭塞型。④其他病因型。⑤不明原因型。

依据脑组织缺血坏死的病理机制，可以分成①脑血栓形成、②脑栓塞、③血流动力学所致的脑梗死，其中脑血栓形成所致的最为常见。

【诊断】

患者初期一般意识清醒，中期出现意识障碍、延髓性麻痹、四肢瘫、昏迷、中枢性高热、应激性溃疡等；晚期并发脑疝时，常危及生命，最终导致脑死亡。

诊断依据包括患者具有大脑半球梗死的危险因素，如中老年，有动脉粥样硬化、高血压等病史，发病前有反复的阵发性的感觉、运动功能障碍发生，发生时的感觉、运动功能障碍症状对应的脑中的部位与头颅CT、磁共振成像检查显示的病变范围一致，可明确诊断。

(1) CT：目前，急性脑梗死患者的头颅CT平扫检查是常规影像检查，最常见的CT改变为大脑中动脉闭塞时的大脑中动脉高密度征，其他的早期缺血改变包括豆状核密度下降、岛带消失、半侧脑沟消失和半侧脑实质密度下降，后两种CT异常提示了梗死面积大、预后不良及进行溶栓治疗的危险性增加。

(2) CT血管成像（CTA）：CTA为通过静注碘化造影剂后，经螺旋CT扫描进行血管重建成像，其成像质量正在接近常规血管造影。这项技术可以检测颅外颈动脉狭窄程度和斑块形态，还可以可靠地检测颅内血管狭窄、栓子和中等大小或一些更大的动脉瘤。因可较直观地看到脑的血液循环情况，故对脑梗死的早期诊断有重要意义。

(3) CT灌注成像：CT灌注成像技术，主要通过团注碘对比剂显示毛细血管内对比剂通过时引起的脑组织密度变化状态。在急性脑缺血早期，特别是发病2～4 h的超早期，常规CT平扫改变轻微或无异常改变，一旦出现低密度病灶，就被认为是缺血性梗死形成，代表形态结构的破坏。而灌注成像能早期发现灌注异常区，对估计侧支循环和患者的预后极为重要。

(4) 核磁共振（MR）、磁共振成像（MRI）是目前最重要的辅助检查之一，可以自症状出现数分钟发现异常，最多在发病后1 h左右即可出现。

(5) 磁共振弥散加权成像（DWI）：DWI对早期缺血改变非常敏感，在缺血性脑血管病中，其在缺血后105 min即可看到高信号。其反映的是细胞内水肿情况，是细胞死亡的标志。在梗死早期，DWI的检测很敏感，且具有相对特异性。

(6) 磁共振灌注成像（PWI）：利用这一技术可以获取脑灌注状态的相关信息，最常用的是团注对比剂追踪技术。PWI反映的是血流灌注的情况，可提供最早和最直接的血流下降的信息，在缺血区呈现高信号，发现早期缺血较DWI更为敏感。

(7) 磁共振血管成像（MRA）：是一项血流依赖性技术，血流信号的消失并不肯定意味着血管完全闭塞，而只能说明血流速度降低到了某个临界值。其成像方法有许多序列，其中2 D相差MRA只捕获真正开放的血管，因此对区分缓慢血流、无血流与正常血流是一项特别有帮助的技术。

(8) 磁共振频谱（MRS）：是MR技术的新进展之一，可以评价指定脑区的代谢活动及某种代谢物的浓度。其可以早期诊断脑梗死，并对预后做出判断[2]。

【治疗】

治疗原则。

(1) 超早期治疗：力争发病后尽早选用最佳治疗方案。

(2) 个体化治疗：根据患者年龄、脑梗死类型、病情严重程度和基础疾病等采取最适当的治疗。

(3) 整体化治疗：采取针对性治疗同时，进行支持疗法、对症治疗和早期康复治疗，对脑梗死危险因素采取预防性干预。

根据不同的病因、发病机制、临床类型、发病时间等确定的方案，实施以个体化为原则的治疗。在一般内科治疗的基础上，可酌情用改善脑循环、脑保护、抗脑水肿、降颅压等措施。

针对急性病因治疗，有适应证者可行溶栓治疗，有条件的医院，卒中患者应收入卒中单元治疗。积极治疗原发病，保持呼吸通道通畅及吸氧，控制血压、血糖，降颅压，治疗发热、感染及可能伴随的上消化道出血、水电解质紊乱，控制癫痫，预防深静脉血栓形成以及肺栓塞治疗。

目前，溶栓治疗的适应证尚无统一的意见，以下几点仅供参考：①年龄不超过 75 岁。②发病 6 h 之内。③血压低于 180/110 mmHg。④无意识障碍（由于椎 – 基底动脉系统血栓的预后较差，故出现意识障碍时也可考虑溶栓)。⑤瘫痪肢体的肌力在 3 级以下，持续时间超过 1 h。⑥头部 CT 排除脑出血，未出现与本次症状相对应的低密度梗死灶。⑦患者或家属同意。

溶栓治疗的禁忌证：①有出血倾向或出血素质。②近 3 个月内有脑卒中、脑外伤史和心肌梗死病史，3 周内有胃肠道或泌尿系统出血病史，2 周内有接受较大外科手术史，1 周内有在无法压迫部位进行动脉穿刺病史，体检发现有活动出血或者外伤（如骨折）证据。③血压高于 180/110 mmHg。④ CT 检查显示有大片的低密度病灶（低密度影大于大脑半球的 1/3)。⑤体温 39℃以上伴有意识障碍的患者。⑥有严重的心、肝、肾功能障碍。此外，既往有颅内出血、蛛网膜下腔出血和出血性脑梗死病史的患者，不建议进行溶栓治疗。溶栓治疗的并发症主要是脑梗死病灶继发性出血或身体其他部位的出血[3]。

一、药物治疗

由于个体差异大，用药不存在绝对的最好、最快、最有效，除常用非处方药外，应在医生指导下充分结合个人情况选择最适合的药物。

对于脑梗死并无特效药，仅可使用对症支持治疗药物；一般针对神经保护、改善脑血管循环等使用药物。神经保护类药物，传统用药有依达拉奉等。此外，丁基苯酞，即丁苯酞，在治疗神经功能缺损方面有独到疗效。改善脑血管循环类药物，目前临床上常考虑人尿激肽原酶等，须依据医生评估后用药。

二、手术治疗

对大脑半球的大面积梗死，如无禁忌证，可施行开颅减压术或部分脑组织切除术。尤其是影响到脑干功能或引起脑脊液循环阻塞的，可行后窝开颅减压或 / 和直接切除部分梗死的小脑，以解除脑干压迫，伴有脑积水或具有脑积水危险的患者应进行脑室引。

三、介入治疗

介入治疗颈动脉内膜切除术对颈动脉狭窄超过 70% 的患者治疗有效。介入治疗包括颅内外血管经皮腔内血管成形术及血管内支架植入等，目前，临床上越来越重视介入治疗与溶栓治疗的结合[3]。

四、康复治疗

治疗前应向患者及家属讲明：康复治疗的目的，主要是改善患者的生存状态，提高生活质量，缩短治疗时间，帮助患者最大限度地恢复体力功能。还要讲明在治疗时可能出现的正常反应，以免引起误解。

（一）心理康复

这是康复治疗的第一环节。对于从一个正常人，突然变成了一个瘫痪在床的人，这样一个巨大的心理落差，一般人是难于承受的。这时要消除患者悲观、失望的心理以及和医护人员、家属的敌对心理，增强患者战胜疾病的信心，这一过程是非常主要的。它直接为以后的治疗打下基础，因为在其后的治疗中，我们需要患者的积极配合，才能达到良好的治疗效果[4]。

（二）运动疗法

主要采用神经促通技术，包括以下方面。

（1）床上良肢位摆放：分为患侧卧位，健侧卧位，仰卧位。患侧卧位摆放的方法为，头颈稍前屈，患侧肩胛带前伸，肩关节屈曲，肘关节伸展，前臂旋后，腕关节背伸，手指伸展。患侧下肢伸宽，屈膝，踝关节中立位，健侧上肢放松，处于舒适体位即可。健侧下肢放在患侧下肢前面，屈髋屈膝，在其下方放一个枕头，防止压迫患侧下肢，躯干稍向后倾，背部放一枕头，用于依靠，取放松体位。

健侧卧位的方法为，躯干与床面保持直角，背后放一个枕头使其放松。坚持上肢在下，至于舒适放松体位，患侧上肢在上，肩部前伸向前伸出，肩关节前屈大约90°，在其下方放一个枕头进行支撑。伸肘、前臂旋前，手伸展或者是握一个毛巾卷。健侧下肢髋关节伸展，膝关节轻度屈曲平放在床上，患侧下肢髋关节和膝关节屈曲，置于健侧下肢前面，患侧膝关节下方放一个枕头，踝关节重力为保持患侧，足部不可悬空。

仰卧位的摆放方法为，头部置于枕头上，枕头高度要适宜，注意不能使胸椎过度前屈。患侧骨盆下面垫一个薄的枕头，使患者患侧骨盆向前突出，并防止患侧宽髋关节屈曲外旋。患侧肩关节和上肢下面垫一个长枕，使肩胛骨前伸，患侧肩关节稍外展，肘关节伸展，腕关节背伸，手指伸展，平放于枕头上。患侧下肢髋关节伸直，在膝关节下面垫一个软枕，保持膝关节微屈，注意防止膝关节过于屈曲。同时要将软枕头放在小腿下方，防止膝关节过伸。下肢、大腿及小腿中部外侧各放一个枕头，防止髋关节外展外旋，踝关节保持背身中立位，防止足下垂。

（2）偏瘫侧肢体各关节作被动及主动活动：对昏迷或完全偏瘫的患者，应做被动活动，以利于防治关节挛缩和变形。从近端关节活动至远端关节，幅度由小变大。多做一些抗痉挛模式的活动如肩外展、外旋，前臂旋后，腕背伸，指伸展，伸髋，屈膝，踝背伸等。活动时避免动作粗暴造成软组织损伤。

（3）健肢主动辅助患肢进行关节活动度训练：如Bobath握手肩前屈运动、Bobath握手肘屈伸运动。

（4）肌力训练：肌力0～1级的训练，常采用被动运动训练的方法；肌力为1～2级的训练，可以采用辅助主动训练，又称助力运动方法训练，也就是在患者的肌肉进行主动收缩的同时，依靠部分的外力来帮助患者完成关节的运动和肌肉收缩，以达到增强肌肉力量的目的；肌力为3～4级的训练，可以采用抗阻训练，训练时的强度要达到1 RM（肌肉等长收缩坚持5 s所加的最大负荷称为1 RM）的60%～80%，根据患者自身情况进行增减。

（5）桥式训练：患者平卧，双腿屈曲脚掌踩于床面；辅助者一手扶于患侧膝盖，一手握住患侧下肢脚踝；当患者髋部用力，辅助者稳定患侧下肢脚踝并向下按压患侧膝盖，辅助患者更可能高地抬离床面。

(6) 床边坐位平衡训练：坐位静态平衡训练，让患者坐在床边，调整床的高度（大约与膝盖同高），膝盖可弯曲约 90°，双脚分开与肩同宽，踩于地面以支撑身体。让患者挺起胸膛，头部伸直，眼睛直视前方，尽量保持这个姿势，练习坐稳不要往受累一侧倾倒。坐位动态平衡训练：同上静态坐位，先坐稳，然后让患者身体慢慢向未受累的一侧移动，记得头部仍然需要尽量保持直立状态，当向未受累的一侧移动比较稳定时，就可以开始挑战往受累一侧移动了，如果熟悉以后，也可以往前或是向后移动。伸手取物训练：家属或照顾者可以选择一个患者喜欢的物品作为目标物，引导患者躯干旋转拿取身体左右及后面的物品，也可以让患者弯腰拿取地面的物品。可根据患者情况，慢慢调整物品摆放位置，距离越远难度越高，但要求患者头部尽量保持直立状态，让其在练习过程中慢慢找回控制自己肢体平衡的能力。

(7) 站立训练：患者座位，双足平放在地上，双手插握并向前伸出尽量伸直；训练者站在患侧，一手扶持患膝，另一手放在患者臀部；嘱患者上身向前挺，抬臂站起。

(8) 减重步行训练。

(9) 站立平衡训练、下肢负重训练：训练者双手扶住患者髋部，让患者尽量站直，并用患腿负重；健腿向前跨出半步或踏在前方的矮凳上。

(10) 上、下楼梯训练：若能上下楼梯，说明功能恢复较好。实际在训练上下楼梯的时候，要注意跌倒防护。还要注意上楼的时候迈腿的顺序特别重要，上楼梯的时候一般先迈健肢，用力的时候健腿支撑，坏腿跟着提上来。下楼梯时需要健腿支撑，防止跌倒。上述训练每天 2 次，40 min/ 次。

（三）作业疗法

通过患者主动参与活动，有目的地利用时间、精力完成日常生活活动、工作及娱乐。作业治疗主要有两种方法：适应和纠正。适应也叫功能性作业治疗，通过训练患者的残存功能，促进患者适应日常生活活动。纠正则是以中枢神经系统（CNS）重组为目标，利用感觉整合、运动训练、感觉训练、神经发育学等治疗手段促进脑功能恢复。认知功能的作业治疗主要包括记忆障碍、注意力障碍、思维障碍和自知力障碍的训练。记忆障碍治疗的分为内在性训练和代偿训练。内在训练包括助记术、PQRST 练习及建立活动常规。代偿训练包括环境适应和使用记忆辅助器械如日记本、日程表、记号等。注意力障碍的训练包括顺序作业、猜测游戏、划销作业和时间感作业等。思维障碍的训练有提取信息、物品分类、排列顺序、从一般到特殊推理的训练、解决问题能力训练以及计算和预算训练[5]。

日常生活能力训练，如指导患者进行穿衣、进食、洗漱等 ADL[6]。

（四）言语功能、吞咽功能训练

语言功能锻炼对于语言功能障碍的患者，根据患者不同情况，采用不同的方法，进行发音练习和口形练习。可对听、说、读、写、复述等功能障碍给予相应的简单指令、口颜面肌肉发音模仿训练、经皮咽部电刺激等治疗。吞咽功能障碍者，康复治疗的目的在于改善脑梗死患者的吞咽障碍并促进其恢复正常的饮食功能，常用康复治疗方法包括口腔感觉刺激训练、口腔运动能力训练、低频电刺激治疗、空吞咽训练、冰刺激等。

（五）物理因子治疗

经颅磁刺激技术（Trancranial Magnetic Stimulation，TMS）是利用线圈中的时变电流，产

生与其相垂直的磁场，该磁场通过头皮、颅骨，作用于脑部神经元，感生电场在导电介质中产生电流，造成神经元去极化，引起神经网络激活、神经递质释放、代谢改变及基因表达，从而产生生理效应[5]。

低频脉冲电刺激早期可诱发肌肉收缩，促进神经功能，增强肌肉力量，延缓肌肉萎缩，可以改善因偏瘫导致的肌力下降、肩关节脱位和肌肉萎缩等。降低肌张力，改善因偏瘫导致的张力异常如足下垂、肢体屈伸不利等。

电子生物反馈在理疗师设计方案后患者主动训练，可以清楚感知治疗进度，改善肢体的运动能力和运动异常姿势等。改善足背屈运动、抬腿、掌背伸、握拳等运动能力。

蜡疗降低肌张力，改善因偏瘫导致的张力异常如足下垂、肢体屈伸不利等。配合 PT 治疗可以有效增强治疗效果，增加关节活动度，预防肌肉拉伤，增强训练强度，缓解肌肉疲劳等。

五、传统治疗

传统中医治疗脑血管病已经积累了丰富的经验，治疗原则主要是活血化瘀和通经活络。

（一）药物

动物实验显示，一些中药单成分或者多种药物组合具有降低血小板聚集、抗凝、改善脑血流、降低血黏滞度及神经保护作用。药物有三七、丹参、川芎、葛根素、水蛭及银杏叶制剂等，脑脉利颗粒可以消除脑梗死急性期的脑水肿，促进血管新生，搭建侧支循环，改善脑梗死灶血液循环[3]。

（二）针灸治疗

一般让患者仰卧，取患侧的肩髃、百会、曲池、手三里、内关或外关、合谷等穴，下肢取髀关、伏兔、血海、阳陵泉、三阴交、照海、足三里等穴，或让患者侧卧或俯卧，取环跳、承扶、委中、承筋、承山、飞扬等穴。如伴有语言或咀嚼功能障碍时，选取病侧面部穴位针刺。用电针、连续波，留针 20 ~ 30 min，10 天为 1 个疗程[4]。

第二节　枕叶梗死

单纯枕叶梗死在椎基底动脉系统脑梗死中不常见，脑梗死发生率的国外报道大约为 3%，国内相关报道提示其为 6.4% ~ 6.5%[7]，虽然没有颈内动脉系统脑梗死发生率高，但其后果往往较差，甚至终身失明。枕叶梗死其临床表现不典型或甚至无症状，同时枕叶发生梗死时可合并椎基底动脉系统其他的症状及体征，有时我们会发现枕叶梗死甚至会合并出现颈内动脉系统的症状和体征，故枕叶梗死常被误诊或是延误诊治[8]。

【临床解剖】

枕叶位于大脑半球后部，在顶枕裂至枕前切迹连线的后方，其后端为枕极。枕叶内侧面由距状裂分成楔回和舌回。距状裂两侧的皮质为视觉中枢，亦称纹状区。枕叶的功能主要与视觉有关[9]。

【病因病机】

大动脉粥样硬化（LAA）在单纯枕叶梗死的发生中占至关重要的地位，穿支动脉疾病（PAD）是第二多见的病因[10]。

【分型】

病因采用 SICC 分型，分为 5 个亚型：①大动脉粥样硬化（1 arge Artery Atherosclerosis，LAA）：包括主动脉弓粥样硬化与颅内外大动脉粥样硬化。②心源性卒中（Cardiogenic Stroke，CS）。③穿支动脉疾病（Penetrating Artery Disease，PAD）。④其他病因（Other Etiologies，OE）。⑤病因不确定（Undetermined Etiology，UE）：无确定病因、多病因、检查欠缺等[10]。

【临床表现】

头痛 - 视觉障碍，还可以有眩晕和（或）呕吐、言语不清、失语、TIA、小便失禁、无症状、共济失调等表现，但无特异性。

一、视野改变

（1）偏盲 - 侧视中枢病变可产生对侧同向性偏盲，但中心视力（黄斑部视力）不受影响，称黄斑回避。

（2）象限盲距状裂以下舌回损害，可产生对侧同向性上象限盲；距状裂以上楔回损害，可产生对侧同向性下象限盲。

（3）皮质盲双侧视觉中枢病变产生双目失明（全盲），但瞳孔大小和对光反射正常。

二、视幻觉为视中枢的刺激性病变所致

患者可出现幻视、闪光、火星、暗影等。

三、视觉失认见于左侧纹状区周围及角回病变

患者并非失明，能绕过障碍物走路，但不认识看见的物体、图像或颜色等，有时需借助于触觉方可辨认。

视物变形见于视觉中枢及顶颞枕交界区病变。

患者所看见的物体变大、变小和形状歪斜不规则及颜色改变，此症状亦可能是癫痫的先兆[11]。

【诊断】

中、老年患者，有动脉粥样硬化及高血压等脑卒中的危险因素，安静状态下或活动中起病，病前可有反复的 TIA 发作。症状常在数小时或数天内达高峰，出现局灶性的神经功能缺损，梗死的范围与某一脑动脉的供应区域相一致。头部 CT 在早期多正常，24 ~ 48 h 内出现低密度病灶。脑脊液正常。SPECT、DWI 和 PWI 有助于早期诊断。血管造影可发现狭窄

或闭塞的动脉[11]。

【治疗及预后】

枕叶梗死治疗上包括抗血小板聚集、调节血脂、控制血压及相关危险因素等治疗。有视觉障碍的枕叶梗死预后不良。

脑梗死的治疗不能一概而论，应根据不同的病因、发病机制、临床类型、发病时间等确定治疗方案，实施以分型、分期为核心的个体化和整体化治疗原则。在一般内科支持治疗的基础上，可酌情选用改善脑循环、脑保护、抗脑水肿降颅压等措施。在时间窗内有适应证者，可行溶栓治疗。有条件的医院，应该建立卒中单元，卒中患者应该收入卒中单元治疗[12]。

一、一般治疗

（一）保持呼吸道通畅及吸氧

保持呼吸道通畅，气道功能严重障碍者应给子气道支持（气管插管或切开）及辅助呼吸，合并低氧血症患者（SpO_2 低于 92% 或血气分析提示缺氧）应给予吸氧。

（二）调控血压

1. 高血压

约 70% 的缺血性卒中患者急性期血压升高，原因主要包括：疼痛、恶心、呕吐、颅内压增高、意识模糊、焦虑、卒中后应激状态、病前存在高血压等。目前关于卒中后早期是否应该立即降压、降压目标值、卒中后何时开始恢复原用降压药及降压药物的选择等问题尚缺乏可靠研究证据。关于调控血压的推荐意见：准备溶栓者，血压应控制在收缩压＜ 180 mmHg，舒张压＜ 100 mmHg；缺血性脑卒中后 24 h 内血压升高的患者应谨慎处理，应先处理紧张焦虑、疼痛恶心、呕吐及颅内压增高等情况。血压持续升高收缩压≥ 200 mmHg 或舒张压≥ 10 mmHg 或伴有严重心功能不全、主动脉夹层、高血压脑病，可予缓慢降压治疗，并严密观察血压变化；有高血压病史且正在服用降压药者，如病情平稳，可在卒中 24 h 后开始恢复使用降压药物。

2. 低血压

卒中患者低血压可能的原因有主动脉夹层、血容量减少以及心输出量减少等，应积极查明原因，给予相应处理，必要时采用扩容升压措施。

（三）控制血糖

当患者血糖增高超过 11.1 mmol/L 时，应给予胰岛素治疗；当患者血糖低于 2.8 mmol/L 时给予 10% ~ 20% 葡萄糖口服或注射治疗。

（四）降颅压治疗

严重脑水肿和颅内压增高是急性重症脑梗死的常见并发症，是死亡的主要原因之一。常用的降颅压药物为甘露醇、呋塞米和甘油果糖。20% 甘露醇的常用剂量为 125 ~ 250 mL，每 4 ~ 6 h 使用 1 次；呋塞米（10 ~ 20 mg，每 2 ~ 8 h 1 次）有助于维持渗透压梯度；其他可用白蛋白佐治，但价格昂贵。甘油果糖也是一种高渗溶液。常用 250 ~ 500 mL 静脉滴注，每日 1 ~ 2 次。

（五）吞咽困难

吞咽困难治疗的目的是预防吸入性肺炎。避免因饮食摄取不足导致的液体缺失和营养不良，以及重建吞咽功能。吞咽困难短期内不能恢复者早期可通过鼻饲管进食，持续时间长者经本人或家属同意可行胃造口（PEG）管饲补充营养。

（六）发热、感染

脑卒中后可因下丘脑体温调节受损并发感染或吸收热、脱水。中枢性高热的患者，应以物理降温（应用冰帽、冰毯或酒精擦浴）为主。脑卒中患者急性期容易发生呼吸道、泌尿系感染，是导致病情加重的重要原因。约 5.6% 卒中患者合并肺炎，早期识别和处理吞咽问题和误吸，对预防吸入性肺炎作用显著。患者可采用仰卧位，平卧位时头应偏向一侧，以防止舌后坠和分泌物阻塞呼吸道，经常变换体位，定时翻身和拍背，加强康复活动，是防治肺炎的重要措施。尿路感染主要继发于因尿失禁或尿潴留留置导尿管的患者，其中约 5% 出现败血症，与卒中预后不良有关。疑有肺炎、泌尿系感染的发热患者应给予抗生素治疗，但不推荐预防性使用抗生素。

（七）上消化道出血

是由于胃、十二指肠黏膜出血性糜烂和急性溃疡所致。上消化道出血的处理包括以下 3 种。①胃内灌洗：冰生理盐水 100 ~ 200 mL 其中 50 ~ 100 mL 加入去甲肾上腺素 1 ~ 2 mg 口服；仍不能止血者，将另外的 50 ~ 100 mL 冰生理盐水加入凝血酶 1000 ~ 2000 U 口服。对有意识障碍或吞咽困难患者，可给予鼻饲导管内注入，也可用血凝酶、云南白药酚磺乙胺氨甲苯酸、生长抑素等。②使用抑酸止血药物：西咪替丁或奥美拉唑等。③防治休克：如有循环衰竭表现，应补充血容量，可采用输新鲜全血或红细胞成分输血。上述多种治疗无效情况下，仍有顽固性大量出血，可在胃镜下进行高频电凝止血或考虑手术止血。

（八）水电解质紊乱

脑卒中患者应常规进行水电解质检测，对有意识障碍和进行脱水治疗的患者，尤其应注意水盐平衡。出现水电解质紊乱时应积极纠正。对低钠血症的患者应根据病因分别治疗，注意补盐速度不宜过快，以免引起脑桥中央髓鞘溶解症。对高钠血症的患者应限制钠的摄入，严重的可给予 5% 葡萄糖溶液静滴，纠正高钠血症不宜过快，以免引起脑水肿。

（九）心脏损伤

脑卒中合并的心脏损伤包括急性心肌缺血、心肌梗死、心律失常及心力衰竭等，也是急性脑血管病的主要死亡原因之一。发病早期应密切观察心脏情况，必要时进行动态心电监测及心肌酶谱检查，及时发现心脏损伤，给予治疗。

（十）癫痫

缺血性脑卒中后癫痫的早期发生率为 2% ~ 33%，晚期发生率为 3% ~ 67%。有癫痫发作时给予抗癫痫治疗。孤立发作一次或急性期痫性发作控制后，不建议长期使用抗癫痫药，卒中后 2 ~ 3 个月再发的癫痫，建议按癫痫常规治疗进行长期药物治疗。

（十一）深静脉血栓形成和肺栓塞

深静脉血栓形成（Deep Vein Thrombosis，DVT）的危险因素包括静脉血流淤滞静脉系统内皮损伤和血液高凝状态。瘫痪重年老及心房颤动者发生 DVT 的比例更高，症状性 DVT 发生率为 2%。DVT 最重要的并发症为肺栓塞（Pulmonary Embolism，PE）。为减少 DVT 和 PE

发生，卒中后鼓励患者尽早活动、抬高下肢；尽量避免下肢（尤其是瘫痪侧）静脉输液。对于发生 DVT 及 PE 高风险且无禁忌者，可给予低分子量肝素或普通肝素，有抗凝禁忌者给予阿司匹林治疗，症状无缓解的近端 DVT 或 PE 患者可给予溶栓治疗。

二、特殊治疗

（一）溶栓治疗

梗死组织周边存在半暗带是缺血性卒中现代治疗的基础。即使是脑梗死早期，病变中心部位已经是不可逆性损害，但是及时恢复血流和改善组织代谢就可以抢救梗死周围仅有功能改变的半暗带组织，避免形成坏死。溶栓治疗是目前最重要的恢复血流措施，重组组织型纤溶酶原激活剂（Recombinant Tssue Type Plasminogen Activator，rt-PA）和尿激酶（Urokinase，UK）是我国目前使用的主要溶栓药物。目前认为有效抢救半暗带组织的时间窗为：使用 Tt-PA 溶栓应是在 4.5 h 内或使用尿激酶溶栓应在 6 h 内。

1. 静脉溶栓的适应证

①年龄 18 ~ 80 岁。②发病 4.5 h 以内（rt-PA）或 6 h 内（尿激酶）；由于基底动脉血栓形成的死亡率非常高，而溶栓治疗可能是唯一的抢救方法，因此对基底动脉血栓形成患者溶栓治疗的时间窗和适应证可以适当放宽。③脑功能损害的体征持续存在超过 1 h，且比较严重。④脑 CT 已排除颅内出血，且无早期大面积脑梗死影像学改变。⑤患者或家属签署知情同意书。

2. 静脉溶栓的禁忌证

①既往有颅内出血，包括可疑蛛网膜下腔出血；近 3 个月有头颅外伤史；近 3 周内有胃肠或泌尿系统出血；近 2 周内进行过大的外科手术；近 1 周内在有不易压迫止血部位的动脉穿刺。②近 3 个月内有脑梗死或心肌梗死史，但不包括陈旧小腔隙梗死未遗留神经功能体征。③严重心、肝、肾功能不全或严重糖尿病患者。④体检发现有活动性出血或外伤（如骨折）的证据。⑤已口服抗凝药，且 INR ＞ 1.5 或 48 h 内接受过肝素治疗（APTT 超出正常范围）。⑥血小板计数低于 100×10^9/L，血糖＜ 2.7 mmol/L（50 mg/dL）。⑦血压：收缩压＞ 180 mmHg，或舒张压＞ 100 mmHg。⑧妊娠。⑨不合作。

3. 溶栓药物治疗方法

①尿激酶：100 万 ~ 150 万 IU，溶于生理盐水 100 ~ 200 mL 中，持续静滴 30 min，用药期间应严密监护患者。② rt-PA：剂量为 0.9 mg/kg（最大剂量为 90 mg）静脉滴注，其中 10% 在最初 1 min 内静脉推注，其余持续滴注 1 h，用药期间及用药 24 h 内应严密监护患者。动脉溶栓较静脉溶栓治疗有较高的血管再通率，但其优点往往被耽误的时间所抵消。

（二）抗血小板聚集治疗

不符合溶栓适应证且无禁忌证的缺血性脑卒中患者应在发病后尽早给予口服阿司匹林 150 ~ 300 mg/d。急性期后可改为预防剂量（50 ~ 150 mg/d）。溶栓治疗者，阿司匹林等抗血小板药物应在溶栓 24 h 后开始使用。对不能耐受阿司匹林者，可考虑选用氯吡格雷等抗血小板治疗。

（三）抗凝治疗

（1）普通肝素，100 mg 加入 5% 葡萄糖或 0.85% 生理盐水 500 mL 中，以每分钟 10 ~ 20

滴的速度静脉滴注。

(2) 低分子量肝素（LMW），4000 ~ 5000 IU 腹壁皮下注射，每日 2 次。

(3) 华法林（warfarin）6 ~ 12 mg，每日 1 次，口服，3 ~ 5 天后改为 2 ~ 6 mg 维持，监测凝血酶原时间（PT）为正常值的 1.5 倍或国际标准化比值 INR 达到 2.0 ~ 3.0。必要时可用静脉肝素或低分子量肝素皮下注射。

(4) 类肝素：美国的 TOAST 试验显示类肝素不降低卒中复发率，也不缓解病情的发展，但在卒中亚型分析时发现类肝素可能对大动脉硬化型卒中有效。使用抗凝治疗时，应该密切监测凝血象，同时要监测部分凝血活酶时间（APTT），使其控制在正常范围的 1.5 倍之内；使用抗凝剂量要因人而异。《中国脑血管病防治指南》中有如下建议。

1) 一般急性脑梗死者不推荐常规立即使用抗凝剂。

2) 使用溶栓治疗的患者，一般不推荐在 24 h 内使用抗凝剂。

3) 如果无出血倾向、严重肝肾疾病，血压＞ 180/100 mmHg 等禁忌证时，下列情况可考虑选择性使用抗凝剂。

①心源性梗死（如人工瓣膜、心房纤颤、心肌梗死伴附壁血栓、左心房血栓形成等）患者，容易复发卒中。②缺血性卒中伴有蛋白 C 缺乏、蛋白 S 缺乏、活性蛋白 C 抵抗等易栓症患者；症状性颅外夹层动脉瘤患者；颅内外动脉狭窄患者。③卧床的脑梗死患者可使用低剂量肝素或相应剂量的 LMW，预防深静脉血栓形成和肺栓塞。

（四）降纤治疗

很多研究显示脑梗死急性期血浆纤维蛋白原和血液黏度增高，蛇毒酶制剂可显著降低血浆纤维蛋白原，并有轻度溶栓和抑制血栓形成作用。对不适合溶栓并经过严格筛选的脑梗死患者，特别是高纤维蛋白血症者可选用降纤治疗，常用的药物包括巴曲酶（batroxobin）、降纤酶（defibrase）及安克洛酶（ancrod）等。

（五）神经保护治疗

理论上针对急性缺血或再灌注后细胞损伤的药物（神经保护剂）可保护脑细胞，提高对缺血缺氧的耐受性，但缺乏有说服力的大样本临床观察资料。

(1) 钙拮抗剂、兴奋性氨基酸拮抗剂、神经节苷脂、NXY-059、镁剂。吡拉西坦等在动物实验中的疗效都未得到临床试验证实。

(2) 依达拉奉：是一种抗氧化剂和自由基清除剂，国内外多个随机双盲安慰剂对照试验提示依达拉奉能改善急性脑梗死的功能结局并安全。

(3) 胞磷胆碱：Meta 分析提示卒中后 24 h 内口服胞磷胆碱的患者 3 个月全面功能恢复的可能性显著高于安慰剂组，安全性与安慰剂组相似。

(4) 脑蛋白水解物（Cerebrolysin）：是一种有神经营养和神经保护作用的药物，国外随机双盲安慰剂对照试验提示其安全并可改善预后。

(5) 高压氧和亚低温的疗效和安全性还需开展高质量的随机对照试验证实。

（六）其他疗法

(1) 丁基苯酞：丁基苯酞是近年来国内开发的Ⅰ类新药。几项评价急性脑梗死患者口服丁基苯酞的多中心随机、双盲、安慰剂对照试验显示：丁苯酞治疗组神经功能缺损和生活能力评分均较对照组显著改善，安全性好。

(2) 人尿激肽原酶：人尿激肽原酶也是近年来国内开发的另一个I类新药。评价急性脑梗死患者静脉使用人尿激肽原酶的多中心随机、双盲、安慰剂对照试验显示：人尿激肽原酶治疗组的功能结局均较安慰剂组明显改善并安全。

(3) 扩容治疗：对一般缺血性脑卒中患者，目前尚无充分随机对照试验支持扩容升压可改善预后。对于低血压或脑血流低灌注所致的急性脑梗死如分水岭梗死可考虑扩容治疗，但应注意可能加重脑水肿、心功能衰竭等并发症。

（七）中医中药治疗

多种药物如三七、丹参、红花、水蛭、地龙、银杏叶制剂等国内常有应用。中成药和针刺治疗急性脑梗死的疗效尚需更多高质量随机对照试验进一步证实，可根据具体情况结合患者意愿决定是否选用针刺或中成药治疗。

（八）出血转化

脑梗死出血转化发生率为8.5%～30%，其中有症状的为1.5%～5%。心源性脑栓塞、大面积脑梗死古位效应。早期低密度征、年龄大于70岁、应用抗栓药物（尤其是抗凝药物）或溶栓药物等会增加出血转化的风险。症状性出血转化时停用抗栓治疗，与抗凝和溶栓相关的出血处理。

（九）外科或介入治疗

对大脑半球的大面积脑梗死。可施行开颅减压术和（或）部分脑组织切除术。较大的小脑梗死，尤其是影响到脑干功能或引起脑脊液循环阻塞的，可行后颅窝开颅减压或（和）直接切除部分梗死的小脑，以解除脑干压迫，伴有脑积水或具有脑积水危险的患者应进行脑室引流。脑梗死后出血量大时如无禁忌证可手术治疗。颈动脉狭窄超过70%的患者可考虑颈动脉内膜切除术或血管成形术治疗。介入性治疗包括颅内外血管经皮腔内血管成形术及血管内支架植入等，其与溶栓治疗的结合已经越来越受到重视[11]。

【康复评定】

一、急性期脑损伤严重程度的评定

（一）格拉斯哥昏迷量表（Glasgow Coma Scale，GCS）

格拉斯哥昏迷量表（GCS）用以确定患者有无昏迷及昏迷严重程度。GCS分数≤8分，为昏迷状态，是重度脑损伤；9～12分，为中度脑损伤；13～15分，为轻度脑损伤。

（二）脑卒中患者临床神经功能缺损程度评分

我国第四届脑血管学术会议推荐应用脑卒中患者临床神经功能缺损程度评分标准（MESSS）来评定脑卒中损伤程度。该评分标准简单、实用、可靠、易于操作，是脑卒中最基本的功能评定方法之一。它的最高分是45分，最低分是0分，轻型是0～15分，中型是16～30分，重型是31～45分。

二、运动功能评定

对于有中枢神经系统损伤所造成的肢体功能障碍比较实用的评定方法主要有Brunnstrom偏瘫运动功能评定法、简化Fugl-Meyer运动功能评定法、上田敏偏瘫功能评定法。其中简化

Fugl–Meyer 运动功能评定法在感觉运动功能和平衡功能方面的信度和效度较好，其缺点是在评定过于复杂和费时；上田敏偏瘫功能评定法对于上、下肢和手指运动功能评定简易、快速，但使用较局限；而 Brunnstrom 偏瘫运动功能评定法在临床中以其简便易于操作而应用广泛。

（1）Brunnstrom 偏瘫运动功能评定法：Brunnstrom 将脑卒中后肢体偏瘫恢复过程结合肌力肌张力变化情况分为 6 个阶段进行评定。

（2）简化 Fugl–Meyer 运动功能评定法：Fugl–Meyer 运动功能评定法是由 Fugl–Meyer 等在 Brunnstrom 偏瘫运动功能评定法的基础上制订的综合躯体功能的定量评定法，其内容包括上肢、下肢、平衡四肢感觉功能和关节活动度的评测，科学性较强，因而在有关科研中多采用此法。而简化 Fugl–Meyer 评定法是一种只评定上、下肢运动功能的简化评定形式，具有省时、简便的优点。简化 Fugl–Meyer 运动功能评定法中：各单项评分充分完成，为 2 分；不能完成为 0 分；部分完成，为 1 分。其中上肢 33 项，下肢 17 项，上、下肢满分为 100 分。可以根据最后的评分对脑卒中患者的运动障碍严重程度进行评定。

（3）上田敏偏瘫功能评定法：日本上田敏等认为，Brunnstrom 偏瘫运动功能评定法从完全偏瘫至完全恢复仅分为 6 级是不够的。因此，他在 Brunnstrom 偏瘫运动功能评定法的基础上，将偏瘫功能评定分为 12 级，并进行了肢位、姿势、检查种类和检查动作的标准化判定，此方法称为上田敏偏瘫功能评定法，也是一种半定量的方法。

（4）运动功能评定量表（Motor Assessment Scale，MAS）：这是由澳大利亚的 Carr 等人于 1985 年提出的，由 8 个不同的运动功能项目和 1 个有关全身肌张力项目组成。每一项评定记分为 0 ~ 6 分，检测内容有：仰卧位翻至侧卧位、仰卧位至床边坐、坐位平衡、坐位至站位、行走、上肢功能、手的运动和手的精细活动等。

（5）Rivermead 运动指数（RMI）：这是由英国 Rivermead 康复中心 1991 年编制的、专门用于评估运动功能的方法。该方法针对性强，简单、实用、易于掌握，但相对较粗，共有 15 项评测内容和 2 个功能等级（0 ~ 1 分），能独立完成规定的运动得 1 分，不能完成则为 0 分。

（6）改良 Ashworth 肌张力分级评定法：主要用于上运动神经元损伤引起的肌张力增高的评定，通过被动活动关节来了解受累肌肉的张力情况。

三、日常生活活动能力评定

（1）日常生活活动能力测定的内容：日常生活活动能力测定的内容较多，主要测定以下几个大方面。①床上活动，包括在床上的体位变换、移动和坐姿平衡。②轮椅活动，包括乘坐轮椅及对轮椅的掌握。③自理活动，包括盥洗、修饰、穿衣、进食。④阅读和书写。⑤电灯、电话的使用。⑥钱币的使用。⑦行走，包括辅助器的使用及室外内、外行走，辅助器的使用。⑧上、下楼梯。⑨交通工具的使用，如乘公共汽车或小汽车。

（2）日常生活活动能力评定方法：应用改良的 Barthel 指数判断患者能力丧失的程度，亦可采用 Katz 指数、功能独立性量表（FIM）评定[13]。

四、认知功能障碍评定

当患者意识清楚时，可对患者进行认知功能筛查。简易精神状态检查量表（MMSE）是目前国际上应用最广的认知筛查工具，该表具有标准化、简单易行、对记忆和语言敏感、对痴呆的特异性和敏感性较高等特点，但无执行功能评估项目，对中等教育程度以上的患者来说较为简单，对轻度认知障碍者敏感性相对较差。蒙特利尔认知评估量表（MoCA）对识别轻度认知障碍的特异性、敏感性较高，但是在文盲与低教育老人中的适用性较差。推荐依据患者个人情况、康复阶段、实际需求以及医疗条件进行个体化筛查工具选择[14]。

五、言语功能障碍评定

1. 失语症的评定方法

（1）Halstead-Wepman 失语症筛选测验：是一种判断有无失语障碍的快速筛选测验方法。项目的设计除包括对言语理解接收表述过程中各功能环节的评价（如呼名、听指、拼读、书写）外，还包括对失认症、口吃和言语错乱的检查，可用于各种智力水平、多种不同文化程度和经济状况的受试者。

（2）标记测验（Token Test）：用于检查言语理解能力，主要对失语障碍表现轻微或完全没有的患者，能敏感地反映出语言功能的损害。Token 测验也设计言语次序的短时记忆广度和句法能力，还能鉴别那些由于其他的能力低下而掩盖了伴随着的语言功能障碍的脑损伤患者，或那些在符号处理过程中仅存在轻微的不易被察觉出问题的脑损伤患者。

（3）波士顿诊断性失语检查：1972 年编制发表的，目前英语国家普遍采用的标准失语症检查方法。该检查包括了语言和非语言功能的检查，语言交流及特征的定量与定性分析，确定语言障碍程度及失语症分类。缺点是检查所需时间长，评分较为困难。

（4）西方失语成套测验（the Westem Aphasia Battery，WAB）：WAB 是较短的波士顿失语症检查版本，克服了其冗长的缺点。该测验提供一个总分，称失语商，可以分辨出是否为正常语言。WAR 还可以测出操作商（PQ）和皮质商（CQ)。前者，可了解大脑的阅读、书写、运用、结构、计算和推理等功能；后者，可了解大脑认知功能。WAB 是目前西方国家比较流行的一种失语症检查方法，很少受民族文化背景的影响。

2. 国内常用的检查方法

（1）汉语标准失语症检查（China Rehabilitation Research Center Aphasia Examination，CRRCAE)：由中国康复研究中心1990年编制的，此检查法是以日本的标准失语检查（SLTA）为基础，同时借鉴了国外有影响的失语症量表的优点，按照汉语的语言特点和中国人的文化习惯编制的。该测验包括了两部分内容：第一部分是通过患者回答 12 个问题了解其语言的一般情况；第二部分由 30 个分测验组成，分为 9 个大项目，包括听理解、复述、说、出声读、阅读理解、抄写、描写、听写、计算。此检查不包括身体部位辨别、空间结构等高级皮质功能检查，适用于成人失语症患者。

（2）汉语失语成套测验（Aphasia Battery of Chinese，ABC）：由北京医科大学附属一院神经心理研究室于 1988 年编制的，主要参考西方失语成套测验，结合中国国情及临床经验修订的。该检查可区别语言正常和失语症，对脑血管病语言正常者，也可检测出某些语言功能的轻度缺陷。通过测试可做出失语症分类诊断，且受文化差异影响较小[14]。

六、感觉功能障碍评定

通过感觉检查，可以了解感觉缺失的程度，评估感觉恢复的情况，辅助临床诊断以确定损伤和功能受限的方面和程度，为制订康复治疗方案提供客观依据和方向。在康复治疗过程中，通过随时检查感觉恢复情况以决定开始感觉再教育的时间以及在作业活动中是否需要给予预防受伤训练。

感觉检查包括：浅感觉检查、深感觉检查和复合感觉（皮质感觉）检查。对感觉的检查，通常患者有如下反应。①正常：患者反应灵敏而准确。②减低或减退：迟钝的反应，回答的结果与所受的刺激不相符合。③消失：无反应。

感觉评定的设备通常包括以下物件。①大头针若干个（一端尖、一端钝）。②两支测试管及试管架。③一些棉花、纸巾或软刷。④ 4～5 件常见物：钥匙、钱币、铅笔、汤勺等。⑤感觉丧失测量器，纸夹和尺子。⑥一套形状、大小、重量相同的物件。⑦几块不同质地的布。⑧定量感觉测试仪[14]。

【康复治疗】

一、运动疗法

（一）急性期

脑卒中急性期持续时间一般为 2～4 周，待病情稳定后康复治疗即可与临床诊治同时进行。

1. 床上正确体位的摆放

脑卒中急性期的大部分患者肢体呈弛缓状态，此阶段不仅不能运动，还会导致关节半脱位和关节周围软组织损伤，甚至由于长时间异常体位造成肢体的痉挛模式。正确体位的摆放能预防和减轻肌肉弛缓或痉挛带来的特异性病理模式，防止因卧床引起的继发性功能障碍。

（1）健侧卧位：是患者最舒服的体位。患肩前伸、肘、腕、指各关节伸展，放在胸前的垫枕上，健侧上肢向头顶方上举约 100°。患腿屈曲向前放在身体前面的另一垫枕上，既不外旋，也不内旋，避免足内翻。

（2）患侧卧位：患肩前伸，将患肩拉出，避免受压和后缩，肘、腕、指各关节伸展，前臂旋后。患侧髋关节伸展，膝关节微屈，健腿屈曲向前放在身体前面的垫枕上。该体位可以牵拉整个偏瘫侧肢体，增加患侧感觉输入，防治痉挛。

（3）仰卧位：仰卧位不是一个好的体位，因为仰卧位可以加重患者的痉挛模式，如患侧肩胛骨后缩及内收，上肢屈曲、内旋（常常放在胸前），髋关节轻度屈曲及下肢外旋（可引起外踝褥疮），足下垂及内翻。为预防这些异常现象，患肩应放在体旁的垫枕上，肩关节前伸，保持伸肘、腕背伸、手指伸展。患侧臀部和大腿下放置垫枕，使骨盆前伸，防止患腿外旋，膝下可置一小枕，使膝关节微屈，足底避免接触任何支撑物，以免足底感受器受刺激，通过阳性支持反应加重足下垂。此外，偏瘫患者应避免半卧位，因该体位的躯干屈曲及下肢伸展姿势直接强化了痉挛模式。

2. 床上体位变换

任何一种体位若持续时间过长，都可能引起继发性损伤，如关节挛缩、褥疮等。因此，为了防止关节的挛缩或维持某一种体位时间过长而导致的褥疮，要适时变换体位。

（1）被动向健侧翻身：先旋转上半部躯干，再旋转下半部躯干。治疗师一手放在颈部下方，另一手放在患侧肩胛骨周围，将患者头部及上半部躯干转呈侧卧位；然后一手放在患侧骨盆将其转向侧方，另一手放在患侧膝关节后方，将患侧下肢旋转并摆放于自然半屈位。

（2）被动向患侧翻身：治疗师先将患侧上肢放置于外展90°的位置，再让患者自行将身体转向患侧，若患者处于昏迷状态或体力较差时，则可采用向健侧翻身的方法来帮助患者翻身。

体位变换应注意以下几点。①每隔2 h变换1次体位。在特殊情况下亦不应超过3 h，否则褥疮开始形成。②变换体位时不要在肢体远端牵拉，必须对肢体远端及近端进行支撑并缓慢进行活动。③出现下列症状时，应暂时停止体位变化：血压明显下降，收缩压在100 mmHg以下；头部轻度前屈时出现瞳孔散大；患侧瞳孔散大和对光反射消失；呼吸不规则；呕吐频繁；双侧弛缓性麻痹；频发性全身痉挛；去大脑强直状态。

（3）被动活动关节：对昏迷或不能做主动运动的患者，应做患肢关节的被动活动。通过被动活动关节，既可以防治关节挛缩和变形，又能早期体验正确的运动感觉，保持大脑皮质对运动的“记忆”。

身体的被动活动应注意以下几点。①被动运动要在关节正常活动范围内进行，若患者出现疼痛，不可勉强。②要充分固定活动关节的近端关节，以防止替代运动。③动作要缓慢、柔和、有节律性，避免因粗暴动作而造成的软组织损伤。④对容易引起变形或已有变形的关节要重点运动。⑤活动顺序应从近端关节至远端关节，各关节的诸运动方向都要进行，每个动作各做3～5次，每日2次。⑥两侧均要进行，先做健侧后做患侧。

（4）床上活动：当肢体肌力部分恢复时，可进行早期的辅助运动；待肌力恢复至3～4级时，可让患者进行主动活动。急性期的主动训练主要是在床上进行的，目的是使患者独立完成各种床上的早期训练后达到独立完成从卧位到床边坐位的转移。

1）双手交叉上举训练：患者仰卧位，双手手指交叉，患手拇指置于健手拇指之上（Bobath握手），用健侧上肢带动患侧上肢在胸前伸肘上举，然后屈肘，双手返回置于胸前，如此反复进行。在上举过程中，要保证肩胛骨前伸，肘关节伸直，患者可将其上肢上举过头。

2）双手交叉摆动训练：在完成双手交叉上举训练的基础上，进行上举后向左、右两侧摆动的训练。摆动的速度不宜过快，但幅度应逐渐加大，并伴随躯干的转移。

3）利用健侧下肢辅助抬腿训练：患者仰卧位，用健侧足从患侧腘窝处插入并沿患侧小腿伸展，将患足置于健足上方。患者利用健侧下肢将患侧下肢抬起，尽量抬高，患侧下肢不得屈曲。然后缓慢放回床面，如此反复进行。

4）“桥式”运动：患者仰卧位，上肢伸直放于体侧，双腿屈髋屈膝，足支撑在床上。嘱患者将臀部主动抬起，并保持骨盆呈水平位，维持一段时间后慢慢放下（双桥式运动）。开始治疗师可以通过轻拍患侧臀部，刺激其活动，帮助伸髋。随着控制能力的改善，为了进一步提高患侧髋关节伸展控制能力，可逐步调整桥式运动的难度，如将健足从治疗床上抬起，或将健腿置于患腿上，以患侧单腿完成桥式运动（单桥式运动）[13]。

（二）恢复期

脑卒中恢复期一般为1年，言语和认知功能的恢复可能需要1～2年。发病后1～3个月是康复治疗和功能恢复的最佳时期。恢复后期功能进步缓慢或停滞不前，出现肢体的废用。

1. 床上活动

（1）分离运动及控制能力训练：患者仰卧位，支撑患侧上肢于前屈90°，让患者上抬肩部使手伸向天花板并保持一定的时间，或患侧上肢随治疗师的手在一定范围内活动，并让患者用患手触摸自己的前额、另一侧肩部等部位。

（2）屈曲分离训练：患者仰卧位，上肢置于体侧。治疗师一手将患足保持在背屈位、足底支撑于床面：另一手扶持患侧膝关节，维持髋关节呈内收位，令患足不离开床面完成髋、膝关节屈曲，然后缓慢地伸直下肢，如此反复练习。

（3）伸展分离训练：患者仰卧位，患膝屈曲，治疗师用手握住患足（不应接触足尖），使其充分背屈和足外翻。随后缓慢地诱导患侧下肢伸展，让患者不要用力向下蹬，并避免髋关节出现内收、内旋。

（4）髋控制能力训练：摆髋是早期髋关节控制能力的重要训练方法。患者仰卧位，双腿屈髋屈膝，足支撑在床上，双膝从一侧向另一侧摆动。同时，治疗师可在健膝内侧施加阻力，加强联合反应以促进患髋由外旋回到中立位。进一步可进行患腿分、合运动。

（5）踝背屈训练：患者仰卧位，双腿屈髋屈膝，双足踏在床面上。治疗师一手拇指、示指分开，夹住患侧踝关节的前上方，用力向下按压，使足底保持着床位，另一手使足背屈外翻。当被动踝关节背屈抵抗消失后，让患者主动保持该位置，随后指示患者主动背屈踝关节。

2. 翻身训练

患者仰卧位，双上肢Bobath握手，伸肘、头转向要翻转的一侧，肩上举约90°，健侧上肢带动患肢伸肘向前送，用力转动躯干向翻身侧，同时摆膝，完成肩胛带、骨盆带的共同摆动而达到侧卧位。

3. 坐位训练

（1）坐起训练：患者首先从仰卧位变换为侧卧位，用健手握住患手置于腹部，头抬起，健侧肘关节屈曲，上臂呈直立位以支撑上半身抬起；健足插入患足下呈交叉状，以健足带动患足向床边挪动；上半身进一步上抬、前倾，同时健手手掌向下放在床上，以支撑身体起立。两足下垂在床边。坐起，移开交叉的双腿，两足着地。

（2）坐位平衡训练：平衡训练分静态平衡训练和动态平衡训练。静态平衡训练要求患者无支撑下在床边或椅子上保持静坐位，髋关节、膝关节和踝关节均屈曲90°，足踏地或支撑台，双足分开约一脚宽，双手置于膝上。治疗师协助患者调整躯干和头至中立位，当感到双手已不再用力时松开双手，此时患者可保持该位置数秒，然后慢慢地倒向一侧。随后治疗师要求患者自己调整身体至原位，必要时给予帮助。静态平衡完成后，让患者自己双手手指交叉在一起，伸向前、后、左、右、上和下方并有重心相应的移动，此为自动态坐位平衡训练。患者一旦在受到突然的推、拉外力仍保持平衡时（被动态平衡），就可以认为已完成坐位平衡训练。

（3）坐位时身体重心向患侧转移训练：偏瘫患者坐位时常出现脊柱向健侧侧弯，身体重心向健侧偏移。治疗师站在患者对面，一手置于患侧腋下，协助患侧上肢肩胛带上提，肩关节外展、外旋、肘关节伸展，腕关节背伸，患手支撑于床面上；另一手置于健侧躯干或健侧肘部，调整患者姿势，使患侧躯干伸展，完成身体重心向患侧转移，达到患侧负重的目的。

4. 立位训练

（1）站起训练：患者坐位，双足平放于地面，足尖与膝盖成一直线。治疗师坐在患者对面，膝关节屈曲并抵住患侧膝关节，用肘部将患者上肢抵在自己的腰部，另一手置于患者肩部，协助患者将身体重心向前移动。当双肩前移超过双足时，膝关节伸展而完成起立动作。起立时尽量患测负重，抬头看前方。

（2）站位平衡训练：静态站位平衡训练是在患者站起后，让患者松开双手，上肢垂于体侧，治疗师逐渐除去支撑，让患者保持站位，注意站位时不能有膝过伸。患者能独立保持静态站位后，让患者重心逐渐向患侧，训练患腿的持重能力。同时让患者双手交叉的上肢（或仅用健侧上肢）伸向各个方向。并伴有随躯干（重心）相应的摆动，训练自动态站位平衡。如在受到突发外力的推拉时仍能保持平衡，说明已达到被动态站位平衡。

（3）患侧下肢负重训练：当患侧下肢负重能力逐渐提高后，就可以开始患侧单腿站立训练。患者站立位，身体重心移向患侧，健手可抓握一固定扶手起保护作用，为避免患侧膝关节过度伸展，治疗师可用手辅助膝关节保持屈曲 15°左右。然后患者将其健足抬起，置于患侧膝关节内侧、躯干、骨盆及患侧下肢位置不动，将健侧下肢内收、内旋。

5. 步行训练

（1）步行前准备：如扶持站立位下患腿的前后摆动、踏步、屈膝、伸髋练习，患腿负重，健腿向前、向后移动及进一步训练患腿的平衡。

（2）扶持步行：治疗师站在偏瘫侧，一手握住患手，掌心向前；另一手从患侧腋下穿出置于胸前，手背靠在胸前处，与患者一起缓缓向前步行，训练时要按照正确的步行动作行走或在平行内步行，然后扶杖（四脚杖、三脚杖、单脚杖）步行到徒手步行。

（3）改善步态训练：步行早期常有膝过伸和膝打软（膝突然屈曲）现象，应进行针对性的膝关节控制训练。

（4）复杂步行训练：如高抬腿步、弓箭步、绕圈走、转换方向、越过障碍走、各种速度和节律的步行，以及训练步行的耐久力（如长距离的步行、接力游戏）、增加下肢力量（如上斜坡、上楼梯）、训练步行的稳定性（如在窄步道上步行）、训练步行的协调性（如踏固定自行车、踏脚踏式织布机等）等训练。

（5）上、下楼梯训练：偏瘫患者上、下楼梯训练应遵照健足先上、患足先下的原则。治疗师站在患侧后方，一手协助控制膝关节，另一手扶持健侧腰部，帮助患者将重心转移至患侧，健侧先蹬上一层台阶。当健侧下肢在高一层台阶上支撑时，重心充分前移，治疗师一手固定腰部，另一手协助患足抬起，髋、膝关节屈曲，将患足置于高一层台阶。如此反复进行，逐渐减少帮助，最终使患者能够独立上楼梯。下楼梯时，治疗师站在患侧，一手置于患膝上方，稍向外展方向引导，协助完成膝关节的屈曲及迈步，另一手置于健侧腰部，身体向前方移动。患者健手轻扶楼梯扶手以提高稳定性，但不能把整个前臂放在扶手上[13]。

（三）后遗症期

后遗症期是指脑卒中发病后 1 年以上的时期，此期患者不同程度地留下各种后遗症，如痉挛、肌力减退、挛缩畸形、共济失调、姿势异常甚至软瘫。①利用健侧代偿。②适时使用辅助器具（杖、步行器、轮椅），改善周围环境，争取最大限度的日常生活自理。③重视职业、社会、心理康复，使患者尽可能回归社会[13]。

二、作业疗法

（一）功能性作业治疗

对偏瘫患者应针对其功能障碍采用相应的作业治疗。

（1）肩、肘、腕关节的训练：应用墙式或桌式插件进行肩、肘、腕关节的训练，做捶钉木板、调和黏土等肘关节伸屈的训练。

（2）前臂旋前或旋后的训练：拧水龙头、拧螺帽，利用圆盘状插件等。

（3）手指精细活动：用栓状插件进行拇指的对指、内收、屈曲活动，以及捡豆、和面、编织、刺绣、拼图、打字等。

（4）改善协调平衡功能的训练：脚踏缝纫机、拉锯、保龄球、砂磨板作业等。

（5）认知功能的作业训练：脑卒中患者很多存在认知障碍，主要包括注意力障碍、记忆力障碍及定向力障碍等。要有针对性地采取相应的作业训练，如注意力、记忆力、定向力、表达力、计算力、理解力等的作业训练。

（二）日常生活活动能力训练

包括床椅转移、穿衣、进食、上厕所、洗澡、行走、上下楼梯、个人卫生等。通过作业治疗，使患者尽可能实现生活自理[13]。

三、感觉障碍康复

脑卒中后主要的感觉障碍包括躯体感觉、视觉、听觉及其他感觉障碍。脑卒中患者应进行感觉障碍评估，包括躯体感觉、视觉和听觉等。对脑卒中感觉障碍的患者应有针对性地使用各种感觉训练。感觉训练适用于脑卒中患者的躯体感觉丧失，提高其感觉分辨能力。可以将经皮神经电刺激（Transcutaneous Electrical Nerve Stimulation，TENS）与常规治疗相结合或使用间歇性气压治疗以促进感觉功能的恢复。初级运动皮质区的阳极经颅直流电刺激（Transcranial Direct Current Stimulation，tDCS）也有利于亚急性期脑卒中患者的躯体感觉功能恢复。对脑卒中伴有复合性区域疼痛综合征（Complex Regional Pain Syndrome，CRPS）的患者可以进行镜像治疗以改善感觉障碍。镜像治疗本身也能促进慢性期脑卒中患者的触觉改善。对于亚急性期的脑卒中患者，上肢感觉功能障碍与视觉障碍或偏侧空间忽略无关，视觉代偿并不能改善上肢感觉功能。多感觉刺激训练比仅使用跑步平板的步态训练更能促进下肢本体感觉功能恢复。脑卒中伴有视觉或视知觉障碍的患者，推荐通过眼部锻炼来治疗辐辏功能不全，也可以考虑使用代偿性扫视训练来提高扫视和阅读的能力，以及 ADL 能力。重复性经颅磁刺激（Repetitive Transcranial Magnetic Stimulation，rTMS）可能有利于改善视空间偏侧忽略。常规训练结合棱镜可能有助于患者代偿视野缺损。代偿性扫视训练可用于改善视野丧失后的功能缺损，但不能有效减轻视觉缺损。多模式的视听空间探索训练可能比单独视空间探索训练更有利于提高视觉扫视能力。同时，可考虑使用 VR 技术训练改善视空间 / 感知觉功能。对怀疑有听力障碍的患者应进行专科检查，推荐使用合适的助听器，并利用交流策略（如在谈话时注视着对方等）及合理降低周围噪声来代偿听力受损对交流的影响[15]。

四、失语症康复

失语症是“语言”（Language）交流能力受损，听、说、读、写功能存在不同程度的损伤。建议对失语症患者进行言语语言训练。脑卒中早期应对患者听理解、口语表达、复述、命名、阅读、书写等障碍进行评价，并给予相应的简单听指令、复述、命名、抄写等训练。口语交流严重障碍的患者可以使用文字或交流板交流。建议脑卒中后失语症患者早期开始语言训练，并适当增加训练强度。每周约 19 h 的强化治疗，其疗效优于约 7 h 的常规治疗。但关于语言治疗的最佳次数、强度、时间分布或持续时间等尚未达成共识。失语症患者可以使用旋律语调疗法（Melodic Intonation Therapy，MIT）。该疗法包括音乐治疗的两个主要部分：旋律语调和有节奏的左手拍打，最后到短语复述。使用 MIT 治疗失语症是有效的，但并不优于标准的语言治疗。

强制性诱导失语症治疗（Constraint Induced Aphasia Therapy，CIAT）也是有效的方法，其应用遵循 3 个原则：①短期内使用强化练习的疗效优于长时间较低频率的练习。②可迫使患者使用他通常无法使用的口语交流方法。③治疗关注于日常生活中的相关行为。脑卒中后失语患者的小组治疗是一种有潜力的治疗方式，可使语言治疗的资源最大化。对脑卒中后失语症患者立即进行小组治疗，疗效优于延迟的小组治疗。参与小组治疗可能会改善交流和语言方面的能力。小组治疗在失语症的各个治疗阶段都可能有效，包括在社区的失语症小组治疗。使用非侵入性脑刺激技术如重复性经颅磁刺激（rTMS），可能会改善慢性脑卒中后失语症患者的理解及命名能力。使用经颅直流电刺激（tDCS）可以改善慢性失语症患者的命名能力。但非侵入性脑刺激技术若作为失语症康复的常规辅助手段还需要进一步的研究证据支持。可以考虑言语语言训练的同时联合个体化药物治疗，但目前没有可供常规使用的具体药物方案。可利用计算机系统治疗失语症患者，有利于提高患者的交流能力和语言功能。计算机治疗可作为言语语言训练的补充手段。通过对失语症患者本人和家庭 / 看护者进行宣教，不仅能够增加相关知识，还可以对患者参与社会活动、在家庭中进行自我调节起到一定作用[15]。

五、构音障碍康复

构音障碍是“言语”（Speech）功能的障碍，语言（Language）系统本身无明显障碍，听理解基本正常。康复干预应实现个体化，包括采用针对下列目标的行为学技术和策略：①言语的生理学方面，包括呼吸、发声、发音和共鸣。②言语表达性能的改善，例如音量、语速和韵律。

对于构音障碍的脑卒中患者，建议采用生物反馈和扩音器提高语音和改变强度，使用腭托代偿腭咽闭合不全，应用降低语速、用力发音、手势语等方法进行代偿。对严重构音障碍患者可采用增强和代偿性交流系统（Augmentative and Alternative Communication，AAC）来提高和改善交流能力。辅助性和替代性交流装置及治疗方法应被用作言语治疗的补充手段。此外，可考虑调整环境，包括对听众进行宣教，以改善交流效果。可考虑开展能够促进社交参与能力和提高社会心理健康的活动。当无法进行面对面言语治疗时，远程言语康复训练也可起到作用[15]。

六、吞咽困难康复与营养管理

对有吞咽困难的患者，建议应用口轮匝肌训练、舌运动训练、增强吞咽反射能力的训练、咽喉运动训练、空吞咽训练、冰刺激等方法进行吞咽功能训练。也建议采用改变食物性状和采取代偿性进食方法（如姿势和手法等）改善患者吞咽状况。也可考虑将针刺作为延髓麻痹患者吞咽困难的一种辅助治疗方法。改良导管球囊扩张技术相对安全可靠，成本低廉，操作简单，患者依从性高，大量临床实践表明疗效肯定。但要严格掌握适应证，避免误用及滥用。NMES、tDCS 以及 rTMS 的益处尚不确定。对脑卒中吞咽困难患者应执行口腔卫生管理方案，以降低脑卒中后吸入性肺炎风险。对于不能安全吞咽的患者，应在脑卒中发病 7 天内开始肠内营养（管饲）。可通过使用鼻胃管进行短期（2 ~ 3 周）的营养支持。患者应在入院后 48 h 内进行营养筛查，所有吞咽困难患者均应进行营养及水分补给的评估，定期监测患者体重变化，存在营养不良或进食困难时都应给予营养支持。对于营养不良或有营养不良风险的患者，可考虑给予营养补充剂。吞咽困难患者如需拔除鼻胃管需满足以下条件：病情稳定，饮水试验基本正常；意识清楚并有一定的认知功能；饮食训练中每餐可进食 200 mL 以上，连续 3 天无不适；行常规体位或体位代偿下仪器检查未见严重误吸或重度口咽腔滞留。对于不能安全吞咽的慢性期脑卒中患者，或需长期胃肠营养的脑卒中患者，应放置经皮胃造口管[12]。

七、认知功能障碍康复

认知训练的实施要优先考虑综合性的训练方案以及不同认知域的可塑性和个体差异。直接注意训练可以提高患者的注意能力，同时提高患者阅读理解能力；基于计算机的工作记忆训练可以提高患者的工作记忆水平；视觉扫视等训练可以改善偏侧忽略症患者的症状；元认知康复训练策略可以提高患者的信息处理速度；群组训练可以改善患者的社会认知功能。可以在认知训练基础上联合生活方式干预，增加有氧锻炼、太极拳和瑜伽等训练项目。或与 VR、神经调控技术如 TMS 和 tDCS 等结合，进行多模态综合干预。早期发现和干预偏侧忽略症是脑卒中后认知康复的重要部分。可重复给予自上而下和自下而上的干预措施，例如棱镜适应、扫视训练、视动刺激、VR、肢体活动、心理想象、颈部振动联合棱镜适应来改善偏侧忽略症状，也可考虑使用 rTMS 来改善忽略症状。无错性学习技术对于严重记忆障碍患者学习特殊技术或知识可能有效，尽管其对于转换到新的任务或对于降低整体功能性记忆障碍疗效有限。可使用一些特殊类型的记忆力训练，例如提高视空间记忆的总体加工；基于语言的记忆构建语义框架；使用音乐治疗以提高言语记忆；运动训练可考虑作为改善脑卒中后认知和记忆的辅助疗法。使用丰富的环境可以增加患者的认知活动。VR 技术可用于言语、视觉和空间学习，但其有效性尚不完全确定。将 tDCS 正极置于左背外侧前额叶（Dorsolateral Prefrontal Cortex，DLPFC）皮质来提高基于语言的复杂注意力（工作记忆）仍在研究中，不作为常规使用。可使用包括实践、代偿和适应技术在内的认知训练策略以增加患者独立性，促进患者受损认知功能的代偿，改善患者的生活质量。一些代偿策略可以改善记忆功能，包括内化记忆策略（例如视觉意象、语义组织、分散练习）和外部记忆辅助技术（例如笔记本、手机、电脑和其他提示装置）。对于失用症患者，可考虑进行策略训练或姿势训练，包括进行有或无运动想象训练的任务实践。建议应用乙酰胆碱酯酶抑制剂来改善脑卒中后认知功能和全脑功能；应用钙拮抗剂尼莫地平来预防和延缓脑卒中后认知功能损害或痴呆的发生发展。可考虑应用 N- 甲基 -D- 天冬氨酸（N-methyl-D-aspartic Acid Receptor，NMDA）受体抑制剂治疗血管性痴呆或认知障碍[15]。

八、情感障碍康复

在发病初期，对患者和家属应进行脑卒中后抑郁的流行病学和治疗方面的教育，早期开展基于各种护理模式的持续沟通可以减轻脑卒中后抑郁的发生。在确认无禁忌证的情况下，诊断为脑卒中后抑郁的患者应接受抗抑郁药物治疗，药物治疗推荐首选选择性 5- 羟色胺再摄取抑制剂（Selective Serotonin Reuptake Inhibitor，SSRI）、选择性 5- 羟色胺和去甲肾上腺素再摄取抑制剂（Serotonin - norepinephrine Reuptake Inhibitor，SNRI）类等抗抑郁药，并密切监测以确定其治疗效果。对于情绪不稳或假性延髓情绪（Pseudobulbar Affect，PBA）造成情绪困扰的患者，可应用 SSRI 或右美沙芬 / 奎尼丁进行试验性治疗。脑卒中后抑郁患者均应接受心理支持治疗，可考虑药物治疗联合心理治疗、物理治疗等非药物治疗手段，例如光疗法作为辅助治疗常与 SSRI 一起使用。rTMS 可以缓解抑郁症状。认知行为治疗、生物反馈治疗、tDCS、文娱治疗、运动治疗等对脑卒中后抑郁的改善均有不同研究证实。患者教育、咨询服务和社会支持可考虑作为脑卒中后抑郁治疗的组成部分。应对患者进行保持积极健康生活方式的宣教，提倡患者参与休闲娱乐活动，培养克服参加社会活动障碍的自我管理技能。对于情感障碍造成的持续困扰或残疾状态恶化，应为脑卒中患者提供专业的精神科或心理科医师会诊。诊断患有中度至重度抑郁的患者应被转介到精神卫生专科医院进行评价和治疗。当患者有自杀倾向、冲动伤人或伤害自己的风险及伴精神病症状时建议紧急转诊精神科[15]。

九、心脏与呼吸功能康复

脑卒中卧床患者应尽早离床接受常规的运动功能康复训练，以提高患者的心血管功能。下肢肌群具备足够力量的脑卒中患者，建议进行增强心血管适应性方面的有氧训练，如活动平板训练、水中运动等。重症脑卒中合并呼吸功能下降、肺部感染的患者，建议加强床边的呼吸道管理和呼吸功能训练，以改善呼吸功能、增加肺通气和降低脑卒中相关性肺炎的发生率和严重程度，改善患者的整体功能。脑卒中后血氧分压、氧饱和度、肺活量和一秒用力呼吸量可以作为评价肺功能的监测指标。有必要在经过成功筛选后实施个体化训练方案，增强心肺功能并降低脑卒中复发风险。对于健康状况极差的患者，锻炼强度在心率储备的 30% 就可以达到心血管训练效果。推荐患者在完成正规脑卒中康复治疗后参与家庭或社区的锻炼或体力活动项目，以维持其心肺功能[15]。

十、物理因子治疗

在脑卒中的康复治疗中，可根据需要选择一些恰当的物理因子治疗手段以改善肌力、缓解痉挛、促进功能重建和消炎、镇痛等。如采用正弦调制中频电疗法，刺激痉挛肢体的拮抗肌，以缓解痉挛，改善肌力。采用功能性电刺激治疗（FES），以改善肌力，而对于偏瘫肩采用功能性电刺激治疗可减轻肩关节半脱位。言语治疗联合经颅直流电刺激较单纯常规言语治疗对脑卒中后失语症的疗效更好，且疗效存在一定时长的持续效应；Wemicke 区经颅直流电刺激能更显著地改善脑卒中后额颞损伤失语症患者的图命名能力。采用泥蜡疗，以减痛缓解痉挛[13]。

十一、传统疗法

（一）针灸治疗

针灸是治疗脑梗死的一种安全有效的方法，在药物治疗基础上根据不同的情况联合针灸治疗，对运动及非运动系统损害有一定的帮助，可提高脑卒中后肢体功能、认知功能、吞咽功能，改善失语、便秘等问题。超早期在生命体征平稳前提下，发病 24 h 内实施针刺治疗（包括头皮针和体针）可有效改善脑血流，促进侧支循环的建立，帮助运动功能及缺损神经功能的恢复。急性期运用"醒脑开窍"针法可降低脑卒中后第 6 个月的病死率或致残率。

（1）头针：头针治疗脑卒中具有较好的疗效，头针的取穴方法较多，常用的有头皮针标准线取穴法、头穴分区取穴法、头穴透刺取穴法、头穴丛刺取穴法，可根据临床症状选择相应的治疗区进行治疗。

（2）体针：急性期多为迟缓性瘫痪，治疗应尽快提高肌张力和平衡肌张力，促进肌力恢复，使患者及早摆脱弛缓状态。针刺时上肢以手阳明经穴为主，下肢多取足阳阴经穴为主，小腿部以足太阳、少阳经穴位为主，取肩髁、曲池、手三里、外关、合谷、环跳、阳陵泉、足三里、解溪、昆仑。得气后连接脉冲针灸治疗仪，采用疏波，每次治疗 30 min，每日 1 次。恢复期根据偏瘫多以痉挛为主，在针刺选穴时应主要在偏瘫侧肢体相应的拮抗肌上选取，兴奋拮抗肌以对抗重力肌的痉挛。取肩髃、臂臑、天井、手三里、外关、髀关、伏兔、血海、环跳、承扶、委中、阳陵泉、悬钟等穴，得气后连接脉冲针灸治疗仪，采用疏密波，每次治疗 30 min，每日 1 次。痉挛较重的患者，可在四肢末梢（手、足）行温针灸。

（3）耳针：可取神门、脑干、枕、颞区、肝、肾等穴，用王不留行贴敷，每 3 天换 1 次，辨证取穴。

（二）中药治疗

偏瘫急性期高热不退、痰热内闭清窍者可用安宫牛黄丸，鼻饲或灌肠，每次 1 丸，每 6 ~ 8 h 1 次；痰湿蒙蔽清窍者可灌服苏合香丸，每次 1 丸，每 6 ~ 8 h 1 次，鼻饲；出现脱证的患者可以选择使用具有扶正作用的中药注射液，如生脉注射液、参脉注射液、参附注射液；腹气不通大便秘结者，急用承气汤煎服或清洁灌肠，每日 1 次，分 2 次服；呕血、便血者，给予云南白药或三七粉 0.5 ~ 1 g，每日 3 次，冲服或鼻饲。偏瘫恢复阶段大多表现为虚实夹杂病机。气虚血瘀者，宜益气活血，方用补阳还五汤加减；肝肾阴亏者，宜滋补肝肾，方用镇肝熄风汤加减；痰湿阻滞者，宜化痰祛湿，方用半夏白术天麻汤加减。若偏瘫日久，恢复较慢，也可用中药熏洗法，方用透骨草、荆芥、防风、桂枝、当归、苏木、牛膝、红花、桑枝，水煎后熏蒸烫洗患肢。每个肢体熏蒸烫洗 30 min 左右[13]。

第三节　胼胝体梗死

随着影像技术的发展，胼胝体梗死的诊断率逐渐增高，但是由于其常常伴有多发的梗死，并不仅仅局限于胼胝体，从而造成解剖学和临床症状之间没有确定的关系。由于胼胝体血液供应丰富，胼胝体梗死临床并不常见 [16]。

【临床解剖】

胼胝体位于大脑纵裂底部，是中枢神经系统最大的联合纤维束，连接两侧大脑半球新皮质的广大区域。其在双侧半球间联系的精确功能尚不清楚，一般认为胼胝体的功能在于调协两侧大脑半球。胼胝体解剖学上分为嘴部、膝部、体部和压部。其中嘴部和膝部连接额叶前部，构成额叶的底部及侧脑室额角的前壁，其在双侧半球内的放射纤维形成胼胝体辐射线的额部。体部连接额叶的后部、顶叶，形成侧脑室体部的顶部。压部是胼胝体最后的部分，连接颞叶和枕叶，其放射纤维形成胼胝体辐射线的枕部 [17]。

【病因病机】

胼胝体最常见损害为胶质瘤、淋巴瘤和脱髓鞘。胶质瘤和淋巴瘤多为双侧并有强化，急性脱髓鞘多无占位效应，在病灶周围至少有强化。由于胼胝体血液供应丰富较少发生梗死。一般来说，造成胼胝体梗死的原因是动脉粥样硬化 [18]。

【临床表现】

Giroud 报道胼胝体梗死有两个经典症状。①胼胝体离断综合征：失用、失写、触觉命名不能、异手综合征等。②额叶型步态障碍：额叶性运动困难、步基宽、小步移动、无上肢摆动等 [17-20]。

【诊断】

中、老年患者，有动脉粥样硬化及高血压等脑卒中的危险因素，安静状态下或活动中起病，病前可有反复的 TIA 发作。症状常在数小时或数天内达高峰，出现局灶性的神经功能缺损，梗死的范围与某一脑动脉的供应区域相一致。头部 CT 在早期多正常，24 ~ 48 h 内出现低密度病灶，脑脊液正常。SPECT、DWI 和 PWI 有助于早期诊断。血管造影可发现狭窄或闭塞的动脉 [11]。

【治疗及预后】

胼胝体梗死和其他部位脑梗死的治疗方案基本相同，包括抗血小板聚集、调节血脂、控制血压及相关危险因素等的治疗。单纯的胼胝体梗死患者大多数恢复较好，其原因如下。①胼胝体血液循环丰富，同时接受来自前循环和后循环的供血，同时侧支循环较好。②胼胝体是白质纤维，缺血后主要发生脱髓鞘改变，而无皮层神经元的变性坏死，髓鞘再生较快，经治疗后症状可迅速好转。如果同时合并有皮层及皮层下梗死，可能会遗留偏瘫、言语及认知功能障碍等后遗症。因此需要考虑患者的梗死面积、一般状态及有无并发症来综合判断预后 [21]。

【康复评定】

康复评定方法同第二节【康复评定】，见 P264 ~ P267。

【康复治疗】

康复治疗方法同第二节【康复治疗】，见 P267 ~ P275。

第四节 丘脑出血

丘脑出血是自发性脑出血的常见类型，其发病率约占所有脑出血的 10% ~ 15%，且有逐年增多的趋势[22]。由于丘脑特殊的解剖及毗邻关系，其一旦出血极易破入脑室，引起脑脊液循环通道梗阻，出现急性脑积水，使颅内压迅速升高，加重神经损伤[23]。

【临床解剖】

丘脑（Thalamus）是间脑中最大的卵圆形灰质团块。前后矢径约 3 cm，横径和纵径各约 1.5 cm，对称地分布于第三脑室两侧。丘脑前端凸隆，称丘脑前结节；后端膨大，称为丘脑枕，其后下方为内侧膝状体和外侧膝状体。在两侧的丘脑之间，有一个互相连接的灰质结构，称为中央质块。在中央质块的前下方有一从室间孔斜向后下达中脑导水管上口的浅沟，称丘脑下沟，是丘脑与下丘脑的分界线。丘脑内部被薄层 Y 形白质纤维（内髓板）分隔为若干核群，主要有：前核群、内侧核群、外侧核群。丘脑是感觉传导的皮质下中枢和中继站，但它对运动系统、边缘系统、上行网状系统和大脑皮质的活动均有影响。

（1）前核群：位于内髓板分叉部丘脑的前上方，是边缘系统中的一个重要的中继站，与下丘脑、乳头体及扣带回均有联络纤维。前核群与内脏活动有关。

（2）内侧核群：位于内髓板的内侧，包括背内侧核和腹内侧核。背内侧核与丘脑其他核团额叶皮质、海马、纹状体等均有联系；腹内侧核与海马和海马旁回有联系。内侧核群为躯体和内脏感觉的整合中枢，并与记忆功能情感等有密切关系。

（3）外侧核群：位于内髓板的外侧，分为较小的背侧和较大的腹侧两部分。腹侧核群包括腹后外侧核、腹后内侧核、外侧腹核和腹前核。其中腹后外侧核接受内侧丘系和脊髓丘脑束的纤维。由此发出纤维形成丘脑皮质束，终止于大脑中央后回皮质感觉中枢，传导躯体和四肢的感觉。腹后内侧核接受三叉丘系及味觉纤维，发出纤维组成丘脑中央辐射，终止于中央后回下部，传导面部的感觉和味觉。外侧腹核接受经结合臂的小脑齿状核及顶核发出的纤维，并与大脑皮质运动前区联系，与运动协调和锥体外系有关。腹前核接受苍白球的纤维，与纹状体发生联系[11]。

【病因】

最常见的病因是高血压合并细、小动脉硬化，其他病因包括脑动静脉畸形、动脉瘤、血液病（白血病、再生障碍性贫血、血小板减少性紫癜、血友病和镰状细胞贫血病）、梗死后出血、脑淀粉样血管病（Cerebral Amyloid Angiopathy，CAA）、Moyamoya 病、脑动脉炎、抗凝或溶栓治疗卒中等[11]。

【发病机制】

脑内动脉壁薄弱，中层肌细胞和外膜结缔组织较少，而且无外弹力层。长期高血压使脑细、小动脉发生玻璃样变及纤维素性坏死，管壁弹性减弱。血压骤然升高时血管易破裂出血。在血流冲击下，血管壁病变也会导致微小动脉瘤形成，当血压剧烈波动时，微小动脉瘤破裂而导致脑出血。高血压脑出血的发病部位以基底节区最多见，主要是因为供应此处的豆纹动脉从大脑中动脉呈直角发出，在原有血管病变的基础上，受到压力较高的血流冲击后易致血管破裂 [11]。

【临床表现】

主要是丘脑穿通动脉或丘脑膝状体动脉破裂引起。出血侵及内囊可出现对侧肢体瘫痪，多为下肢重于上肢。感觉障碍较重，深、浅感觉同时受累。但感觉障碍明显，可伴有偏身自发性疼痛和感觉过度。优势半球出血的患者可出现失语、非优势半球受累。可有体象障碍及偏侧忽视等。丘脑出血可出现精神障碍，表现为情感淡漠视幻觉及情绪低落等，还可出现丘脑语言（言语缓慢不清、重复言语、发音困难、复述差、朗读正常）和丘脑痴呆（记忆力减退、计算力下降、情感障碍、人格改变）。丘脑出血向下扩展到下丘脑或中脑上部时。可引起一系列眼位异常，如垂直凝视或侧视麻痹、双眼分离性斜视凝视鼻尖、瞳孔对光反射迟钝、假性展神经麻痹及会聚障碍等。血肿波及丘脑下部或破入第三脑室，表现为意识障碍加深、瞳孔缩小、中枢性高热及去大脑强直等症状 [11]。

【辅助检查】

（1）头颅 CT：是确诊脑出血的首选检查。早期血肿在 CT 上表现为圆形或椭圆形的高密度影，边界清楚。CT 可准确显示出血的部位、大小脑水肿情况及是否破入脑室等，有助于指导治疗和判定预后。

（2）头颅 MRI：对幕上出血的诊断价值不如 CT，对幕下出血的检出率优于 CT。MRI 的表现主要取决于血肿所含血红蛋白量的变化。发病 1 天内，血肿呈 T1 等或低信号，T2 呈高或混合信号；第 2 天 ~ 1 周内，T1 为等或稍低信号，T2 为低信号；第 2 ~ 4 周，T1 和 T2 均为高信号；4 周后，T1 呈低信号，T2 为高信号。此外，MRI 比 CT 更易发现脑血管畸形肿瘤及血管瘤等病变。

（3）脑血管造影：MRA、CTA 和 DSA 等可显示脑血管的位置形态及分布等，并易于发现脑动脉瘤、脑血管畸形及 Moyamoya 病等脑出血病因。

（4）脑脊液检查：在无条件进行 CT 检查时，对病情不十分严重、无明显颅内压增高的患者可进行腰椎穿刺。脑出血时脑脊液压力常升高，呈均匀血性。当病情危重有脑疝形成或小脑出血时，禁忌腰椎穿刺检查 [11]。

【诊断】

基本治疗原则：脱水降颅压，减轻脑水肿；调整血压、防止继续出血；减轻血肿造成的继发性损害；促进神经功能恢复；防治并发症。

一、内科治疗

（一）一般治疗

（1）卧床休息：一般应卧床休息 2～4 周，避免情绪激动及血压升高。

（2）保持呼吸道通畅：昏迷患者应将头歪向一侧，以利于口腔分泌物及呕吐物流出，并可防止舌根后坠阻塞呼吸道，随时吸出口腔内的分泌物和呕吐物，必要时行气管切开。

（3）吸氧：有意识障碍、血氧饱和度下降或有缺氧现象（PO_2 ＜ 60 mmHg 或 PCO_2 ＞ 50 mmHg）的患者应给予吸氧。

（4）鼻饲：昏迷或有吞咽困难者在发病第 2～3 天即应鼻饲。

（5）对症治疗：过度烦躁不安的患者可适量用镇静药；便秘者可选用缓泻剂。

（6）预防感染：加强口腔护理，及时吸痰，保持呼吸道通畅；留置导尿时应做膀胱冲洗；昏迷患者可酌情用抗生素预防感染。

（7）观察病情：严密注意患者的意识、瞳孔大小、血压呼吸等改变有条件时应对昏迷患者进行监护。

（二）脱水降颅压，减轻脑水肿

颅内压升高的主要原因为早期血肿的占位效应和血肿周围脑组织的水肿，脑出血后 3～5 天，脑水肿达到高峰。颅内压升高是脑出血患者死亡的主要原因，因此降低颅内压为治疗脑出血的重要任务。脑出血的降颅压治疗首先以高渗脱水药为主，药物治疗的主要目的是减轻脑水肿、降低 ICP、防止脑疝形成。渗透性脱水剂甘露醇是最重要的降颅压药物。20% 的甘露醇用量为 125～250 mL，快速静脉滴注，每 6～8 h 1 次，时间不宜过长，建议用 5～7 天。可同时应用呋塞米 20～40 mg，静脉或肌肉注射，两者交替使用，维持渗透梯度。用药过程中应该监测尿量水及电解质平衡。20% 人血白蛋白 50～100 mL 静脉滴注，每日 1 次，能提高血浆胶体渗透压，减轻脑水肿，但价格昂贵，应用受限。甘油果糖 500 mL 静脉滴注，每日 1～2 次，脱水作用温和，没有反跳现象，适用于肾功能不全患者。皮质激素因其副作用大，且降颅压效果不如高渗脱水药，不建议使用。

（三）调控血压

脑出血时血压升高，是在 ICP 增高情况下为了保证脑组织供血出现的脑血管自动调节反应，当 ICP 下降时血压也随着下降，所以首先应进行脱水、降颅压治疗，暂不使用降压药。但血压过高时，容易增加再出血的危险性，则应及时控制高血压。脑出血患者血压的控制并无一定的标准，应视患者的年龄、既往有无高血压、有无颅内压增高出血原因、发病时间等情况而定。一般可遵循下列原则。

（1）脑出血患者不要急于降血压，因为脑出血后的血压升高是对颅内压升高的一种反射性自我调节，应先降颅内压后，再根据血压情况决定是否进行降血压治疗。

（2）血压 ≥ 200/110 mmHg 时，在降颅压的同时可慎重平稳降血压治疗，使血压维持在略高于发病前水平或 180/105 mmHg 左右；收缩压在 170～200 mmHg 或舒张压在 100～110 mmHg，暂时可不必使用降压药，先脱水降颅压，并严密观察血压情况，必要时再用降压药。血压降低幅度不宜过大，否则可能造成脑低灌注。收缩压＜ 165 mmHg 或舒张压＜ 95 mmHg，不需降血压治疗。

(3) 血压过低者应升压治疗，以保持脑灌注压。

(四) 亚低温治疗

局部亚低温治疗是脑出血的一种新的辅助治疗方法，能够减轻脑水肿，减少自由基生成，促进神经功能缺损恢复，改善患者预后，且无不良反应，安全有效。初步的基础与临床研究认为亚低温是一项有前途的治疗措施，而且越早应用越好。

(五) 并发症的防治

肺部感染、上消化道出血、吞咽困难和水电解质紊乱治。中枢性高热，主要是由于丘脑下部散热中枢受损所致，表现为体温迅速上升，出现 39℃以上的高热，躯干温度高而肢体温度次之，解热镇痛剂无效，物理降温治疗有效。其他常见并发症有下肢深静脉血栓形成、肺栓塞、肺水肿、冠状动脉性疾病、心肌梗死心脏损害、痫性发作等。要注意识别，并给予相应的治疗。

二、外科治疗

主要目的是清除血肿、降低颅内压、挽救生命，其次是尽可能早期减少血肿对周围脑组织的损伤，降低致残率。同时可以针对脑出血的病因，如脑动静脉畸形、脑动脉瘤等进行治疗。主要采用的方法有以下几种：去骨瓣减压术、小骨窗开颅血肿清除术钻孔或锥孔穿刺血肿抽吸术、内镜血肿清除术、微创血肿清除术和脑室出血穿刺引流术等。目前对手术适应证和禁忌证尚无一致意见。如患者全身状况允许条件下，下列情况考虑手术治疗。①基底节区出血中等量出血（壳核出血≥ 30 mL，丘脑出血≥ 15 mL)。②小脑出血易形成脑疝，出血量≥ 10 mL，或直径≥ 3 cm，或合并脑积水。应尽快手术治疗。③脑叶出血高龄患者常为淀粉样血管病出血，除血肿较大危及生命或由血管畸形引起需外科治疗外，宜行内科保守治疗。④脑室出血轻型的部分脑室出血可行内科保守治疗；重症全脑室出血（脑室铸型），需脑室穿刺引流加腰椎穿刺放液治疗[11]。

【鉴别诊断】

(1) 首先应与急性期脑梗死、蛛网膜下腔出血等其他脑血管疾病相鉴别。

(2) 对于突发起病伴意识障碍且神经系统局灶体征不明显的患者，还应注意与其他昏迷患者相鉴别。

(3) 对有明确的头颅外伤史患者要注意与外伤性脑出血相鉴别[11]。

【康复评定】

康复评定方法同第二节【康复评定】，见 P264 ~ P267。

【康复治疗】

患者病情稳定（生命体征稳定，症状体征不再进展）后应尽早介入康复治疗。在超早期（发病 24 h 内)，不建议患者进行大量活动和高频率的训练，会降低 3 个月时获得良好功能转归的可能性。

一、构音障碍康复治疗

构音障碍是“言语”（Speech）功能的障碍，语言（Language）系统本身无明显障碍，听理解基本正常。康复干预应实现个体化，包括采用针对下列目标的行为学技术和策略：①言语的生理学方面，包括呼吸、发声、发音和共鸣。②言语表达性能的改善，例如音量、语速和韵律[15]。

对于构音障碍的脑卒中患者，建议采用生物反馈和扩音器提高语音和改变强度，使用腭托代偿腭咽闭合不全，应用降低语速、用力发音、手势语等方法进行代偿。对严重构音障碍患者可采用增强和代偿性交流系统（Augmentative and Alternative Communication，AAC）来提高和改善交流能力。辅助性和替代性交流装置及治疗方法应被用作言语治疗的补充手段。此外，可考虑调整环境，包括对听众进行宣教，以改善交流效果。可考虑开展能够促进社交参与能力和提高社会心理健康的活动。当无法进行面对面言语治疗时，远程言语康复训练也可起到作用[15]。

二、运动障碍康复治疗

小脑出血量不大时多无肢体偏瘫，但出血量增加时，可出现肢体瘫痪。早期应重视瘫痪肌肉的肌力训练，针对相应的肌肉进行渐进式抗阻训练、交互性屈伸肌肉肌力强化训练，以改善瘫痪肢体功能。训练时及日常生少中应避免用力牵拉患者的肩关节、肩部过度屈曲外展和双手高举过头的滑轮样动作，从而避免肩关节半脱位和肩部。早期可通过抗痉挛肢位、关节活动度训练、痉挛肌肉缓慢牵伸、夹板疗法等方法缓解或避免肢体肌张力过度。可酌情将功能电刺激、肌电生物反馈疗法与常规相结合。

（一）上肢运动功能康复训练

应强调进行上肢的功能性任务训练，即任务导向性训练。需重复进行训练从而可以促进功能恢复，并定期、逐步提高任务难度，给患者一定的挑战来提高患者完成训练的积极性。对符合条件的患者，可以进行强制诱导的运动治疗（Constraint Induced Movement Therapy，CIMT）或改良 CIMT 训练。可以进行运动想象（Motor Imagery，MI）、镜像疗法（Mirror Therapy，MT）、动作观察训练（Action Observation Therapy AOT）以及双侧上肢同时对称性训练。此外，也可以进行基于虚拟现实（Virtual Reality，VR）技术的上肢功能训练。进行常规训练的同时辅以功能性电刺激（Functional Electrical Stimulation，FES）可以更好地改善患者上肢运动功能。对于中度至重度上肢瘫痪的患者，可以进行上肢机器人训练。对于发病几个月内仅有极小自主活动能力的患者或伴有肩关节半脱位的患者，也可以考虑应用神经肌肉电刺激疗法（NMES）治疗[15]。

（二）下肢运动功能与步行康复训练

推荐利用有氧训练结合强化性康复训练改善步行和移动能力。对于早期不能行走或行走能力低下的患者，可考虑在减重下进行器械辅助的步行训练（如活动平板训练、康复机器人设备等）。可以考虑将机器人辅助运动训练结合传统康复疗法来改善脑卒中后运动功能和步行，也可利用 VR 技术改善步态。可以应用节律性听觉提示疗法改善患者步行能力，但其在提高步行速度和协调性方面的有效性需要进一步验证。

早期应重视瘫痪下肢肌肉的肌力训练，针对相应肌肉进行渐进式抗阻训练、交互性屈伸肌肉肌力强化训练可以改善脑卒中瘫痪肢体的功能。针对相应的肌肉进行 FES、肌电生物反馈疗法，结合常规康复治疗，可以提高瘫痪肢体的肌力和功能。必要时患者可使用步行辅助装置（例如手杖、助行器）帮助改善步态和平衡，也可提高移动效率和安全性。对于不能步行或步行受限的患者建议使用轮椅[15]。

三、平衡功能的康复训练

（一）训练的基本原则

（1）坐位和站立位平衡功能训练必须建立在保持身体良好对线关系的基础上进行。

（2）选择训练体位以身体重心由低到高为原则。从比较稳定的坐位开始训练，逐步过渡到站立位的训练。

（3）逐渐扩大身体的稳定性。进行重心转移训练时，偏离身体垂直重心线位置的幅度即摆动范围由小到大，逐渐扩大。

（4）由维持静态姿势稳定训练逐渐向动态活动中保持身体平衡的训练过渡。

（5）逐步提高训练难度，防止患者精神紧张。在不断增加难度的训练中进一步提高平衡功能水平。

（二）训练方法

（1）扩大稳定极限：在患者的异常姿势得到纠正，身体的稳定性增加后，应进行扩大身体的稳定极限的训练，即身体摆动或重心转移训练。治疗人员应首先确定患者身体的稳定极限。令患者缓慢地前后、左右摆动身体，使重心移至远离中心的支持面的边缘，即为患者的稳定极限。当重心超出稳定极限时则立即失去身体的平衡。身体重心转移训练有助于患者建立稳定极限的准确知觉，在逐渐扩大转移范围（即稳定极限）的过程中进一步增强躯体控制能力即稳定性。扩大稳定极限的训练可以使用平衡功能训练设备。患者站在力台上，双脚固定不动，注视显示器上代表自身重心位置的光标，光标随躯干移动而移动。在确定患者身体的稳定极限后，治疗师根据患者的实际情况逐渐提高靶目标的设定范围即为预期达到的稳定极限范围。患者通过移动躯干（即身体重心）来击中靶目标。利用视觉生物反馈原理，患者可以有控制地移动身体重心并扩大在稳定极限内移动身体重心的能力，有效地促进运动的再学习，为参与各种日常生活活动准备必要条件。

（2）干扰视觉输入：每一种训练活动都可以通过改变视觉输入条件，调整或增加训练难度。改变视觉输入的方法包括：①减少视觉输入，如戴墨镜。②阻断视觉输入，通常采用闭眼或戴眼罩的方法。③输入不准确的信息。为了干扰视觉信息的准确性，可以在眼镜片上涂液体石蜡或透过棱镜看事物，也可在头上罩一个圆顶状头罩。由于头罩的活动并不随身体摆动的方向进行，因而使人产生错觉使身体的晃动增加。

（3）干扰躯体感觉输入：干扰躯体感觉输入的方法包括改变支持面面积和支持面的稳定性。站立支持面面积与身体的稳定性呈正比。因此，患者可从双足平行站立开始训练，然后依次进行足尖接足跟站单足站立、足跟站立、足尖站立等。在此基础上，通过改变支持面的材质来改变其稳定性即从站立支持面由坚硬、平整变为柔软或不平整如从地板→地毯体操垫→泡沫塑料→石子地→可动支持面。患者可在上述支持面条件下，依次重复支持面面积逐渐减小的站立训练。赤足进行上述站立训练是增加足底皮肤感觉输入的方法之一。

(4) 改变活动的复杂程度：平衡训练从最简单的动作开始并逐渐向复杂活动过渡。复杂活动的重心移动范围要比简单活动的重心移动范围大得多。因此，充分的姿势控制能力是完成复杂活动的必要条件。无论坐位还是站立位均从重心转移训练开始，在逐步扩大摆动范围的同时增强身体的控制能力和稳定性。在坐位进行较复杂的活动可以从躯干旋转开始，然后增加头和上肢的活动，常采用螺旋对角线型运动模式的各种 PNF 活动。更复杂的活动是让患者在体操球上进行。治疗师通过简单地操纵体操球来改变对于姿势的要求。患者可以单腿支撑、坐、俯卧或仰卧在球上进行各种活动。较复杂的站立位活动包括一侧下肢支撑，另一侧下肢做迈一步、退一步或横跨一步的动作训练并逐步过渡到行走。高难度活动训练可以采用 PNF 螺旋对角线型运动模式的各种活动，其中包含了头、眼、颈部、上肢、下肢和躯干的运动。为了进一步增加难度，进行复杂的平衡活动时还可以增加视觉输入变化和施加外力干扰。

(5) 实施干扰：进行每一种训练方法或活动时，都可以通过治疗师对患者身体施加外力以干扰或破坏其平衡，并以此诱发各种平衡反应和对策，使身体保持在垂直重心线上[24]。

四、日常生活活动能力康复

患者急性期住院期间和出院时都应该进行与其出院后生活环境相关的 ADL 和 IADL 的评估。Barthel 指数及改良 Barthel 指数评定均经过信度、效度检验，可以用来评价治疗前后的日常生活功能状况，预测治疗效果、住院时间及康复结局，推荐广泛应用。所有患者都应接受适合其个体需求并最终适应出院环境的 ADL 训练和 IADL 训练。在三级康复过程中，ADL 训练均可以促进日常生活活动能力的改善，故推荐加强 ADL 训练。ADL 训练可采用功能性任务和特定任务训练来实现。对符合条件的患者进行 CIMT 或改良 CIMT 训练可作为 ADL 训练的一种方式。可以考虑将 VR 技术应用于改善 ADL 和 IADL 的训练。除患者主动 ADL 训练外，建议家属给予脑卒中患者更多的关心和支持，加强康复护理，多进行居家康复，以提高患者的生活质量[15]。

五、传统中医疗法

传统康复对肢体功能恢复也有一定帮助，例如针刺在迟缓性瘫痪期能加速肢体功能的恢复过程，提高运动功能。而对于肢体严重痉挛的患者则可以给予按摩治疗，以缓解疲劳，降低肌张力[15]。

【预后】

与出血部位、出血量及是否有合并症有关[11]。

第五节 小脑出血

脑出血（Intracerebral Hemorrhage，ICH）指非创伤性脑内血管破裂，导致血液在脑实质内聚集，其在脑卒中各亚型中的发病率仅次于缺血性脑卒中，位居第二[27]。在脑出血中大脑半球出血约占80%，脑干和小脑出血约占20%。本节重点介绍自发性小脑出血。

【临床解剖及生理功能】

小脑（Cerebelum）位于颅后窝，在小脑幕下方，脑桥及延髓的背侧。借助3对小脑脚即小脑下脚（绳状体）、中脚（桥臂）、上脚（结合臂）分别与延髓、脑桥及中脑相连。

一、小脑的结构

小脑的中央为小脑蚓部，两侧为小脑半球。小脑表面为灰质（小脑灰质），由分子层、浦肯野（Purkinje）细胞层和颗粒层等3层组成。皮质下为白质（小脑髓质）。在两侧小脑半球白质内各有4个小脑核，由内向外依次为顶核、球状核、栓状核和齿状核。顶核在发生学上是最古老的，齿状核是4个核团中最大的一个。根据小脑表面的沟和裂，小脑被分为3个叶，即绒球小结叶、前叶和后叶。

二、小脑的传导通路

（一）小脑的传入纤维

来自大脑皮质、脑干（前庭核、网状结构及下橄榄核等）和脊髓，主要有脊髓小脑束、前庭小脑束、脑桥小脑束、橄榄小脑束、顶盖小脑束等。所有传入小脑的冲动均通过小脑的3个脚（以下脚和中脚为多）进入小脑，终止于小脑皮质和深部核团。

（二）小脑的传出纤维

发自小脑深部核团（主要是齿状核、顶核），经过小脑上脚（结合臂）离开小脑，再经过中间纤维神经元（前庭外侧核、红核、脑干的网状核和丘脑核团）而达到脑干的脑神经核及脊髓前角细胞。

三、小脑的功能

小脑是神经系统一个重要的运动调节中枢，主要作用是维持躯体平衡，调节肌张力和协调随意运动。

小脑中最主要的是红核的传出纤维在传导过程中经过两次交叉，因此小脑对躯体活动发挥同侧协调作用，并有躯体各部位的代表区，如小脑半球为四肢的代表区，其上半部分代表上肢，下半部分代表下肢，蚓部则是躯干的代表区。

【小脑动脉系统】

一、小脑上动脉

起自基底动脉的上端，于动眼神经的后方分出，沿脑桥上缘向后走行，到达小脑上面分成内、外侧两个主支，内侧支分布到上蚓和邻近的外侧部，外侧支支配半球上面的其余部分。这些动脉再发出许多分支深入小脑，到达前髓帆、中脚、上脚、白质的深部及中央核团。

二、小脑前下动脉

起自基底动脉的下端，沿脑桥下缘向后走行，进入桥小脑角。供应蚓锥、蚓结节、绒球和小脑半球的下面，齿状核由此动脉供应。其供血范围是 3 个小脑动脉中最小的。供应内耳的内听动脉是该动脉的一个重要分支。

三、小脑后下动脉

起自椎动脉，向外侧走行，经延髓和小脑扁桃体之间的裂隙发出数个小分支，供应延髓背外侧区。这些分支的阻塞可导致 Wallenberg 综合征。主干在延髓外侧形成袢曲，在此发出上行支供应小脑核团后部和下蚓部的皮质，然后该动脉又分成几个小支供应小脑下部的皮质和白质，尚有分支抵达脉络丛并供血。

【损害表现及定位】

小脑损害的主要临床症状是共济失调、平衡障碍及构音障碍。正常的随意运动需要各组肌肉在力量、速度、幅度等方面的准确配合，这种配合依靠小脑进行协调。

一、小脑蚓部损害

小脑蚓部与脊髓和前庭神经核有密切联系，管理躯干平衡功能。当小脑蚓部病变时，出现躯干共济失调，即平衡障碍。表现为站立不稳、步幅加宽左右摇摆、步态蹒跚，故称醉汉样步态，但肢体共济失调及眼震很轻或不明显。见于小脑蚓部肿瘤等。

二、小脑半球损害

小脑半球病变以新小脑损害为主，新小脑的功能主要是确定运动的力量、方向和范围。当一侧小脑半球病变时表现为同侧肢体共济失调，即指鼻试验及跟膝胫试验不稳准、辨距不良、轮替动作差等，同时伴有肌张力减低、腱反射减弱或消失，有时出现钟摆样腱反射。小脑半球病变常出现水平性眼震及小脑性语言（构音不清或爆发性语言等），见于肿瘤、脑血管病、遗传变性疾病等[25]。

【病因】

最常见的病因是高血压合并细、小动脉硬化，其他病因包括脑动静脉畸形、动脉瘤、血液病（白血病、再生障碍性贫血、血小板减少性紫癜、血友病和镰状细胞贫血病等）、梗死后出血、脑淀粉样血管病（Cerebral Amyloid Angiopathy，CAA）、烟雾病（Moyamoya 病）、脑动脉炎、抗凝或溶栓治疗、瘤卒中[25]。

【发病机制】

脑内动脉壁薄弱，中层肌细胞和外膜结缔组织较少，而且无外弹力层。长期高血压使脑细、小动脉发生玻璃样变及纤维素性坏死，管壁弹性减弱，血压骤然升高时血管易破裂出血。在血流冲击下，血管壁病变也会导致微小动脉瘤形成，当血压剧烈波动时，微小动脉瘤破裂而导致脑出血[25]。

【病理】

脑出血后由于血肿的占位效应及血肿周围脑组织水肿，可引起脑组织受压移位。幕上半球的出血，血肿向下挤压丘脑下部和脑干，使其变形、移位和继发出血，并常出现小脑天幕疝；如中线结构下移，可形成中心疝：如颅内压增高明显或小脑大量出血，可发生枕骨大孔疝。新鲜的出血呈红色，红细胞降解后形成含铁血黄素而带棕色。血块溶解，吞噬细胞清除含铁血黄素和坏死的脑组织，胶质增生，小出血灶形成胶质瘢痕，大出血灶形成中风囊，囊腔内有含铁血黄素等血红蛋白降解产物及黄色透明黏液[25]。

【临床表现】

小脑出血约占脑出血的10%。最常见的出血动脉为小脑上动脉的分支，病变多累及小脑齿状核。发病突然，眩晕和共济失调明显，可伴有频繁呕吐及后头部疼痛等。当出血最不大时，主要表现为小脑症状，如眼球震颤，病变侧共济失调，站立和行走不稳、肌张力降低及颈项强直、构音障碍和吟诗样语言，无偏瘫。出血量增加时，还可表现有脑桥受压体征，如展神经麻痹、侧视麻痹、周围围性面瘫、吞咽困难及出现肢体瘫痪和（或）锥体束征等[25]。由于小脑隔第四脑室与脑干毗邻，大量小脑出血，尤其是蚓部出血时，血肿的机械压迫可直接损伤脑干，患者很快进入昏迷，出现严重意识障碍，双侧瞳孔缩小呈针尖样，呼吸节律不规则，有去脑强直发作，由于脑脊液循环通路受阻引起急性梗阻性脑积水，使颅内压急剧增高，最后致枕骨大孔疝而死亡，这是小脑出血不同于幕上出血的典型临床特点。

【影像学检查】

影像学检查是诊断脑出血的重要方法，主要包括：头部CT、MRI和脑血管造影等。CT及MRI能够反映出血部位、出血量、波及范围和血肿周围脑组织情况。脑血管造影能够帮助明确脑出血的潜在病因[15]。

一、头部CT检查

（1）头部CT普通扫描：使用广泛，脑出血在CT上表现为高密度影，是诊断脑出血首选的影像学检查方法。可根据多田公式粗略计算血肿体积，也可应用相关软件，根据CT图像精确计算血肿体积。近几年的临床研究发现，首次急诊CT平扫上表现出来的混杂密度、岛征、黑洞征、漩涡征、液体平面等与早期血肿扩大密切相关，阅片时应予以特别关注[15]。

（2）头部增强CT和灌注CT（CTP）：增强CT扫描发现造影剂外溢（如“点征”）是提示患者血肿扩大高风险的重要证据。CTP能够反映脑出血后脑组织的血供变化，还可了解血肿周边血流灌注情况[15]。

二、头部MRI检查

（一）头部MRI普通扫描

脑出血在MRI上的表现较复杂，根据血肿的时间长短而有所不同。超急性期（0～2 h）：

血肿为T1略低信号、T2高信号，与脑梗死不易区别；急性期（2～72 h）：T1等信号、T2低信号；亚急性期（3天～3周）：T1、T2均呈高信号；慢性期（＞3周）：T1低信号、T2高信号。MRI在发现慢性出血、脑肿瘤脑卒中及脑血管畸形方面优于CT，但其耗时较长、费用较高，一般不作为脑出血的首选影像学检查[15]。

（二）多模式MRI扫描

包括弥散加权成像（DWI）、灌注加权成像（PWI）、液体抑制反转恢复（FLAIR）序列、梯度回波序列（GRE）和磁敏感加权成像（SWI）等，它们能够对脑出血提供更多的附加信息。如SWI对早期脑出血及微出血较敏感。功能磁共振成像，包括血氧水平依赖功能磁共振（BOLD–fMRI）及弥散张量成像（DTI），能够定位脑组织功能区及皮层下纤维束，可用于术前评估及术中神经功能导航以保护功能脑组织[15]。

三、脑血管检查

脑血管检查有助于了解脑出血病因和排除继发性脑出血，指导治疗方案的制订。常用检查包括CTA、MRA、CTV、MRV、DSA等[15]。

（一）CTA、MRA、CTV、MRV

是快速、无创性评价颅内、外动脉血管、静脉血管及静脉窦的常用方法，可用于筛查可能存在的脑血管畸形、动脉瘤、动静脉瘘、静脉窦血栓等的继发性脑出血，但阴性结果不能完全排除继发病变的存在[15]。

（二）全脑数字减影血管造影（DSA）

能清晰显示脑血管各级分支，可以明确有无动脉瘤、脑动静脉畸形及其他脑血管病变，并可清楚显示病变位置、大小、形态及分布，目前仍是血管病变检查的重要方法和金标准[15]。

【实验室及其他辅助检查】

对疑似脑出血的患者都应进行常规的实验室检查排除相关系统疾病，协助查找病因。建议同时完成各项手术前检查，为一旦需要的紧急手术做好准备工作，包括血常规、血生化、凝血功能、血型、交叉配血、心电图及胸部X线或CT等检查；根据具体情况，部分患者还可选择动脉血气分析、血栓弹力图（TEG）、毒理学筛查等检查。

【治疗】

一、内科治疗

脑出血患者在发病的最初数天内病情往往不稳定，应常规进行持续性生命体征监测（包括血压监测、心电监测、氧饱和度监测）和定时神经系统评估，密切观察病情变化；定时复查头部CT，尤其是发病3 h内行首次头部CT的患者，应于发病后8 h、最迟24 h内再次复查头部CT，密切观察血肿变化。对于首次CT上显示有血肿扩大危险征象的患者，更应密切观察病情变化，做好外科干预的准备。脑出血治疗的首要原则是保持安静，稳定血压，防止再出血；根据病情，适当降低颅内压，防止脑水肿，维持水电解质、血糖、体温稳定；同时加强呼吸道管理及护理，预防及治疗各种颅内及全身并发症[15]。

（一）血压管理

急性脑出血患者常伴有明显血压升高，血压升高的幅度与死亡、残疾、血肿扩大、神经功能恶化等不良预后密切相关。脑出血早期应综合管理患者血压，分析血压升高的原因，再根据血压情况决定是否进行降压治疗；降压治疗也要避免长期严重高血压患者血压下降过快、血压过低而产生脑血流量下降的情况。如因脑缺血反应或中枢性原因引起的异常血压升高，则要针对病因进行治疗，不宜单纯盲目降压[15]。

对于收缩压＞ 220 mmHg 的脑出血患者，应积极使用静脉抗高血压药物进行降压治疗；对于收缩压＞ 180 mmHg 的脑出血患者，可使用静脉抗高血压药物进行降压治疗，如硝普钠、硝酸甘油、尼卡地平、拉贝洛尔等，并根据患者临床表现调整降压速度，临床上常将 160/90 mmHg 作为降压目标参考值。在降压治疗期间应严密观察血压水平的变化，每隔 5 ~ 15 min 进行 1 次血压监测[15]。

（二）颅内压（ICP）增高的处理

有研究表明，脑出血患者颅内压的高变异性与其不良预后相关，将脑出血患者早期的颅内压控制在合适的水平，可以改善患者的功能预后。在有条件的情况下，可以对重症患者的颅内压和脑灌注压进行监测[15]。

（1）颅内压升高者应卧床，适度抬高床头约 30°，头位于中线上，避免过度屈伸颈部，以增加颈静脉回流，降低颅内压，同时严密观察生命体征和瞳孔大小及反射等[15]。

（2）对需要气管插管或其他类似操作的患者，视具体情况可应用镇静剂。镇静剂应逐渐加量，尽可能减少疼痛或躁动，以免引起颅内压升高，并密切监测生命体征。常用的镇静药物有丙泊酚、咪达唑仑、右美托咪定等，镇痛药有芬太尼、瑞芬太尼等[15]。

（3）药物治疗：若患者具有颅内压增高的临床或影像学表现，或实测 ICP ≥ 22 mmHg，可应用脱水剂，首选 20% 甘露醇（每天 1 ~ 3 g/kg），也可考虑使用甘油果糖、利尿剂、白蛋白、高渗盐水等，用量及疗程依个体而定；应用上述药物时应监测肾功能、电解质和血容量，并注意维持内环境稳定；必要时可在 ICP 监测下指导脱水治疗[15]。

（4）颅内压和脑灌注压监测：关于在 ICH 患者中监测和治疗 ICP 的适应证，目前的研究资料非常有限，因此 ICP 升高的管理原则通常借鉴脑外伤指南，后者推荐在 GCS 评分 3 ~ 8 分的患者中放置 ICP 监测装置，并维持 ICP ＜ 22 mmHg 和脑灌注压（Cerebral Pefusion Pressure，CPP）60 ~ 70 mmHg[15]。

（三）血糖管理

无论患者既往是否有糖尿病史，入院时的高血糖均预示脑出血患者死亡和转归不良的风险增高；而低血糖可导致缺血性脑损伤及脑水肿，故也需积极预防和治疗。因此，应密切监测血糖，控制血糖值范围在 7.7 ~ 10.0 mmol/L，避免血糖过高和过低[15]。视血糖情况可选用口服降糖药物，如磺脲类、双胍类、α- 葡萄糖苷酶抑制剂，也可选用皮下注射胰岛素。

（四）抗炎及促进血肿吸收药物治疗

糖皮质激素，如地塞米松、甲强龙等，是常用的抗炎预防细胞水肿的药物，但高血压脑出血患者使用糖皮质激素治疗无明显益处，而且感染、消化道出血和高血糖等并发症的风险增加。因此，脑出血患者不应常规使用糖皮质激素[15]。

（五）神经保护剂

脑出血后是否使用神经保护剂尚存在争议。有临床报道显示神经保护剂是安全、可耐受的，对临床预后有一定改善作用，但缺乏多中心、安慰剂对照的高质量 RCT 研究报告，因此神经保护剂的疗效与安全性尚需开展更多高质量的临床试验进一步证实[15]。

（六）其他内科并发症的管理

有研究显示，脑出血后最常见的并发症为误吸、肺炎、呼吸衰竭/窘迫、深静脉血栓、肺动脉血栓和脓毒血症等。吞咽困难和误吸是发生肺炎的主要危险因素。脑出血患者同时发生心肌梗死的情况并不少见，其余常见内科并发症为急性肾损伤、低钠血症、消化道出血、营养不良和尿路感染等。所有患者在开始经口进食前均需评估吞咽功能，以减少肺炎风险；应加强呼吸道管理，预防及治疗肺部感染；监测心电图、心肌酶谱、肾功能、电解质等，以便筛查相关并发症。对这些并发症的管理，应做到以防为主，尽早确诊，及时治疗[15]。

二、外科治疗

小脑出血易形成脑疝，出血量≥ 10 mL，或直径≥ 3 cm，或合并脑积水，应根据患者的具体情况尽快手术治疗[25]。外科治疗的主要目标在于及时清除血肿、解除脑压迫、缓解严重高颅压及脑疝、挽救患者生命，并尽可能降低由血肿压迫、细胞毒性物质释放导致的继发性脑损伤。伴有神经功能进行性恶化或脑干受压和/或脑室梗阻致脑积水的小脑出血患者应尽快进行血肿清除手术，并根据患者的具体情况，同时行侧脑室外引流术，但不主张不清除血肿而单纯行幕上侧脑室外引流术[15]。

（一）开颅血肿清除术

骨瓣开颅血肿清除术为传统的手术治疗方式，适合血肿体积较大、患者颅内压较高或已出现脑疝的情况，可快速清除脑实质内及脑室内血肿，还可在必要时扩大手术范围行去骨瓣减压术。以往研究认为，对那些血肿大于 3 cm、伴脑干受压或脑积水的患者行手术治疗预后较好[15]。

（二）小骨窗开颅血肿清除术

根据 CT 或 MRI 确定血肿在头颅表面的投影位置和脑皮层切开部位，骨窗直径 2.5 ~ 3.0 cm，在显微镜下清除血肿。主要适用于年龄较大、一般状况差、病情进展缓慢、意识障碍程度较轻、中等出血量的无脑疝患者[15]。

（三）内镜下血肿清除术

采用硬质镜与立体定向技术相结合清除血肿。在 CT 导航或 B 超定位下穿刺血肿腔，穿刺通道的设计以避开皮层功能区和皮层下重要传导束，并尽可能和血肿长轴平行为原则，在不损伤血管壁、周围脑组织及不引起新的出血的前提下尽可能清除血肿，对周围脑组织壁上难以吸除的血肿，不必强求彻底清除，可放置引流管做外引流[15]。

（四）术后处理

对于接受手术的患者，原则上应在神经重症病房治疗，有条件的医院推荐进行颅内压监测。术后处理包括降颅压、血压管理、血糖管理、镇静、镇痛、预防和治疗颅内及肺部等感染、保持内环境稳定、营养支持、防治癫痫及深静脉血栓形成等，并强调在生命体征和颅内压稳定后，尽早进行床边早期康复治疗。术后 24 h 内要常规复查脑 CT 了解手术情况并排除术后再出血，对于有再发血肿的患者，应根据临床表现和颅内压等情况决定是否再次手术。对于有凝血功能不全或术中渗血明显者，可术后短期（24～48 h 内）应用止血药物[15]。

【康复治疗】

一、康复评定

（一）构音障碍评定

构音检查是以普通话语音为标准音，结合构音类似运动，对患者的各个言语水平及其异常的运动障碍进行系统评定[26]。

（1）会话：可以通过询问患者的姓名、年龄、职业等，观察是否可以说、音量、音调变化是否清晰、气息音、粗糙音、鼻音化、震颤等。一般 5 min 即可，需录音。

（2）单词检查：此项由 50 个单词组成，根据单词的意思制成 50 张图片，将图片按记录表中词的顺序排好或在背面注上单词的号码，检查时可以节省时间。检查时首先向患者出示图片，患者根据图片的意思命名，不能自述采取复述引出。50 个词检查结束后，将查出的各种异常标记在下一页以音节形式出现的表上，音节下面的第一行数字表示处于前面第一音节的单词号码，第二行（在虚线之下）为处于第二音节的单词号，依次类推，记录方法见表 8-1。

表 8-1　单词检查标记方式

表达方式	判断类型	标记
自述引出，无构音错误	正确	○（画在正确单词上）
自述，由其他音替代	置换	—（画在错误音标之下）
自述，省略、漏掉音	省略	/（画在省略的音标上）
自述，与目的音相似	歪曲	△（画在歪曲的音标上）
歪曲严重，很难判定是哪个音	无法判断	×（画在无法分辨的音标下）
复述引出		（ ）（画在患者复述出的词上）

注：如有其他异常要加相应标记，四声错误要在单词上面或角上注明。

（3）音节复述检查：此表是按照普通话发音方法设计，共 140 个音节，均为常用和比较常用的音节。目的是在患者复述时，在观察发音点的同时注意患者的异常构音运动，发现患者的构音特点及规律，标记方法同单词检查，同时把患者异常的构音运动记入构音操作栏，确定发生机制，以利于制订训练计划。

（4）文章水平检查：通过在限定连续的言语活动中，观察患者的音调、音量、韵律、呼吸运用，选用的是一首儿歌，患者有阅读能力自己朗读，不能阅读，由复述引出，记录方法同前。

（5）构音类似运动检查：依据普通话的特点，选用代表性 15 个音的构音类似运动，如：[f]（f），[p]（b），[p']（p），[m]（m），[s]（s），[t]（d），[t']（t），[n]（n），[L]（L），[k]（g），[k']（k），[x]（h）等。方法是检查者示范患者模仿，观察者是否要以完成任务，观察者是否可以完成任务，在结果栏标出能与不能项，此检查可发现患者构音异常的运动基础，对指导今后训练有重要意义。

（6）结果分析：将前面单词、音节、文章、构音运动检查发现的异常分别记录在表中，并加以分析，确定类型。

（7）总结：把患者的构音障碍特点归纳分析，结合构音运动和训练计划进行总结[26]。

（二）平衡功能评定

按 Berg 平衡量表项目依次进行测定（表 8–2）。

表 8–2 Berg 平衡量表

检查项目	完成情况及评分	得分（0~4 分）
①从坐位站起	4 分 不用手扶能够独立地站起并保持稳定 3 分 用手扶着能够独立地站起 2 分 几次尝试后自己用手扶着站起 1 分 需要他人小量的帮助才能站起或保持稳定 0 分 需要他人中等或大量的帮助才能站起或保持稳定	
②无支持站立	4 分 能够安全站立 2 min 3 分 在监视下能够站立 2 min 2 分 在无支持的条件下能够站立 30 s 1 分 需要若干次尝试才能无支持地站立达 30 s 0 分 无帮助时不能站立 30 s	
③无靠背坐位，双脚着地或放在凳子上	4 分 能够安全地保持坐位 2 min 3 分 在监视下能够保持坐位 2 min 2 分 能坐 30 s 1 分 能坐 10 s 0 分 没有靠背支持不能坐 10 s	
④从站立位坐下	4 分 最小量用手帮助安全地坐下 3 分 借助于双手能够控制身体的下降 2 分 用小腿的后部顶住椅子来控制身体的下降 1 分 独立地坐，但不能控制身体下降 0 分 需要他人帮助坐下	
⑤转移	4 分 稍用手扶就能够安全地转移 3 分 绝对需要用手扶着才能够安全地转移 2 分 需要口头提示或监视才能够转移 1 分 需要一个人的帮助 0 分 为了安全，需要两个人的帮助或监视	
⑥无支持闭目站立	4 分 能够安全地站 10 s 3 分 监视下能够安全地站 10 s 2 分 能站 3 s 1 分 闭眼不能达 3 s，但站立稳定 0 分 为了不摔倒而需要两个人的帮助	
⑦双脚并拢无支持站立	4 分 能够独立地将双脚并拢并安全站立 1 min 3 分 能够独立地将双脚并拢并在监视下站立 1 min 2 分 能够独立地将双脚并拢，但不能保持 30 s 1 分 需要别人帮助将双脚并拢，但能双脚并拢站 15 s 0 分 需要别人帮助将双脚并拢，双脚并拢站立不能保持 15 s	

续表

检查项目	完成情况及评分	得分（0~4分）
⑧站立位时上肢向前伸展并向前移动	4分　能够向前伸出＞ 25 cm 3分　能够安全地向前伸出＞ 12 cm 2分　能够安全地向前伸出＞ 5 cm 1分　上肢可以向前伸出，但需要监视 0分　在向前伸展时失去平衡或需要外部支持	
⑨站立位时从地面捡起物品	4分　能够轻易地且安全地将鞋捡起 3分　能够将鞋捡起，但需要监视 2分　伸手向下达 2 ~ 5 cm 且独立地保持平衡但不能将鞋捡起 1分　试着做伸手向下捡鞋动作时需要监视，但仍不能将鞋捡起 0分　不能试着做伸手向下捡鞋的动作，或需要帮助免于失去平衡摔倒	
⑩站立位转身向后看	4分　从左右侧向后看，体重转移良好 3分　仅从一侧向后看，另一侧体重转移较差 2分　仅能转向侧面，但身体的平衡可以维持 1分　转身时需要监视 0分　需要帮助以防失去平衡或摔倒	
⑪转身 360°	4分　在≤ 4 s 时间内安全地转身 360° 3分　在≤ 4 s 时间内仅能从一个方向安全地转身 360° 2分　能够安全地转身 360°，但动作缓慢 1分　需要密切监视或口头提示 0分　转身时需要帮助	
⑫无支持站立将一只脚放在台阶或凳子上	4分　能够安全且独立地站，在 20 s 的时间内完成 8 次 3分　能够独立地站，完成 8 次的时间＞ 20 s 2分　无须辅助工具在监视下能够完成 4 次 1分　需要少量帮助能够完成＞ 2 次 0分　需要帮助以防止摔倒或完全不能做	
⑬一脚在前的支持站立	4分　能独立将双脚一前一后地排列（无间距）并保持 30 s 3分　能独立将一只脚放在另一只脚前方（有间距）并保持 30 s 2分　能够独立地迈一小步并保持 30 s 1分　向前迈步需要帮助，但能够保持 15 s 0分　迈步或站立时失去平衡	
⑭单腿站立	4分　能够独立抬腿并保持时间＞ 10 s 3分　能够独立抬腿并保持时间 5 ~ 10 s 2分　能够独立抬腿并保持时间≥ 3 s 1分　试图抬腿，不能保持 3 s，但可维持独立站立 0分　不能抬腿或需要帮助以防摔倒	
总　分		

注：评分标准及临床意义。最高分 56 分，最低分 0 分，分数越高平衡能力越强。0 ~ 20 分，提示平衡功能差，患者需要乘坐轮椅；21 ~ 40 分，提示有一定平衡能力，患者可在辅助下步行；41 ~ 56 分者说明平衡功能较好，患者可独立步行。＜ 40 分，提示有跌倒的危险。

（三）日常生活活动能力评定

改良 Barthel 指数（MBI）评定：MBI 于 1989 年由澳大利亚 Shah 等学者提出，是在 Barthel 指数的基础上将每一项得分都分为 5 个等级，同样被证实具有良好的信度和效度，且灵敏度更高，能较好地反映等级变化和需要帮助的程度，目前在康复医学中广泛使用（表 8-3）[26]。

表 8-3　改良 Barthel 指数评定表

日常生活活动（ADL）项目	完全独立	最小依赖	中等依赖	较大依赖	完全依赖
进食	10 分	8 分	5 分	2 分	0 分
洗澡	5 分	4 分	3 分	1 分	0 分
修饰	5 分	4 分	3 分	1 分	0 分
穿衣	10 分	8 分	5 分	2 分	0 分
大便控制	10 分	8 分	5 分	2 分	0 分
小便控制	10 分	8 分	5 分	2 分	0 分
如厕	10 分	8 分	5 分	2 分	0 分
床椅转移	15 分	12 分	8 分	3 分	0 分
行走 / 轮椅	15 分	12 分	8 分	3 分	0 分
上下楼梯	10 分	8 分	5 分	2 分	0 分

注：轮椅操控只适用于步行评定“完全不能行走”的患者

二、康复治疗

康复治疗方法同第四节【康复治疗】，见 P280 ~ P283。

第六节　脑干出血

原发性脑干出血（PBSH），国内通常称之为高血压脑干出血，主要发生于脑桥，由基底动脉的脑桥支破裂导致，偶见中脑出血，延髓出血极为罕见。故欧美国家亦称其为原发性脑桥出血。原发性脑干出血占全部自发性脑出血的 6% ~ 10%，是预后最差的出血性卒中类型[28]，病死率约 65%，出血部位和出血量不同病死率亦有差异，绝大多数患者神经功能预后极差[29]。

【临床解剖及生理功能】

脑干（Brain Stem）由中脑、脑桥和延髓组成。中脑向上与间脑相连，脑桥居中，延髓向下与脊髓相接。脑桥和延髓的背面为第四脑室底，称为菱形窝[25]。

一、脑干的神经核

脑干的神经核是脑干的灰质核团，共 10 对，分布在中脑、脑桥及延髓中。中脑有第Ⅲ、

Ⅳ对脑神经核；脑桥有第Ⅴ、Ⅵ、Ⅶ、Ⅷ对脑神经核；延髓有第Ⅸ、Ⅹ、Ⅺ、Ⅻ对脑神经核。除上述脑神经核以外还有传导深感觉的薄束核、楔束核以及与锥体外系有关的红核、黑质等[25]。

二、脑干的传导束

在脑干白质中有传导束通过，其中包括深浅感觉传导束、锥体束、锥体外传导束及内侧纵束等，还有一些内部联络纤维[25]。

三、脑干的网状结构

脑干的网状结构分布在脑干中轴，由胞体和纤维交错排列形成“网状”区域。网状结构中细胞集中的地方称为网状核。脑干的网状结构与大脑皮质、间脑、脑干、小脑、边缘系统及脊髓均有密切而广泛的联系，参与诸多重要的反射活动，如心血管活动、血压、呼吸运动的自动调节及吞咽、呕吐、角膜反射等。在脑干网状结构中有许多神经调节中枢，如心血管运动中枢、血压反射中枢、呼吸中枢及呕吐中枢等，这些调节和反射对维持机体正常的呼吸、循环功能，控制感觉、运动功能，调节睡眠，调节内脏活动等起着重要的作用。此外网状结构的一些核团接受各种信息，又传至丘脑，再经丘脑非特异性核团中继后传至大脑皮层的广泛区域、以维持人的意识清醒状态，因而被称为上行网状激活系统。如网状结构受损，可出现意识障碍[25]。

四、脑干的生理功能

脑干是中枢神经系统最重要的生理功能区域之一。嗅觉和视觉以外的各种感觉信息均经由脑干而传至中枢，脑的运动指令也均通过脑干传至各相应的区域。延髓接受味觉和各种内脏感觉的传入，参与调节内脏运动与唾液腺的分泌，支配咽、喉、舌肌的运动，并对维持机体正常呼吸、循环等基本生命活动起着极其重要的作用，被称之为“生命中枢”。脑桥接受头面部感觉、听觉和前庭觉的传入，支配口、面部肌肉和眼外肌的运动。中脑支配眼球的运动，参与瞳孔反射和锥体外系运动的控制[25]。

【损害表现及定位】

脑干病变大都涉及某些脑神经和传导束。脑干病变的特点表现为交叉性瘫痪，即当一侧运动、感觉神经核或传出、传入的神经纤维受到损害时，临床上就会出现病灶侧脑神经周围性瘫痪、对侧肢体中枢性瘫痪及偏侧感觉障碍。其病变水平的高低依受损害的脑神经而定，如：第Ⅲ对脑神经麻痹，则病灶在中脑；第Ⅴ、Ⅵ、Ⅶ、Ⅷ对脑神经麻痹，则病灶在脑桥；第Ⅸ、Ⅹ、Ⅺ、Ⅻ对脑神经麻痹，则病灶在延髓。脑干病变多见于脑血管病、肿瘤和多发性硬化等。临床上常见的几个综合征对定位诊断有帮助[25]。

一、延髓（Medula Oblongata）

（一）延髓背外侧综合征（Wallenberg Syndrome）

病变位于延髓上段的背外侧区。常见的原因为小脑后下动脉或椎动脉血栓形成。表现为：①眩晕、恶心呕吐及眼震（前庭神经核损害）。②病灶侧软腭、咽喉肌瘫痪，表现为吞咽困难、构音障碍、同侧软腭低垂及咽反射消失（疑核及舌咽、迷走神经损害）。③病灶侧共济失调（绳状体损害）。④ Horner 综合征（交感神经下行纤维损害）。⑤交叉性感觉障碍，即同侧面部痛、温觉缺失（三叉神经脊束及脊束核损害），对侧偏身痛、温觉减退或丧失（脊髓丘脑侧束损害）[25]。

（二）延髓旁正中综合征（Dejerine Syndrome）

病变位于延髓中腹侧。患者出现舌下神经交叉瘫，表现为：①病灶侧舌肌瘫痪及萎缩（舌下神经损害）。②对侧肢体中枢性瘫痪（锥体束损害）。③对侧肢体深感觉障碍（内侧丘系损害）。本征与 Jackson 综合征均有一侧舌下神经受损和对侧锥体束征，但后者具有第Ⅹ、Ⅺ对脑神经麻痹，且无内侧丘系受损所致的深感觉障碍[25]。

延髓广泛损害或枕大孔疝常累及生命中枢，造成中枢性呼吸、循环衰竭[25]。

二、脑桥（Pons）

（一）脑桥腹外侧综合征（Millard-Gubler Syndrome）

病变位于脑桥腹外侧部，接近于延髓，损伤了展神经、面神经、锥体束、脊髓丘脑束和内侧丘系。表现为：①病灶侧展神经麻痹及周围性面神经麻痹。②对侧中枢性偏瘫。③亦可出现对侧偏身感觉障碍。如病变波及脑桥内侧，同时损伤了内侧纵束，则还可表现为两眼向病灶对侧共同偏视，称为 Fovile 综合征[25]。

（二）脑桥背盖下部综合征

病变位于脑桥背外侧部，损伤了展神经和面神经核、内侧纵束、中脚、脊髓丘脑侧束和内侧丘系。表现为：①病灶侧展神经和面神经核性瘫痪。②眼球震颤、不能向病灶侧注视。③同侧偏身共济失调。④对侧痛温觉障碍。⑤触觉、位置觉及振动觉减退[25]。

（三）闭锁综合征（Locked-in Syndrome）

又称去传出状态，系脑桥基底部病变所致。主要见于脑干的血管病变，多为基底动脉脑桥分支双侧闭塞，而引起脑桥基底部梗死所致。患者大脑半球和脑干被盖部网状激活系统无损害，因此意识保持清醒，对语言的理解无障碍，由于其动眼神经与滑车神经的功能保留，故能以眼球上下运动示意与周围的环境建立联系。但因脑桥基底部损害，双侧皮质脑干束与皮质脊髓束均被阻断，展神经核以下运动传出切能丧失，患者表现为不能讲话，眼球水平运动障碍，双侧面、舌瘫，构音、吞咽运动均障碍，不能转颈耸肩，四肢全瘫，可有双侧病理反射。因此虽然意识清楚，但因身体不能动，不能言语，常被误认为昏迷。脑电图正常或轻度慢波有助于与真正的意识障碍相区别[25]。

三、中脑（Mesencephalon）

（一）大脑脚综合征（Weber Syndrome）

病变位于一侧中脑大脑脚脚底，侵犯了动眼神经和锥体束。表现为：①病灶侧动眼神经麻痹。②病灶对侧偏瘫（包括中枢性面瘫和舌肌瘫痪）[25]。

（二）红核综合征（Benedikt Syndrome）

病变位于中脑，侵犯了动眼神经、黑质、红核，而锥体束未受影响。表现为：①病灶侧动眼神经麻痹。②病灶对侧肢体震颤、强直（黑灰损害）或舞蹈样动作、手足徐动及共济失调（红核损害）[25]。

中脑网状结构上行激活系统损害可引起意识障碍，中脑红核水平网状结构下行通明断阻断可导致去大脑强直[25]。

【流行病学特征、发病率、危险因素和死亡率】

在发达国家，卒中仍然是死亡和发病率的主要原因之一。自发性脑出血是所有中风中高达19.6%的潜在原因。6%～10%的自发性脑出血位于脑干。脑出血的风险随着年龄的增长而不断增加。然而，脑干出血发生在较年轻的患者群体中，发病率最高的患者年龄为40～60岁。原发性脑干出血最常见的原因是高血压。血管畸形，主要是海绵状瘤和动静脉畸形，可能是脑干出血的继发性原因。脑干出血是自发性脑出血中死亡率最高的。既往报告的死亡率为47%～80%。

【临床表现】

脑桥出血临床表现为突然头痛、呕吐、眩晕、复视、眼球不同轴、侧视麻痹、交叉性瘫痪或偏瘫、四肢瘫等。出血量少时，患者意识清楚，可表现为一些典型的综合征，如Fovile综合征、Millard－Gubler综合征、闭锁综合征等。大量出血（> 5 mL）时，血肿波及脑桥双侧基底和被盖部，患者很快进入意识障碍，出现针尖样瞳孔、四肢瘫痪、呼吸障碍、去大脑强直、应激性溃疡、中枢性局热，常在48 h内死亡[25]。

中脑出血少见，轻症患者表现为突然出现复视、眼睑下垂、一侧或两侧瞳孔扩大、眼球不同轴、水平或垂直眼震、同侧肢体共济失调，也可表现Weber或Benedikt综合征。严重者很快出现意识障碍、四肢瘫痪、去大脑强直，常迅速死亡[25]。

延髓出血更为少见，临床表现突然猝倒，意识障碍，血压下降，呼吸节律不规则，心律失常，继而死亡。轻症患者可表现为不典型的Wallenberg综合征[25]。

【辅助检查】

脑干出血是一种医学急症，因此必须迅速获得诊断。CT扫描仍然是评估脑干出血的首选成像方式。CT上原发性脑干出血通常贯穿脑干横径，形状有类圆形、椭圆形、条形及不规则形等。范围大小不一，中脑和脑桥上部腹侧和中线旁侧较为常见。脑干出血可导致周围环池等脑池变窄甚至消失；脑干出血也可破入第四脑室内，或向上进展延伸至丘脑等部位。脑干海绵状血管畸形多呈规则圆形或椭圆形。依靠临床症状或单纯血肿形态难以鉴别诊断原发性与继发性脑干出血，需行CTA或DSA排除结构性脑血管病，行MRI增强扫描排除瘤卒中。在脑出血的急性期，MRI检查特征性不明显，但在出血亚急性期或血肿消退期。MRI检查有特征性表现，在T1加权图像上表现为环状高信号，可清楚显示血肿。因此，急性期后，MRI是首选的检查方法确定脑出血的方法。

【治疗】

基本治疗原则脱水降颅压减轻脑水肿；调整血压；防止继续出血；保护血肿周围脑组

织；促进神经功能恢复；防治并发症[25]。

一、内科治疗

（一）一般治疗

（1）卧床休息：一般应卧床休息 2 ~ 4 周，避免情绪激动及血压升高。

（2）保持呼吸道通畅：昏迷患者应将头歪向一侧，以利于口腔分泌物及呕吐物流出，并可防止舌根后坠阻塞呼吸道，随时吸出口腔内的分泌物和呕吐物，必要时行气管切开。

（3）吸氧：有意识障碍、血氧饱和度下降或缺氧现象的患者应给予吸氧。

（4）鼻饲：昏迷或吞咽困难的患者，如短期内不能恢复自主进食则可通过鼻饲管进食。

（5）对症治疗：过度烦躁不安的患者可适量用镇静药，便秘者可选用缓泻剂。

（6）预防感染：加强口腔护理，及时吸痰，保持呼吸道通畅留置导尿时应做膀胱冲洗；昏迷患者可酌情用抗生素预防感染。

（7）观察病情：严密注意患者的意识、瞳孔大小、血压、呼吸等改变，有条件时应对昏迷患者进行监护。

（二）脱水降颅压，减轻脑水肿：

颅内压（Intracranial Pressure，ICP）升高的主要原因为早期血肿的占位效应和血肿周围脑组织的水肿，脑出血后 3 ~ 5 天，脑水肿达到高峰。颅内压升高是脑出者死亡的主要原因，因此降低颅内压为治疗脑出血的重要任务。脑出血的降颅压治疗首先以高渗脱水药为主，药物治疗的主要目的是减轻脑水肿、降低 ICP，防止脑疝形成[25]。

渗透性脱水剂甘露醇（Mannitol）是最重要的降颅压药物。20％的甘露醇用量为 125 ~ 250 mL，快速静脉滴，每 6 ~ 8 h 1 次，使血浆渗透压维持在 310 ~ 320 mOsm/（kg · H_2O），用药时间不宜过长，建议用 5 ~ 7 天。可同时应用呋塞米 20 ~ 40 mg，静脉或肌肉注射，二者交替使用，维持渗透梯度。用药过程中应该监测尿量、水及电解质平衡。甘油果糖 500 mL 静脉滴注，每日 1 ~ 2 次，脱水作用温和，没有反跳现象，适用于肾功不全患者。20％人血清白蛋白 50 ~ 100 mL 静脉滴注，每日 1 次，能提高血浆胶体渗透压，减轻脑水肿，但价格昂贵，应用受限。皮质类固醇因其副作用大，且降颅压效果不如高渗脱水药，应慎用[25]。

（三）调控血压

脑出血多伴有血压升高，但脑出血急性期降压的时机及控制的目标尚存争议。一种观点认为过高的血压可导致血肿扩大，与不良预后密切相关。另一种观点认为脑出血时血压升高，是在颅内压增高的情况下，为了保证脑组织供血出现的脑血管自动调节反应，如血压控制过低，容易导致血肿周围脑组织发生缺血性损伤。如脑出血急性期收缩压＞ 180 mmHg 或舒张压＞ 100 mmHg，可予以平稳降压治疗，并严密观察血压变化[25]。

（四）亚低温治疗

局部亚低温治疗是脑出血的一种辅助治疗方法，能够减轻脑水肿，减少自由基生成，促进神经功能缺损恢复，改善患者预后，且无不良反应，安全有效。初步的基础与临床研究认为亚低温是一项有前途的治疗措施，而且越早应用越好[25]。

（五）纠正凝血异常

对于严重凝血因子缺乏或严重血小板减少的患者，推荐给予补充凝血因子和血小板；

因口服华法林导致脑出血的患者，应立即停用华法林，给予维生素 K，可静脉输注新鲜冰冻血浆或凝血酶原复合物；因应用肝素引起的脑出血，应立即停用肝素，给予鱼精蛋白[25]。

（六）并发症的防治

（1）中枢性发热：主要是由于丘脑下部散热中枢受损所致，表现为体温迅速上升，出现39℃以上的高热躯干温度高而肢体温度次之。解热镇痛剂无效，可予以物理降温治疗。入院72 h 内发热持续时间与临床转归相关。一般主张维持正常体温为妥。需要注意的是，患者亦可因感染等原因引起发热，此时应该针对病因治疗。

（2）血糖管理：无论患者既往是否有糖尿病史，入院时的高血糖均预示脑出血患者死亡和转归不良的风险增高；而低血糖可导致缺血性脑损伤及脑水肿，故也需积极预防和治疗。因此，应密切监测血糖，控制血糖值范围在 7.7 ~ 10.0 mmol/L，避免血糖过高和过低[27]。

（3）深静脉血栓和肺栓塞的防治：脑出血患者发生深静脉血栓形成（Deep Vein Thrombosis，DVT）和肺栓塞（Pulmonary Embolism）的风险据两项全球性的临床试验显示脑出血后 DVT 和肺栓塞的 3 个月发生率分别为 1.1% ~ 3.7% 和 1.1% ~ 1.8%，且常于前 2 周内发生，并明显增加病死率。可采取以下手段进行预防。①应用外部压迫装置：瘫痪患者入院后即应用间断充气加压可降低 DVT 风险，可提高生存率。使用弹力袜不降低 DVT 的发生风险，反而增加其他并发症（如皮肤破溃、坏死）的发生。②应用药物：在脑出血发病后第 2 天开始抗凝治疗的非对照研究表明，抗凝治疗使血栓栓塞性疾病减少且不增加再出血。③其他方法：下腔静脉滤网置入在最初的几周可降低已发生近端 DVT 患者出现肺栓塞的风险，但长期使用可能增加静脉栓塞的风险。尽管目前尚无有关脑出血后 DVT 与肺栓塞治疗的高质量证据，但是一旦发生，应该积极个体化治疗[27]。

二、外科治疗

（一）适应证

1992 年，Chung 和 Park 根据血肿波及区域将原发性脑干出血分为 4 种类型，即单侧被盖型、基底被盖型、双侧被盖型和巨大型（占据脑干基底部和被盖部），生存率分别为 94.1%、26.1%、14.3% 和 7.1%。2017 年，国内 Huang 等在 Stroke 发表新的脑干出血预后评分系统，根据血肿量和意识状态评分，其中血肿量＜ 5 mL 为 0，5 ~ 10 mL 为 1，＞ 10 mL 为 2。Glasgow 昏迷量表（GCS）（详见表 8–4）评分 8 ~ 15 分为 0，5 ~ 7 分为 1，3 ~ 4 分为 2，总评分 0、1、2、3 和 4 的患者发病后 30 天病死率分别为 2.7%、31.6%、42.7%、81.8% 和 100%。由此可见，对于巨大型脑干出血或脑干出血严重程度评分＞ 2 分的重型患者，内科保守治疗病死率极高，此类患者是外科手术的主要目标人群。Shrestha 等提出原发性脑干出血的具体手术指征：①血肿量＞ 5 mL，血肿相对集中。② GCS 评分＜ 8 分，伴进行性神经功能障碍。③生命体征不平稳，特别是需呼吸机辅助通气的患者[30]。

表 8-4 Glasgow 昏迷量表

项目	患者反应	评分
睁眼（E）	对疼痛无反应（捏患者时不睁眼）	1 分
	对疼痛刺激可有反应（捏患者时能睁眼）	2 分

续表

项目	患者反应	评分
	对语言刺激可有反应（大声呼叫时患者睁眼）	3 分
	自然睁眼	4 分
言语反应（V）	无反应（不发声）	1 分
	不可理解的反应（发声）	2 分
	不适当反应（能理解，无意义）	3 分
	含混反应（言语错乱，定向障碍）	4 分
	完全清醒，定向佳（正确会话，定时定向）	5 分
最佳运动反应	无反应（捏痛时患者毫无反应）	1 分
	痛刺激时有伸展反应（捏痛时患者身体呈大脑强直：上肢伸直、内收内旋，腕指屈曲，下肢与去皮质强直同）	2 分
	痛刺激时出现屈曲反应（捏痛时患者身体呈去皮质强直：上肢屈曲、内收内旋；下肢伸直，内收内旋，踝跖屈）	3 分
	痛刺激时出现逃避反应（捏痛时患者撤出被捏的部分）	4 分
	痛刺激时出现局部反应（捏痛时患者拨开医生手）	5 分
	正常反应（能执行简单命令）	6 分

GCS 总分为 15 分，最低分 3 分，8 分以下为重度损伤，预后差，9～11 分中度损伤，≥ 12 分为轻度损伤。≤ 8 分提示有昏迷，≥ 9 分提示无昏迷，数值越低，预示病情越重。

（二）手术方式

显微镜下开颅血肿清除术治疗原发性脑干出血具有较多优势，可在直视下最大限度一次性清除血肿，观察活动性出血并予以确切止血，同时一并清除破入第四脑室的血肿，使脑脊液循环通畅，尽可能避免二次手术导致的继发性脑积水。脑干出血常见手术入路包括经枕下后正中入路、乙状窦后入路和颞下入路[31-32]。经枕下后正中入路通常用于脑桥被盖型血肿，尤其适用于破入第四脑室者，咬除枕骨大孔和部分寰椎后弓，敞开枕大池，充分释放脑脊液，降低颅内压，切除部分小脑下蚓部，显露第四脑室，清除脑室内血肿后可在显微镜下观察到血肿突破脑干处破口。经颞下入路适用于偏中脑的出血、向丘脑扩展的血肿，手术重点是显露血肿，通过改变体位、释放脑脊液和切开天幕等避免牵拉颞叶，术中应注意保护 Labbe 静脉和滑车神经。发病 6 h 内即予外科手术的患者神经功能预后优于发病后 6 h 手术的患者，表明开颅血肿清除术可以显著降低患者病死率，改善神经功能预后[30]。

立体定向穿刺抽吸术是脑干出血的另一种重要手术方式。随着立体定位技术的发展，血肿定位更加精准，加之尿激酶等溶血酶的应用，使血肿清除率显著提高，且操作简便、耗时短、临床易推广，成为我国脑干出血的主要治疗方式[30]。

【康复治疗】

一、康复评定

（一）吞咽功能评定

1. 反复唾液吞咽测试（RSST）：由才藤荣一于 1996 年提出，是一种评定由吞咽反射诱发吞咽功能的方法。患者取坐位或半卧位，检查者将手指放在患者的喉结及舌骨处，让患者尽量快速反复吞咽。通过手指确诊随着吞咽运动，喉结和舌骨越过手指向前上方移动然后再复位，观察在 30 s 内患者吞咽的次数和活动幅度。正常吞咽时喉可上下移动 2 cm，越过手指。口腔干燥患者无法吞咽时，可在舌面上注入约 1 mL 水后再让其吞咽。高龄患者 30 s 内完成 3 次即可。对于患者因意识障碍或认知障碍不能听从指令的，反复唾液吞咽测试执行起来有一定的困难，这时可在口腔和咽部用棉棒冰水做冷刺激，观察吞咽的情况和吞咽启动所需要的时间。

2. 饮水试验：由洼田俊夫在 1982 年提出，方法是患者坐位，像平常一样喝下 30 mL 的温水，然后观察和记录饮水时间，有无呛咳，饮水状况等（表 8-5）。

表 8-5　饮水试验分级及判断标准

级别	说明	处理建议
1 级	一次饮完，无呛咳停顿	正常饮食
2 级	分两次或以上饮完，无呛咳停顿	进一步吞咽评估或改变食物性状
3 级	能一次饮完，但有呛咳	进一步吞咽评估或必要时留置胃管
4 级	分两次或以上饮完，有呛咳	进一步吞咽评估或必要时留置胃管
5 级	多次呛咳，难以饮完	进一步吞咽评估或必要时留置胃管

吞咽障碍的辅助检查：电视荧光放射吞咽功能检查（VFSS）、电视内镜吞咽功能检查（VESS）及其他辅助检查等。

（二）构音障碍评定

同第五节“构音障碍评定”，见 P290 ~ P291。

（三）步行能力评定

常用 Hoffer 步行能力分级、Holden 步行功能分类（表 8-6，表 8-7）。

表 8-6　Hoffer 步行能力分级

分级		评定标准
Ⅰ	不能步行	完全不能步行
Ⅱ	非功能步行	借助于膝 - 踝 - 足矫形器（KAFO）、手杖等能在室内行走，又称治疗性步行
Ⅲ	家庭性步行	借助于踝 - 足矫形器（AFO）、手杖等可在室内行走自如，但在室外不能长时间行走
Ⅳ	社区性步行	借助于 AFO、手杖或独立可在室外和社区内行走，并进行散步、去公园、去诊所、购物等活动，但时间不能持久，如需要离开社区长时间步行，则仍需坐轮椅

表 8-7　Holden 步行功能分类

级别	特征	表现
0 级	无功能	患者不能走，需要轮椅或两人协助才能走
Ⅰ级	需大量持续性的帮助	需使用双拐或需要一个人连续不断地搀扶才能行走及保持平衡
Ⅱ级	需少量帮助	能行走但平衡不佳，不安全，需一人在旁给予持续或间断的接触身体的帮助或需使用膝－踝－足矫形器、踝－足矫形器、单拐、手杖等以保持平衡和保证安全
Ⅲ级	需监护或言语指导	能行走，但不正常或不够安全，需一人监护或用言语指导，但不接触身体
Ⅳ级	平地上独立	在平地上能独立行走，但在上下斜坡、不平的地面上行走或上下楼梯时仍有困难，需他人帮助或监护
Ⅴ级	完全独立	在任何地方都能独立行走

二、康复治疗

（一）意识障碍康复治疗

意识的维持是通过脑桥中部以上的脑干上行性网状激活系统及其投射至双侧丘脑的纤维，以及双侧大脑半球的正常功能实现的。意识障碍是脑干出血常见临床表现。GCS 对预后康复评定有重要价值，简便易行，应用广泛；但对植物状态和死亡的预后康复评定缺乏特异性。

1. 干预时机

昏迷患者一旦生命体征平稳，应尽快进行康复促醒治疗。研究显示，在发病 3 个月内的康复效果最显著，可明显提高苏醒率[33]。

2. 促醒技术

对意识障碍目前尚未有统一的治疗方案，相关的临床试验证据并不多。常用的治疗方法为针对阻碍患者意识恢复的病因和并发症的治疗，以及促进患者意识神经网络恢复重建的治疗[33]。

3. 高压氧治疗

高压氧治疗可以提高脑内血氧弥散半径，降低颅内压，改善脑水肿，促进开放侧支循环，有利于神经恢复。活动性出血、恶性肿瘤等是高压氧治疗的绝对禁忌证[33]。

4. 神经电刺激治疗

该治疗包括：正中神经电刺激；颈部脊髓硬膜外电刺激；脑深部电刺激；其他电刺激，如脑仿生电刺激、迷走神经电刺激、重复经颅磁刺激、经颅直流电刺激等[33]。

5. 感觉刺激治疗

情感、感觉刺激疗法可解除环境导致的觉醒及觉知通路抑制，有助于提高上行网状激活系统及大脑皮质神经元的活动水平，利于觉醒[33]。

6. 传统疗法：穴位针刺促醒

可选用“醒脑开窍”“项丛刺”等针刺法，施以特殊针刺手法促醒。醒脑开窍针刺法是天津中医药大学附属医院石学敏教授发现的一种针刺方法，主要作用是保存最大量的脑细胞，使萎缩变性的细胞恢复正常的形态结构，保证组织存活，并增强日渐衰弱的脑生物电活动，使其能发出正确的神经信号。醒脑开窍针刺法是针对中风病的基本病机为瘀血、肝风、痰浊等病理因素蒙蔽脑窍致“窍闭神匿，神不导气”而提出的治疗法则和针刺方法。在选穴上以阴经和督脉穴为主，并强调针刺手法量学规范，有别于传统的取穴和针刺方法。

醒脑开窍针刺法选穴与操作：内关、人中、三阴交为主穴，以醒脑开窍，滋补肝肾。极泉、尺泽、委中为辅穴，以疏通经络。还选风池、完骨、百会以补益脑髓；金津、玉液或咽后壁放血及上廉泉改善语言功能和吞咽功能；手指握固加合谷；足内翻取丘墟透照海。每日针 2 次，10 天为 1 疗程，持续治疗 3~5 个疗程。

（二）吞咽障碍康复治疗

吞咽困难会导致肺炎、营养不良、脱水及其他并发症。脑卒中患者在开始进食、饮水或口服药物前均应进行吞咽功能评估。饮水试验可作为脑卒中患者判断误吸危险的筛选方法之一。饮水试验结果为阳性的患者建议使用吞咽造影录像检查（Video Fluoroscopic Swallowing Study，VFSS）或纤维内镜吞咽评估（Flexible Endoscopic Evaluation of Swallowing，FEES）进行进一步检查。对于怀疑存在误吸的患者，也有必要进行上述仪器评估以核实是否真的存在误吸，并确定吞咽困难的生理原因以指导治疗计划。

吞咽障碍治疗的目标包括：①保证患者的营养及水分。②预防误吸相关的并发症。③尽可能促进吞咽功能的恢复[33]。

吞咽障碍治疗策略：①调整食物质地，增加经口进食安全。②采用低风险进食方式及代偿策略来预防并发症如误吸和呛咳的发生。③监控经口进食量，预防脱水的发生。④补充饮食来保证足够的营养。⑤对于不能吞咽的患者采用管饲。⑥针对不同吞咽障碍的发生机制进行不同的康复训练[33]。

1. 口腔感觉训练技术

这是针对口腔期吞咽障碍患者的口腔浅深感觉、反射异常设计的一系列训练技术，旨在帮助改善口腔器官的各种感觉。目前行之有效的口腔感觉技术包括冷刺激训练、嗅觉刺激、味觉刺激、口面部振动刺激、气脉冲感觉刺激、冰酸刺激、K 点刺激、深层咽肌神经刺激、改良振动棒深感觉训练等，临床实践效果满意[33]。

（1）冷刺激训练：冰棉棒刺激或冰水漱口是一种特别的感觉刺激，此法适用于口腔感觉较差的患者[33]。

（2）嗅觉刺激：嗅觉刺激多用芳香味刺激物，故又称“芳香疗法”。芳香疗法是通过芳香物质中的小分子物质（芳香小分子）刺激嗅觉来达到对嗅觉的调节及对嗅觉信息传递的促进作用，包括黑胡椒、薄荷脑刺激[33]。

（3）味觉刺激：舌的味觉是一种特殊的化学性感觉刺激，通常舌尖对甜味敏感，舌根部感受苦味，舌两侧易感受酸味刺激，舌体对咸味与痛觉敏感。将不同味道的食物放置于舌部相应味敏感区域，可以增强外周感觉的传入，从而兴奋吞咽皮质，改善吞咽功能[33]。

（4）口面部振动刺激：用改良的振动棒刷擦口腔内颊部、舌部或面部，给予这些部位深感觉刺激，提高口颜部的运动协调能力。此方法的刺激范围较手工操作刺激广，振动频率和强度可随时调节，适用于不同年龄段的吞咽障碍患者[33]。

（5）气脉冲感觉刺激：通过气流冲击刺激口咽腔黏膜诱发吞咽反射，提高口咽腔黏膜敏感性，加快吞咽启动。与电刺激相比，气体刺激患者无不适感，且无误吸风险，安全性高，尤其适用于因严重认知障碍不能配合其他治疗的成人及儿童患者[33]。

(6) 冰酸刺激：吞咽前在腭舌弓给予冰酸刺激，可以提高口咽对食团知觉的敏感度，减少口腔过多的唾液分泌，通过刺激脑干的激活系统，提高对食物的感知和对进食吞咽的注意力。本训练适用于口腔温度觉、味觉感觉差的患者[33]。

(7) K 点刺激：K 点（K point）位于后磨牙三角的高度，腭舌弓和翼突下颌帆的中央位置。可选择专用的小岛勺、普通棉棒活手指等方法刺激该点。目的是促进张口和诱发吞咽反射，适用于上运动神经元损伤后张口困难的患者，对于认知障碍及理解力下降的患者也可用[33]。

(8) 深层咽肌神经刺激：该方法利用一系列的冰冻柠檬棒刺激，改善咽喉的反射功能，刺激时着重强调三个反射区：舌根部、软腭、上咽与中咽缩肌，强化口腔肌肉功能与咽喉反射[33]。

(9) 改良振动棒深感觉训练：利用改良振动棒可提供口腔振动感觉刺激，通过振动刺激深感觉的传入，反射性强化运动传出，改善口腔颜面运动协调功能。此种训练在临床实践中并未出现任何不良反应，配合度高、依从性好的患者也可以在家中训练[33]。

2. 口腔运动训练技术

(1) 口腔器官运动体操：徒手或借助简单小工具做唇、舌的练习，借以加强唇、舌、上下颌的运动控制、稳定性及协调、力量，提高进食咀嚼的功能[33]。

(2) 舌压抗阻反馈训练：通过应用舌抗阻反馈训练装置改善舌流体静压，提高舌活动能力的一种训练方法，常用工具有 IOPI（美国产）、JMS（日本产），也可以使用带有水囊的导管自制。这是一种直观地将患者舌上抗阻能力通过压力值显示的正反馈训练技术[33]。

(3) 舌肌主被动康复训练：使用舌肌康复训练器（吸舌器）被动牵拉或舌活动时施加助力、阻力，提高舌肌力量。不仅用于牵拉舌，也可在唇、舌、面颊部等肌肉运动感觉训练中使用[33]。

(4) Masako 训练法：吞咽时，通过对舌的制动，使咽后壁向前运动与舌根部相贴近，增加咽的压力，加快食团推进。可增加舌根的力量，延长舌根与咽喉壁的接触时间，促进咽后壁肌群代偿性向前运动[33]。

(5) Shaker 锻炼：又称抬头训练，目的是增加食管上段括约肌开放的时间和宽度，促进清除吞咽后因食管上段括约肌开放不全而引起的咽部残留食物[33]。

3. 低频电刺激

目前较多使用的有神经肌肉电刺激疗法、经皮神经电刺激疗法、电针灸等[33]。

(1) 神经肌肉电刺激疗法：包括刺激完整的外周运动神经来激活所支配肌肉的电刺激以及直接激活去神经支配的肌肉纤维的电刺激。主要治疗目标是强化无力肌肉及进行感觉刺激，帮助恢复喉上抬运动控制，延缓肌肉萎缩、改善局部血流。

(2) 经皮神经电刺激疗法：一般使用便携式刺激器，应用于体表，刺激感觉神经，用于吞咽障碍治疗。

(3) 手持式感应电刺激：使用手持式电棒结合感应电刺激，通过移动电极刺激舌内肌群、软腭、咽肌等传统电刺激无法刺激的口腔内肌肉，能改善患者的舌骨运动范围和降低误吸风险。

4. 表面肌电生物反馈训练

吞咽动作是口腔、咽部和喉部许多小肌肉复杂的协调运动过程，直接观察这些复杂的肌肉运动比较困难。通过电子仪器记录口咽喉部表面肌肉的肌电信号，以视、听等方式显示并反馈给患者，根据这种反馈信号及治疗师的语言提示，使患者学会控制这些肌肉活动，训练患者提高吞咽肌群的力量和协调性[33]。

5. 导管球囊扩张术

导管球囊扩张术适用于环咽肌或贲门失弛缓症，用12号乳胶球囊导管经鼻孔或口腔插入食管，在食管入口处，用分级注水或注气的方式充盈球囊，通过间歇性牵拉环咽肌，激活脑干与大脑的神经网络调控，恢复吞咽功能，主要应用于神经疾病导致的环咽肌功能障碍患者。现已发展经口、经鼻两种途径扩张，有主动、被动扩张之分。具有以下作用：诱发吞咽动作；训练吞咽动作的协调性；强化吞咽肌群的力量；刺激咽喉部及环咽肌的感觉；扩大环咽肌直径[33]。

6. 代偿性方法

旨在用一定方式代偿口咽功能，改善食团摄入，而不会改变潜在的吞咽生理的治疗技术。专家们认为下列代偿技术优先推荐，包括食物调整、吞咽姿势的调整、进食工具的调整、环境改造[33]。

(1) 食物调整：食物的性状影响吞咽的过程，通过调节食物的性状可以让部分吞咽患者安全有效的进食。

1) 液体稠度的调整：根据吞咽造影录像检查结果，针对单纯饮水呛咳的患者，可以加凝固粉（目前市面此类产品基本上分为改良淀粉和黄原胶两类，但商品名称不一）使液体（果汁、牛奶、茶、汤等）增稠，减少误吸和呛咳的机会[33]。

2) 食物质地调整：根据康复评定来选择食物质地，如软食、切碎的食物、爽滑的浓流质、稀流质。

3) 一口量的调整：每口进入口腔的食物，旨在利于口腔期食团形成、食团向咽腔推送以及顺利进入食管，推荐的进食一口量为5～20 mL。食物质地与性状的调配对于能经口进食的吞咽障碍患者而言是确保安全有效进食的先决条件之一，家属和患者的观念改变是实际生活中成功的关键[33]。

(2) 吞咽姿势的调整：在吞咽时通过头颈等部位的姿势调整使吞咽通道的走向、腔径的大小和某些吞咽器官组成结构（如喉、舌、杓状软骨）的位置有所改变和移动，避免误吸和残留，消除症状的方法。此方法能保持患者的正常生理功能，不需要患者在存咽时进行特别的用力。适用神经系统疾病（如脑血管病）头颈部肿瘤术后等情况。不同年龄的患者均可采用，无副作用[33]。

采用吞咽姿势调整的方法，最好在吞咽造影录像检查时，先观察有效的吞咽姿势，然后再选取这种有效姿势进行训练。吞咽姿势调整的方法一般仅作为暂时性使用，逐步过渡到符合正常吞咽姿势进食后应停用[33]。

(3) 进食工具的调整：选择杯子、勺子、吸管、缺口杯或运动水杯等，专家们提醒进食工具应充分考虑安全，方便适用。

(4) 环境改造：环境的调节如减少干扰、降低噪音、增亮照明、促进社交互动，可以改善进食体验。医务人员应学会行为干预治疗，辨别哪种行为策略能改良饮食过程，并告知小组其他人员。其中包括：进食前、中、后的情境策略；言语提示；书面提示和标志；身体提示；视觉提示等[33]。

代偿方法是吞咽康复的重要组成部分，应与促进吞咽功能的方法连用，尽可能达到安全有效的进食，应根据患者的不同而采取精准的方法[33]。

（三）构音障碍康复治疗

同第四节“构音障碍康复治疗”，见P281。

（四）运动障碍康复治疗

1. 早期良肢位摆放、体位转移和关节活动度训练

急性期卧床患者的良肢位摆放、床上体位转移技术、关节活动度训练技术，是脑卒中康复护理的基础和早期康复介入的重要方面，早期良好的肢位摆放和适当的关节活动度训练，能够减少并发症、提高护理质量、加快卒中患者的康复速度。有充分的证据证明，卒中后长期卧床不活动会严重影响患者的神经肌肉功能、心血管功能、呼吸功能和免疫功能；卒中后制动相关的并发症如深静脉血栓、关节挛缩等亦明显增多；此外，长期不运动也会影响患者功能恢复潜力，特别是平衡功能的恢复，降低大脑的可塑性和功能重组[15]。

良肢位摆放是利用各种软性靠垫将患者置于舒适的抗痉挛体位，正确的体位摆放应该贯穿在偏瘫后的各个时期，注意定时改变体位，一般每2 h体位转换1次。鼓励患侧卧位，该体位增加了患肢的感觉刺激，并使整个患侧被拉长，从而减少痉挛，且健手能自由活动；适当健侧卧位；应尽量避免半卧位，因半坐卧位能引起对称性颈紧张性反射，增加肢体上肢屈曲、下肢伸直的异常痉挛模式；尽可能少采用仰卧位，因为这种体位受颈紧张性反射和迷路反射的影响，会加重异常运动模式和引发骶尾部、足跟和外踝处褥疮的发生，可仅作为一种替换体位或者患者需要这种体位时采用；保持正确的坐姿，与卧床相比，坐位有利于躯干的伸展，可以达到促进全身身体及精神状态改善的作用[15]。

床上体位转移的实施应当由治疗师、患者、家属、护士和其他陪护人员共同参与，主要包括被动体位转移 、辅助体位转移和主动体位转移等方式，训练的原则应该按照完全被动、辅助和完全主动的顺序进行。体位转移的训练内容包括患者床上侧面移动、前后方向移动、被动健侧翻身、患侧翻身起坐训练、辅助和主动翻身起坐训练、床上搭桥训练以及床上到轮椅、轮椅到床上的转移训练等。床上体位转移技术的实施要注意转移过程的安全性问题，在身体条件允许的前提下，应尽早离床[15]。

关节活动度训练可以维持关节正常的活动范围，有效防止肌肉废用性萎缩的发生，促进全身功能恢复。关节活动度训练开始时可以完全被动形式进行，以后可以过渡到辅助和完全主动的方式进行。一般每个关节每天活动2～3次。开始肢体软瘫时关节活动范围应在正常范围的2/3以内，特别是肩关节，并注意保护关节，避免不必要的损伤，防止异位骨化。关节活动度训练不仅包括肢体关节，还包括躯干的脊柱关节活动度训练，训练以患侧为主，长期卧床者要兼顾健侧肢体[15]。

2. 脑卒中早期站立、步行康复训练

脑卒中早期康复的理论证实，长期卧床会影响患者的功能恢复潜力，特别是神经肌肉功能和平衡功能的恢复，降低大脑的可塑性和功能重组。研究证明，脑卒中患者病情稳定后早期离床训练，进行早期的坐位训练、起坐训练、站立训练是安全可行的，能够提高患者 3 个月后的步行能力。脑卒中后偏瘫、步态异常是卒中患者的主要功能障碍，也是影响患者日常生活能力和生活质量的主要因素。脑卒中离床后进行基本的站立步行训练，能够提升患者的移动能力和 ADL 恢复[34]。

偏瘫的步行基本要素主要有以下几个方面：①颈部、躯干及偏瘫下肢抗重力肌能够抗重力。②患侧下肢能负重、支撑身体。③站立时重心能够前后、左右移动。④患侧下肢髋关节能够屈曲、迈步。根据脑卒中患者离床后的功能状态，针对性地按照上述步行基本要素进行早期步行训练，是临床上简单有效的基本步行康复训练方法。进一步的优化步行康复训练，则需要对偏瘫步态进行全面的分析才能制订精细化的训练方案[34]。

3. 脑卒中后的肌力训练和康复

脑卒中后肌无力和肌肉痉挛是影响卒中后患者运动功能的主要因素，肌肉无力是神经系统损伤后的缺失症状，患者的下肢肌力强化与步行速度是相关的，近期的一些研究表明，膝关节伸展和踝关节跖屈肌肉痉挛与肌肉力量是呈负相关的，研究证实了肌力强化训练对脑卒中患者运动功能恢复的积极作用[34]。

4. 脑卒中后肌张力变化和痉挛的康复

脑卒中后早期肢体多是迟缓性瘫痪，随着病情的恢复和主动运动的增加，瘫痪肢体肌张力逐渐增高，并出现痉挛。痉挛是中枢神经损伤后的阳性症状，痉挛加重将会限制肢体的活动能力和掩盖肢体恢复的潜力。痉挛的处理要从发病早期识别和处理开始，严重痉挛的预测因素包括持续升高的肌张力、严重的瘫痪、偏身感觉障碍重的 Barthel 指数分数。痉挛的处理原则应该是以提高患者的功能为主要目的。典型的治疗痉挛的方法是阶梯式的，开始以最小侵入式的疗法，逐渐过渡到更多侵入式的疗法。体位摆放、被动伸展和关节活动度训练可以缓解痉挛，而且痉挛的患者应该每天做数次。影响到功能的挛缩其矫正方法还包括夹板疗法、连续性造模或手术纠正。没有可靠的资料对不同的运动疗法、使用或不使用抗痉挛药物做过比较。替扎尼定、巴氯芬、丹曲林是常用的治疗痉挛的口服药物。康复训练结合早期局部注射 A 型肉毒毒素，可以减少上下肢的痉挛程度，提高肢体功能[34]。

第七节　颞顶叶出血

脑叶出血又称皮质下出血，占脑出血的 5% ~ 10%。常见原因有淀粉样脑血管病（CAA）、脑动静脉畸形、血液病、高血压、烟雾病（Moyamoya 病）等。血肿常局限于一个脑叶内，也可同时累及相邻的两个脑叶，一般以顶叶最多见，其次为颞叶、枕叶及额叶[25]。

【临床解剖及生理功能】

一、顶叶（Parietal Lobe）

位于大脑半球的中部，前面以中央沟与额叶分界，后面以顶枕裂和枕前切迹的连线与枕叶分界，下面以外侧裂与颞叶分界。中央沟后有与之略平行的中央后沟，两沟之间为中央后回，是大脑皮质感觉区。中央后回后面有横行的顶间沟，将其余的顶叶分为顶上小叶和顶下小叶。顶下小叶包括围绕外侧裂后端的缘上回和围绕颞上沟后端的角回[25]。

顶叶的主要功能区包括：①皮质感觉区：主要位于中央后回和顶上小叶。中央后回为浅感觉和深感觉的皮质中枢，接收对侧身体的深、浅感觉信息，身体各部位代表区的排列与运动区的排列大致相对应，呈“倒人状”；顶上小叶为分辨性触觉和实体感觉皮质中枢。②运用中枢：位于优势半球的缘上回，其功能与复杂动作和劳动技巧有关。③视觉语言中枢：位于角回，为理解看到的文字和符号的皮质中枢[25]。

二、颞叶（Temporal Lobe）

位于外侧裂的下方，以此裂与额、顶叶分界，其前端为颞极，后面与枕叶相邻。颞叶上有横行的沟回，外侧面有两条与外侧裂平行的颞上沟及颞中沟，底面有颞下沟。外侧裂和颞上沟间为颞上回，颞上、中沟间为颞中回，颞中、下沟间为颞下回。外侧裂较深，颞上回的一部分掩入沟中，后端为颞横回[25]。

颞叶的主要功能与听觉、语言和记忆有关。其主要功能区包括：①听觉中枢：位于颞上回中部及颞横回。②感觉性语言中枢；位于优势半球颞上回后部。③嗅觉中怄：位于钩回和海马回前部，接收双侧嗅觉纤维的传入。④颞叶前部与记忆、联想、比较等高级神经活动有关。⑤海马是边缘系统的一个重要结构，与精神活动关系密切[25]。

【损害表现及定位】

一、顶叶

（一）皮层感觉障碍

中央后回及顶叶后部上方病变所致。若为破坏性病变，主要表现为病灶对侧肢体复合性感觉障碍，如实体觉、位置觉、两点辨别觉和皮肤定位觉的丧失，而一般感觉正常。若为刺激性病变，则出现病灶对侧肢体的部分性感觉性癫痫发作，可表现为发作性蚁走感、麻木感、电击感等异常感觉，并按一定方式扩散。如扩散到中央前回运动区，可引起部分性运动性发作[25]。

（二）体象障碍

指对身体各部位的存在、空间位置及相互关系的认识发生障碍。包括自体识不能（Autotopagnosia）和病觉缺失（Anosognosia）。当右侧顶叶邻近角回损害时可出现自体认识不能，患者否认对侧肢体的存在或认为对侧肢体不是自己的，穿衣、活动时只使用另一只手，修面、梳头时常常忽略对侧。当右侧顶叶邻近缘上回损害时出现病觉缺失，对瘫痪的肢体缺乏识别能力，表现偏瘫无知症，即否认左侧偏瘫的存在。右侧顶叶病变还可以出现失肢体感（感觉自己的肢体缺如）或幻多肢[25]。

（三）古茨曼（Gentmann）综合征

优势半球顶叶角回皮质损害所致。临床表现为四主症：①计算不能（失算症）。②不能辨别手指（手指失认症）。③不能辨别左右（左右失认症）。④书写不能（失写症）[25]。

（四）失用症

是指肢体动作的运用障碍。左侧缘上回是运用功能的皮质代表区，发出的纤维至同侧中央前间，并经胼胝体到达右侧中央前回。因此，左侧顶叶缘上回病变可产生双侧失用症。从左侧缘上回至同侧中央前回间的病变引起右侧肢体失用，胼胝体前部和右侧皮质下白质受损时引起左侧肢体失用。失用症包括运动性失用症、观念性失用症、结构性失用症及观念运动性失用症等[25]。

（1）运动性失用症；是指患者在无肢体瘫痪，无共济障碍等情况下，失去执行精巧、熟练动作的能力，不能完成精细动作，如写字、穿针、扣衣扣、弹琴等。

（2）观念性失用症：是指患者失去执行复杂精巧动作和完成整个动作的观念。表现动作混乱，前后顺序颠倒等，如擦火柴点烟的动作，患者可出现用烟去擦火柴盒等错误动作；不知怎么用钥匙开门：日常生活中的刷牙、梳发等也不能正确去做。

（3）结构性失用症：是指涉及空间关系的结构性运用障碍。表现缺乏对空间结构的认识，丧失对空间的排列和组合能力。如患者在绘图、拼积木、绘画时往往出现排列错误，上下、左右倒置，比例不适，线条的祖细不等，长短不一，支离分散而不成形。

（4）观念运动性失用症：患者能做日常简单的动作，但不能按指令完成复杂的随意动作和模仿动作，患者知道如何做，也可以讲出如何做，但自己不能完成，如令其指鼻，却摸耳；嘱其伸舌，而张口等。

（5）视野改变：顶叶深部的视放射纤维损害，可出现两眼对侧视野的同向下象限盲。

二、颞叶

（一）感觉性失语

是颞上回的后部（Wernicke 区）语言中枢损害所致。患者能听见说话的声音，能自言自语，但不能理解他人和自己说话的含义。

（二）命名性失语

是颞中、下回后部损害所致。患者丧失对物品命名的能力，对于一个物品，只能说出它的用途，说不出它的名称。如对茶杯，患者只能说出它是“喝水用的”，但说不出这是“茶杯”。如果告诉他这叫“茶杯”，患者能复述，但过片刻又忘掉，所以也称健忘性失语。

（三）听觉障碍

颞横回为听觉中枢，单侧损害不引起耳聋，双侧损害可致耳聋。刺激性病变可引起幻听。

（四）颞叶癫痫

颞叶病变可引起癫痫，多为复杂部分性发作，亦称精神运动性发作。患者可突然出现似曾相识感、精神异常、自动症、对环境的生疏感、梦幻状态及视物变大、变小等症状，见于海马损害。如颞叶钩回（嗅味觉中枢）损害，患者可出现幻嗅和幻味或努嘴、咀嚼动作，称为钩回发作。

（五）幻觉

包括幻听、幻视、幻嗅等。幻觉多为癫痫发作的先兆，也可单独出现。颞叶病变所致的幻视多为有形的，如看到奇形怪状的人和物，一般多在视野缺损侧出现，病变越偏颞前幻视越易出现：听觉的皮质代表区位于颞横回，幻听时患者可听到声音变大或变小，以及鼓声、喧哗声等；幻嗅一般为难闻的臭味。

（六）精神症状

精神症状是颞叶病变较常见的表现，多发生于优势侧颞叶广泛病变或双侧颞叶病变时。主要表现为人格改变、情绪异常、记忆障碍、精神迟钝及表情淡漠。双侧颞叶内侧损害常表现为记忆力显著减退。

（七）视野改变

颞叶深部的视放射纤维和视束受损，可出现两眼对侧视野的同向上象限盲。

【病因】

常见病因有：①高血压，多为老年患者的主要病因。②动静脉畸形，尤其是青年人脑叶出血的主要原因。③动脉瘤破裂，大脑中动脉及后交通动脉瘤破裂可形成颞叶出血。④脑淀粉样血管病，为多次复发脑叶出血的老年人的重要病因。⑤血液病。⑥烟雾病。⑦脑肿瘤。

【临床表现】

颞顶叶出血责任血管主要为大脑中动脉颞极动脉，大脑后动脉颞下前、颞下中、颞下后动脉。与脑深部出血相比，颞顶叶出血一般血肿体积较大。临床可表现为头痛、呕吐等，癫痫发作比其他部位出血常见，肢体瘫痪较轻，昏迷较少见[25]。

一、顶叶出血

头痛多位于颞前部（颞部），偏瘫较轻，而偏侧感觉障碍显著；对侧下象限盲；优势半球出血时可出现混合性失语，非优势侧受累有体象障碍[25]。

二、颞叶出血

头痛多位于耳周，表现为对侧中枢性面舌瘫及上肢为主的瘫痪；对侧上象限盲；优势半球出血时可出现感觉性失语或混合性失语；可有颞叶癫痫、幻嗅、幻视等[25]。

【诊断与病情评估】

脑出血早期进展迅速，容易出现神经功能恶化，及时评估病情和快速诊断至关重要。对突然发病疑似脑卒中的患者，急救人员应进行简要评估和急救处理，尽快送往有条件的医院，在尽可能短的时间内完成脑 CT/CTA 或 MRI 等检查。一旦确诊，应根据病情紧急采取相应的治疗措施[15]。

一、病史与查体

（一）病史采集

临床症状常表现为突发起病，且多在动态状况下发病，常伴有恶心、呕吐、头痛、血压升高、不同程度的意识障碍及神经系统阳性体征。应重点询问患者或目击者下述情况：脑卒中发生时间、症状、起病时的活动情况、年龄、是否有外伤史、原发性高血压病史、缺血性或出血性脑卒中史、糖尿病史、吸烟及饮酒史、药物史（是否服用阿司匹林、氯吡格雷、华法林或其他抗凝药物，包括药物服用的时间以及剂量等）、是否存在凝血功能障碍及其他诱发出血的内科疾病（如血液病、肝病等）、是否存在使用成瘾药物（如可卡因）等[15]。

（二）**体格检查和病情评估**

首先对患者生命体征进行评估，在完成气道、呼吸和循环功能评估后，进行一般体格检查和神经系统专科检查，可借助脑卒中量表评估神经功能缺损的严重程度、判断预后和选择各种治疗措施。常用的量表有：①格拉斯哥昏迷量表。②美国国立卫生研究院卒中量表（NIHSS)。③脑出血评分量表[15]。

二、影像学检查

影像学检查是诊断脑出血的重要方法，主要包括头部 CT、MRI 和脑血管造影等。CT 及 MRI 能够反映出血部位、出血量、波及范围和血肿周围脑组织情况。脑血管造影能够帮助明确脑出血的潜在病因[15]。

（一）**头 CT**

是确诊脑出血的首选检查。CT 可准确显示出血的部位、大小、脑水肿情况及是否破入脑室等，有助于指导治疗和判定预后。早期血肿在 CT 上表现为圆形或椭圆形的高密度影，边界清楚[25]。

（二）**头颅 MRI**

对幕上出血的诊断价值不如 CT，对幕下出血的检出率优于 CT。MRI 的表现主要取决于血肿中血红蛋白的氧合状态及血红蛋白的分解代谢程度等。发病 1 天内，血肿呈 T1 等或稍低信号，T2 高或混合信号；第 2 天 ~ 1 周，T1 为等或稍低信号，T2 为低信号；第 2 ~ 4 周，T1 和 T2 均为高信号；4 周后，T1 呈低信号，T2 为高信号。此外，MRI 比 CT 更易发现脑血管畸形、肿瘤及血管瘤等病变[25]。

（三）**脑血管造影及增强 CT**

MRA、CTA 和 DSA 等可显示脑血管的位置、形态及分布等，并易于发现脑动脉瘤、脑血管畸形及烟雾病（Moyamoya 病）等脑出血病因。增强 CT 和 CTA 检查有助于在早期评价血肿扩大风险，可根据造影剂外渗情况或 CTA 斑点征（Spot-Sign）预测血肿扩大风险[25]。

三、实验室及其他辅助检查

对疑似脑出血的患者都应进行常规的实验室检查排除相关系统疾病，协助查找病因。建议同时完成各项手术前检查，为一旦需要的紧急手术做好准备工作，包括血常规、血生化、凝血功能、血型、交叉配血、心电图及胸部 X 线或 CT 等检查；根据具体情况，部分患者还可选择动脉血气分析、血栓弹力图（TEG)、毒理学筛查等检查[25]。

【治疗】

一、内科治疗

脑出血患者在发病的最初数天内病情往往不稳定，应常规进行持续性生命体征监测（包括血压监测、心电监测、氧饱和度监测）和定时神经系统评估，密切观察病情变化；定时复查头部 CT，尤其是发病 3 h 内行首次头部 CT 的患者，应于发病后 8 h、最迟 24 h 内再次复查头部 CT，密切观察血肿变化。对于首次 CT 上显示有血肿扩大危险征象的患者，更应密切观察病情变化，做好外科干预的准备。脑出血治疗的首要原则是保持安静，稳定血压，防止再出血；根据病情，适当降低颅内压，防止脑水肿，维持水电解质、血糖、体温稳定；同时加强呼吸道管理及护理，预防及治疗各种颅内及全身并发症[27]。

（一）血压管理

急性脑出血患者常伴有明显血压升高，血压升高的幅度与死亡、残疾、血肿扩大、神经功能恶化等不良预后密切相关。脑出血早期应综合管理患者血压，分析血压升高的原因，再根据血压情况决定是否进行降压治疗；降压治疗也要避免长期严重高血压患者血压下降过快、血压过低而产生脑血流量下降的情况。如因脑缺血反应或中枢性原因引起的异常血压升高，则要针对病因进行治疗，不宜单纯盲目降压。对于收缩压＞ 220 mmHg 的脑出血患者，应积极使用静脉抗高血压药物进行降压治疗；对于收缩压＞ 180 mmHg 的脑出血患者，可使用静脉抗高血压药物进行降压治疗，并根据患者临床表现调整降压速度，临床上常将 160/90 mmHg 作为降压目标参考值。脑出血早期积极降压到 140 mmHg 是安全的，但其改善患者预后的有效性仍有待进一步研究证实，可选择合适的患者进行积极降压治疗。在降压治疗期间应严密观察血压水平的变化，每隔 5 ~ 15 min 进行 1 次血压监测[27]。

（二）颅内压（ICP）增高的处理

脑出血患者颅内压的高变异性与其不良预后相关，将脑出血患者早期的颅内压控制在合适的水平，可以改善患者的功能预后。在有条件的情况下，可以对重症患者的颅内压和脑灌注压进行监测。

（1）颅内压升高者应卧床，适度抬高床头约 30°，头位于中线上，避免过度屈伸颈部，以增加颈静脉回流，降低颅内压，同时严密观察生命体征和瞳孔大小及反射等[15]。

（2）对需要气管插管或其他类似操作的患者，视具体情况可应用镇静剂。镇静剂应逐渐加量，尽可能减少疼痛或躁动，以免引起颅内压升高，并密切监测生命体征。常用的镇静药物有丙泊酚、咪达唑仑、右美托咪定等，镇痛药有芬太尼、瑞芬太尼等[15]。

（3）药物治疗：若患者具有颅内压增高的临床或影像学表现，或实测 ICP ≥ 22 mmHg，可应用脱水剂，首选 20% 甘露醇（每天 1 ~ 3 g/kg），也可考虑使用甘油果糖、利尿剂、白蛋白、高渗盐水等，用量及疗程依个体而定；应用上述药物时应监测肾功能、电解质和血容量，并注意维持内环境稳定；必要时可在 ICP 监测下指导脱水治疗[15]。

（4）颅内压和脑灌注压监测：关于在脑出血患者中监测和治疗 ICP 的适应证，目前的研究资料非常有限，因此 ICP 升高的管理原则通常借鉴脑外伤指南，后者推荐在 GCS 评分 3 ~ 8 分的患者中放置 ICP 监测装置，并维持 ICP ＜ 22 mmHg 和脑灌注压（Cerebral Pefusion Pressure，CPP）60 ~ 70 mmHg[15]。

（三）血糖管理

无论患者既往是否有糖尿病史，入院时的高血糖均预示脑出血患者死亡和转归不良的风险增高；而低血糖可导致缺血性脑损伤及脑水肿，故也需积极预防和治疗。因此，应密切监测血糖，控制血糖值范围在 7.7 ~ 10.0 mmol/L，避免血糖过高和过低[15]。

（四）体温管理

脑出血可能出现中枢性发热。入院 72 h 内发热持续时间与临床转归相关，但低温或亚低温治疗脑出血的疗效及安全性还有待深入研究，因此一般主张维持正常体温为妥。需要注意的是，患者亦可因感染等原因引起发热，此时应该针对病因治疗[15]。

（五）止血治疗

止血药物如氨基己酸和氨甲环酸是氨基酸衍生物，具有抗纤溶的作用，但增加了迟发性脑缺血及其他血栓事件的危险，总体上并不能改善患者的预后。由于止血药物治疗脑出血临床疗效尚不确定，且可能增加血栓栓塞的风险，不推荐常规使用[15]。

（六）抗凝、抗血小板药物的逆转

（1）抗凝药物的逆转：抗凝药物相关脑出血约占所有脑出血患者的12%～20%。维生素K拮抗剂（Vitamin K Antagonist，VKA）（如华法林）是最常见的口服抗凝药物（Oral Anticoagulant，OAC）。服用VKA而导致国际标准化比值（INR）升高、凝血酶原时间（PT）延长的ICH患者，应停止服用VKA，补充维生素K依赖的凝血因子，并静脉应用维生素K（初始剂量10 mg）。使用凝血酶原复合物（Prothrombin Complex Concentrates，PCCs）比使用新鲜冰冻血浆（Fresh Frozen Plasma，FFP）并发症更少，纠正INR更为迅速，可作为首选，推荐剂量为20～30 IU/kg，在特殊情况下可增加剂量至30～40 IU/kg。重组活化凝血因子Ⅶa（Recombinant Activated Coagulation Factor Ⅶa，rFⅦa）尽管能降低INR值，但并不能完全纠正凝血异常，不作为常规推荐。急性期在有证据提示出血停止的情况下，因机械性瓣膜、深静脉血栓、肺梗死等因素，必须使用抗凝药物的患者，可给予普通肝素或低分子肝素，具体剂量由相关专科医师共同决定。脑出血后抗凝药物的恢复使用的最佳时机目前尚未确定，在非机械性瓣膜患者中，至少在4周内避免口服抗凝药物；对于有机械性瓣膜的患者，德国口服抗凝药的相关脑出血多中心分析研究结果提示，出血后14天内开始使用抗凝药物会增加再出血概率，但综合考虑出血及血栓形成风险，ICH后6天开始运用抗凝药物可能获益最佳[2]。

（2）抗血小板药物的逆转：使用抗血小板药物的脑出血患者在临床上也较为常见，抗血小板药物的使用与出血后血肿的扩大和患者不良预后的相关性目前尚无定论。血液阻抗集合度测定可在10 min内评估血小板的功能，该检测系统对阿司匹林、氯吡格雷以及GPⅡb/Ⅲa受体拮抗剂都敏感。对于血小板功能低下、血肿有扩大倾向或需急诊清除血肿的患者，可以输注1 U的单采血小板或5 U的多采血小板，输入后能够提供约$20\times10^9\sim30\times10^9$的血小板[15]。

（3）新型抗凝药物的逆转：对于服用达比加群、利伐沙班或阿哌沙班等新型抗凝药物的ICH患者，可个体化考虑采用第8因子旁路活性抑制剂（Factor Ⅷ Inhibitor-Bypassing Activity，FEIBA）、PCCs或者rFⅦa治疗。如果患者在发病前2 h内服用过达比加群、利伐沙班或阿哌沙班，可考虑使用活性炭。服用达比加群的患者还可考虑行血液透析[15]。

（七）抗炎及促进血肿吸收药物治疗

糖皮质激素是常用的抗炎预防细胞水肿的药物，但高血压脑出血患者使用糖皮质激素治疗无明显益处，而且感染、消化道出血和高血糖等并发症的风险增加。因此，脑出血患者不应常规使用糖皮质激素[15]。

（八）神经保护剂

脑出血后是否使用神经保护剂尚存在争议。有临床报道显示神经保护剂是安全、可耐受的，对临床预后有一定改善作用，但缺乏多中心、安慰剂对照的高质量 RCT 研究报告，因此神经保护剂的疗效与安全性尚需开展更多高质量的临床试验进一步证实[15]。

（九）抗癫痫治疗

脑出血后早期（1 周内）的临床癫痫发作发生率约为 16%，累及皮层是脑出血后癫痫发作最主要的危险因素。多数神经外科医师主张对幕上较大血肿患者进行预防性抗癫痫治疗。对于有临床癫痫性发作的脑出血患者应使用抗癫痫药物治疗；疑似癫痫发作者，应考虑持续脑电图监测；若脑电图监测提示存在癫痫性放电的患者应给予抗癫痫药物治疗[15]。

（十）下肢深静脉血栓（DVT）和肺栓塞（PE）的预防

脑出血患者发生 DVT 和 PE 的风险较高，应鼓励患者尽早活动、腿抬高；尽可能避免穿刺下肢静脉输液，特别是瘫痪侧肢体；如疑似 DVT 患者，应进行 D－二聚体检测及多普勒超声检查；可使用间歇性充气加压装置来预防 DVT 及相关栓塞事件；对易发生 DVT 的高危患者（排除凝血功能障碍所致的脑出血患者），证实出血停止后可考虑皮下注射小剂量低分子肝素或普通肝素预防 DVT 形成，但应注意出血的风险；存在有症状 DVT 或 PE 的脑出血患者可考虑进行全身抗凝治疗或置入 IVC 滤器，具体治疗方法的选择应该考虑多种因素，包括发病时间、血肿稳定性、出血原因以及患者总体状况等[15]。

（十一）其他内科并发症的管理

有研究显示，脑出血后最常见的并发症为误吸、肺炎、呼吸衰竭 / 窘迫、深静脉血栓、肺动脉血栓和脓毒血症等。吞咽困难和误吸是发生肺炎的主要危险因素。脑出血患者同时发生心肌梗死的情况并不少见，其余常见内科并发症为急性肾损伤、低钠血症、消化道出血、营养不良和尿路感染等。所有患者在开始经口进食前均需评估吞咽功能，以减少肺炎风险；应加强呼吸道管理，预防及治疗肺部感染；监测心电图、心肌酶谱、肾功能、电解质等，以便筛查相关并发症。对这些并发症的管理，应做到以防为主，尽早确诊，及时治疗[15]。

二、外科治疗

外科治疗的主要目标在于及时清除血肿、解除脑压迫、缓解严重高颅压及脑疝、挽救患者生命，并尽可能降低由血肿压迫、细胞毒性物质释放导致的继发性脑损伤[15]。

（一）手术指征

对于大多数原发性脑出血患者，外科开颅手术治疗的有效性尚不能充分确定，不主张无选择地常规使用外科开颅手术，微创治疗是安全的、有助于降低病死率。以下临床情况，可个体化考虑选择外科开颅手术或微创手术治疗[27]。

（1）出现神经功能恶化或脑干受压的小脑出血者，无论有无脑室梗阻致脑积水的表现，都应尽快手术清除血肿；不推荐单纯脑室引流而不进行血肿清除。

（2）对于脑叶出血超过 30 mL 且距皮质表面 1 cm 内的患者，可考虑标准开颅术清除幕上血肿或微创手术清除血肿。

（3）发病 72 h 内、血肿体积 20 ~ 40 mL、GCS ≥ 9 分的幕上高血压脑出血患者，在有条件的医院，经严格选择后可应用微创手术联合或不联合溶栓药物液化引流清除血肿。

（4）40 mL 以上重症脑出血患者由于血肿占位效应导致意识障碍恶化者，可考虑微创手术清除血肿。

（5）微创治疗应尽可能清除血肿，使治疗结束时残余血肿体积≤ 15 mL[3]。

（6）病因未明确的脑出血患者行微创手术前应行血管相关检查（CTA/MRA/DSA）排除血管病变，规避和降低再出血风险。

（二）常用手术方式

（1）骨瓣开颅血肿清除术：骨瓣开颅血肿清除术为传统的手术治疗方式，适合血肿体积较大、患者颅内压较高或已出现脑疝的情况，可快速清除脑实质内及脑室内血肿，还可在必要时扩大手术范围行去骨瓣减压术。一般选择到达血肿路径最短并避开重要功能区和血管的位置设计手术入路和切口 [15]。

（2）小骨窗开颅血肿清除术：根据 CT 或 MRI 确定血肿在头颅表面的投影位置和脑皮层切开部位，骨窗直径 2.5 ~ 3.0 cm，在显微镜下清除血肿。主要适用于年龄较大、一般状况差、病情进展缓慢、意识障碍程度较轻、中等出血量的无脑疝患者 [15]。

（3）内镜下血肿清除术：采用硬质镜与立体定向技术相结合清除血肿。在 CT 导航或 B 超定位下穿刺血肿腔，穿刺通道的设计以避开皮层功能区和皮层下重要传导束，并尽可能和血肿长轴平行为原则，在不损伤血管壁、周围脑组织及不引起新的出血的前提下尽可能清除血肿，对周围脑组织壁上难以吸除的血肿，不必强求彻底清除，可放置引流管做外引流。立体定向技术可确保手术的精准度，有利于保护脑功能，内镜下颅内血肿清除术创伤较小，止血确切，两者结合符合现代微创手术的理念。软质内镜对清除脑室内血肿有独特的优势，但尚未普及 [15]。

（4）硬通道锥颅穿刺血肿清除术：CT 扫描辅助下确定穿刺点，将针钻一体化器械与医用电钻进行安装并穿刺，穿透硬脑膜后拔出钻芯，将三通针体留在颅内并插入针芯，将三通针体推至血肿边缘，连接引流管及注射器，360°旋转穿刺针并轻柔适量抽吸液态血肿，再逐步深入穿刺并抽吸血肿直至血肿中心；拔出针芯，插入粉碎针，连接引流管及注射器，粉碎部分血肿及注入纤溶药物溶解凝血块，液化后由引流管引出 [15]。

（5）定向穿刺置管血肿吸引术：俗称“定向软通道”技术，对脑内血肿穿刺靶点三维定位，直接经皮定向锥颅形成一直径 5 mm 骨孔，置入一根软性硅胶吸引管到血肿中，抽吸出部分陈旧性凝血块进行减压，术后反复注入纤溶药物，将残留的凝血块溶解并吸出。此术式也可以在图像引导下完成，如运用薄层 CT/CTA 图像重建脑三维模型，在导航引导下精确定位血肿和穿刺点；还可利用智能手机的应用程序来定位血肿的体表投影位置，以指导穿刺置管。阿替普酶灌注的剂量推荐为每 8 h 1.0 mg；在我国尿激酶也在临床上被普遍运用，但尚缺乏高级别临床证据指导。置管纤溶药物灌注要高度重视无菌操作，积极防治颅内感染 [15]。

【康复评定】

一、认知功能障碍评定

当患者意识清楚时，可对患者进行认知功能筛查。简易精神状态检查量表（MMSE）（表 8-8）是目前国际上应用最广的认知筛查工具，该表具有标准化、简单易行、对记忆和语言敏感、对痴呆的特异性和敏感性较高等特点，但无执行功能评估项目，对中等教育程度以上的患者来说较为简单，对轻度认知障碍者敏感性相对较差。蒙特利尔认知评估量表（MoCA）对识别轻度认知障碍的特异性、敏感性较高，但是在文盲与低教育老人中的适用性较差。

推荐依据患者个人情况、康复阶段、实际需求以及医疗条件进行个体化筛查工具选择[26]。

表 8-8　简易精神状态检查量表（MMSE）

	项目	积分					
定向力（10 分）	1. 今年是哪一年?					1分	0分
	现在是什么季节?					1分	0分
	现在是几月份?					1分	0分
	今天是几号?					1分	0分
	今天是星期几?					1分	0分
	2. 你住在哪个省?					1分	0分
	你住在哪个县（区）?					1分	0分
	你住在哪个乡（街道）?					1分	0分
	咱们现在在哪个医院?					1分	0分
	咱们现在在第几层楼?					1分	0分
记忆力（3 分）	3. 告诉你三种东西，我说完后，请你重复一遍并记住，待会还会问你（各 1 分，共 3 分）			3分	2分	1分	0分
注意力和计算力（5 分）	4.100–7=？连续减 5 次（93、86、79、72、65。各 1 分，共 5 分。若错了，但下一个答案正确，只记一次错误）	5分	4分	3分	2分	1分	0分
回忆能力（3 分）	5. 现在请你说出我刚才告诉你让你记住的那些东西?			3分	2分	1分	0分
语言能力（9 分）	6. 命名能力						
	出示手表，问这个是什么东西?					1分	0分
	出示钢笔，问这个是什么东西？					1分	0分
	7. 复述能力 我现在说一句话，请跟我清楚的重复一遍（四十四只石狮子）					1分	0分
	8. 阅读能力 （闭上你的眼睛）请你念念这句话，并按上面意思去做					1分	0分
	9. 三步命令 我给您一张纸请您按我说的去做，现在开始：“用右手拿着这张纸，用两只手将它对折起来，放在您的左腿上。”（每个动作 1 分，共 3 分）			3分	2分	1分	0分
	10. 书写能力要求受试者自己写一句完整的句子					1分	0分
	11. 结构能力 （出示图案下图）请你照上面图案画下来					1分	0分

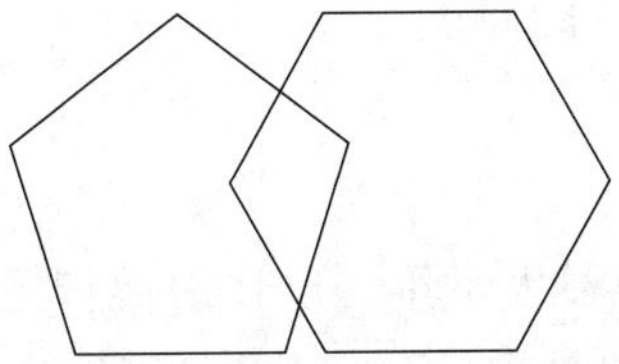

注：满分 30 分，正确为 1 分。文盲≥ 17 分；小学≥ 20 分；初中及以上≥ 24 分。(1) 辨认：出示手表，问是不是刚才他看过的物体。(2) 按卡片上书写的指令动作（闭眼睛）。

二、语言功能评定

（一）波士顿诊断性失语检查（BDAE）

根椐对话和言语作业录音，对失语症严重程度分级（表 8–9）；应用对话录音对言语特征进行分级，包括错语、语法形式、韵律、找词、发音等。27 个分测验分为听理解、命名、复述、书写、阅读以及自动语序、背诵和唱歌方面。该量表不但具有测验的失语症分类功能、揭示语言障碍的各种特征，而且根据测验结果可以推测出语言加工的受损水平，如命名所需的语义通达、语音输出等哪个或哪些环节受损。波士顿诊断性失语检查对了解患者残存的语言能力是有价值的，它可以作为治疗师制订治疗程序的依据。此外，在失语症研究中常用该量表对患者进行分类[26]。

表 8–9　BDAE 失语症严重程度分级

分级	语言表现
0 级	无有意义的言语，无听觉理解能力
1 级	言语交流中有不连续的言语表达，但大部分需要听者去推测、询问和猜测；可交流的信息范围有限，听者在言语交流中感到困难
2 级	在听者的帮助下，可能进行熟悉话题的交谈。但对陌生话题常常不能表达出自己的思想，使患者与检查者都感到进行言语交流有困难
3 级	在仅需要少量帮助或无帮助下，患者可以讨论几乎所有的日常问题。但由于言语和（或）理解能力的减弱，使某些谈话出现困难或不大可能
4 级	言语流利，但可观察到有理解障碍，思想和言语表达尚无明显限制
5 级	有极少的可分辨得出的言语障碍，患者主观上感到有点儿困难，但听者不一定能明显觉察到

（二）西方失语症成套测验（WAB）

是以波士顿诊断性失语检查为基础编制的。可用失语症的鉴别诊断，对失语症进行严重程度分级。它认为所有失语症按 8 个传统的失语综合征进行分类，但是，只有 2/3 的患者可以进行分类。分类和严重程序分级是根据自发言语、理解、复述和命名 4 个分测验进行的。综合 4 个测验的结果，最后可以计算出“失语商”。另外，通过阅读和书写、运用、构造分测验结果得出“操作商”，失语商和操作商提供了皮质商，能够观察到患者的认知功能[26]。

（三）明尼苏达失语症鉴别诊断测验（MTDDA）

也被称作 Schuell 测验，用于鉴别是否有失语症，或失语症伴有知觉障碍、构音障碍等。它包括 46 个分测验，分为 5 个部分：①听觉障碍。②视觉和阅读障碍。③言语和语言障碍。④视运动和书写障碍。⑤数字关系和计算过程障碍[26]。

三、汉语失语症的评定

国内常用的汉语失语症评定工具有原北京医科大学第一临床医院神经内科编制的汉语失语成套测验（ABC）、根据日本标准失语症检查改编的中国康复研究中心失语症检查法（CRRCAE）、北京医院汉语失语症检查法、河北省人民医院康复中心改编的波士顿诊断性失语检查（第2版）汉语版等[26]。

四、功能性交流能力评定

（一）日常生活交流活动检查（CADL）

是评定患者在日常环境中，采取任何可能的方式传递信息的能力。测验内容包括68个项目，对每个项目的反应分为正确、恰当和错误。日本版将其简化为34项（表8-10）。对评定康复后的交流能力在实际中的应用是有价值的[26]。

表8-10　日常生活交流活动检查（CADL）评分

顺序	项目	项目内容	得分	0分	1分	2分	3分	4分
1	1	适当的问候						
2	2-①	表明自己的情况（姓名）						
3	2-②	表明自己的情况（是-不是）						
4	2-③	表明自己的情况（住址）						
5	2-④	表明自己的情况（年龄）						
6	3	要求对方重复问候						
7	4	说出自己的症状						
8	5-①	填写出诊单（姓名、住址、年龄）						
9	5-②	填写出诊单（症状）						
10	5-③	填写出诊单（抄写病案号）						
11	6-①	看懂院内标志（内科、外科）						
12	6-②	看懂院内标志（中、西药房）						
13	7	按规定量服药						
14	8	小卖部买冷饮						
15	9	辨明楼层						
16	10-①	购物（选择物品）						
17	10-②	购物（判断价格）						
18	10-③	购物（计算找钱）						
19	11	看菜单点菜						
20	12-①	问路（问交警问路）						
21	12-②	问路（理解走向顺序）						
22	13	理解指令						
23	14-①	打电话（拨电话）						
24	14-②	打电话（说要求）						

续表

顺序	项目	项目内容	得分	0分	1分	2分	3分	4分
25	15	查电话号码						
26	16-①	接电话						
27	16-②	接电话（记下电话内容）						
28	17	对表						
29	18	报告时间						
30	19-①	看电视节目表（选择节目）						
31	19-②	看电话节目表（选择频道）						
32	20	读报						
33	21	听电台的天气预报						
34	22	理解量的概念						

CADL 评分标准。4 分：在与家属以外的人交谈时，一般均可做出适当反应。3 分：超过 3 ~ 30s 才做出反应，其实用性未达 4 分的水平。2 分：给予提示或反复刺激，方达到 4 分水平。1 分：给予提示或反复刺激，方达到 3 分水平。0 分：回答完全错误。

（二）美国言语与听力学会交流能力的功能性评定（ASHA-FACS）

该评定包括数量和质量量表，涵盖日常生活活动的 4 个方面，评定患者完成这些活动的能力，即社会交流（如“打电话交流信息”）、基本需求的交流（如“紧急事件的反应”）、读写和数字概念（如“理解简单标志”）和日常生活计划（如“看地图”），该评定具有良好的信度和效度[26]。

（三）功能性交际测验（FCP）

目的是了解患者交流障碍所带来的实际交流后果。它根据患者患病前的日常生活交流能力，对现有的能力进行评分。如患者在患病前可书写商务信件，100% 表示正常操作能力，50% 表示目前的操作能力是患病前的一半。在自然交际场合，以非正式对话的方式，观察患者的语言理解、动作、阅读和各种行为的表现，如理财等方面的能力[26]。

（四）日常交流需求评定

包括一个对话和一个问卷，对话用来评定个人的交流需求，问卷用来评定社会支持和观察。该量表关注是在个体的自然环境中的评分，这种评定反映了失语症患者和非失语症者之间真正发生了什么，失语症患者和交流伙伴之间真正需要的是什么，而且康复可以做些什么。

【康复治疗】

一、感觉障碍的康复治疗

躯体感觉障碍的康复治疗

临床上，常通过不同的方法来刺激和加强康复过程中患者躯体感觉的恢复。目前常用的感觉刺激方法包括反复触摸各种刺激、振动刺激、关节活动、经皮电刺激、间歇性气压疗法等。除此之外，近年来，功能性电刺激、镜像疗法、虚拟现实技术及增强现实技术也逐步运用于卒中后感觉障碍的康复治疗中。但目前对于感觉障碍进行康复训练的临床研究相对较少，证据尚欠充分[33]。

1. 浅感觉障碍的训练

浅感觉障碍的训练以对皮肤施加感觉刺激为重点，刺激的种类有叩打、轻拍、摩擦、轻擦等。对于感觉障碍严重的患者应施加比较剧烈的刺激。但切记不要由于过强刺激而导致患者痉挛，应小心把握刺激强度。常用的方法如下。

（1）针刺觉训练：患者仰卧位，让患者肢体保持放松。用大头针先轻轻地刺激患者皮肤，同时询问患者的感觉。刺激力度应缓慢加大，同时，治疗过程中应避免损伤表皮组织。

（2）温度觉训练：患者仰卧位，患侧肢体保持放松。治疗前准备好一盆冷水（10℃）和一盆温水（40℃），每个盆里放一条毛巾。治疗师可以单独使用一种温度刺激法（冷或热），也可以使用冷热交替刺激法，每次保持 10～15 s。整个过程中需注意患者的反馈。

（3）轻触觉训练：患者仰卧位，在患侧肢体上轻拍、叩击，有节律地轻微触摸，拿毛刷沿着逆毛发的方向，快速而轻巧地摩擦感觉受损区的皮肤。

2. 深感觉障碍的训练

深感觉障碍严重影响康复预后，瘫痪肢体的肌张力在 1 个月以上不恢复者多数有深感觉障碍，可在多方面表现出不同程度的缺陷，如较差的目标精准性、多节段运动控制障碍、运动序列难以协调执行、复杂手指运动困难、行动迟缓等。根据经验，在多种感觉障碍类型中，关节位置觉的恢复难度较大。训练主要刺激包括肢体负重和关节压缩、肢体定位放置和控制等。肢体负重和关节压缩刺激了皮肤、皮下和关节的压力感受器；定位放置和控制均与运动控制能力和位置觉有关。除肢体负重和关节压缩可用于痉挛尚未完全消除的阶段外，其余各法均只适用于痉挛已完全消失，留下肌力不足的情况，且进行中不能过度用力，更不允许诱发痉挛。

3. 皮层复合感觉障碍的训练

皮层感觉障碍者主要通过实体觉训练让患者触摸不同形状、质地的物体，令其分辨。实体感觉训练效果受多种因素影响，如年龄、智力、文化背景、职业和内在机动性及积极性等。实体觉训练应在安静的治疗室中进行，治疗全程遵循由简到繁、由易到难的训练原则，通常分为 3 个阶段进行。

（1）识别物品：患者闭目，治疗师从不同的积木中选出一个放在患者手中，让其尽可能地描述手中的物体特征，如它是扁的、光滑的、冷的、正方形的等。然后让患者睁开眼，假如有遗漏，则继续补充描述其特点。可用健侧手重复上述训练，记录正确识别所需时间，作为对比参考。触摸识别应从形状简单、体积较大且质地相同的目标开始，逐渐过渡到形状复杂、体积较小且质地不同的目标。最初可将物品放到患者手中，往后可要求患者从许多物品中摸索出指定的物品进行匹配。在选择匹配作业中，应逐渐增加物品的数量。

（2）识别物品的质地：首先选择形状相同但质地不同的物品，如皮、毡、砂纸、塑料等进行识别比较。从差异明显的材料开始比较，如丝绒和粗砂纸的比较。随着触觉识别能力的提高，再识别两者质地差别细微、分辨难度较大的物品，如比较天鹅绒和棉絮。

（3）识别日常生活用品：从识别较大的物品开始，如电插销、火柴盒、羽毛球等，逐步过渡到识别小巧的物品，如硬币、大头针、纽扣等。可以将这些物品混合放在一只盛有豆子或沙子的盆里以增加识别难度。此外，在此阶段应增加识别速度的训练，要求患者在规定时间内完成相应数量的生活用品识别，并逐步缩短时间、增加单位时间内的物品识别数量。

二、视觉障碍的康复治疗

脑血管病视觉障碍可引起包括康复进程、阅读、驾驶、独立性等多方面的问题，大致可分为 4 种视觉功能受损：中心视力下降、周边视野缺损、眼球运动障碍以及视觉空间或感知障碍。其中，视野缺损在脑血管病几周或几个月内通常会发生一定程度的自然恢复[33]。

临床上为患者提供的视觉康复治疗很大程度上取决于这些患者的个体需求。卒中后视觉障碍的康复主要有 3 种方法：替代疗法、适应疗法或视野恢复疗法。替代疗法是指利用装置下以受视野，例如棱镜、眼贴或放大镜。适应疗法旨在通过训练、提示来改变患者的行为从而适应视觉障碍。相比之下，视野恢复疗法是获益最佳的康复方式[5]。常用的具体方法举例说明如下。

（一）替代疗法

利用棱镜、眼贴或放大镜等辅助器械扭曲或替换部分完好的视野，以弥补受损区视野，从而达到改善整体视觉水平的目的。其中棱镜最常被应用，在具体安装中有单、双目、全透镜及盲侧等形式可选择。患者将自身视线对准棱即可获得缺损的目标视野。

（二）适应疗法

卒中后视觉障碍的患者会产生明显的自我适应，通常表现为对盲区额外扫视。伴有偏侧视觉忽略的患者对中心点的判断会偏向健侧；不伴有偏侧视觉忽略的患者则相反。眼动疗法会通过一些眼球的移动控制训练改变眼球的运动策略，修正患者的中心偏移，从而提升整体的视觉表现。视觉搜索训练即为一种常见的眼动疗法，即令患者在盲区内识别物体或扫看盲侧，训练总时长约 20 h 后即可初见成效。

（三）视野恢复疗法

不同于替代疗法及适应疗法将受损部分的视觉信息带入无损伤部分处理的训练原理，即以视觉代偿的方式获得总体功能进步，视觉恢复疗法以扩大整体视野、恢复受损视野内的视觉能力作为治疗目的。该种疗法以家庭康复为基础，通过特定的视觉刺激模式在日常生活中不断刺激视区与盲区的交界处，从而增加视野范围。多项临床测试证明，患者的视野确有变化。然而，这种改善机制是通过治疗重组获得的视觉皮层水平上的改善还是归因于眼球的隐蔽运动，尚存较多争议。

三、失语症的康复治疗

失语症的治疗涉及多个学科，除有精神症状、意识障碍、情感障碍、行为异常的患者外，几乎所有失语患者在当原发疾病不再进展、生命体征稳定时都适合进行语言治疗[33]。

（一）完全性失语症的治疗

完全性失语症是最重的失语症类型，言语失用症是完全性失语症的并存症状。大部分完全性失语症患者经过多种方法的治疗，可以克服言语失用症，最后遗留命名和找词困难[5]。

完全性失语症患者的理解能力好于表达能力，需要建立交流手段，增强交流欲望，提高交流能力，从而建立患者的自信心。可选择让患者学会点头、摇头来表示是或否的反应，从患者最熟悉的问题开始[33]。

完全性失语症治疗的常用方法包括以下 4 种。

（1）功能性交际治疗：利用一些日常用语和患者感兴趣的话题引出患者反应。完全性失语症患者有不同程度的视觉交流能力，在完全性失语症患者中，一些自然语言所需要的认知活动是存在的。临床治疗已证实，只要使用适当的提示和刺激，甚至最严重的失语症患者也可以理解和产生语言。

（2）言语失用症八步疗法：由 Rosenbek 等提出的言语失用症八步疗法是目前治疗言语失用症的常用方法。治疗通过听觉和视觉刺激，诱发和指导患者发音，包括同时产生目标语音、模仿复述练习、日常简单对话诱发产生词语。该疗法适用于伴有言语失用症的患者。

（3）旋律语调疗法（Melodic Intonation Therapy，MIT）：是运用音乐的旋律和重音成分，通过患者残存的歌唱能力诱发言语输出的一种治疗模式，治疗人员引导失语症患者跟着唱目标词，以这种方式促进患者言语的表达。同时根据患者完成唱歌的独立程度，治疗人员逐渐减少音韵提示等帮助，从而让患者过渡到正常言语的表达。

传统 MIT 的训练内容主要包括词和短语，改编版 MIT 的目的是训练患者在多种日常生活场景下运用旋律语调技术进行交流，而不是引导患者练习言语语调，训练内容多为用于日常生活基本交流的言语。MIT 能提高失语症患者的复述能力，越早对患者实施 MIT 治疗越能取得更好的效果。该疗法适用于所有非流利型失语症患者。

（4）辅助替代方法：对于较为严重的完全性失语症患者，鼓励辅助其他形式进行交流，如做手势、用交流板和交流册等。

（二）运动性失语症的治疗

运动性失语症是典型的非流利型失语症。患者自发言语输出明显减少，语法结构缺失。运动性失语症的治疗重点放在言语表达的改善上，并根据每个患者的需要进行调整。

运动性失语症常用治疗方法包括以下 6 种。

（1）刺激促进疗法（即 Schuell 刺激法）：是 20 世纪 60 年代由 Schuell 提出的，其训练原则是采用丰富、有意义的语言刺激材料，应用强的、控制下的听觉刺激，最大限度地恢复受损的语言符号系统。几乎所有的语言障碍用此治疗法都能得到一定改善[33]。

（2）音乐疗法：包括旋律语调疗法和音乐治疗。音乐是一种强烈的多模态刺激，它同时以视觉、听觉和运动信息传递给由额颞顶叶组成的特殊大脑网络，这些区域的组成部分也被认为是人类镜像神经元系统的一部分。该系统能支持感知觉（视觉或听觉）和运动动作（语音 / 发音动作）之间的耦合。音乐是一种特殊的媒介来参与镜像神经元系统的组成。此外，音乐也可能提供个切入点使受损的大脑系统与多个神经网络之间连接，音乐治疗具有康复价值[33]。

（3）无声视觉 – 运动提示（Silent Visuomotor Cueing）：以无声的视频形式为患者提供启动词，视频显示目标词发音的标准唇部运动。对于重度 Broca 失语症患者的疗效更好，有助于训练单词提取和命名能力，并能够触发与口面部感知见相关的语言 – 运动脑区，为语言多模式整合加工提供依据，在可穿戴移动设备中应用，可提高患者在日常生活中的语言表达[33]。

（4）语音和语义启动：在治疗过程中，由治疗师以书面或口头形式提示与目标词汇相关的语音、语义或句法信息作为启动。语音提示可以是目标词的初始音 / 首字，而语义线索则提供了目标词的描述。在临床中广泛应用于词汇提取治疗，对词提取有益，能够改善短时和长时词汇加工能力[33]。

（5）语句生成训练：以动词为中心，提供一种围绕动词生成句子的方法，通过对句子的理解和产生来整合语义，使句子生产和连接语的应用得到改善，从而提高语句生成。另外，基于补偿机制简化句法治疗，训练固定形式的句法，将句法的加工最小化，来应对句法损伤[33]。

（6）强制性诱导疗法（Constraint-Induced Aphasia Therapy，CIAT）：强制性诱导疗法主要是以一种强化的方式练习语言，并根据患者的残存言语能力和沟通需求量身定制的语言疗法。采用强制口语交流和抑制非口语交流形式进行大量有目标的语言训练，最大限度地激发受损半球的语言康复潜能。该疗法适用于各种慢性恢复期存在交流障碍的失语症患者[33]。

（三）感觉性失语症的治疗

感觉性失语症的特点是听理解障碍突出，治疗重点首先是听理解功能的改善，其次是命名能力的恢复，最终让患者利用残存的语言功能表达想法和需求[33]。

感觉性失语症治疗的常用方法包括以下 2 种。

（1）一词多功能疗法（Multiple Function Perword in Treatment）：通过听词辨认能够兴奋左颞听觉语言区，促进词的音、义结合；听词指字能够兴奋左颞及左顶枕区，促进词的音、形结合；复述能够加强左颞听觉语言区与左额言语运动区的联系，从而改善感觉性失语症患者的听理解能力，减少患者图命名时的错语。如果患者保留阅读理解能力，在听词 - 图匹配失败时，利用视觉词 - 图匹配补偿听理解障碍。应用该方法感觉性失语症患者早期治疗效果较为显著，病程 6 个月以上患者疗效欠佳。

（2）情景治疗：为训练感觉性失语症患者自发的、有效的交流能力，将患者置于真实的情境中，利用非语言沟通渠道来引导其语言功能康复。感觉性失语症患者对语言的理解能力差。他们运用语言表达的沟通技巧较差，而利用非语言方式能够很好地交流，比如动作、手势、面部表情等。此外，在非语言领域，感觉性失语症患者可以表现出相对正常的记忆力和学习能力。因此建议感觉性失语症患者利用非语言沟通渠道来进行情景治疗，有利于提高感觉性失语症患者的实用交流能力。

（四）传导性失语症的治疗

传导性失语症患者与其他失语症患者相比，复述障碍是其更为主要的特征，在自发言语中出现音位错语，常合并找词困难。传导性失语症因明显的口语复述障碍区别于其他类型，治疗重点放在改善复述、命名，以提高交流能力[33]。

传导性失语症治疗的常用方法包括以下 2 种。

（1）刺激促进疗法（Schuell 刺激法）：传导性失语症患者通过该方法的训练，能得到一定程度的改善。对于此类患者来说，进行系统的、频繁的语言康复治疗是必要的，家属的参与、日常交流的训练可以取得较好的疗效[5]。

（2）复述训练：复述训练能够较有针对性地治疗传导性失语症患者的复述障碍，就传导性失语症患者的复述而言，非词复述比字、词的复述更困难，在训练时强调对有意义的字词表达进行训练。尽管复述训练是常规治疗方法之一，但其疗效尚缺乏研究。

（五）命名性失语症的治疗

命名不能（Anomia）是命名性失语症唯一的或主要症状，治疗主要以口语、命名训练为主，并强化对命名的记忆。

命名性失语症治疗的常用方法包括以下 6 种。

（1）Schuell 刺激法：采用刺激法及常规语言治疗，包括应用动词、名词、情景画等图卡，以及漫画故事、报刊和书籍等，进行命名、描述、阅读、描写等语言表达训练[33]。

（2）语音和语义提示法：在治疗过程中，由治疗师以书面或口头形式提示与目标词汇相关的语音、语义或句法信息作为启动。语音提示可以是目标词的初始音或首字，语义线索则提供了目标词的语义特征描述。语音提示可进行分层次提示（例如，首音、首字、整词）。语义提示可以对目标词的功能、语义特征或关联性做出判断，通过语境或完形诱发词汇提取[33]。

（3）语义特征分析（Semantic Feature Analysis，SFA）：在 SFA 治疗过程中，建议治疗师引导患者使用特征分析图表来生成目标词的语义特征，直到患者能够用最少的线索完成分析[33]。

（4）动词网络强化治疗（Verb Network Strengthening Treatment，VNeST）：是一种针对动词（例如，测量）及其相关主题角色（例如，木工 - 木材）的失语症治疗方法。该方法能激活一个庞大的动词网络和语义系统，可以促进特定的、广泛的词汇检索，促进动词与多个宾语之间的语义联系，并促进基本句法的生产，改善句子交流中词汇的检索[33]。

（5）交流效果促进疗法（Promoting Aphasics Communication Eltectiveness，PACE）：是治疗师和患者平等地作为信息的接收者和传递者，应用所有可能的沟通方式（如，手势、绘画、指点、扮演角色等）参与信息的传递和接收，进行新信息的交流，以接近实用交流的方式来激发患者做出更多反应的一种训练方法。该方法适用于几乎所有的失语症患者，但不适用于重度完全性失语症和重度感觉性失语症[33]。

（6）计算机辅助治疗：随着计算机技术的发展，应用计算机辅助语言治疗已逐渐成为一种趋势，不仅内容丰富有趣，还能够推动远程医学诊断及治疗的进展，更重要的是，计算机辅助训练系统不同于传统语言治疗，它不受限于训练场景，患者只要触及屏幕即可显示场景中物体的名称，听见物体名称及定义，同时可进行反馈式的字词朗读训练[33]。

四、认知障碍的康复治疗

认知障碍康复应以个体化、从易到难、循序渐进为原则，基本训练和强化训练相结合，除了要关注患者的神经心理功能、日常生活活动能力、生活质量以外，家属的参与度、改变外界环境、社会参与能力等也不容忽视，应该包含于整体康复方案之中。认知障碍康复的目标是改善现有的认知功能，提高日常生活活动能力、生活质量和社会活动能力，使患者最大限度地回归社会[33]。

认知障碍是脑血管病后常见的功能障碍，发病率高，如果不进行干预会不同程度地进行性加重，影响运动功能的康复，影响日常生活活动能力（ADL）和生活质量（QOL），影响社会参与度，会给家庭和社会增加负担。因此，认知障碍康复不容忽视，对患者进行及时的认知障碍康复评定，并及早采取综合的干预措施是提高卒中患者康复管理质量的重要环节。认知障碍的康复有功能恢复训练和代偿训练[33]。

（一）注意障碍康复治疗

注意力是一项基本的认知功能，是其他认知功能的基础。注意广度、注意维持、注意转移、注意分配是注意力的四大特征。注意障碍康复一般采用划消、游戏、阅读选择、听觉选择、表达性注意训练、接受性注意训练、双任务训练等。

（二）记忆障碍康复治疗

记忆障碍康复可以在日常生活活动当中利用吃饭、穿衣、记事、钟表、写日记、填写表格、购物等方式，通过反复朗读、叙述、复述、制订活动计划、时间表等方法进行训练。

（三）失认症康复治疗

视觉失认，可以利用卡片、照片、人物、常用物品等让患者确认颜色、物品名称及用途、人员关系、叙述故事等。

听觉失认，可以让患者闭眼听声音，然后在图片上确认声音的来源；还可以在嘈杂的声音中确定特定声音的次数。

触觉失认，可以让患者闭眼触摸熟悉的物品，通过感受其形状、质地等说出其名称来进行视觉反馈训练，还可以通过抓豆、触摸沙子等进行功能活动训练。

（四）中医传统康复治疗

通过辨证论治，应用中药、针灸、推拿等中医传统康复有一定的辅助治疗作用。认知障碍主要病机为本虚标实，发病以肾虚髓减为本，且以血瘀痰滞为标，有部分学者认为心、肺、脾功能失调也是认知功能障碍的病因病机，主张从肺论治，采取益气养血法进行干预。可使用头皮针，能够直接对头部经络以及大脑皮质功能在头部的投射区产生刺激，作用于病灶位置。体针治疗认知功能障碍大多选择内关、神门以及督脉经穴作为重点，还有学者取百会、神门以及人中等为主穴，同时根据患者辨证分型选择配穴，例如心肝阴虚的患者取内关和三阴交为配穴、气滞血瘀以患者选择悬钏和足三里作为配穴、痰浊阻窍的患者取丰隆与三阴交为配穴实施针刺。

（五）伴随疾病的治疗

认知障碍常见的伴随疾病有营养不良、抑郁、脑血管病等，对伴随疾病的积极干预管理，有利于改善认知功能，延长患者的生存时间。

（六）危险因素的治疗

对糖尿病、心肌梗死、心衰、脑血管病、肥胖、代谢综合征、吸烟、饮酒等危险因素的积极有效干预可以减少认知障碍的发病率，对认知功能的改善也具有一定的辅助作用[33]。

五、失用症的康复治疗

失用症是指脑损伤后出现的执行器官没有异常的情况下，不能执行有目的的动作行为。特点是患者能够很好地配合检查，其失用症不是因为言语理解障碍、动作器官的运动障碍和感觉障碍、精神障碍等原因所引起。失用症主要分为意念性失用、运动性失用、意念运动性失用以及结构性失用、穿衣失用、口颜面失用等[33]。

（1）意念运动性失用康复：采用提醒、启发患者无意识的、自发的动作逐渐达到有目的的功能性动作，如梳头、刷牙等。

（2）意念性失用康复：对于意念性失用的患者，可以选择日常生活中由系列动作组成的完整动作，由简到难来进行训练，如摆放餐具后吃饭、洗完脸后擦脸以及打开牙膏盖、从牙杯中取出牙刷、将牙膏涂在牙刷上、刷牙等，除训练分解动作外，更重要的是提醒、帮助患者直至达到能够正常完成下一个动作。也可以采用故事图片排序，根据患者的进步可逐渐增加故事情节的复杂性。

（3）运动性失用康复：以暗示、提醒、示范等方式由简到难进行训练，如洗脸、刷牙、梳头等。

（4）结构性失用康复：可以采用拼图、绘画、图形模仿、动作模仿、立体模型组合、家具布置摆放等方式，从二维到三维进行训练。

（5）穿衣失用康复：可以制作穿衣顺序图，让患者看图穿衣，逐渐养成穿衣习惯，根据衣服的种类由简到难进行训练。

（6）口颜面失用康复：可以利用镜子进行反复模仿训练，如伸舌、眨眼、鼓腮等。

（7）偏侧忽略康复：偏侧忽略可通过视觉扫描训练、感觉觉醒训练、提高 ADL 等方法进行训练。视觉扫描训练是临床中最常采用的方法，是指双眼在视野范围内不断地变换注意点，寻找并追踪能力的训练，包括如光源刺激、划消、模仿图卡绘画、立方体临摹等。感觉觉醒训练，如提醒患者注意患侧、在忽略侧与患者交流、拍打刺激忽略侧、将物品放在忽略侧让患者用另一侧手越过中线去取等。提高 ADL 通常采用功能代偿和调整环境等方式，如在书本、餐桌、地面等处做标记，改变房间内物品摆放位置，忽略侧轮椅手闸加长等。训练时建议带三棱镜。

第八节　蛛网膜下腔出血

蛛网膜下腔出血（Subarachnoid Hemorrhage，SAH）是指脑底部或脑表面血管破裂后，血液流入蛛网膜下腔引起相应临床症状的一种脑卒中，占所有脑卒中的 5% ~ 10%。颅内动脉瘤是 SAH 最常见的病因（85%），其他病因包括非动脉瘤性中脑周围出血（Perimesencephalic Subarachnoid Hemorrhage，PMSAH）、脑动静脉畸形（Brain Arteriovenous Malformation，bAVM）、脑底异常血管网病、硬脑膜动静脉瘘、夹层动脉瘤、血管炎、颅内静脉系统血栓形成、结缔组织病、颅内肿瘤、血液病、凝血障碍性疾病及抗凝治疗并发症等，部分患者原因不明。SAH 多合并复杂严重的并发症，即便存活，患者仍易残留神经功能缺损，严重影响日常生活质量[35]。本章节主要针对非外伤性 SAH。

【发病机制】

动脉瘤可能由动脉壁先天性肌层缺陷或后天获得性内弹力层变性或二者的联合作用所致。动脉瘤的发生存在一定程度的遗传倾向和家族聚集性，如在有动脉粥样硬化、动脉瘤家族史及多囊肾患者中，动脉瘤患病率较高；在 SAH 患者的一级亲属中，约 4% 有动脉瘤。但目前认为颅内动脉瘤不完全是先天性异常，相当一部分是在后天长期生活中发展起来的。随着年龄增长，动脉壁弹性逐渐减弱，薄弱的管壁在血流冲击等因素影响下向外突出形成囊状动脉瘤，其好发于脑底 Willis 环的分支部位。梭形动脉瘤好发于脑底部较大的动脉主干，当动脉硬化时，动脉壁肌层由纤维组织代替，内弹力层变性、断裂、胆固醇沉积于内膜，管壁受损，在血流冲击下，渐扩张形成与血管纵轴平行的梭形动脉瘤。脑动静脉畸形是发育异常形成的畸形血管团，血管壁薄弱易破裂[25]。

病变血管可自发破裂，或因血压突然增高及其他不明显的导致血管破裂，血液进入蛛网膜下腔，通过围绕在脑和脊髓脑脊液迅速播散，刺激脑膜引起脑膜刺激征。颅内容量增加引起颅内压增高，甚至脑疝。在脑室和脑底凝固的血液可阻塞脑脊液循环通路，使其回流受阻引起梗阻性脑积水，或引起蛛网膜粘连。后交通动脉瘤的扩大和（或）破裂出血可压迫邻近的动眼神经，产生不同程度的动眼神经麻痹。血细胞释放的血管活性物质可引起血管痉挛，严重者发生脑梗死。血液刺激下丘脑可引起血糖升高、发热等内分泌和自主神经功能紊乱等[25]。

【诊断】

一、临床表现与体征

突发剧烈头痛是 SAH 最常见的症状，往往被患者描述为此生最为剧烈的，呈炸裂样并立刻达到最严重程度的头痛：多在活动中或情绪激动时发病，可伴有恶心呕吐、颈项强直、畏光、短暂性意识丧失或局灶性神经功能障碍（主要表现为颅神经麻痹症状)。另外，高达 20% 的 SAH 患者伴有各种类型的痫性发作。相关的危险因素包括前交通或大脑中动脉动脉瘤，伴有高血压及合并脑内血肿。值得一提的是，部分动脉瘤破裂之前 2 ~ 8 周，患者可能出现相对较轻的头痛、恶心呕吐等“先兆性出血”或“警示性渗血”症状，可持续数天，及时发现并予以治疗可避免致命性出血。但对于昏迷、合并外伤或不典型头痛的患者，容易误诊[15]。

二、辅助检查

（一）非增强型头颅 CT

对诊断早期 SAH 敏感度很高，对于怀疑 SAH 的患者均应尽早行头颅 CT 检查。SAH 早期的 CT 表现（出血 3 天内）主要包括 3 种形式：第一种为鞍上池、环池或侧裂池积血并向周围蛛网膜下腔弥散，是 SAH 的典型表现；第二种即典型的良性中脑周围非动脉瘤出血，表现为中脑周围，基底池下部积血而较少向周围脑池和外侧裂扩散，此种类型中约 5% 为脑动脉夹层出血导致；第三种为出血仅局限于大脑凸面的蛛网膜下腔。蛛网膜下腔出血 3 天内头颅 CT 诊断的敏感度可达 93% ~ 100%，随着时间的推移，阳性率急剧降低，2 周时敏感度降至 30% 以下。头颅 CT 不仅是早期蛛网膜下腔出血的重要诊断手段，还可对预后判断提供重要依据。Fisher 分级是根据出血量及分布部位对 SAH 的 CT 表现进行的分级，有助于预测脑血管痉挛和脑积水的风险。由于磁共振成像（MRI）技术的改进，特别是液体衰减反转恢复序列、质子密度成像、弥散加权成像和梯度回波序列等的应用，使其对 SAH 的诊断敏感性提高，但由于磁共振成像时间长、费用高及患者配合度要求高等原因，目前主要应用于 CT 不能确诊的可疑 SAH 患者[15]。

（二）腰椎穿刺

该检查仍然是排除 SAH 的最后手段，其结果阴性可排除最近 2 ~ 3 周的 SAH。假阴性的原因主要为出血后 6 ~ 12 h 内脑脊液内的血液尚未充分在蛛网膜下腔弥散流动。由于 CT 及 MRI 有漏诊的可能，对于怀疑 SAH 而 CT 和 / 或 MRI 结果为阴性时，仍需腰椎穿刺以排除

SAH。对于血性脑脊液，应排除穿刺损伤的厌素，脑脊液黄变对于诊断 SAH 更加可靠[15]。

（三）CT 血管成像（CT Anziography，CTA）

诊断颅内动脉瘤的敏感性和特异性均可接近 100%，但是 CTA 的敏感性随着动脉瘤大小而改变，对于小型动脉瘤（< 3 mm），CTA 的敏感性有所降低，需要进行 DSA 进一步明确。同时，容积效应现象会扩大动脉瘤颈，单纯依靠 CTA 可能做出不适宜单纯动脉瘤栓塞治疗的误判，这可能与扫描技术、层厚以及不同血管重建技术有关。而磁共振血管成像（Magnetic Resonance Angiography，MRA）由于检查条件要求严格，对于 SAH 的诊断尚无充分证据[15]。

（四）全脑血管造影

是诊断颅内动脉瘤的金标准。脑血管造影也存在假阴性的可能，动脉痉挛、动脉瘤过小、周围血管遮挡、造影剂量或压力不合适、评判医师水平差异等都可能导致假阴性。全脑四血管多角度造影及三维重建检查有助于降低假阴性率，同时可准确显示动脉瘤形态及其与邻近血管的关系：以上造影未发现出血相关病变时需要加做双侧颈外动脉、双侧锁骨下动脉造影，以排除硬脑膜动静脉瘘、椎管内血管畸形等病变。3 D 旋转造影技术可全方位展示动脉瘤形态及与载瘤动脉、邻近穿支的关系，有利于后续治疗方式的选择，提高治疗的安全性。有研究报道，14% 首次造影阴性的 aSAH 患者可能会在 DSA 复查中被发现小动脉瘤[15]。

【治疗】

颅内动脉瘤再出血与 SAH 引起的相关并发症是影响 SAH 患者预后的最重要因素。因此，SAH 的治疗重点是对颅内动脉瘤再出血的预防及对 SAH 引起的相关并发症的处理。在对 SAH 进行明确诊断与充分评估的同时，治疗应尽早开始，以防止病情的进一步恶化，改善患者预后[15]。

一、一般治疗

颅内动脉瘤再破裂出血与高残死率直接相关。文献报道显示，再破裂出血的高发时段为首次出血后 2 ~ 12 h，24 h 内再出血的发生率为 4.0% ~ 13.6%。实际上，超过 1/3 的再出血发生在首次出血的 3 h 内，近半数发生在症状出现后的 6 h 以内，且再出血发生时间越早，其预后越差。动脉瘤再出血的相关因素包括：病情重、未能得到早期治疗、入院时即出现神经功能缺损、早期意识状态改变、先兆头痛（超过 1 h 的严重头痛，但未诊断出 SAH）、动脉瘤体积较大和收缩压> 160 mmHg 等[15]。

患者应在神经监护病房或卒中单元内进行严密的监测，其监测的内容包括体温、瞳孔、心电、意识水平（格拉斯哥昏迷量表）、肢体功能等，监测间隔不应超过 1 h。密切监测生命体征和神经系统体征的变化，维持稳定的呼吸、循环系统功能，一方面为后续的手术治疗赢得时间，一方面有助于及时发现再出血，绝对卧床，镇静、镇痛、通便等对症处理，也有助于降低动脉瘤再出血风险[15]。

目前普遍认为 SAH 发生后，在未行动脉瘤闭塞前，急性血压升高可能增加再出血的风险。有证据表明血管收缩压> 160 mmHg 可能增加 SAH 后早期再出血的风险。控制血压可降低再出血的风险，但过度降压也可能增加脑梗死的风险。因此，血压的控制标准需要根据患者年龄、既往血压状态、心脏病史等综合考虑。在手术夹闭或介入栓塞动脉瘤之前，可以使用镇痛药物和抗高血压药物将收缩压控制在160 mmHg以下，但控制不宜过低，平均动脉压应控制在90 mmHg以上并保持足够的脑灌注压，因此应选用静脉滴注便于调控血压的药物。临床上有多种抗高血压药物可以选择，同拉贝洛尔、硝普钠相比，尼卡地平可使血压波动范围较小，但目前并没有明确数据显示临床预后的差异[15]。

对动脉瘤再出血时间的分析结果显示，发病后6 h内是再出血的高峰时间。而由于医疗体系及转运延迟等因素的限制，在此时间内接受动脉瘤手术的概率很低。一项研究表明，SAH患者治疗前短期应用抗纤溶药物（氨基乙酸等）能够降低再出血的发生率。但分析结果显示，应用抗纤溶药物治疗SAH，在降低出血风险的同时，会增加缺血发生率，总体预后无改善。此外，抗纤溶治疗可能会增加深静脉血栓的风险，但不增加肺栓塞风险。虽然对此类药物临床应用还需要进一步评价，但可在短时间（＜72 h）内应用抗纤溶药物并尽早行动脉瘤的手术治疗，以降低再出血的风险[15]。

二、颅内动脉瘤的手术治疗

SAH治疗的主要目标是闭塞颅内动脉瘤，以防止动脉瘤再出血，主要有血管内治疗和开颅夹闭两种方法。由于SAH后发生再次出血的风险很高，且一旦再出血预后极差，因此不论选择开颅夹闭还是血管内治疗都应尽早进行，以降低再出血风险。随着显微手术和血管内治疗技术的进步，依据患者和动脉瘤特点决定到底应该采用何种治疗的评估方案在持续改进[15]。

推荐意见[15]：

（1）对动脉瘤破裂的患者，血管内治疗或开颅手术均应尽早进行，以降低SAH后再出血风险。

（2）建议由神经外科医师和神经介入医师共同讨论，制订治疗方案。

（3）对于同时适合血管内治疗和开颅术的动脉瘤破裂患者，有条件者可首选血管内治疗。

（4）对于伴有脑内大量血肿（＞50 mL）和大脑中动脉动脉瘤可优先考虑开颅术，而对于高龄（＞70岁）、SAH病情重（WFNS Ⅳ/Ⅴ级）、后循环动脉瘤或合并脑血管痉挛的患者可优先考虑血管内治疗。

（5）水膨胀弹簧圈可以提高动脉瘤的即刻栓塞致密度，提高长期愈合率。

（6）对于无法单纯栓塞治疗的宽颈动脉瘤、梭形动脉瘤、夹层动脉瘤，可以考虑采用支架辅助栓塞治疗，但要知道支架应用的风险，平衡患者的风险获益。

三、脑动静脉畸形（bAVM）的治疗方式

目前，未破裂bAVM是否需要治疗仍存争议。bAVM破裂可引起SAH、脑室内出血、脑实质出血。破裂bAVM再出血致残率和致死率较高，应给予积极治疗。治疗的首要目标是完全消除畸形血管团。对bAVM目前有3种主要的治疗方式，3种方式各有特点，临床医生应当结合患者具体病情，选择合适的治疗策略[35]。

（一）外科切除术

外科切除术可以完全消除畸形血管、立即消除出血风险并避免复发，其缺点在于创伤

大、康复时间长且可引起神经功能缺损[35]。

（二）立体定向放射治疗（Stereotactic Radiosurgery，SRS）

SRS 主要是利用立体定向技术，对颅内靶点精确定位，将单次大剂量射线集中照射于靶组织，使之产生局灶性坏死，从而达到类似手术的效果。其治疗机制是促使血管内皮细胞增殖，血管壁进行性向心性增厚，最终造成管腔闭塞。单独采用 SRS 再出血风险大。此外，对辐射引起的不良反应也应加以考虑[35]。

（三）血管内治疗

血管内治疗策略包括：术前栓塞、完全性栓塞、SRS 治疗前栓塞、靶向栓塞和姑息性栓塞[35]。

（1）术前栓塞：对于无法立即外科切除的破裂 bAVM，术前栓塞不仅可以快速降低出血风险，为手术争取时间，还能栓塞深部血管，减小血管团体积，从而降低手术难度和风险，减少相关并发症[35]。

（2）完全性栓塞：完全性栓塞创伤小，但存在复发、再出血的风险[35]。

（3）SRS 治疗前栓塞：对已破裂 bAVM 难以手术切除及完全栓塞时，可考虑部分栓塞 +SRS 的治疗策略，但有研究显示，栓塞可能降低 SRS 对 bAVM 的消除率[35]。

（4）靶向栓塞：指选择性处理破裂血管和有动脉瘤、动静脉瘘的高危血管，在无法切除或完全栓塞的情况下降低出血及再出血的风险[35]。

（5）姑息性栓塞：采用选择性栓塞高流量供血动脉从而减轻神经功能缺损症状的方法。有小样本的研究结果支持降低血流量可以改善患者生存质量，可作为处理破裂血管后的一种补充治疗[35]。

bAVM 介入治疗常用的栓塞材料包括固体栓塞材料（弹簧圈、球囊、聚乙烯醇粒子和线圈等）和液体栓塞剂（NBCA 胶和 Onyx 胶等）；常用的手术入路包括动脉入路和静脉入路。神经介入医师可根据治疗日的、血管解剖、材料特性以及操作的熟悉程度等选择合适的手术入路和栓塞材料[35]。

四、相关并发症的治疗

（一）脑血管痉挛和迟发性脑缺血

随着医疗条件的发展，SAH 后脑血管痉挛（Cerebral Vasospasm，CVS）的预后已经被明显改善，但其仍是 SAH 致死、致残的重要原因。迟发性脑缺血（Delaved Cerebral Ischemia，DCI）的定义相对宽泛，是指由长时间脑缺血（超过 1 h）导致的神经功能恶化，且不能由其他影像学、电生理或化验结果显示的异常情况来解释。SAH 后的 CVS 和 DCI 早期监测及诊断对预后至关重要。CT 及 MRI 灌注成像的应用可以早期发现脑灌注受损，评价脑组织的缺血程度，有利于指导对症状性 CVS 患者的早期治疗。经颅多普勒超声是一种无创检查，有相当高的特异性，但敏感性较低，可以用于连续监测。无论是应用哪种监测技术，临床医师反复的神经系统体检评估是最重要、最简便快捷的手段[15]。

针对脑血管痉挛的病因治疗至关重要，SAH 后早期尽可能地清除蛛网膜下腔积血是预防 SAH 后 CVS 的有效手段，包括开颅清除血肿、反复腰椎穿刺、脑室内或腰椎穿刺置管持续引流等方法。多项循证医学研究均证实，口服尼莫地平能够降低 SAH 后 DCI 所致的神经功能障碍，显著降低 CVS 引起的致死和致残率。尼莫地平的应用应遵循早期、全程、足量、安全的原则[15]。

当通过药物治疗的患者症状仍进行性加重或突然出现局灶性神经功能缺损时，应尽快行数字剪影血管成像技术（DSA）检查和/或血管内治疗，主要方法包括动脉灌注抗脑血管痉挛药物和痉挛血管的球囊扩张等。有多个临床研究表明，对于严重的节段性脑血管痉挛患者，60% ~80% 在球囊血管扩张术后数小时内临床症状有明显改善。而对于球囊不能达到的血管或者广泛的 CVS，也可通过动脉内灌注血管扩张药物。可使用的血管扩张药有很多种，主要是钙离子拮抗剂和法舒地尔[15]。

（二）SAH 后脑积水的处理

脑积水是 SAH 的常见并发症，15% ~87% 的 SAH 患者可发生急性脑积水，分流依赖性慢性脑积水发生率达 8.9% ~48.0%。SAH 相关急性脑积水的处理包括脑室外引流（External Ventricular Drainage，EVD）和腰大池引流[15]。

（三）SAH 相关癫痫预防与控制

SAH 相关癫痫发生率为 6% ~18%，其中大多数的癫痫患者抽搐发生在接受医疗评估前，迟发性癫痫的发生率仅 3% ~7%[3]。常规应用抗癫痫药物副作用发生率为 23%，因此，关于 SAH 患者是否需要常规进行抗癫痫治疗，还必须权衡抗癫痫药物导致的不良反应[15]。

【康复治疗】

一、康复评定

（一）日常生活活动能力评定

改良 Barthel 指数（MBI）评定（表 8-3）：MBI 于 1989 年由澳大利亚 Shah 等学者提出，是在 Barthel 指数的基础上将每一项得分都为 5 个等级，同样被证实具有良好的信度和效度，且灵敏度更高，能较好地反映等级变化和需要帮助的程度，目前在康复医学中广泛使用。

（二）昏迷程度评定

格拉斯哥昏迷量表（Glasgow Coma Scale，GCS）（表 8-4）是评估患者昏迷程度的方法，是由英国格拉斯哥大学的两位神经外科教授 Graham Teasdale 与 Bryan J. Jennett 在 1974 年发明的测评昏迷的方法。昏迷程度以三者分数相加来评估，得分值越高，提示意识状态越好，用格拉斯哥昏迷量表（GCS）来判断患者的意识情况，比较客观。

（三）心脏功能评定

1. 简易的心功能分级：纽约心脏病协会（NYHA）心功能判断标准

（1）心功能Ⅰ级　患有心脏病，但体力活动不受限制，一般体力活动不引起过度疲乏、心悸、呼吸困难或心绞痛。

（2）心功能Ⅱ级（轻度）患有心脏病，体力活动稍受限制，休息时无症状；感觉舒适，但一般体力活动会引起疲乏、心悸、呼吸困难或心绞痛。

（3）心功能Ⅲ级（中度）患有心脏病，体力活动大受限制，休息时无疼痛，尚感舒适，但一般轻微体力活动会引起疲乏、心悸、呼吸困难或心绞痛。

（4）心功能Ⅳ级（重度）患有心脏病，体力活动能力完全丧失，休息时仍存在心力衰竭症状或心绞痛，即呼吸困难和疲乏；进行任何体力活动都会使症状加重，即轻微活动能使呼吸困难和疲乏加重。

2. 运动试验评估心功能

（1）适应证：凡是有该应用需求，同时病情稳定、无明显步态和骨关节异常、无感染及活动性疾病、患者精神正常以及主观上愿意接受检查，并能主动配合者，均为适应证[26]。

（2）禁忌证：病情不稳定者均属于禁忌证。临床上稳定与不稳定是相对的，取决于医师和技师的经验和水平，以及实验室的设备和设施条件[26]。

绝对禁忌证。①未控制的心力衰竭或急性心力衰竭。②严重的左心功能障碍。③血流动力学不稳的严重心律失常（室性或室上性心动过速、多源性室性期前收缩、快速型心房颤动、三度房室传导阻滞等）。④不稳定型心绞痛。⑤近期心肌梗死后非稳定期。⑥急性心包炎、心肌炎及心内膜炎。⑦严重未控制的高血压。⑧急性肺栓塞或梗死。⑨全身急性炎症或传染病。⑩下肢功能障碍、确诊或怀疑主动脉瘤、严重主动脉瓣狭窄、血栓性脉管炎或心脏血栓、精神疾病发作期间或严重神经症[26]。

相对禁忌证。①严重高血压（收缩压≥ 200 mmHg 或舒张压＞ 120 mmHg）。②肺动脉高压。③中度瓣膜病变。④心肌病。⑤明显心动过速或过缓。⑥中－重度（瓣口面积≤ 1.5 cm^2 以下）主动脉瓣狭窄或严重阻塞型心肌病。⑦心脏明显扩大。⑧Ⅱ度Ⅱ型以上房室传导阻滞为高度房室传导阻滞。⑨严重冠状动脉左主干狭窄或类似病变。⑩严重肝肾疾病、严重贫血、未能控制的糖尿病、甲状腺功能亢进、骨关节病、水电解质紊乱、慢性感染性疾病、运动会导致恶化的神经肌肉疾病及骨骼肌肉疾病或风湿性疾病、晚期妊娠或妊娠有合并症者、病情稳定的心力衰竭患者、明显骨关节功能障碍，运动受限或可能由于运动而使病情恶化[26]。

（3）结果评价：心肺运动试验所获得的最大摄氧量［VO_{2max}，单位 mL/（kg・min）］及无氧阈（AT）是评价心功能的客观指标，根据 VO_{2max} 可将心功能定量为 4 级（表 8-11）。

表 8-11 心功能分级（Weber KT 标准，按 VO_2 max 和 AT 分级）

单位：mL/（kg・min）

级别	心功能损伤程度	最大摄氧量（VO_{2max}）	无氧阈（AT）
A 级	无或轻度	＞ 20	＞ 14
B 级	轻至中度	16 ~ 20	11 ~ 14
C 级	中至重度	10 ~ 15	8 ~ 10
D 级	重度	＜ 10	＜ 8

3. 超声心动图评价心功能

（1）适应证：适用于所有怀疑或确诊的心血管疾病患者。①了解心脏和大血管的解剖和功能。②评价血流动力学状况。③了解心包的形态学改变及其对心脏的影响。④了解心脏周围器官、组织病变与心脏的关系[26]。

（2）禁忌证：一般无特殊禁忌证。

（3）结果评价：超声心动图有一系列的指标可分别评价左、右心室收缩及舒张功能。在反映心肌收缩功能的指标中，左室射血分数是评价左心室收缩功能比较稳定的指标，临床应用最为广泛。因为对左心室功能不同的患者，射血分数（Ejection Fraction，EF）的重叠最小，其测量方法简便。在心脏病的长期随访中，EF 具有较高的预后估测价值。然而 EF 受左心室后负荷的影响，因此不适于左心室后负荷急性改变（如动脉压急剧升高）时左心室收缩功能的评价。但对绝大多数患者左心室功能的动态观察和长期随访，EF 仍是首选的指标。EF：40% ~ 50%为轻度降低，30% ~ 40%为中度降低，< 30%为重度降低[26]。

4. 核素心肌显像

（1）适应证：①冠心病的诊断。②冠状动脉病变的范围和程度的评估。③心肌活性的评估。④冠状动脉血管重建手术适应证的筛选及术后疗效的评估。⑤急性心肌缺血的诊断和溶栓治疗的疗效评价。⑥预后的评估或危险性分级。⑦心肌炎及心肌病的诊断及鉴别诊断。⑧测定心室功能、观察室壁运动[26]。

（2）禁忌证：与"心脏运动试验"禁忌证相同。

（3）结果评价：放射性核素心血池显像，除有助于判断心室腔大小外，以收缩末期和舒张末期的心室影像的差别计算 EF 值，同时还可通过记录放射活性 – 时间曲线计算左心室最大充盈速率，以反映心室舒张功能[26]。

5. 脑钠肽检测慢性心力衰竭

脑钠肽（Brain Natriuretic Peptide，BNP）主要起源于心室肌，是心室膨胀的应激产物。美国科研人员发现，正常人群的 BNP 含量非常低，一般在 30 ng/L 左右，左心室功能紊乱者的 BNP 有所升高。目前推荐用 BNP 和 N 末端 B 型利钠肽（NT–proBNP）检测，用于心力衰竭筛查、诊断和鉴别诊断、病情严重程度及预后评估。若 BNP < 100 ng/L、NT–proBNP < 300 ng/L 可排除急性心力衰竭：若 BNP < 35 ng/L、NT–proBNP < 125 ng/L 可排除慢性心力衰竭[26]。诊断急性心力衰竭时，NT–proBNP 水平应根据年龄和肾功能进行分层：

50 岁以下的患者　NT–proBNP 水平> 450 ng/L;

50 岁以上的患者　NT–proBNP 水平> 900 ng/L;

75 岁以上的患者　NT–proBNP 水平> 1800 ng/L;

肾功能不全（肾小球滤过率< 60 mL/min）时 NT–proBNP 水平应> 1200 ng/L。

经住院治疗后脑钠肽水平无下降的心力衰竭患者，提示预后差。

二、康复治疗

蛛网膜下腔出血多无局灶性神经缺损体征，康复治疗主要为意识障碍及相关并发症的康复。

1. 意识障碍的康复治疗

（1）干预时机：昏迷患者一旦生命体征平稳，应尽快进行康复促醒治疗。研究显示，在发病 3 个月内的康复效果最显著，可明显提高苏醒率[33]。

（2）促醒技术：对意识障碍目前尚未有统一的治疗方案，相关的临床试验证据并不多。常用的治疗方法为针对阻碍患者意识恢复的病因和并发症的治疗，以及促进患者意识神经网络恢复重建的治疗[33]。

（3）高压氧治疗：高压氧治疗可以提高脑内血氧弥散半径，降低颅内压，改善脑水肿，促进开放侧支循环，有利于神经恢复。活动性出血、恶性肿瘤等是高压氧治疗的绝对禁忌证[33]。

(4) 神经电刺激治疗：正中神经电刺激；颈部脊髓硬膜外电刺激；脑深部电刺激；其他电刺激，如脑仿生电刺激、迷走神经电刺激、重复经颅磁刺激、经颅直流电刺激等[33]。

(5) 感觉刺激治疗：情感、感觉刺激疗法可解除环境导致的觉醒及觉知通路抑制，有助于提高上行网状激活系统及大脑皮质神经元的活动水平，利于觉醒[33]。

(6) 穴位针刺促醒：可选用“醒脑开窍”“项丛刺”等针刺方法，施以特殊针刺手法促醒[33]。

2. 肺功能的康复治疗

蛛网膜下腔出血合并呼吸功能下降、肺部感染的患者，建议加强床边的呼吸道管理和呼吸功能训练，以改善呼吸功能、增加肺通气和降低脑卒中相关性肺炎的发生率和严重程度，改善患者的整体功能。血氧分压、氧饱和度、肺活量和一秒用力呼吸量可以作为评价肺功能的监测指标。对于健康状况极差的患者，锻炼强度在心率储备的30%就可以达到心血管训练效果。

肺康复的目标：恢复有效腹式呼吸、改善呼吸功能、清除气道内分泌物，保持呼吸道卫生、减少并发症、提高心功能及体力活动能力。肺康复的内容包括：监督及患者和家属教育、运动疗法、排痰训练[33]。

(1) 监督及患者和家属教育：监督及患者和家属教育有助于改善患者的生活方式和不良行为，加强患者的自我管理和遵从治疗方案的依从性。患者从肺康复训练的获益与肺康复训练的监督有很大的关系，个别情况下，肺康复的积极作用与亲属的支持和协助有关。

(2) 运动疗法：在开始运动疗法之前，应对患者进行运动康复评定，以制订个体化的运动治疗方案康复评定的内容包括患者潜在的需氧量、是否合并心血管并发症以及运动疗法的安全性（最大心肺运动试验）。运动疗法包括：耐力训练、间歇训练、阻力训练、灵活度训练、神经肌肉电刺激、呼吸肌训练等。

1) 耐力训练：通常采用骑自行车或步行，训练的频率为3~5次/周，训练强度为Bore呼吸困难评分达到4~6分或RPE评分达到12~14分。对于在监督下耐力训练仍难以达到目标训练强度的患者，可降低训练强度或采用间歇训练。

2) 间歇训练：即在休息中或低强度的训练中穿插高强度的训练（相对于1 min或更长时间，训练间歇时间间隔为30 s时不仅可减低症状的评分，而且可以提高训练强度）。尽管目前没有证据证明间歇训练对除COPD外的呼吸障碍有效，但从COPD的相关研究可以推断间歇训练治疗可作为患者无法耐受耐力训练时的重要补充。

3) 阻力训练：是局部肌肉通过反复的负重训练来提高肌肉的力量。阻力训练时所需的耗氧量及单位通气量较耐力训练低，这对于晚期肺疾病或无法完成高强度耐力训练或间歇训练的患者也是一种选择。抗阻训练时患者处于舒适放松姿势，呼气时必须被动放松，避免腹肌收缩（将双手置于患者腹肌上，以判断腹肌有无收缩）；指导患者缓慢地深吸气，然后让患者轻松地做吹笛姿势呼气。训练时应避免用力呼气，因吹笛姿势下用力或延长呼气会增加气道的乱流，以致细支气管功能进一步受限。

4) 灵活度训练：胸廓的活动度及人体姿势与肺活量有一定关系，对于由卒中引起的胸廓运动挛缩、胸廓弹性下降及体位偏差而造成的呼吸困难，肺康复中通过增加上下肢灵活度的训练（包括主要肌肉群小腿、腘绳肌、股四头肌和肱二头肌的拉伸及颈部、肩部、躯干活动度的训练）来改善。

5）神经肌肉电刺激（NMES）：通过电刺激相应的肌肉来训练其收缩能力，NMES 不会引起呼吸困难，并且可以避免影响传统运动训练效果的认知、心理等障碍，适用于具有严重通气和 / 或心脏限制的人，包括因急性疾病住院的患者。

6）呼吸肌训练：指保证呼吸道通畅、提高呼吸肌功能、促进排痰和痰液引流、改善肿相支气管组织血液代谢、加强气体交换效率的训练方法。目标：增加每次通气量；减少呼吸次数；减少分钟换气量；增加呼吸功率；增加动脉血氧分压；降低动脉血二氧化碳分压。禁忌证：临床病情不稳定、感染未控制、呼吸衰竭、训练时可导致病情恶化的其他临床情况。患者处于低氧血症时，主要依靠 CO_2 来刺激呼吸，腹式呼吸后血液中 CO_2 含量降低，从而使呼吸启动能力下降，呼吸过频容易出现过度换气综合征（头昏、头眩、胸闷等不适），有的患者还可因呼吸过分用力出现屏气而加重呼吸困难[33]。

基本方法括包括以下 4 种。

①腹式呼吸训练：指强调膈肌呼吸为主的方法，以改善异常呼吸模式，用于慢性支气管肺气肿或阻塞性肺疾病患者。

正常呼吸时，膈肌运动占呼吸功的 70%，慢性阻塞性肺疾病时，膈肌下降，变得平坦和松弛，加上肺过度膨胀失去弹性回缩力，膈肌难以上升，其运动只占呼吸功的 30%。为弥补呼吸量的不足，平静呼吸时辅助呼吸肌参与呼吸，易于疲劳，且易发生错误呼吸，如吸气时收缩腹肌，从而加重呼吸困难，耗氧量大大增加。

患者取卧位或坐位（前倾依靠位），也可采用前倾站位，即自由站立、两手指互握置于身后并稍向下拉以固定肩带，同时身体稍前倾以放松腹肌，或身体稍前倾，两手支撑在桌面。呼吸时腹部放松，经鼻缓慢深吸气，吸气时意念将气体吸往腹部。呼气时缩唇将气缓慢吹出，同时收缩腹肌以增加腹内压，促进横膈上抬，把气体尽量呼出。卧位吸气时可用双手置于腹部，随吸气双手随腹部膨胀而向外扩张；呼气时腹部塌陷，同时双手逐渐向腹部加压，促进横膈上移。也可将两手置于肋弓，在呼气时加压以缩小胸廓，促进气体排出。此外，还可以采用抬臀呼气法，即采用仰卧位，两足置于床架上，呼气时高臀部，利用腹内脏器的重量将膈肌向胸腔推压，迫使横膈上抬；吸气时还原，以增加潮气量。呼吸比大致为 1∶1，强调适当深呼吸，以减慢呼吸频率，提高通气效率。

每次练习腹式呼吸的次数不宜过多，即练习 3 ~ 4 次，休息片刻再练，逐步做到习惯于在活动中进行腹式呼吸。

②呼吸肌训练：膈肌呼吸不是通过提高分钟呼吸量，而是通过增大膈肌的活动范围以提高肺的伸缩性来增加通气，膈肌活动增加 1 cm，可增加肺通气量 250 ~ 300 mL，深而慢的呼吸可减少呼吸频率和分钟通气量，增加潮气量和肺泡通气量，提高动脉血氧饱和度。膈肌好动耗氧少，并能减少辅助呼吸肌不必要的运动，提高呼吸效率，缓解呼吸困难，缓慢膈肌呼吸还可防止气道过早压闭，减少功能残气量，膈肌呼吸在体外引流时有助于排出肺内分泌物。目前的呼吸肌训练方法通常是以任务为导向的吸气肌或呼气肌相对分离的独立训练。最常用的是吸气阈值负荷装置，训练的强度通常是在最大吸气压的 30% 左

右，对于训练持续的时间及频率，大部分荟萃分析推荐6～12周，每周3次，每次1～3组，每组训练的时间为5～30 min。呼气肌训练：吹气球、吹泡泡等训练，开始每天训练3～5 min，逐步增加到10～15 min，3次/天。腹肌训练：患者仰卧位，腹部放直沙袋做挺腹练习，开始1～2 kg，逐步过渡到3～5 kg，每个动作10个/组，2～4组/次，1～2次/天。

③膈肌体外反搏呼吸法：刺激电极位于颈胸锁乳突肌外侧，锁骨上2～3 cm处即膈神经处。先用短时间低强度刺激，当确定刺激部位正确时，即可用脉冲波进行刺激治疗。一天1～2次，每次30～60 min。

④缩唇样呼吸训练：指在呼气时施加阻力的训练方法，用于慢性支气管肺气肿或阻塞性肺疾病的患者，以适当增加气道阻力。可减轻或防止病变部位支气管在呼气时过早塌陷，从而改善呼气过程，减少肺内残气量。还可以降低呼吸速率、增加潮气量及增强运列耐力。抗阻呼吸训练除缩唇呼气（吹笛样呼气）外，还有吹瓶呼吸、发音呼吸、抗阻呼吸器训练。

（3）排痰训练：老年人合并慢阻肺等支气管腺体增生、黏膜分泌增多，脑血管病咳嗽、咳痰无力，痰液可阻塞小气道导致肺不张、阻塞性肺炎等，因此促进排痰对卒中患者也至关重要。可以通过听诊、影像学检查等了解痰液积聚的部位，调整适合的体位，使痰液积聚部位位于最高处，并配合拍背、雾化、机械吸痰、指导患者有效咳嗽等，促进痰液的引流[33]。

1）咳嗽训练：有效地咳嗽是为了排出呼吸道阻塞物并保持肺部清洁，是呼吸疾病康复治疗的一个组成部分。正确的咳嗽：深吸气，达到必要吸气容量，吸气量必须超过15 mL/kg（体重）；吸气后短暂闭气，使气体在肺内有效分布、产生足够的咳嗽驱动压；关闭声门，进一步增强气道中的压力；腹肌及胸部辅助呼吸肌收缩，增加腹内压来增加胸内压，使呼气时产生高速气流；声门开放，形成由肺内冲出的高速气流。

有效的咳嗽训练：患者处于放松舒适姿势，掌握各级呼吸方法，强调深吸气，治疗师示范咳嗽及腹肌收缩，患者双手置于腹部，且在呼气时做3次哈气以感觉腹肌的收缩；患者练习发“K”的声音以感觉声带绷紧，声门关闭及腹肌收缩。将这些动作结合，指导患者做深弹放松的吸气，接着做急剧的双重咳嗽。

注意事项：避免阵发性咳嗽，脑血管病患者应避免用力咳嗽，最好使用多次的哈气来排出分泌物。

2）体位引流等：是利用重力促进各个肺段内积聚的分泌物排出。根据病变部位采用不同的引流体位（病变部位尽量在高处），使病变部位痰液向主支气管引流。引流的体位：取决于病变的部位。引流频率视分泌物多少而定，分泌物少者，每天上、下午各引流一次，痰量多者宜每天引流3～4次，餐前进行为宜，每次引流一个部位，时间5～10 min，如有数个部位，则总时间不超过30 min，以免疲劳。

①适应证：由于身体虚弱、高度疲劳、麻痹或有术后并发症而不能咳出肺内分泌物者；慢性气道阻塞、患者发生急性呼吸道感染以及急性肺脓肿。长期不能清除肺内分泌物，如支气管扩张、囊性纤维化。

②禁忌证：近期脊柱损伤或脊柱不稳，近期肋骨骨折；严重骨质疏松患者、疼痛明显、近期咯血、明显呼吸困难、不合作者、重心脏病者。

③注意事项：治疗时机选择，不能在餐后直接进行，选择一天中对患者最有利的时机应和气雾剂吸入结合使用。

第九节　基底节区出血

脑出血常发生于50岁以上患者，多有高血压病史。基底节区出血中壳核是高血压脑出血最常见的出血部位，占50%～60%，丘脑出血约占24%，尾状核出血少见。

【临床解剖及生理功能】

基底神经节（Basal Ganglia）亦称基底核（Basal Nucleus），是埋藏在大脑白质深部的灰质核团，包括纹状体（含尾状核和豆状核）、屏状核及杏仁核。豆状核又分为壳核和苍白球两部分。在种系发生上，尾状核及壳核出现较晚，称为新纹状体；苍白球出现较早，称为旧纹状体；杏仁核是基底神经节中发生最古老的部分，称为古纹状体。广义的基底神经节，是将红核、黑质及丘脑底核也作为基底神经节的一部分。基底神经节是锥体外系统的中继站，除相互密切的联络纤维外，与大脑皮质、丘脑、小脑、脊髓都有广泛的纤维联系。它的功能是与大脑和小脑协同调节随意运动、肌张力、姿势及复杂的行为活动。在纹状体前端的下方，有数个细胞团，被称为Meynert基底神经核，是胆碱能神经元的发源地，发出大量的纤维致大脑皮质，与学习、记忆等认知功能关系密切[25]。

【损害表现及定位】

基底神经节病变的主要临床表现有两方面：一是不自主运动；二是肌张力改变。多见于变性疾病，亦见于脑血管病、炎症、中毒、肿瘤等。

一、肌张力减低 - 运动过多综合征

由新纹状体病变引起。如舞蹈样动作：一种不重复、无规律、无目的急骤运动（壳核病变）；手足徐动症：手指、足趾的缓慢如蚯蚓蛎动样动作（尾状核病变）；偏侧投掷运动：一侧肢体的大幅度和有力的活动（丘脑底核病变）等[25]。

二、肌张力增高 - 运动减少综合征

由旧纹状体（苍白球）、黑质病变引起。黑质 - 纹状体多巴胺通路受损害时，临床表现肌张力增高、运动减少及静止性震颤，见于帕金森病[25]。

【病因】

最常见的病因是高血压合并细、小动脉硬化，其他病因包括脑动静脉畸形、动脉瘤、血液病（白血病、再生障碍性贫血、血小板减少性紫癜、血友病和镰状细胞贫血病等）、梗死后出血、脑淀粉样血管病（Cerebral Amyloid Angiopathy，CAA）、烟雾病（Moyamoya病）、脑动脉炎、抗凝或溶栓治疗、瘤卒中[25]。

【发病机制】

脑内动脉壁薄弱，中层肌细胞和外膜结缔组织较少，而且无外弹力层。长期高血压使脑

细、小动脉发生玻璃样变及纤维素性坏死，管壁弹性减弱，血压骤然升高时血管易破裂出血。在血流冲击下，血管壁病变也会导致微小动脉瘤形成，当血压剧烈波动时，微小动脉瘤破裂而导致脑出血。高血压脑出血的发病部位以基底节区最多见，主要是因为供应此处的豆纹动脉从大脑中动脉呈直角发出，在原有血管病变的基础上，受到压力较高的血流冲击后易致血管破裂[25]。

【病理】

脑出血最常见部位是壳核，占全部脑出血的30%～50%。其次为丘脑、脑叶、脑桥、小脑及脑室。不同病因的脑出血，出血特点不同。高血压病、CAA、脑动脉瘤和脑动静脉畸形等常导致血管破裂，出血量大，病情较重；血液病、脑动脉炎及部分梗死后出血常表现为点状、环状出血，出血量小，症状相对较轻。出血侧大脑半球肿胀，脑回宽，脑沟浅，血液可破入脑室系统或流入蛛网膜下腔。脑出血后由于血肿的占位效应及血肿周围脑组织水肿，可引起脑组织受压移位。幕上半球的出血，血肿向下挤压丘脑下部和脑干，使其变形、移位和继发出血，并常出现小脑天幕疝；如中线结构下移，可形成中心疝：如颅内压增高明显或小脑大量出血时可发生枕骨大孔疝。新鲜的出血呈红色，红细胞降解后形成含铁血黄素而带棕色。血块溶解，吞噬细胞清除含铁血黄素和坏死的脑组织，胶质增生，小出血灶形成胶质瘢痕，大出血灶形成中风囊，囊腔内有含铁血黄素等血红蛋白降解产物及黄色透明黏液[25]。

【临床表现】

脑出血多在活动中或情绪激动时突然起病，少数在安静状态下发病。患者一般无前驱症状，少数可有头晕、头痛及肢体无力等。发病后症状在数分钟至数小时内达到高峰。血压常明显升高，并出现头痛、呕吐、肢体瘫痪、意识障碍、脑膜刺激征和痫性发作等。临床表现的轻重主要取决于出血量和出血部位[25]。

一、壳核出血

主要是豆纹动脉尤其是其外侧支破裂引起。血肿常向内扩展波及内囊。临床表现取决于血肿部位和血肿量。损伤内囊常引起对侧偏瘫、对侧偏身感觉障碍和同向性偏盲。还可表现有双眼向病灶侧凝视，优势半球受累可有失语。出血量大时患者很快出现昏迷，病情在数小时内迅速恶化。出血量较小则可表现为纯运动或纯感觉障碍，仅凭临床表现无法与脑梗死区分。

二、丘脑出血

主要是丘脑穿通动脉或丘脑膝状体动脉破裂引起。出血侵及内囊可出现对侧肢体瘫痪，多为下肢重于上肢；感觉障碍较重，深、浅感觉同时受累，但深感觉障碍明显，可伴有偏身自发性疼痛和感觉过度；优势半球出血的患者，可出现失语，非优势半球受累，可有体象障碍及偏侧忽视等。丘脑出血可出现精神障碍，表现为情感淡漠、视幻觉及情绪低落等，还可出现丘脑语言（言语缓慢不清、重复言语、发音困难、复述差、朗读正常）和丘脑痴呆（记忆力减退、计算力下降、情感障碍、人格改变）。

丘脑出血向下扩展到下丘脑或中脑上部时，可引起一系列眼位异常，如垂直凝视或侧视麻痹、双眼分离性斜视、凝视鼻尖、瞳孔对光反射迟钝、假性展神经麻痹及会聚障碍等。血肿波及丘脑下部或破入第三脑室，表现为意识障碍加深，瞳孔缩小、中枢性高热及去大脑强直等症状。

三、尾状核头出血

较少见。一般出血量不大，多经侧脑室前角破入脑室。临床表现为头痛、呕吐、对侧中枢性面舌瘫、轻度项强；也可无明显的肢体瘫痪，仅有脑膜刺激征，与蛛网膜下腔出血的表现相似。

【辅助检查】

一、影像学检查

影像学检查是脑出血诊断的重要手段，尤其是脑 CT 检查是诊断早期脑出血的“金标准”。因此，只要患者病情允许，都应该做影像学检查以明确诊断和有助于了解病因。一旦确诊脑出血，应尽快安排转入神经重症监护病房或卒中单元[27]。

（一）脑出血检查

(1) CT 平扫：CT 平扫可迅速、准确地显示血肿的部位、出血量、占位效应、是否破入脑室或蛛网膜下腔及周围脑组织受损等情况，是疑似卒中患者首选的影像学检查方法[2]。

(2) 增强 CT 和灌注 CT：需要时，可做此 2 项检查。增强 CT 扫描发现造影剂外溢的“斑点征”（Spot-Sign）是提示血肿扩大高风险的重要证据。

(3) 标准 MRI：标准 MRI 包括 T1、T2 及质子密度加权序列在慢性出血及发现血管畸形方面优于 CT。

(4) 多模式 MRI：多模式 MRI 包括弥散加权成像、灌注加权成像、FLAIR 和梯度回波序列（GRE）等，其有助于提供脑出血更多的信息，但不作为急诊检查手段。磁敏感加权成像（SWI）对微出血十分敏感。

（二）脑血管检查

脑血管检查有助于了解导致脑出血病变的血管及病因，指导选择治疗方案。常用检查包括 CT 血管成像（CTA）、磁共振血管成像（MRA）、CT 静脉成像（CTV）、磁共振静脉成像（MRV）、经颅多普勒超声和数字减影血管造影（DSA）等[27]。

(1) CTA 和 MRA：两者是快速、无创性评价颅内、外血管的可靠方法，可用于筛查可能存在的脑血管畸形或动脉瘤，但阴性结果不能完全排除病变的存在。与 CTA 早期（动脉期）发现的“斑点征”相比，延迟 CTA 显示的“渗漏征”预示血肿扩大风险的敏感度和特异度更高；多时相 CTA（包括动脉晚期、静脉早期以及延迟像）也更易检出“斑点征”。如果血肿部位、组织水肿程度或颅内静脉窦内异常信号提示静脉血栓形成，应该考虑行 MRV 或 CTV 检查。

(2) DSA：能清晰显示脑血管各级分支及动脉瘤的位置、大小、形态及分布，畸形血管的供血动脉及引流静脉，了解血流动力学改变，为血管内栓塞治疗或外科手术治疗提供可靠的病因病理解剖，是当前血管病变检查的“金标准”。

二、实验室检查

对脑出血患者应进行常规的实验室检查以了解基本状况和排除相关系统疾病。此外，应根据患者病情及医院条件，进行必要的专科检查明确病因。常规检查项目通常包括：①血常规、血糖、肝肾功能和电解质。②心电图和心肌缺血标志物。③凝血酶原时间、国际标准化比率（INR）和活化部分凝血活酶时间。④氧饱和度。必要时应进行特殊检查，如疑似脑血管淀粉样变（Cerebral Amyloid Angiopathy，CAA），可行 APOE 基因检测。疑似毒药物滥用时应行毒药物检查[27]。

【治疗】

脑出血的治疗包括内科治疗和外科治疗，大多数的患者均以内科治疗为主，如果病情危重或发现有继发原因，且有手术适应证者，则应该进行外科治疗。

一、内科治疗

（一）一般治疗

脑出血患者在发病后的最初数天病情往往不稳定，应常规予以持续生命体征监测、神经系统评估、持续心肺监护，包括袖带血压监测、心电图监测、氧饱和度监测。

（二）血压管理

脑出血患者常常出现血压明显升高，多种因素（应激、疼痛、高颅压等）均可使血压升高，且血压升高（> 180 mmHg）与血肿扩大和预后不良相关[27]。

（1）早期降压治疗的安全性：观察性研究未发现血肿周围存在缺血性半暗带。脑出血后数小时内将收缩压降至 140 mmHg，不降低血肿周围的脑血流量和脑灌注压，也不增加脑缺血事件[27]。

（2）早期降压治疗的有效性：早期通过平稳与持续地控制好血压可增强早期积极降压治疗措施的临床获益，且 130 ~ 139 mmHg 的收缩压是理想的控制目标值。对于血压极高（收缩压> 220 mmHg）的脑出血患者，缺乏积极降压治疗的安全性和有效性的资料。由于血压已超过正常脑血流调节的上限，在密切监测的情况下，应积极静脉降压治疗，如硝普钠、硝酸甘油、尼卡地平、拉贝洛尔等，收缩压 160 mmHg 可为参考目标值[27]。

（三）血糖管理

（1）高血糖：无论患者既往是否有糖尿病史，入院时高血糖均预示脑出血患者的死亡和不良转归风险增高。目前认为应对脑出血后高血糖进行控制，但还需进一步研究明确应用降糖药物的种类及目标血糖值。血糖值可控制在 7.8 ~ 10.0 mmol/L。应加强血糖监测并相应处理，血糖超过 10 mmol/L 时可给予胰岛素治疗[27]。

（2）低血糖：低血糖可导致脑缺血损伤及脑水肿，严重时导致不可逆损害。需密切监测，尽早发现，及时纠正。血糖低于 3.3 mmol/L 时，可给予 10% ~ 20% 葡萄糖口服或注射治疗。目标是达到正常血糖水平[27]。

（四）体温

脑出血患者早期可出现中枢性发热，特别是在大量脑出血、丘脑出血或脑干出血者中出现。入院 72 h 内患者的发热持续时间与临床转归相关，然而尚无资料表明治疗发热能改善临床转归。发病 3 天后，患者可因感染等原因引起发热，此时应针对病因治疗[27]。

（五）药物治疗

1. 止血治疗

氨甲环酸有助于限制血肿体积扩大和降低早期病死率，但长期获益不确定，不推荐无选择性使用[27]。

2. 其他药物

①神经保护剂：自发性脑出血 6 h 内应用自由基清除剂治疗是安全、可耐受的，如依达拉奉，在脑出血的临床研究与分析中发现对改善患者神经功能起到了一定积极作用。②中药制剂：中药制剂在我国也较多应用于治疗出血性脑卒中。有中药制剂用于脑出血治疗的临床研究与分析，但因研究质量及研究样本的局限性，尚需进行高质量、大样本的随机对照试验予以进一步证实[27]。

（六）病因治疗

（1）口服抗凝药（OACs）相关脑出血：①使用抗栓药物发生脑出血时，应立即停药。②华法林相关性脑出血患者，可考虑将凝血酶原复合物（Prothrombin Complex Concentrates，PCCs）作为新鲜冰冻血浆（Fresh Frozen Plasma，FFP）的一种替代选择，同时静脉应用维生素 K。对新型口服抗凝药物（达比加群、阿哌沙班、利伐沙班）相关脑出血，有条件者可应用相应拮抗药物（如依达赛珠单抗）。③不推荐重组活化凝血因子Ⅶ a（Recombinant Activated Coagulation Factor Ⅶ a，rF Ⅶ a）单药治疗口服抗凝药相关性脑出血[27]。

（2）对普通肝素相关性脑出血，推荐使用硫酸鱼精蛋白治疗。

（3）对溶栓药物相关脑出血，可选择输注凝血因子和血小板治疗。

（4）对于使用抗血小板药物相关性脑出血，不推荐常规输注血小板治疗。

（七）并发症治疗

1. 颅内压增高的处理

颅内压升高者，应卧床、适度抬高床头、严密观察生命体征。需要脱水降颅压时，应给予甘露醇和高渗盐水静脉滴注，用量及疗程依个体化而定。同时，注意监测心、肾及电解质情况。必要时，也可用呋塞米、甘油果糖和（或）白蛋白。对伴有意识障碍的脑积水患者可行脑室引流以缓解颅内压增高[27]。

2. 痫性发作

（1）不推荐预防性应用抗癫痫药物。

（2）有临床痫性发作者应进行抗癫痫药物治疗。

（3）疑为痫性发作者应考虑持续脑电图监测；如检测到痫样放电，应给予抗癫痫药物治疗。

3. 深静脉血栓和肺栓塞的防治

脑出血患者发生深静脉血栓形成（Deep Vein Thrombosis，DVT）和肺栓塞（Pulmonary Embolism）的风险很高，且常于前 2 周内发生，并明显增加病死率。

可采取以下手段进行预防：①卧床患者应注意预防；对疑似患者可行 D- 二聚体检测及肢体多普勒超声检查。②鼓励患者尽早活动、腿抬高；尽可能避免下肢静脉输液，特别是瘫痪侧肢体。③瘫痪患者入院后即应用气压泵装置，可预防深静脉血栓及相关栓塞事件；不推荐弹力袜预防深静脉血栓。④对易发生深静脉血栓的高危患者（排除凝血功能障碍所致的脑出血患者），血肿稳定后可考虑发病后 1 ~ 4 天皮下注射小剂量低分子肝素或普通肝素预防 DVT，但应注意出血的风险。⑤当患者出现深静脉血栓或肺动脉栓塞症状时，可使用系统性抗凝治疗或下腔静脉滤器植入；合适治疗方案的选择取决于多重因素（出血时间、血肿稳定性、出血原因及全身情况）[27]。

二、外科治疗

（一）外科手术治疗的总体原则

（1）大量血肿压迫并伴有严重高颅压甚至脑疝的患者应紧急进行血肿清除手术，以挽救生命[15]。

（2）对高颅压严重已出现脑疝的患者，或清除血肿后颅压下降不满意的幕上脑出血患者，可进行去骨瓣减压术，以挽救生命[15]。

（3）对于伴有高颅压的脑积水患者，可行脑室外引流以降低颅内压[15]。

（4）开颅血肿清除手术原则上应在显微镜或内镜下操作，解除占位效应的同时尽量保护正常脑组织。有条件的单位推荐术中放置颅内压探头，以便术后监测颅内压和脑灌注压的情况，指导后续临床治疗决策[15]。

（二）各部位脑出血的手术指征

有下列表现之一者，可考虑紧急手术[15]。

（1）颞叶钩回疝。

（2）CT、MRI 等影像学检查有明显颅内压升高的表现（透明隔或松果体层面的中线结构移位超过 5 mm；同侧侧脑室受压闭塞超过 1/2；同侧脑池、脑沟模糊或消失）。

（3）实际测量血肿量＞ 30 mL，经过标准的非手术降颅压治疗后，病情仍持续恶化或颅内压（ICP）仍持续＞ 25 mmHg。

（三）常用的手术方式

1. 骨瓣开颅血肿清除术

骨瓣开颅血肿清除术为传统的手术治疗方式，适合血肿体积较大、患者颅内压较高或已出现脑疝的情况，可快速清除脑实质内及脑室内血肿，还可在必要时扩大手术范围行去骨瓣减压术。一般选择到达血肿路径最短并避开重要功能区和血管的位置设计手术入路和切口。

基底核区出血手术入路包括：①经颞部皮层入路。②经额部皮层入路。③额、颞皮层联合入路。④经外侧裂岛叶入路。经外侧裂岛叶入路可避免皮层损伤及牵拉过度导致的脑挫伤及脑水肿，但需要显微操作基础，同时术前 CT 显示脑组织肿胀不明显。以经颞部皮层或经外侧裂岛叶入路为例，颞瓣开颅，显露颞中回或分离外侧裂暴露岛叶，在无血管或少血管区域用脑针穿刺，到达血肿腔，抽吸证实为陈旧性血液或凝血块后，将颞中回或岛叶皮质切开或分离 0.5 ~ 1.0 cm，用脑压板边探查边分离进入血肿腔，根据出血时间和血肿硬度，用小到中号吸引器轻柔抽吸血肿，个别血肿较韧难以吸出者，可用超声碎吸或肿瘤镊夹取血肿。清除血肿后检查血肿腔，若有活动性动脉出血可用弱电凝准确烧灼止血，一般渗血用止血材料及棉片压迫止血即可，确定血肿全部或基本清除，颅压下降满意且搏动良好，可还纳骨瓣，逐层关颅结束手术。如果术中脑组织水肿肿胀明显，清除血肿后颅压下降不满意，脑组织搏动差，可扩大骨窗范围并做去骨瓣减压[15]。

2. 小骨窗开颅血肿清除术

根据 CT 或 MRI 确定血肿在头颅表面的投影位置和脑皮层切开部位，骨窗直径 2.5 ~ 3.0 cm，在显微镜下清除血肿。主要适用于年龄较大、一般状况差、病情进展缓慢、意识障碍程度较轻、中等出血量的无脑疝患者。基底核区出血时于患者颞骨上耳屏前 1.5 cm 左右避开颞浅动脉做垂直于颞骨的皮肤直切口，长 4 ~ 5 cm，在颞骨上钻 1 ~ 2 个孔，用铣刀铣成直径 3 cm 左右的游离骨瓣，硬脑膜十字切开。在颞上回或颞中回脑针穿刺，确定血肿部位后做脑皮质切口，切口长约 1 cm，用小号脑压板逐渐向深部分离进入血肿腔，轻柔吸除血肿。彻底止血且确认颅压不高，脑组织搏动良好后，缝合硬脑膜，固定颅骨骨瓣，逐层缝合头皮[15]。

3. 内镜下血肿清除术

采用硬质镜与立体定向技术相结合清除血肿。在 CT 或 B 超定位下穿刺血肿腔，穿刺通道的设计以避开皮层功能区和皮层下重要传导束，并尽可能和血肿长轴平行为原则，在不损伤血管壁、周围脑组织及不引起新的出血的前提下尽可能清除血肿，对周围脑组织壁上难以吸除的血肿，不必强求彻底清除，可放置引流管做外引流。立体定向技术可确保手术的精准度，有利于保护脑功能，内镜下颅内血肿清除术创伤较小，止血确切，两者结合符合现代微创手术的理念[15]。

4. 硬通道锥颅穿刺血肿清除术

CT 扫描辅助下确定穿刺点，将针钻一体化器械与医用电钻进行安装并穿刺，穿透硬脑膜后拔出钻芯，将三通针体留在颅内并插入针芯，将三通针体推至血肿边缘，连接引流管及注射器，360°旋转穿刺针并轻柔适量抽吸液态血肿，再逐步深入穿刺并抽吸血肿直至血肿中心；拔出针芯，插入粉碎针，连接引流管及注射器，粉碎部分血肿及注入纤溶药物溶解凝血块，液化后由引流管引出[15]。

5. 定向穿刺置管血肿吸引术

俗称“定向软通道”技术，对脑内血肿穿刺靶点三维定位，直接经皮定向锥颅形成一直径 5 mm 骨孔，置入一根软性硅胶吸引管到血肿中，抽吸出部分陈旧性凝血块进行减压，术后反复注入纤溶药物，将残留的凝血块溶解并吸出。此术式也可以在图像引导下完成，如运用薄层 CT/CTA 图像重建脑三维模型，在导航引导下精确定位血肿和穿刺点；还可利用智能手机的应用程序来定位血肿的体表投影位置，以指导穿刺置管。阿替普酶灌注的剂量推荐为每 8 h 1.0 mg；在我国尿激酶也在临床上被普遍运用，但尚缺乏高级别临床证据指导。置管纤溶药物灌注要高度重视无菌操作，积极防治颅内感染[15]。

（四）手术注意事项

无论采用何种入路和术式，都要在术前尽可能明确出血原因，切忌在病因不明又无后备补救治疗方案和技术时盲目手术，特别是盲目穿刺。

开颅术应遵循以下注意事项[15]。

（1）尽量在显微镜下或内镜下精细操作。

（2）特别注意保护脑组织、侧裂静脉、大脑中动脉及其分支和未破裂出血的豆纹动脉。

（3）脑皮质切口一般不超过 2 cm，保持无牵拉或轻牵拉操作。

（4）轻吸引、弱电凝，保持在血肿腔内操作，避免损伤血肿周围的脑组织和血管。

（5）以最大程度安全清除血肿并达到充分减压为主要目的，避免因追求彻底清除血肿，而造成更大的损伤或术后出血。

（6）要严格掌握去骨瓣减压的指征，切忌过度或不规范地行去骨瓣减压术。

【康复治疗】

一、康复评定

（一）脑损害严重程度的评定

（1）格拉斯哥昏迷量表（GCS）：GCS 是根据患者睁眼情况（1 ~ 4 分）、肢体运动（1 ~ 6 分）和言语表达（1 ~ 5 分）等 3 个方面来判定患者脑损害的严重程度。GCS ≤ 8 分为重度脑损害，呈昏迷状态，9 ~ 12 分为中度脑损害，13 ~ 15 分为轻度脑损害（详见表 8-4）。

（2）脑卒中患者临床神经功能缺损程度评分标准：该量表是我国学者在参考爱丁堡和斯堪的纳维亚评分量表的基础上编制而成，这是目前我国用于脑卒中临床神经功能缺损程度评定最广泛的量表之一。其评分为 0 ~ 45 分，0 ~ 15 分为轻度神经功能缺损，16 ~ 30 分为中度神经功能缺损，31 ~ 45 分为重度神经功能缺损（表 8-12）。

表 8-12　脑卒中患者临床神经功能缺损程度评分标准（1995 年版）

评价内容		得分
1. 意识（最大刺激、最佳反应）		
（1）提问：①年龄；②：现在是几月份？相差 2 岁或 1 个月都算正确	都正确	0 分
	一项正确	1 分
（2）两项指令：握拳、伸掌、睁眼、闭眼（可示范）	均完成	0 分
	完成一项	3 分
	均不能完成，进行以下检查	4 分
（3）强烈局部刺激健侧肢体	定向退让	6 分
	定向肢体回缩	7 分
	肢体伸直	8 分
	无反应	9 分

续表

评价内容		得分
2. 水平凝视功能	正常	0 分
	侧方凝视功能受限	2 分
	眼球侧方凝视	4 分
3. 面瘫	正常	0 分
	轻瘫，可动	1 分
	全瘫	2 分
4. 语言	正常	0 分
	交谈有一定困难，需借助表情动作表达；或流利但不易听懂，错语较多	2 分
	可简单交流，但复述困难，语言多迂回，有命名障碍	5 分
	词不达意	6 分
5. 上肢肌力	Ⅴ级　正常	0 分
	Ⅳ级　不能抵抗外力	1 分
	Ⅲ级　抬臂高于肩	2 分
	Ⅲ级　平肩或以下	3 分
	Ⅱ级　上肢与躯干夹角＞45°	4 分
	Ⅰ级　上肢与躯干夹角≤45°	5 分
	0	6 分
6. 手肌力	Ⅴ级　正常	0 分
	Ⅳ级　不能紧握拳	1 分
	Ⅲ级　握空拳，能伸开	2 分
	Ⅲ级　能屈指，不能伸	3 分
	Ⅱ级　能屈指，不能及拳	4 分
	Ⅰ级　指微动	5 分
	0	6 分
7. 下肢肌力	Ⅴ级　正常	0 分
	Ⅳ级　不能抵抗外力	1 分
	Ⅲ级　抬腿 45°以上，踝或趾可动	2 分
	Ⅲ级　抬腿 45°左右，踝或趾不能动	3 分
	Ⅱ级　抬腿离床不足 45°	4 分

续表

评价内容		得分
	Ⅰ级 水平移动，不能抬高	5分
	0	6分
8. 步行能力	正常行走	0分
	独立行走5 m以上，跛行	1分
	独立行走，需拐杖	2分
	他人扶持下可以行走	3分
	能自己站立，不能走	4分
	坐不需支持，但不能站立	5分
	卧床	6分
分表总分		

（3）美国国立研究院脑卒中评定量表（NIHSS）：NIHSS是国际上公认的、使用频率最高的脑卒中评定量表，有11项检测内容，得分高说明神经功能损害程度重，得分低说明神经功能损害程度轻（表8-13）。

表8-13 美国国立研究院脑卒中评定量表（NIHSS）

项目	得分	项目	得分
1. 意识与定向力		6. 下肢的运动	
（1）意识水平		下肢抬高30°，常常在卧位评测下肢是否在5 s内跌落	
清醒	0分	保持5 s	0分
嗜睡	1分	不到5 s	1分
昏睡	2分	不能抗重力	2分
昏迷	3分	直接跌落	3分
		截肢或关节融合	UN
（2）定向力问题		7. 肢体共济失调	
现在的月份和患者的年龄。回答必须正常，接近的答案不给分		指鼻试验和足跟膝胫试验	
两个问题均回答正常	0分	无	0分
一个问题回答正确	1分	上肢或下肢共济失调	1分
两个问题回答均不正确	2分	上下肢体均共济失调	2分
		截肢或关节融合	UN
（3）定向力命令			
睁眼闭眼，健侧手握拳与张开			
两个任务执行均正确	0分		
一个任务执行正确	1分		
两个任务执行均不正确	2分		

续表

项目	得分	项目	得分
2. 凝视功能		8. 感觉	
只评测水平凝视功能		正常	0分
正常	2分	部分缺失	1分
部分凝视麻痹		明显缺失	2分
完全性的凝视麻痹			
3. 视野		9. 忽视	
没有视野缺失	0分	没有忽视	0分
部分偏盲	1分	存在一种类型的忽视	1分
完全偏盲	2分	存在一种以上类型的忽视	2分
双侧偏盲	3分		
4. 面瘫		10. 语言	
正常	0分	没有失语	0分
轻度瘫痪	1分	轻中度失语	1分
部分瘫痪	2分	重度失语	2分
完全性的瘫痪	3分	完全性失语	3分
5. 上肢的运动		11. 构音障碍	
如果坐位，上肢前屈至90°，手掌向下；如果卧位，前屈45°，观察上肢是否在10 s前跌落		正常	0分
		轻度至中度障碍	1分
		重度障碍	2分
保持10 s	0分		
不到10 s	1分		
不能抵抗重力	2分		
直接跌落	3分		
截肢或关节融合	UN		

（二）运动功能评定

（1）Brunnstrom运动功能评定方法：Brunnstrom将脑卒中偏瘫运动功能恢复分为6期，根据患者上肢、手和下肢肌张力与运动模式的变化来评定其运动功能恢复状况。Brunnstrom 1期为患者无随意运动；Brunnstrom 2期为患者开始出现随意运动，并能引出联合反应、共同；Brunnstrom 3期为患者的异常张力明显增高，可随意出现共同运动；Brunnstrom 4期为患者的异常肌张力开始下降，其共同运动模式被打破，开始出现分离运动；Brunnstrom 5期为患者的肌张力逐渐恢复，并出现精细运动；Brunnstrom 6期为患者的运动能力接近正常水平，但其运动速度和准确性比健侧差。

（2）Fugl-Meyer评定法：Fugl-Meyer评定法主要包括肢体运动积分、平衡积分和感觉积分以及关节被动活动度积分（包括运动总积分和疼痛总积分）（详见表8-14）。

表 8-14 Fugl-Meyer 评定法

评定内容	最大积分
运动积分	
上肢	36 分
腕	30 分
上肢总积分	66 分
下肢总积分	34 分
总运动积分	100 分
平衡积分	14 分
感觉积分	24 分
被动关节活动度积分	
运动总积分	44 分
疼痛总积分	44 分
Fugl-Meyer 总积分	226 分

（三）平衡功能评定

（1）三级平衡检测法：三级平衡检测法在临床上经常使用。Ⅰ级平衡是指在静态下不借助外力，患者可以保持坐位或站立位平衡；Ⅱ级平衡是指在支撑面不动（坐位或站立位），身体某个或几个部位运动可以保持平衡；Ⅲ级平衡是指患者在外力作用或外来干扰下仍可以保持坐位或站立平衡。

（2）Berg 平衡评定量表（BBS）：Berg 平衡评定量表是脑卒中临床康复与研究中最常用的量表，一共有 14 项检测内容（包括：①坐→站。②无支撑站立。③足着地，无支撑坐位。④站→坐。⑤床→椅转移。⑥无支撑闭眼站立。⑦双脚并拢，无支撑站立。⑧上肢向前伸。⑨从地面拾物。⑩转身向后看。⑪转体 360°。⑫用脚交替踏台阶。⑬双足前后位，无支撑站立。⑭单腿站立，每项评分 0 ~ 4 分，满分 56 分，得分高表明平衡功能好，得分低表明平衡功能差。

（四）日常生活活动能力的评定

日常生活活动（ADL）能力的评定是脑卒中临床康复常用的功能评定，其方法主要有应用 Barthel 指数（表 8-3）和功能独立性评定（FIM）。

（五）生存质量（QOL）评定

QOL 评定分为主观取向、客观取向和疾病相关的 QOL 三种，常用量表有生活满意度量表、WHO-QOL100 和 SF-36 等。

二、康复治疗

（一）康复目标

采用一切有效的措施预防脑出血后可能发生的并发症（如压疮、坠积性或吸入性肺炎、泌尿系感染、深静脉血栓形成等），改善受损的功能（如感觉、运动、语言、认知和心理等），提高患者的日常生活活动能力和参与社会生活能力，即提高患者的生存质量[36]。

（二）康复治疗的基本原则

①选择合适的病例和早期康复时机。②康复治疗计划是建立在功能评定的基础上，由康复治疗小组共同制订，并在其实施过程中酌情加以调整。③康复治疗贯穿于脑卒中治疗的全过程，做到循序渐进。④综合与日常生活活动和健康教育相结合，并有脑卒中患者的主动参与及其家属的配合。⑤积极防治并发症，做好脑卒中的二级预防 [36]。

（三）早期康复

在脑卒中发病后或入院 24 h 内建议使用美国国立研究院脑卒中评定量表（NIHSS）来评估患者脑卒中的严重情况，并启动二级预防措施。患者病情稳定（生命体征稳定，症状体征不再进展）后应尽早介入康复治疗。在超早期（发病 24 h 内），不建议患者进行大量活动和高频率的训练，会降低 3 个月时获得良好功能转归的可能性 [15]。

脑卒中早期患者的体位摆放尚无统一建议，体位摆放应尽可能达到预防痉挛、使患者舒适且避免并发症的目的。推荐定时（每隔 2 h 内）为患者进行翻身，并重新摆放体位 [3]。

住院期间，应定期进行皮肤状态评估。卧床期间需预防皮肤破损，尽量减少或避免患者皮肤与床面的摩擦，减小局部皮肤受压强度，为患者提供适当的支撑面。避免身体局部过度潮湿，同时保持充足的营养和水分摄入。保持良好的皮肤卫生，可使用专用床垫、轮椅坐垫和座椅，直到患者活动能力恢复 [15]。

早期患者应以循序渐进的方式进行康复训练，必要时需在治疗师监护下进行训练。脑卒中早期卧床患者应坚持肢体关节活动度训练，并注意保护患侧肢体，避免机械性损伤。可以借助器械进行站立、体位转移等康复训练 [15]。

（四）训练强度

对于脑卒中患者而言，确定合理的训练强度非常关键，要确保训练量安全并产生训练效果，因此具有一定的挑战性。训练强度应与患者对治疗效果的预期以及患者的耐受度相对应，并需要考虑到患者的体力、耐力和心肺功能情况。条件许可的情况下，开始阶段每天完成至少 45 min 的康复训练，能够改善患者的功能。在可以耐受的情况下，适当增加训练强度对改善功能预后是有益的。一般来说，已经休息后，第 2 天早晨患者体力基本恢复，不觉得劳累为宜。

（五）功能障碍的康复治疗

1. 偏瘫的康复治疗

在不同时期针对存在的功能障碍，进行科学系统的康复治疗。

（1）急性期的康复治疗：如果患者病情稳定，无进行性加重表现，应尽早康复治疗。此期主要是预防并发症和继发性损害，为恢复期的功能恢复打好基础 [25]。

1）抗痉挛体位：其目的是预防或减轻以后易出现的痉挛模式。可采用患侧卧位、健侧卧位和仰卧位。鼓励多采取侧卧位。仰卧位为过渡性体位，时间不宜过长 [25]。

2）体位变换：主要目的是预防褥疮和肺部感染。由于仰卧位强化伸肌优势，健侧侧卧位强化患侧屈肌优势，患侧侧卧强化患侧伸肌优势，不断变换体位可使肢体的伸屈肌张力达到平衡，预防痉挛模式出现。一般每 60 ~ 120 min 变换体位一次 [25]。

3）关节被动运动：主要是为了预防关节活动受限或挛缩，另外具有促进肢体血液循环和增加感觉输入的作用。先从健侧开始，然后参照健侧关节活动范围做患侧。一般按从肢体近端到肢体远端的顺序进行，动作要轻柔缓慢。重点进行肩关节外旋、外展和屈曲，肘关节伸展，腕和手指伸展，髋关节外展和伸展，膝关节伸展，足背屈和外翻。在急性期每天做两次，做各关节及各方位的运动 2 ~ 3 次。较长时间卧床者尤其要注意做两侧关节被动活动[25]。

4）上肢自我主动辅助训练：肩部及肩关节的活动性在很大程度上影响上肢运动机能的恢复，因此必须从早期采取措施，既能对容易受损的肩关节起到保护作用，又能较好地维持其活动性。主要应用 Bobath 握手（双手手指交叉握紧，患手拇指在上）的方法进行练习[25]。

取仰卧位时，枕头高度要合适，头不要过伸、过屈和侧屈。患肩垫起防止肩后缩，患侧上肢伸展稍外展，前臂旋后，手掌掌面向上，拇指指向外方。患髋垫起以防止后缩，患腿股外侧垫枕头以防止大腿外旋。

取健侧侧卧位时，头用枕头支撑，躯干大致垂直，患侧肩胛带充分前伸，肩屈曲 90° ~ 130°，肘和腕伸展，上肢置于前面的枕头上，患侧髋、膝屈曲置于前面似踏出一步远的枕头上，足不要悬空[25]。

取患侧侧卧位时，头用枕头舒适地支撑，躯干稍后仰，后方垫枕头，避免患侧肩被直接压于体下，患侧肩胛带充分前伸，患肘伸展，前臂旋后，手自然地呈背屈位，患侧髋伸展，膝轻度屈曲，健侧上肢置于体上或稍后方，健腿屈曲置于前面的枕头上。注意足底不放任何支撑物，手不握任何物品[25]。

5）物理因子治疗：局部机械性刺激（如用手在相应肌肉表现拍打等）、冰刺激、功能性电刺激、肌电生物反馈和局部气压治疗等，可使瘫痪肢体肌肉通过被动引发的收缩与放松、逐步改善其张力；音乐治疗能够易化运动，增加肢体活动范围，规律运动节律，改善运动效率，提高运动耐力；经颅磁刺激能够改变大脑皮质兴奋性，改变皮质代谢及脑血流，对神经元起到易化或抑制作用；经颅直流电刺激可通过调节神经网络的活性发挥作用，采用阳极刺激和阴极刺激不同的脑功能区，从而起到不一样的治疗效果[36]。

6）中国传统疗法：常用的有按摩和针刺治疗等，通过深浅感觉刺激，有助于局部肌肉的收缩和血液循环，从而促进患侧肢体功能的改善[36]。

（2）恢复期的康复治疗：急性期过后，患者生命体征稳定，意识清楚，即可进行功能训练。此期的目的在于通过运动疗法和作业疗法相结合的方式进一步恢复神经功能，争取达到步行和生活自理[25]。

1）床上训练：包括翻身，上下左右移动身躯，腰背肌、腹肌和呼吸肌训练，伸髋训练（桥式运动），上下肢运动以及洗漱、进餐、使用便器等 ADL 训练。

2）坐位平衡训练：多采用端坐位平衡训练。患者可以做躯干左右侧屈运动、躯干前屈运动和左右旋转运动的练习，并不断强化动态平衡。当从前后左右推动患者，患者也能维持体位时则可认为患者已经掌握了保持平衡的动作。

3）站起训练：双足着地，双手交叉（Bobath 握手），双上肢向前充分伸展，身体前倾；当双肩向前超过双膝位置时，立即抬臀，伸展膝关节，站起。

4）站立平衡训练：在训练静态平衡之后，再训练其动态平衡。可进行立位下的髋关节屈伸训练、膝关节屈曲训练、膝关节伸展训练、身体重心前后运动训练、患侧下肢负重支撑训练。之后可让患者立于平衡板上，训练其身体前后、左右的重心转移动作，为单足立位平衡和步行做好准备。

5）步行训练：站立相训练包括站立伸髋训练、站立膝关节小范围的屈伸训练、踏步训练，加强骨盆水平前移动作训练。摆动相训练包括膝关节的屈曲控制训练、迈步训练和行走训练。步行训练时按扶持下步行或平衡杠内行走、独自行走的顺序进行训练。上下台阶训练时，应采用健腿先上和患腿先下的方法。

6）上肢及手功能训练：训练上肢肌肉收缩并伸向物体的运动控制：肌肉牵拉训练，以维持肌肉长度，防止肌挛缩；诱发手功能运动控制训练，如伸腕的训练、抓握物体的训练、拇外展训练、拇对指活动训练等。要注意限制健肢的代偿活动。经过一段时间的训练后，如预测瘫痪的利手恢复差，应开始利手转换训练。在患手达到一定功能的慢性脑损伤患者可试用强制性运动疗法。

7）物理因子治疗：重点是针对偏瘫侧上肢的伸肌（如肱三头肌和前臂伸肌），改善伸肘、伸腕、伸指功能；偏瘫侧下肢的屈肌（如股二头肌、胫前肌和腓骨长短肌），改善屈膝和踝背屈功能，常用方法能功能性电刺激、肌电生物反馈和低中频电刺激等。

8）中国传统疗法：常用的有针刺和按摩等方法。部位宜选择偏瘫侧上肢伸肌和下肢屈肌，以改善其相应的功能。

（3）后遗症期的康复治疗：发病6个月以后，此期继续训练和利用残余功能，防止功能退化，并尽可能改善患者的周围环境条件以适应残疾，争取最大限度的日常生活自理。对有工作潜力的未退休的患者，酌情进行职业康复训练，使患者尽可能回归社会。

1）继续进行维持性康复训练，以防止功能退化。

2）适时使用必要的辅助器具（如手杖、步行器、轮椅、支具）以补偿患侧功能。

3）对患肢功能不可恢复或恢复很差者，充分发挥健侧的代偿功能。

4）对家庭、社会环境必要的和可能的改造。

5）应重视职业、社会、心理康复。

2. 肌痉挛的康复治疗

肌痉挛的处理应从脑卒中发病早期开始，其处理原则是以提高患者的功能为主要目的。

痉挛的治疗应采取阶梯式策略，开始采用保守的疗法缓解肢体的痉挛，如抗痉挛体位的摆放、关节活动度训练、痉挛肌肉的牵拉和伸展、夹板疗法等方法。但不推荐使用夹板或贴扎技术来预防脑卒中后手腕和手指的痉挛状态。物理治疗方法（例如神经肌肉电刺激或痉挛肌肉振动疗法）作为辅助性康复治疗可暂时改善痉挛状态[15]。

上肢局部肌肉痉挛患者可以靶向注射A型肉毒毒素，以减轻痉挛状态、增加被动或主动关节活动范围，进而改善穿衣、个人卫生和肢体姿势。下肢肌肉痉挛患者也可靶向注射A型肉毒毒素，以减轻痉挛状态及其导致的步态异常[15]。

对广泛痉挛性肌张力增高患者可口服解痉药，如巴氯芬、替扎尼定和丹曲林，但可能会导致一定的镇静或其他不良反应。对于其他干预措施无效的严重痉挛性肌张力增高患者采用鞘内注射巴氯芬可能有效。对于选择性脊神经后根切断术、脊髓背根入口区破坏等方法需慎重选择[15]。

3. 感觉障碍的康复治疗

脑卒中后主要的感觉障碍包括躯体感觉、视觉、听觉及其他感觉障碍。脑卒中患者应进行感觉障碍评估，包括躯体感觉、视觉和听觉等。对脑卒中感觉障碍的患者应有针对性地使用各种感觉训练。

感觉训练适用于脑卒中患者的躯体感觉丧失，提高其感觉分辨能力。可以将经皮神经电刺激（Transcutaneous Electrical Nerve Stimulation，TENS）与常规治疗相结合或使用间歇性气压治疗以促进感觉功能的恢复。初级运动皮质区的阳极经颅直流电刺激（Transcranial Direct Current Stimulation，tDCS）也有利于亚急性期脑卒中患者的躯体感觉功能恢复[15]。

对脑卒中伴有复合性区域疼痛综合征（Complex Regional Pain Syndrome，CRPS）的患者可以进行镜像治疗以改善感觉障碍。镜像治疗本身也能促进慢性期脑卒中患者的触觉改善[15]。

对于亚急性期的脑卒中患者，上肢感觉功能障碍与视觉障碍或偏侧空间忽略无关，视觉代偿并不能改善上肢感觉功能。多感觉刺激训练比仅使用跑步平板的步态训练更能促进下肢本体感觉功能恢复[15]。

脑卒中伴有视觉或视知觉障碍的患者，推荐通过眼部锻炼来治疗辐辏功能不全，也可以考虑使用代偿性扫视训练来提高扫视和阅读的能力，以及 ADL 能力。重复性经颅磁刺激（Repetitive Transcranial Magnetic Stimulation，rTMS）可能有利于改善视空间偏侧忽略。

常规训练结合棱镜可能有助于患者代偿视野缺损。代偿性扫视训练可用于改善视野丧失后的功能缺损，但不能有效减轻视觉缺损。多模式的视听空间探索训练可能比单独视空间探索训练更有利于提高视觉扫视能力。同时，可考虑使用 VR 技术训练改善视空间 / 感知觉功能。

对怀疑有听力障碍的患者应进行专科检查，推荐使用合适的助听器，并利用交流策略（如在谈话时注视着对方等）及合理降低周围噪声来代偿听力受损对交流的影响。

4. 失语症的康复治疗

失语症是“语言”（Language）交流能力受损，听、说、读、写功能存在不同程度的损伤。建议对失语症患者进行言语语言训练。

脑卒中早期应对患者听理解、口语表达、复述、命名、阅读、书写等障碍进行评价，并给予相应的简单听指令、复述、命名、抄写等训练。口语交流严重障碍的患者可以使用文字或交流板交流[15]。

建议脑卒中后失语症患者早期开始语言训练，并适当增加训练强度。每周约 19 h 的强化治疗，其疗效优于约 7 h 的常规治疗。但关于语言治疗的最佳次数、强度、时间分布或持续时间等尚未达成共识[15]。

失语症患者可以使用旋律语调疗法（MelodicIntonation Therapy，MIT）。该疗法包括音乐治疗的两个主要部分：旋律语调和有节奏的左手拍打，最后到短语复述。使用 MIT 治疗失语症是有效的，但并不优于标准的语言治疗。

强制性诱导失语症治疗（Constraint Induced Aphasia Therapy，CIAT）也是有效的方法，其应用遵循 3 个原则：①短期内使用强化练习的疗效优于长时间较低频率的练习。②可迫使患者使用他通常无法使用的口语交流方法。③治疗关注于日常生活中的相关行为[15]。

脑卒中后失语患者的小组治疗是一种有潜力的治疗方式，可使语言治疗的资源最大化。对脑卒中后失语症患者立即进行小组治疗，疗效优于延迟的小组治疗。参与小组治疗可能会改善交流和语言方面的能力。小组治疗在失语症的各个治疗阶段都可能有效，包括在社区的失语症小组治疗[15]。

使用非侵入性脑刺激技术如重复性经颅磁刺激（rTMS），可能会改善慢性脑卒中后失语症患者的理解及命名能力。使用经颅直流电刺激（tDCS）可以改善慢性失语症患者的命名能力。但非侵入性脑刺激技术若作为失语症康复的常规辅助手段还需要进一步的研究证据支持[15]。

可以考虑言语语言训练的同时联合个体化药物治疗，但目前没有可供常规使用的具体药物方案。可利用计算机系统治疗失语症患者，有利于提高患者的交流能力和语言功能。计算机治疗可作为言语语言训练的补充手段[15]。

通过对失语症患者本人和家庭、看护者进行宣教，不仅能够增加相关知识，还可以对患者参与社会活动、在家庭中进行自我调节起到一定作用。

5. 认知功能障碍的康复治疗

康复小组应对脑卒中患者进行早期认知功能筛查。对认知功能障碍患者进行详细的评估，有助于确定认知功能损害的类型，为患者尽早提供合适的、有针对性的认知康复训练。

脑卒中患者最可能受损的认知域是注意、执行、语言和记忆功能。建议使用记忆障碍自评量表、简易智能状态检查量表（Mini-mental State Examination，MMSE）、蒙特利尔认知评估量表（Montreal Cognitive Assessment Scale，MoCA）进行筛查。推荐使用神经行为认知状况检查量表（Neurobehavioral Cognitive Status Examination，NCSE）评估语言、结构、记忆、计算、推理等认知域的功能。

评估不同类别的认知障碍时，评估方案必须对各种认知能力都非常敏感，尤其是对于执行和注意功能的评估。应包括下列具体领域：①信息处理速度。②注意力。③接受、表达和复述能力。④行为。⑤感觉性和结构性视空间能力。⑥记忆，包括基于语言的记忆和视空间记忆，分为学习、回忆、再认和强迫选择记忆。⑦执行功能。解读评估结果时，应考虑到同一评测方式中不同认知障碍间的相互干扰[15]。

认知训练的实施要优先考虑综合性的训练方案以及不同认知域的可塑性和个体差异。直接注意训练可以提高患者的注意能力，同时提高患者阅读理解能力；基于计算机的工作记忆训练可以提高患者的工作记忆水平；视觉扫视等训练可以改善偏侧忽略症患者的症状；群组训练可以改善患者的社会认知功能。可以在认知训练基础上联合生活方式干预，增加有氧锻炼、太极拳和瑜伽等训练项目。或与 VR、神经调控技术如 TMS 和 tDCS 等结合，进行多模态综合干预[15]。可使用包括实践、代偿和适应技术在内的认知训练策略以增加患者独立性，促进患者受损认知功能的代偿，改善患者的生活质量。一些代偿策略可以改善记忆功能，包括内化记忆策略（例如视觉意象、语义组织、分散练习）和外部记忆辅助技术（例如笔记本、手机、电脑和其他提示装置）。对于失用症患者，可考虑进行策略训练或姿势训练，包括进行有或无运动想象训练的任务实践[15]。

建议应用乙酰胆碱酯酶抑制剂来改善脑卒中后认知功能和全脑功能；应用钙拮抗剂-尼莫地平来预防和延缓脑卒中后认知功能损害或痴呆的发生发展。可考虑应用 N-甲基-D-天冬氨酸（N-methyl-D-aspartic Acid Receptor，NMDA）受体抑制剂治疗血管性痴呆或认知障碍[15]。

6. 日常生活活动能力的康复治疗

推荐所有脑卒中患者急性期住院期间和出院时都应该进行与其出院后生活环境相关的ADL和IADL（工具性日常生活能力）的评估。Barthel指数及改良Barthel指数评定均经过信度、效度检验，可以用来评价治疗前后的日常生活功能状况，预测治疗效果、住院时间及康复结局，推荐广泛应用[15]。

所有脑卒中患者都应接受适合其个体需求并最终适应出院环境的ADL训练和IADL训练。在三级康复过程中，ADL训练均可以促进日常生活活动能力的改善，故推荐加强ADL训练[15]。

ADL训练可采用功能性任务和特定任务训练来实现。除患者主动ADL训练外，建议家属给予脑卒中患者更多的关心和支持，加强康复护理，多进行居家康复，以提高患者的生活质量。

7. 大小便功能障碍的康复治疗

建议对住院的急性期脑卒中患者进行膀胱功能评估，应获取患者脑卒中发病前的泌尿系统病史。除对膀胱功能进行评估外，也要对尿意和排空感的认知意识进行评估。

推荐对尿失禁或尿潴留的患者通过膀胱超声扫描或排尿后间歇性导尿记录膀胱容量来评估尿残留情况。如果病史、体格检查及非侵入性检查无法充分反映尿道功能障碍，则应考虑尿流动力学检查。

推荐急性脑卒中患者在入院后24 h内拔除留置的导尿管。如果仍需使用，推荐使用有抗菌作用的导尿管如银合金涂层导尿管，而且也应尽早拔除。应根据脑卒中患者尿失禁不同原因选择相应的治疗方案：①对于意识障碍或功能性尿失禁的患者推荐定时/提示排尿训练。②对于逼尿肌过度活动的尿失禁患者，首先考虑行为学治疗（包括膀胱训练、冲动抑制等)、盆底肌训练和饮水管理；当上述治疗效果不佳时可加用抗胆碱能药物，但使用时应注意其便秘和认知损害等副作用。③对于逼尿肌功能低下和充溢性尿失禁患者，行为学治疗和盆底肌训练同样有效，同时应考虑间歇性导尿或留置尿管[15]。

脑卒中后立即出现尿潴留的患者，发病6～12个月内应避免手术治疗（即经尿道前列腺切除术)，首选保守治疗方法。通常可以通过清洁间歇导尿或留置尿管处理，并使用坦索罗辛或多沙唑嗪等α受体阻滞剂作为辅助治疗。对住院的急性期脑卒中患者要进行肠道功能评估，包括：①大便硬度、排便频率和时间（包括脑卒中发病前)。②脑卒中发病前肠道疾病治疗史。建议为尿便障碍的脑卒中患者制订和执行膀胱、肠道的训练计划[15]。

参考文献

[1] 滑宏巨，丁继惠，凌文哲. 脑梗死病因研究[J]. 现代医药卫生，2005，21（8）：947-948.

[2] 田秀辉. 脑梗死诊断与治疗[J]. 临床合理用药杂志，2011，4（6）：96-97.

[3] 卢娜，齐中华. 脑梗死的治疗[J]. 中国实用乡村医生杂志，2021，28（1）：22.

[4] 康明海. 脑梗死患者的康复治疗[J]. 中国医药指南，2011，9（28）：97-98.

[5] 李丽. 脑卒中的康复治疗及进展[D]. 上海：复旦大学，2014.

[6] 施雪英，石力，袁良津，等. 脑梗死患者早期康复治疗的临床分析[J]. 中华全科医学，2011，9（7）：1014-1015.

[7] 郝美云，石买雄，郝榆霞. 脑出血并急性心肌梗死临床诊治49例[J]. 陕西医学杂志，2011，40（7）：

822–823.
[8] 高洁，张仲慧 . 单纯枕叶梗死的临床临床研究 [D]. 大连：大连医科大学，2014，5：6.
[9] 王丽英，刘春英 . 46 例枕叶梗死临床分析 [J]. 中国综合临床，2006，22（9）：859–860.
[10] T.B, et al. Posterior cerebral artery territory infarcts: clinical features, infarct topography, causes and outcome. Multicenter results and a review of the literature[J]. Cerebrovascular Diseases, 2000, 10(3): 170–182.
[11] 吴江 . 神经病学（八年制 第二版）[M]. 北京：人民卫生出版社，2010.
[12] 周玉梅，高安莉 . 脑卒中与相关病因的关系探讨及预防措施 [J]. 中国临床康复，2003，7（31）：4232.
[13] 唐强 . 临床康复学 [M]. 上海：上海科学技术出版社，2009：14–22.
[14] 王玉龙 . 康复功能评定学 [M]. 北京：人民卫生出版社，2018.
[15] 国家卫生健康委脑卒中防治工程委员会 . 中国脑卒中防治指导规范（合订本）[M]. 北京：人民卫生出版社，2021.
[16] 陈海，贾建平 . 胼胝体梗死的临床研究 [J]. 脑与神经疾病杂志，2006，14（6）：421–424.
[17] DAVID L.KASOW, SYLVIE DESTIAN, CARL BRAUN, et al. Corpus call osum Infarcts with atypical clinical and radiologic present ations[J]. AJNR Am J Neu roradiol, 2000, 21 (10): 1876–1880 .
[18] BENJAMIN B. KUZMA, M. D. JULIUS M. GOODMAN, M. D. Corpus Call osum Infarction[J]. Surg Neurol, 1999, 52: 210–215.
[19] GIROUD M, DUM AS R.C. linical and topographical range of callosal in farction:a clinical and radiological correlation study[J]. Neurol Neurosurg Psychiatry, 1995, 59(3): 238–242 .
[20] NCS UWANWELA, N LEELACHEAVASIT. J Neurol Neurosurg Psychiatry[M]. 2002, 72:533–536 .
[21] 孙鑫，程越朋 . 胼胝体梗死的临床研究进展 [J]. 大连医科大学学报，2018，40（6）：565–568.
[22] RUIZ–SANDOVAL JL, CHIQUETE E, PARRA–ROMERO G, et al. Hypertensive thalamic hemorrhage: analysis of short–term outcome[J]. Int J Neurosci, 2019, 129(2):189 –194.
[23] 倪海波，孙晓峰，等 . 神经内镜下微创手术治疗丘脑出血破入脑室的疗效分析 [J]. 临床神经外科杂志，2022，19（4）：433–436.
[24] 于兑生，恽晓平 . 运动疗法与作业疗法 [M]. 北京：华夏出版社，2002.
[25] 吴江，贾建平 . 神经病学第 3 版 [M]. 北京：人民卫生出版社，2017.
[26] 岳寿伟，黄晓琳 . 康复医学（第 2 版）[M]. 北京：人民卫生出版社，2022.
[27] 中华医学会神经病学分会脑血管病学组 . 中国脑出血诊治指南（2019）[J]. 中华神经科杂志，2019，52（12）：994–1002.
[28] WANG SS, VANG Y, VELZ J. et al. Management of brainstem haemorrhages[J]. Swiss Med Wkly, 2019,149: 20062.
[29] CHEYNE J, UNDERWOOD T. Cases of apoplexy and lethargy[M]. London: Thomas Underwood, 1812:4.
[30] 游潮，陶传元 . 原发性脑干出血诊断与治疗历史、现状与未来 [J]. 中国现代神经疾病杂志，2021，21（2）：71–75.
[31] 李浩，刘文科，林森，等 . 高血压相关性脑干出血的治疗探讨 [J]. 中华神经外科杂志，2013，29：339–341.
[32] 刘辛，李浩，胡鑫，等 . 自发性脑干出血治疗探讨 [J]. 临床神经外科杂志，2013，10：287–288.
[33] 张通 . 脑血管病康复指南 [M]. 北京：人民卫生出版社，2021.
[34] 中华医学会神经病学分会，中华医学会神经病学分会神经康复学组，中华医学会神经病学分会脑血管病学组 . 中国脑卒中早期康复治疗指南 [J]. 中华神经科杂志，2017，50（6）：405–412.
[35] 中华医学会神经病学分会，中华医学会神经病学分会脑血管病学组，中华医学会神经病学分会神经血管介入协作 . 中国蛛网膜下腔出血诊治指南 [J]. 中华神经科杂志，2019，52（12）：1006–1017.
[36] 倪朝民 . 神经康复学（第三版）[M]. 北京：人民卫生出版社，2018.

第九章

周围神经损伤

第一节　臂丛神经损伤

对臂丛神经损伤（BrachiaFplexus injury）的认识，最早是1768年Smeillie首次描述的1例臂丛产瘫麻痹。此后，Ducheme（1861）、Erb（1874）描述了上干型产瘫，Klumpke（1885）描述了下干型产瘫。1874年Flaubert首次报道成人外伤性臂丛神经损伤，1886年Thorturn首次进行了臂丛神经损伤手术修复。但直至1966年SICOT巴黎会议，臂丛神经损伤修复的疗效一直令人失望。随着臂丛显微外科修复技术尤其是神经移位术的开展，臂丛神经损伤的疗效逐步提高，过去被外科医生视为畏途、禁区的臂丛根性撕脱伤也恢复了一定功能，在这一领域我国顾玉东、瑞士Narakas等做出了重大贡献。特别是近10多年来，臂丛显微外科与功能解剖学研究、神经再生生物学研究以及电生理、影像学诊断技术等的应用，多组神经移位术、选择性神经束支移位术、游离肌肉移植功能重建术、产瘫早期显微修复等的开展，胸腔镜下超长切取膈神经、撕脱神经根回植术等的尝试，均对臂丛神经损伤的治疗产生了积极影响。

流行病学研究发现臂丛神经损伤发病率逐年增多，约占创伤总数的1.2%（Midha，1997），且伤情重、多发伤多，锁骨上臂丛神经损伤占62%，多需手术修复。目前臂丛神经损伤仍是创伤骨科的一大难点，臂丛神经损伤治疗的普及与提高仍须做艰苦的努力。

【临床解剖】

1. 臂丛神经的组成

臂丛神经分支主要分布在上肢，由颈C5～C8与T1神经根组成，是上肢神经的总源。根据臂丛神经行走的路径从上到下依次分为臂丛神经根、臂丛神经干、臂丛神经股、臂丛神经束和臂丛神经上臂分支，在前斜角肌外缘处，C5～C6合成臂丛神经上干，C7形成臂丛神经中干，C8～T1合成臂丛神经下干，臂丛神经上、中、下干各长1 cm左右，3条神经干在锁骨中段的后侧向锁骨后下方行走，臂丛上、中、下干各形成前后股。根据与腋动脉的关系，在腋动脉的内侧，臂丛下干的前股独立形成内侧束，在腋动脉外侧，臂丛上干和中干的前股合成外侧束，在腋动脉后侧，臂丛上、中、下干的后股形成后侧束。在相当于喙突水平面，臂丛内侧束分为尺神经以及正中神经内侧头，臂丛外侧束分出肌皮神经以及正中神经外侧头，后侧束则分为腋神经及桡神经。

2. 臂丛神经根的分支

肩胛背神经：经起于 C5 神经根，对肩胛提肌以及大、小菱形肌起到支配作用。

胸长神经：由 C5～C7 从神经根发出，行走于臂丛后方，在穿过或跨过中斜角肌，直至胸壁侧，其主要支配前锯肌。

膈神经：由 C2～C4 神经根前支和 C5 神经根部分分支共同参与组成，常常有 C5 神经根前支的神经纤维加入。

颈长肌肌支、斜角肌肌支：由 C5～C8 神经根发出，主要支配颈长肌以及斜角肌。

3. 臂丛干的分支

肩胛上神经：发出于上干外侧面，然后经过肩胛上切迹直接进入冈上窝，支配冈上肌，继续走行，经过肩胛冈冈盂切迹进入冈下窝，支配冈下肌。

锁骨下肌支：从上干发出，经过锁骨后方，支配锁骨下肌。

4. 臂丛束的分支

胸前外侧神经：由 C5～C7 神经纤维组成，在锁骨中点和胸肩峰动脉一起进入胸大肌，与来自内侧束的胸前内侧神经一起继续下降，最后形成解剖上的结合，形成袢状。支配胸大肌、胸小肌。

肌皮神经：由 C5～C6 神经根纤维组成，由上干前支进入外侧束，是臂丛外侧束的终末支。支配肱二头肌、肱肌、喙肱肌。内侧束的正中神经内侧头与正中神经外侧头组合成正中神经。

内侧束的分支：包括前臂内侧皮神经、尺神经、正中神经内侧头。

后束的分支：①肩胛下神经控制大圆肌、肩胛下肌。②胸背神经支配背阔肌。③腋神经绕过肱骨解剖颈，支配三角肌、小圆肌。④桡神经。

5. 臂丛神经终末支

肌皮神经：经外侧束发出，由 C8、T1 神经根组成，肱二头肌支支配肱二头肌，喙肱肌支控制喙肱肌，肱肌支控制肱肌。

腋神经：经自后束发出，由 C5、C6 组成，肌支控制三角肌，皮支控制三角肌表面的皮肤。

桡神经：经自后束发出，由 C5～T1 神经根组成，主要来自上中干，下干神经较少，控制上肢所有的伸肌。

正中神经：由外侧束和内侧束组成。外侧束由 C5～C7 组成，主要控制桡侧腕屈肌、旋前圆肌以及感觉纤维分布到手。内侧束由 C8、T1 神经根组成，主要支配掌长肌、大鱼际肌、屈指肌、部分蚓状肌及少量感觉支配手。

尺神经：发自内侧束，由 C5、T1 神经根纤维组成，控制手尺侧 1.5 指感觉及手内在肌。

6. 臂丛神经根的功能特点

(1) C5 神经根：①主要组成腋神经，支配三角肌，主管肩外展。②主要组成肩胛上神经，支配冈上、下肌，主管肩上举。③独立组成肩胛背神经，支配提肩胛肌。

(2) C6 神经根：主要组成肌皮神经，支配肱二头肌，主管屈肘。

(3) C7 神经根：主要组成桡神经等，支配上肢伸肌群，主管肘、腕、指的伸直。

(4) C8 神经根：①主要组成正中神经，支配掌长肌、拇长屈肌、指深屈肌等指屈肌群，主管手指屈曲。②独立组成肩胛下神经，支配肩胛下肌。

(5) T1 神经根：①主要组成尺神经，支配手内在肌群，主管拇指对掌、对指，手指内收、外展，掌指关节屈曲及指间关节伸直。②独立组成臂内侧皮神经前臂内侧皮神经。

【病因与损伤机制】

引起臂丛神经损伤的最常见病因及病理机制是牵拉性损伤。成人臂丛神经损伤大多数（约 80%）继发于摩托车或汽车车祸。如摩托车与汽车相撞、摩托车撞击路边障碍物或大树，驾驶员受伤倒地，头肩部撞击障碍物或地面，使头肩部呈分离趋势，臂丛神经受到牵拉过渡性损伤，轻者神经震荡，暂时性功能障碍，重者神经轴突断裂、神经根干部断裂，最重者可引起 5 个神经根自脊髓发出处断裂，似“拔萝卜”样撕脱，完全丧失功能。

工人工作时不慎将上肢被机器、皮带或运输带卷入后，由于人体本能反射而向外牵拉可造成臂丛神经损伤，向上卷入造成下干损伤，水平方向卷入则造成全臂丛神经损伤。矿山塌方或高处重物坠落、压砸于肩部，高速运动时肩部受撞击等也可损伤臂丛。新生儿臂丛神经损伤则见于母亲难产时，婴儿体重一般超过 4 kg 头先露、使用头胎吸引器或使用产钳，致婴儿头与肩部分离、过度牵拉而损伤臂丛，多为不完全损伤。

臂丛神经损伤也见于肩颈部枪弹、弹片炸伤等火器性贯通伤或盲管伤以及刀刺伤、玻璃切割伤、药物性损伤及手术误伤等。此类损伤多较局限，但损伤程度较严重，多为神经根干部断裂。可伴有锁骨下、腋动静脉等损伤。锁骨骨折、肩关节前脱位、颈肋、前斜角肌综合征、原发性或转移至臂丛附近的肿瘤也可压迫损伤臂丛神经。

【分类】

1. 按临床常见分类

可分为全臂丛神经损伤、上臂丛神经损伤、下臂丛神经损伤。其中上（中）型臂丛神经损伤是最常见的损伤类型，占 60%；全臂丛型占 20% ~ 30%；下（中）干型和束支型相对较少见 [1]。

2. 根据臂丛神经的损伤类型分类

（1）臂丛神经开放性损伤。

（2）臂丛神经闭合性损伤：①锁骨上损伤，分为节前损伤、节后损伤。②锁骨下损伤。③麻痹性损伤。

（3）臂丛神经放射性损伤。

（4）臂丛神经分娩性损伤。

【诊断】

臂丛神经损伤的诊断包括临床、电生理学和影像学诊断，对于须行手术探查的臂丛神经损伤，还要做出术中诊断。根据不同神经支损伤特有的症状、体征，结合外伤史、解剖关系和特殊检查，可以判明受伤的神经及其损伤平面、损伤程度。臂丛神经损伤诊断步骤如下。

1. 判断有无臂丛神经损伤有下列情况出现时，应考虑臂丛神经损伤的存在

（1）上肢五大神经（腋、肌皮、正中、桡、尺）中任何两支的联合损伤（非同平面的切割伤）。

（2）手部三大神经（正中、桡、尺）中任何一根合并肩关节或肘关节功能障碍（被动活动正常）。

（3）手部三大神经（正中、桡、尺）中任何一根合并前臂内侧皮神经损伤（非切割伤）。

2. 确定臂丛神经损伤部位

临床上以胸大肌锁骨部代表C5、C6，背阔肌代表C7，胸大肌胸肋部代表C8、T1，上述肌肉萎缩说明损伤在锁骨上，即根、干部损伤。上述肌肉功能存在说明损伤在锁骨下，即束支部损伤，这是鉴别损伤在锁骨上下的重要依据。

3. 定位诊断

（1）臂丛神经根损伤。

1）上臂丛（C5～C7）损伤：腋、肌皮、肩胛上神经及肩胛背神经麻痹，桡、正中神经部分麻痹。肩关节不能外展与上举，肘关节不能屈曲，腕关节虽然屈伸但肌力减弱，前臂旋转亦有障碍，手指活动尚属正常，上肢伸展感觉大部分缺失。三角肌、冈上下肌、肩胛提肌、大小菱形肌、桡侧腕屈肌、旋前圆肌、肱桡肌、旋后肌等出现瘫痪或部分瘫痪。

2）下臂丛（C8～T1）损伤：尺神经麻痹，臂内侧皮神经、前臂内侧皮神经受损，正中、桡神经部分麻痹。手的功能丧失或发生严重障碍，肩、肘、腕关节活动尚好，患侧常出现Horner征。手内肌全部萎缩，骨间肌尤其明显，手指不能屈伸或有严重障碍，拇指不能掌侧外展，前臂及手部尺侧皮肤感觉缺失。尺侧腕屈肌、指深浅屈肌、大小鱼际肌群、全部蚓状肌与骨间肌出现瘫痪，而肱三头肌、前臂伸肌群部分瘫痪。

3）全臂丛神经损伤：早期整个上肢呈弛缓性麻痹，各关节不能主动运动，但被动运动正常。由于斜方肌受副神经支配，耸肩运动可存在。上肢感觉除臂内侧因肋间臂神经来自第2肋间神经尚存在外，其余全部丧失。上肢腱反射全部消失，温度略低。

（2）臂丛神经干损伤。

1）上干损伤：其临床症状与体征和上臂丛神经根损伤相似。

2）中干损伤：独立损伤极少见，但可见于健侧C7神经根移位修复术切断C7神经根或中干时。仅有示、中指指腹麻木，伸肌群肌力减弱等，可在2周后逐渐恢复。

3）下干损伤：其临床症状与体征和下臂丛神经根损伤类同。

（3）臂丛神经束损伤。

1）外侧束损伤：肌皮、正中神经外侧根与胸前外侧神经麻痹。肘关节不能屈，或虽能屈（肱桡肌代偿）但肱二头肌麻痹；前臂能旋前但旋前圆肌麻痹，腕关节能屈但桡侧腕屈肌麻痹，上肢的其他关节活动尚属正常。前臂桡侧缘感觉缺失，肱二头肌、桡侧腕屈肌、旋前圆肌与胸大肌锁骨部瘫痪，肩关节与手部诸关节的运动尚属正常。

2）内侧束损伤：尺、正中神经内侧根与胸前内侧神经麻痹。手内部肌与前臂屈肌群全部瘫痪，手指不能屈伸，拇指不能掌侧外展，不能对掌、对指，手无功能，上肢内侧及手部尺侧感觉消失，手呈扁平手和爪形手畸形，肩、肘关节功能正常。内侧束损伤和C8、T1神经根损伤表现类似，但后者常有Horner征，肱三头肌、前臂伸肌群部分瘫痪。

3）后束损伤：腋、桡、胸背、肩胛下神经麻痹，三角肌、小圆肌、伸肌群、背阔肌、肩胛下肌、大圆肌瘫痪。肩关节不能外展，上臂不能旋内，肘与腕关节不能背伸，掌指关节不能伸直，拇指不能伸直和桡侧外展，肩外侧、前臂背面和手背桡侧半的感觉障碍或丧失。

4. 根性损伤时节前（根性撕脱伤）与节后损伤的鉴别

（1）病史：节前损伤病例引起损伤的暴力程度均较严重，常合并有昏迷史，颈肩及上肢多发性骨折，伤后常出现持续性剧痛。

（2）体征：C5、C6 根性撕脱伤斜方肌多有萎缩、耸肩可受限。C8、T1 根性撕脱伤，常出现 Horner 征（瞳孔缩小、眼球内陷、眼睑下垂、半侧面部无汗）。

（3）神经电生理检查：肌电图（EMG）及神经传导速度（NCV）对有无神经损伤及损伤的程度有重要参考价值，一般在伤后 3 周进行检查。感觉神经动作电位（SNAP）和体感诱发电位（SEP）有助于节前、节后损伤的鉴别。节前损伤时 SNAP 正常（其原因在于后根感觉神经细胞体位于脊髓外部，而损伤恰好发生在其近侧即节前，感觉神经无瓦勒变性，可诱发 SEP 消失）；节后损伤时，SNAP 和 SEP 均消失。

（4）影像学检查：臂丛根性撕脱伤时，脊髓造影加计算机断层扫描（CTM）可显示造影剂外渗到周围组织间隙中，硬脊膜囊撕裂、脊膜膨出、脊髓移位等。一般来说，脊膜膨出多数意味着神经根的撕裂，或者虽然神经根有部分连续性存在，但内部损伤已很严重，并已延续到很近的平面，常提示有足够大的力量造成蛛网膜的撕裂。同样磁共振成像（MRI）除能显示神经根的撕裂以外，还能同时显示合并存在的脊膜膨出、脑脊液外漏、脊髓出血、水肿等，血肿在 T1 WI 和 T2 WI 上均为高信号，脑脊液及水肿在 T2 WI 上呈高信号，而在 T1 WI 呈低信号。MRI 水成像技术对显示蛛网膜下腔及脑脊液的外漏更为清楚，此时水（脑脊液）呈高信号，而其他组织结构均为低信号。

【治疗】

臂丛神经损伤的治疗目的在于减少永久性残疾，恢复或改进上肢功能。而臂丛神经损伤的平面、范围及严重程度，决定着治疗措施的选择。神经失用、轴突中断或不完全损伤的神经功能有可能自行恢复，而完全性神经断裂伤、根性撕脱伤则不可能，必须行外科手术修复。成人臂丛神经损伤 44% 的患者丧失工作能力超过 2 年，仅 8% 的患者能在伤后 2 个月内重返工作岗位。严重的臂丛神经损伤常为多发伤，颈、头、胸、肢体和血管等合并伤可威胁生命，并延误臂丛神经损伤的早期诊治。因此臂丛神经损伤的治疗过程中，强调正确的伤情判断与早期急救处理，掌握臂丛手术探查指征、选择适宜的修复时机、施行不同的显微外科修复手术、积极的非手术治疗与康复治疗、必要的晚期功能重建手术等原则。

一、手术治疗

手术指征主要有：①臂丛开放性损伤、切割伤、枪弹伤、手术伤及药物性损伤，应早期探查、手术修复。②臂丛闭合性牵拉伤、压砸伤，如已明确为节前损伤者应及早手术。对节后损伤者可先经非手术治疗 3 个月，对以下患者可考虑手术探查：非手术治疗后功能无明显恢复者；呈跳跃式功能恢复者如肩关节功能未恢复，而肘关节功能先恢复者；功能恢复过程中中断 3 个月无任何进展者。

（一）臂丛探查

一般行前入路切口臂丛探查，目前也有后入路探查切口的报道。

1. 常规切口设计

自胸锁乳突肌外侧缘中点 1/2 处起沿胸锁乳突肌向下至距胸锁关节 2 cm 处，在锁骨上缘横行向外达锁骨中点，向下越过锁骨中点后，沿胸大肌与三角肌间隙下行，过腋前皱襞后横行向内，至臂内侧后再沿肱二头肌内侧沟向下。必要时，可单纯做锁骨上横切口，即美容切口：在锁骨上 1 ~ 2 cm 自胸锁关节横向外侧，常可根据需要超过锁骨中点。

2. 臂丛根干部探查术

臂丛根干部位于锁骨上区，可采用颈、锁皮肤切口，其长度自起点向下达锁骨中点。切开皮肤及颈阔肌，可见由内上向外下走行的颈外静脉，可将其切断或牵开。在术野下方（锁骨上方）可找到肩胛舌骨肌，将其切断，两断端各缝一牵引线，以利切口暴露，再沿皮肤切口方向分离软组织和脂肪层，可见横跨于臂丛上的颈横动、静脉，需做细致分离，待足够长度后，结扎加缝扎处理。臂丛神经根和神经干即位于上述软组织和脂肪层的深部，将脂肪组织拉开即可见到前、中斜角肌，并可见到前斜角肌表面的膈神经，将前斜角肌向内上牵开或切断，臂丛神经根即能全部充分显露。沿各神经根向远端解剖，即能找到各神经干，向上可追踪到椎孔处，向下可分离到锁骨后方。

3. 臂丛股部探查术

该部主要位于锁骨后面，可以锁骨为中心，采用锁、胸皮肤切口，切开皮肤及皮下组织，沿锁骨方向向两侧分离。将锁骨周围软组织分离后，沿锁骨切开骨膜，做骨膜下分离，用线锯在臂丛上方将锁骨锯断或截除一段，向两侧拉开，切断骨膜和锁骨下肌，在锁骨向内牵开，即可充分显露臂丛股部。

4. 臂丛神经束和上肢神经起端的探查术

臂丛神经束支位于锁骨下窝和腋窝内，可采用胸臂皮肤切口，其长度上至锁骨中点，下至臂上端。切开皮肤及皮下组织，沿胸大肌外侧缘向外解剖分离覆于其上的脂肪组织，沿胸大肌三角肌间隙解剖，小心保护位于间隙内的头静脉。将头静脉和三角肌之间的分支结扎后，头静脉即可和胸大肌（于止点部切断）一起牵向内侧。再沿胸大肌下缘横行剪开腋筋膜，沿胸大肌深面进行分离。此时术野深部所见即为胸锁筋膜和胸小肌及覆盖于臂丛表面的脂肪层。切开胸锁筋膜，必要时可将胸小肌切断。此时臂丛的束、支，上肢神经的近端，以及锁骨下、腋部血管均充分显露。

（二）常规术式选择

1. 臂丛节后损伤

如为不完全性损伤，神经连续性存在，神经被周围组织轻度粘连压迫，可行神经松解术；如果是完全性损伤，且形成严重瘢痕或神经瘤，则应切除神经瘤后视缺损长度，行神经原位缝接或神经移植术；如损伤部位近椎间孔，损伤为完全性，近端神经变性严重，应考患行神经移位术。

2. 臂丛节前损伤即根性撕脱伤，行神经移位修复术

(1) C5、C6 根性撕脱伤：膈神经移位于肌皮神经或上干前股；副神经移位于肩胛上神经；颈丛运动支移位于上干后股或腋神经（常需做神经移植）。目前，尚可利用部分尺神经

或正中神经束支移位术修复肌皮神经肱二头肌肌支以恢复肱二头肌屈肘功能（Oberlin 术式，下述）。若 C7 根也撕脱，可同时行肋间神经移位于胸背神经或桡神经。

(2) C8、T1 根性撕脱伤：膈神经移位于正中神经内侧根；第 3、4、5、6 肋间神经运动支移位于尺神经；颈丛运动支、副神经移位于前臂内侧皮神经（用作三期修复手术的移位神经）。若 C7 根也撕脱，可同时行第 7、8 肋间神经移位于胸背神经。

(3) 全臂丛根性撕脱伤：膈神经移位于肌皮神经；副神经移位于肩胛上神经；颈丛运动支移位于腋神经；第 3、4、5、6 肋间神经移位于正中神经（感觉支→外侧头、运动支→内侧头）；第 7、8 肋间神经移位于胸背神经或桡神经；健侧 C7 神经根移位于患侧尺神经（远端)，Ⅰ期或Ⅱ期将尺神经（近端）移位于所需要重建的神经。若膈神经、副神经、颈丛运动支有损伤，均可用肋间神经或健侧 C7 神经根替代。

（三）神经移位术要点

1. 膈神经移位术（以膈神经移位修复肌皮神经术为例）

(1) 适用于臂丛神经损伤时间在 12 ~ 18 个月内，肱二头肌肌腹尚好，且膈神经功能健全者。术前可做胸部透视观察膈肌活动情况，术时观察膈神经有无瘢痕粘连及变性，用神经刺激器刺激观察膈肌收缩情况。

(2) 分离膈神经：在锁骨上切口内于前斜角肌表面分离出膈神经，在胸锁关节附近用 1% 普鲁卡因做神经内封闭后，直视下切断膈神经。

(3) 分离出肌皮神经的残端：要求肌皮神经残端待缝接处应为正常的神经束断面，切忌在瘢痕切面进行神经吻合；同时有足够的长度以便与膈神经做直接缝合，否则应进行神经移植。其方法：①在锁骨上切口内，细致解剖寻找上干的前支（C6 神经根至上干前支的神经束主要为肌皮神经成分)。②在锁骨下切口，自肌皮神经发出处逆行向上从外侧束内进行束间分离，游离出肌皮神经。

(4) 移位缝接神经：将膈神经与肌皮神经断端移位于锁骨上软组织内进行束膜缝合。缝接时要无张力，否则应做神经移植。在手术显微镜下应用 9–0 尼龙单丝线进行吻合。

(5) 术后固定：患肢内收及屈肘贴胸，将头部做前屈斜向患侧的带头胸 – 肩上肢石膏固定，时间为 6 周。

2. 肋间神经移位术

(1) 切口：切口Ⅰ——锁骨下臂丛探查切口，直达腋部。切口Ⅱ——沿胸侧壁腋中线切口，上至腋部，下达第 7、8 肋间。

(2) 肋间神经切取：于切口Ⅰ内暴露出受区神经的远端，一般选用正中、腋或肌皮神经。于切口Ⅱ处切开皮肤、皮下、深筋膜及前锯肌，显露肋骨及肋间隙。在肋间肌之浅表可识别肋间神经外侧皮支，沿外侧皮支向后游离到肋缘下，并继续劈开肋间肌分离皮支直至皮支与肋间神经主干汇合处，再沿肋间神经向胸骨方向分离，一般至腋前线。

(3) 移位缝接神经：根据需要可游离第 2 ~ 6 肋间神经，切断后送到腋部，与相应受区神经行束膜缝合术。肋间神经的皮支移位于正中神经外侧头，以期恢复手部桡侧半皮肤感觉；肋间神经主干移位于肌皮神经以恢复屈肘功能，或移位于正中神经内侧头、桡神经或尺神经，以期恢复相应功能。因肋间神经纤细，多为单束，故多利用肋间神经 3 ~ 5 束移位于单根神经干，或选择性神经束移位修复，否则疗效甚微。

3. 副神经移位术

（1）副神经的显露：在锁骨上切口内可用两种方法寻找副神经。①在胸锁乳头肌中点后缘处先找到耳大与枕小皮神经，在其上方 1～2 cm 肌肉后缘深层即可找到副神经近端，沿其主干向远端游离达锁骨上进入斜方肌肌腹处切断备用。②在锁骨外侧端斜方肌附着处上 2 cm，于肌肉深层用电刺激器寻找有引发斜方肌收缩的刺激点，并在此处仔细分离，即可找到副神经进入肌腹段处。(2）移位缝接神经：将副神经移位至所需神经远端。在 C5、C6 根性撕脱伤时常与腋神经或肩胛上神经缝接；在 C8、T1 根性撕脱伤时常与胸背神经缝接。注意不要将副神经的远近端搞错。

4. 颈丛运动支移位术

（1）颈丛运动支的显露：在胸锁乳突肌中点后缘先找到颈浅丛，识别感觉支并牵开后，在其深层的斜角肌表面及前、后斜角肌间隙内即可找到运动支，用电刺激做鉴定，一般可找到 2～3 支。

（2）移位缝接神经：颈丛运动支游离长度为 2～3 cm，常需做神经移植，与相应受区神经缝接。神经移位方式与副神经类同。

5. 健侧 C7 神经根移位术

（1）适应证：臂丛根性撕脱伤，患侧无膈神经等动力神经可利用时；或多组移位术后 2 年无功能恢复者。

（2）健侧 C7 神经的切取：做健侧颈部锁骨上臂丛探查切口，充分暴露臂丛神经根。辨认清楚后，分离出 C7 神经根备用。

（3）患侧尺神经桥接：做患肢上肢尺神经显露切口，将患侧尺神经自腕部切断（包括主干和腕背支），游离尺神经至上臂段，一般至腋下 5～7 cm，注意游离尺神经上臂段时要保留尺侧上副动脉。将尺神经经胸前皮下隧道引至健侧颈部切口。根据尺神经的直径选用 C7 全干或后股（单纯切取后股对健侧感觉影响最少），在 1% 普鲁卡因封闭后切断，与尺神经行端端吻合。也可带尺动静脉切取患侧尺神经，尺动静脉与颈横动静脉吻合。

（4）尺神经二期移位：健侧 C7 神经和患侧尺神经吻合后，健侧再生神经沿患侧尺神经向患侧生长，根据临床 Tinel 征检查和沿尺神经行径做 SEP 测定，待神经再生至患侧腋部时，可根据需要将尺神经移位至所需神经。

（四）部分尺神经束支移位术（Oberlin 术式）与 C5、C6 根性撕脱伤的治疗

1994 年法国 Oberlin 报道了 4 例 C5、C6 根性撕脱伤治疗的新术式，除常规副神经移位修复肩胛上神经重建肩外展外，利用腋下部尺神经干部分神经束（1 或 2 根神经束，约占尺神经干的 10%）移位修复肌皮神经肱二头肌肌支以恢复肱二头肌屈肘功能。术后随访 9 月至 2 年，肱二头肌肌力达 M3～M4，而手的功能无明显影响。国内北京积水潭医院、上海华山医院、广州南方医院等相继开展了此类手术，并将移位神经扩大至正中神经内侧半神经束。广州南方医院对 C5、C6 根性撕脱伤的治疗，曾采用副神经移位修复肩胛上神经、膈神经移位修复腋神经，部分尺或正中神经（内侧半）束支移位修复肱二头肌肌支，疗效肯定。目前进一步改良 Oberlin 术式，行选择性正中神经内侧－神经束移位修复腋神经外侧半、尺神经束移位修复肌皮神经肱二头肌支，联合副神经斜方肌支移位修复肩胛上神经，可很好恢复屈肘、肩外展功能，且手术简便，功能恢复时间较短。

肌皮神经发自臂丛外侧束，穿经喙肱肌后发出肌支支配喙肱肌、肱二头肌、肱肌。肌皮神经一般发出两个肌支进入肱二头肌肌腹，其平面约在喙突下方 12 cm 处。在肱二头肌肌支水平，尺神经及正中神经干内侧半内神经束均为混合束，可在此平面游离 1~2 个小神经束，切断后移位与肱二头肌肌支远端相吻合，而不影响供区尺神经或正中神经功能。

（五）神经移位联合早期双重股薄肌移植治疗全臂丛根性撕脱伤

全臂丛根性撕脱伤是外科临床的难题，治疗方法少、时间长、疗效较差，目前尚不能实现手内在肌功能恢复。1995 年 Doi 提出了早期游离肌肉移植（背阔肌、股直肌、股薄肌）重建上肢部分功能的思路与方法，突破了原先只在神经修复失败后（一般在伤后 2~5 年）才行肌肉移植重建功能的治疗原则。1997 年 Doi 报道 15 例分别于术后 6~8 个月出现移植肌肉随意收缩，屈肘肌力术后 2 年达 M3~ M5（Highet 法），有 9 例可用重建手抓握物品，达到了初步的“手握持”功能。广州南方医院顾立强等（1997）吸取了顾玉东等多组神经移位修复和 Doi 肌肉移植功能重建的优点，提出在应用神经移位修复肩外展、伸肘及手部感觉等疗效较好的同时，联合早期双重股薄肌移植治疗全臂丛根性撕脱伤，重建屈肘、拇屈伸和指屈伸的手外在肌以解决手握持功能问题，包括：①一期膈神经移位修复肩胛上神经以恢复肩外展。②一期对侧股薄肌移植（与副神经斜方肌支缝接重建屈肘、伸拇、伸指）。③二期同侧股薄肌移植（与第 4~6 肋间神经运动支缝接重建屈拇、屈指）。④第 3 肋间神经运动支移位修复桡神经肱三头肌肌支恢复伸肘。⑤第 3~6 肋间神经感觉支移位修复正中神经外侧根以恢复手部感觉。⑥掌指关节功能位融合术等。

1. 一期手术方法

常规臂丛探查切口入路，一般分离颈外静脉、颈横动脉作为移植股薄肌的吻接静、动脉分离副神经斜方肌支作为动力神经。分离膈神经将其移位与肩胛上神经缝接以重建肩外展；膈神经已损伤或另存他用时，用健侧 C7 移植的腓肠神经作为动力神经。以对侧耻骨结节至胫骨内侧髁后缘连线作为前缘线，于其上 2/3 部设计梭形股薄肌肌皮瓣［(15~18) cm×(5~6) cm］。先切开上段皮瓣前缘线，经股薄肌与长收肌间隙确定支配股薄肌的主要血管蒂及闭孔神经前支入肌点，一般在耻骨结节下 8~12 cm 处。游离长收肌肌腹（不切断肌腹），逆行游离血管蒂至股深血管或旋股内侧血管起始部，长度 6~10 cm 游离闭孔神经前支 8~12 cm。依次解剖、分离股薄肌肌腹和肌腱，保留肌腹外筋膜与腱周组织。股薄肌全长男性为 40~42 cm，女性为 38 cm。切断起止点与神经、血管蒂完成股薄肌肌皮瓣切取。

将股薄肌肌皮瓣顺向放置于肩 - 上臂 - 肘前外前臂中 1/3 背侧，前臂伸直旋前位时呈直线状，起点缝合固定于肩峰或锁骨外段骨膜。将股薄肌肌腹下半及肌腱经肘平面肱桡肌及桡侧腕伸肌起始部肌下隧道、前臂皮下隧道引至前臂背侧切口。上肢屈肘 90°伸腕伸指位调整股薄肌张力与拇长伸肌腱、伸指总肌腱编织缝合。显微镜下无张力缝合闭孔神经前支 - 副神经斜方肌支、肌皮瓣动脉 - 颈横动脉、肌皮瓣静脉 - 颈外静脉。患肢肩前屈内收、屈肘 90°，伸拇指、腕功能位，头 - 胸 - 上肢石膏固定。

2. 二期手术方法

取腋中线切口入路，于肋间肌表面识别肋间神经外侧皮支并向后游离至肋间神经主干，向前游离运动支至腋前线与锁骨中线之间，共分离第 3~6 肋间神经，长度各达 10~12 cm。腋中线切口向上向外呈 Y 形延长，分离显路正中神经外侧根、桡神经肱三头肌肌支并于近肩侧切断。将第3肋间神经运动支与肱三头肌肌支吻合；第3～6肋间神经感觉支与正中神经外侧根吻合。

切取同侧股薄肌肌皮瓣，将其顺向放置于腋－上臂内侧－肘内侧－前臂掌侧，呈直线状，上端固定缝合于第2或第3肋。闭孔神经前支与第4～6肋间神经运动支无张力吻合；肌皮动脉与肱动脉端侧吻合，静脉与肱深静脉（2条时）或皮下静脉端端吻合。将股薄肌肌腱经皮下隧道引至前臂掌侧中下段切口，屈肘45°屈腕屈指位调整股缝合于第2或第3肋。闭孔神经前支与第4～6肋间神经运动支无张力吻合；肌皮瓣动脉与肱动脉端侧吻合，静脉与肱深静脉（2条时）或皮下静脉端端吻合。将股薄肌肌腱经皮下隧道引至前臂掌侧中下段切口，屈肘45°屈腕屈指位调整股薄肌张力，与拇长屈肌腱、指深屈肌腱编织缝合。患肢肩前屈内收、屈肘90°位胸－上肢石膏外固定。目前，广州南方医院也采用胸腔镜下超长切取膈神经作为动力神经与移植股薄肌的神经缝接以重建屈拇、屈指功能。此时肌皮瓣可向上肢远侧放置，上端固定缝合于上臂内侧肌间隔，可提高屈拇、屈指力量。

3. 术后处理要点

（1）石膏外固定4～6周。

（2）使用扩血管药物，观察肌皮瓣血循环，及时处理血管危象。

（3）促进神经再生药物，如免疫抑制剂FK506。

（4）康复训练：术后4～6周开始被动伸屈肘关节，手部关节等，术后3～5个月鼓励患者努力随意收缩肌肉，术后6～8个月肌力≥M2时行抗重力、抗阻力肌肉收缩训练和作业疗法。

二、康复治疗

适用于不需手术或暂时不宜手术的神经损伤及神经修复术后的患者。其目的是为神经和肢体功能的恢复创造条件，防止肌肉萎缩、纤维化和关节僵硬，促进神经再生。非手术疗法包括：①解除骨折端的压迫，肢体骨折引起的神经损伤，首先应采用非手术疗法，将骨折复位固定，解除骨折端对神经的压迫。如神经未断，可望其在1～3个月后恢复功能，否则应及早手术探查处理。②应用神经营养药物，保护中枢神经细胞促进神经轴突生长。③防止瘫痪肌肉过度牵拉（适当支具将瘫痪肌肉保持在松弛位置）。④保持关节活动度，可预防因肌肉失去平衡而引起畸形，应进行被动活动，锻炼关节活动度，一日多次。如关节发生僵硬或挛缩，尤其是手部，虽神经有所恢复，肢体功能也不会满意。⑤用电刺激、激光等方法保持肌肉张力，减轻肌肉萎缩，防止肌肉纤维化。⑥进行体育疗法，采用按摩和功能锻炼，防止肌肉萎缩，促进肢体功能恢复。⑦保护伤肢。使其免受烫伤、冻伤、压伤及其他损伤。

（一）康复评定

（1）肌力评定常采用徒手肌力评定，也可采用仪器测定法。

（2）感觉评定常用评定方法为英国医学研究会提出的分级法（MCRR1954）。

1）浅感觉：痛觉、温度觉、触觉。

2）深感觉：运动觉、位置觉、震动觉。

3）复合感觉：两点分辨觉、实体觉。

（3）疼痛评定通常采用目测类比法（VAS）、简化McGill疼痛问卷和压力测痛法等评定方法。

(4) 患肢周径评定和关节活动范围评定。

(5) 特殊检查。

1) Tinel 征：感觉神经再生时，由于早期无髓鞘，神经纤维裸露，在外部叩击时可诱发疼痛、放射痛或过敏现象。随神经轴索向远端生长，Tinel 征可向前推移，以此可了解神经再生速度，但不能说明再生质量和反映再生情况。

2) 诱发试验：慢性神经卡压损伤时，可通过加重神经受压的方式来诱发疼痛、麻木、无力等，如屈腕试验诱发腕管综合征。

(6) 电生理检查：电诊断、肌电图、神经传导速度等对判断周围神经损伤的范围、部位、性质与程度有重要价值。

(7) 根据损伤部位可采用手功能评定抓、握、捏等，常用 Carroll 手功能评定量表。

（二）药物治疗

药物治疗是周围神经损伤修复治疗的重要措施，对于没有手术适应证或是手术治疗后的周围神经损伤，药物治疗都是不可少的。其主要药物包括以下 3 种。

(1) 神经营养药物：主要是维生素类如维生素 B_1、维生素 B_6、地巴唑、维生素 B_{12}、弥可保（甲钴胺）等。神经损伤时外源性给予这类药物通过加速神经纤维合成所需的蛋白质、磷脂等合成从而发挥神经营养作用，促进神经再生，有利于损伤神经的修复。这类药物种类很多，临床使用广泛，；但单用疗效欠佳且不稳定，常需联合用药或者合用其他药物，临床将维生素 B_1、维生素 B_6 和地巴唑三药合用，称为“神经营养药”。

(2) 外源性神经营养因子：主要包括恩经复（NGF）、成纤维细胞生长因子（FGF），神经营养因子是一组能对中枢和周围神经系统发挥营养作用的特殊物质，常为靶组织产生的特异蛋白分子。神经损伤后，神经元由于轴突的连续性被破坏而无法运输和利用这些物质，因此神经断端局部神经营养物质的总量不足以支持神经轴突的有效存活和再生，此时外源加入神经营养因子，使其保持微环境高浓度状态，能支持神经元存活，还能诱导再生的轴突沿着神经营养物质的浓度梯度生长[2-4]。

(3) 神经节苷脂：神经节苷脂对神经膜细胞的增殖、神经纤维的再生和神经肌肉接头的形成有促进作用。如单唾液酸四已糖神经节苷脂是哺乳类神经节苷脂主要种类，目前已广泛应用于临床。除此之外还有脑苷肌肽为神经节苷脂的复方制剂。

（三）分期康复

(1) 损伤早期康复去除病因，消除炎症水肿，减轻对神经的损害，预防挛缩畸形的发生。

1) 针对病因进行治疗。

2) 物理治疗。

①运动疗法。a. 保持功能位，预防关节挛缩变形。臂丛神经上部损伤时，功能位置为：三角巾悬吊患肢，肘关节屈曲 90；臂丛神经下部损伤时，功能位置为夹板固定呈半握拳状，手中可握半圆形小棍或纱布卷。b. 被动运动和按摩，可促进淋巴、血液循环，维持肌张力及关节活动范围。c. 当患者出现主动运动时，应积极进行主动活动。②电疗法。a. 超短波疗法：板状电极，损伤上肢，对置法，微热量，10 ~ 20 min/ 次，1 次 / 天，15 ~ 20 次为一疗程。b. 短波疗法：板状电极，损伤上肢，对置法，或电缆电极环绕于患肢，微热量，

15 ~ 20 min/ 次，1 次 / 天，15 ~ 20 次为一疗程。c. 直流电碘离子导入疗法：对置法或并置法，15 ~ 20 min/ 次，1 次 / 天，15 ~ 20 次为一疗程。③光疗法。主要采用紫外线疗法，红斑量，于损伤上肢隔 1 ~ 2 天照射一次，6 ~ 10 次为一疗程。④超声波疗法。声头置于损伤上肢部位或手术伤口周围，移动法，功率 0.5 ~ 1.5 W/cm^2，5 ~ 15 min/ 次，1 次 / 天，15 ~ 20 次为一疗程。

（2）恢复期康复防止粘连，促进神经再生，保持肌肉质量，增强肌力和促进感觉功能恢复。

1）物理治疗。

①运动疗法。臂丛神经上部损伤时，肩关节和肩胛带肌肉的被动运动、主动辅助运动和主动运动、渐进抗阻、短暂最大负荷训练、等长收缩训练。臂丛神经下部损伤时，做拇指、食指屈曲运动、拇指与小指对掌运动、分指运动、肩胛带肌肉运动训练。②电疗法。①音频电疗法：电极置于粘连部位或瘢痕两侧，并置法；或放于瘢痕上及其对侧部位，对置法，20 ~ 30 min/ 次，1 次 / 天，15 ~ 30 次为一疗程。②直流电碘离子导入疗法：15 ~ 30 min/ 次，1 次 / 天，15 ~ 20 次为一疗程。③超声波药物透入疗法。将需透入的药物制成耦合剂（如碘甘油等），声头在瘢痕或粘连部位移动，功率 1.5 W/cm^2，5 ~ 15 min/ 次，1 次 / 天，15 ~ 20 次为一疗程。

2）作业治疗。可编排一些有目的的活动，增强患者的肌力、耐力和协调性。进行手的各种主动运动训练、简单的作业治疗，并进行呼吸训练。必要时可使用上肢的固定性、矫形性、功能性及承重性矫形器，以较好地改善肢体活动功能，避免施行某些矫形修复手术。

3）促进感觉功能的恢复。

①局部麻木、疼痛：可采用镇静、镇痛剂治疗；交感神经节封闭治疗；TENS 疗法、干扰电疗法、超声波疗法、激光疗法、直流电药物导入疗法及电针灸疗法等物理治疗。②感觉过敏：采用脱敏疗法，教育患者使用敏感区，在敏感区逐渐增加刺激。具体方法用漩涡浴疗法、按摩及适应性刺激。③感觉丧失：采用感觉重建的方法，用不同的物体放在患者手中，而不靠视力帮助，进行感觉训练。开始让患者识别不同形状、大小的木块，然后用不同织物识别和训练，最后用一些常用的家庭器皿训练。

（3）神经吻合术后应注意改良康复程序，避免术后 2 ~ 3 周内进行牵拉神经的运动，必要时可使用夹板限制过度运动。可采用物理治疗，如：紫外线疗法，Ⅰ级红斑量于手术伤口及周围组织，隔日一次，6 ~ 12 次为 1 个疗程。神经移植术后数天内即可行脊神经相应节段部位照射，Ⅱ级红斑量，2 ~ 3 天一次，共 6 ~ 8 次。

（4）神经痛的处理：轻者可采用冷敷、热疗、TENS、超声波等物理治疗，或可服非甾体抗炎药如塞来昔布、美洛昔康等。重者可采用交感神经节封闭（选择脊髓颈胸节段）或相应的交感神经节切除。

（四）传统治疗

（1）推拿：推拿是中医主要的治疗方式之一，通过对神经反射和体液进行调节，进而达到治疗效果[5]。推拿手法不仅能维持正常肌肉功能；当作用于肢体神经通路时还能使神经传导路径延伸加强。推拿手法多以按揉法为主，在关节僵直处则多采用被动手法、揉捏震动法等，摩擦法和牵引法也是常用的诊治手法之一[6]。

（2）针灸、电针、穴位注射：针灸根据患者实际情况选择穴位，行旋转、提插等多种手法。电针治疗是在针灸基础上给予适当电刺激，能有效改善局部血液循环、促进神经的再生修复、为轴突再生提供通路[7]。穴位注射可促进神经细胞再生，加快受损神经修复速度。

（五）感觉功能训练

患者的感觉训练同样重要，因为再生的感觉神经可能导致感觉障碍和痛觉异常。即使患者感觉恢复效果欠佳，仍需强调积极的感觉功能训练[8]。臂丛神经损伤患者的感觉训练主要包括痛温觉训练、脱敏训练、定位觉训练及辨别觉训练、早期感觉再学习等[9]。

（六）教育和心理疗法

臂丛神经损伤患者的康复是一个相对漫长的过程，多数患者因手功能恢复慢而严重影响心理健康和日常生活，常感到焦虑、抑郁等，严重者可有自杀意念。可见，对患者进行良好的宣教和积极的心理干预非常必要。神经损伤早期使患者了解基本的治疗过程、难度和预后，康复过程中治疗师可通过谈话进行心理疏导，鼓励患者间进行沟通、交流，互帮互助，互相支持，改变自我封闭状态。此外，心理护理也是必需的，医护人员应与患者充分沟通，了解其内心所想，针对其郁闷、孤独、烦躁等负性情绪开展相应的心理指导或药物治疗。

第二节　坐骨神经损伤

坐骨神经损伤包括腓总神经损伤和胫神经损伤，腓总神经损伤临床多表现为足下垂、足和足趾无法背伸、足背感觉障碍、足跟行走困难、小腿前外侧感觉障碍等；胫神经损伤多表现为足内翻力弱、足和足趾无法跖屈、足尖行走困难、足底感觉障碍等；而混合性损伤患者则兼具以上两类不良症状。坐骨神经损伤严重影响肢体活动和生活质量，目前其治疗的研究多集中于动物实验，临床报道极少。从生理学角度而言，坐骨神经损伤分为近端损伤和远端损伤。近端损伤表现为轴突逆行性溃变，进而损伤神经元，病程较长者甚至出现神经元细胞坏死，由神经元供给营养的骨骼肌纤维也因而出现变性，微环境中酶活性发生改变；远端损伤表现为轴突出现 Waller 变性，运动终板乙酰胆碱酯酶的活性降低，进一步造成超微结构的显著改变[10]。坐骨神经损伤的修复机制，则在于通过逆转神经元细胞的损伤、坏死，促进神经组织再生，进而改善近、远端微环境，调节酶环境，提高乙酰胆碱酶活性，恢复骨骼肌纤维组织养分供给等，从而改善临床不良症状，达到治疗目的。

【临床解剖】

坐骨神经为全身最大的神经，在神经的起始处横宽约 2 cm。可分成胫神经及腓总神经两部分。腓总神经起于第 4、5 腰神经及第 1、2 骶神经的后股，胫神经起于第 4、5 腰神经及第 1 ~ 3 骶神经的前股。此两部合并，包于一个总的结缔组织鞘内，成为坐骨神经。但这两部分可自骶丛至股后下 1/3 处的任何一点上分开。

坐骨神经一般自梨状肌下孔穿至臀部。被盖于臀大肌深侧，约在坐骨结节与大转子之间中点处下降，临床上常用此点作为测验坐骨神经的压痛点。继经上孖肌、闭孔内肌腱、下孖肌及股方肌的后面，至股部。在此神经的内侧有臀下动脉及股后皮神经。在股后部坐骨神经行于大收肌与股二头肌长头之间，下降至腘窝。一般于腘窝的上角处，分为两终支，内侧者为胫神经，外侧者为腓总神经，胫神经较腓总神经为粗大。

【病因与损伤机制】

概述病因：髋关节后脱位、骨盆骨折、臀部或大腿后侧刀伤、臀部肌注药物、臀肌挛缩手术是坐骨神经损伤的常见原因。其中髋臼骨折、髋关节脱位是一种严重的骨关节创伤，多由高能量暴力所致，伤情复杂且致残率高。以往认为是一种少见的创伤，但随着交通事故发生率的增加。其发生率呈明显增高趋势，坐骨神经损伤（Sciatic Nerve Injury，SNI）的发生率也随之上升，一般占髋部骨折病例的 3% ~ 18% [11]。而且坐骨神经损伤后恢复缓慢，效果欠佳。

坐骨神经损伤的病因主要有以下几方面。

1. 臀部肌肉药物注射

多见于儿童，特别是注射青霉素时，由于儿童臀部肌肉发育不全，肌肉较薄，臀部注射时小儿易哭闹，注射部位不易固定，或因注射针头过长，注射医师经验不足等，导致药物直接注射入坐骨神经内，造成坐骨神经直接损伤；或因药物注射到坐骨神经附近，局部软组织形成瘢痕，压迫坐骨神经。

2. 髋关节后脱位

髋关节后脱位时股骨头、髋臼的移位，可使坐骨神经受到挤压牵拉，发生率约为 10%，引起坐骨神经暂时性的功能障碍，大多数患者可于伤后逐渐恢复。

3. 骨盆骨折

骨盆骨折时破碎的骨片可损伤坐骨神经，局部组织出血水肿等也可能对坐骨神经造成压迫，造成坐骨神经功能障碍。

4. 创伤及医源性创伤

臀部或大腿后侧刀伤、臀肌挛缩手术等可直接造成坐骨神经损伤。

【分类】

根据坐骨神经损伤位置的不同，可分为坐骨神经高位损伤和坐骨神经股后中下部损伤两种类型。

1. 坐骨神经高位损伤

坐骨神经损伤的主要类型，主要指臀部或大腿后上部肌肉深部走行的坐骨神经损伤，常由臀部肌注药物、髋关节后脱位、臀部外伤和盆骨骨折等导致，预后较差。

2. 坐骨神经股后中下部损伤

较少见，主要指大腿后侧中下部深部走行的坐骨神经的损伤，主要由大腿后部外伤导致。

【临床表现及诊断】

1. 运动

如损伤部位在坐骨大孔或坐骨结节以上，则股后肌群，小腿前、外、后肌群及足部肌肉全部瘫痪。如在股部中下段损伤，因腘绳肌肌支已大部发出，只表现膝以下肌肉全部瘫痪。如为其分支损伤，则分别为腓总神经及胫神经支配区的肌肉瘫痪。

2. 感觉

除小腿内侧及内踝处隐神经支配区外，膝以下区域感觉均消失。

3. 营养

往往有严重营养改变，足底常有较深的溃疡。

4. 电生理检查

典型的神经电生理表现为患侧神经传导速度减慢，波幅下降，F 波或 H 反射潜伏期延长；体感诱发电位（Sonmatosensory Evoked Potenil，SEP）潜伏期延长，波幅下降，波间期延长；坐骨神经支配肌肉的肌图检查多为失神经电位，而健侧正常。患侧股四头肌肌电图多无异常，膝腱反射稍强也与该肌功能正常而拮抗肌功能碱弱有关，这些表现有助于鉴别格林－巴利综合征和脊髓灰质炎。

【鉴别诊断】

本病与梨状肌综合征、腰椎间盘突出症、胫神经损伤和腓总神经损伤等疾病有相似之处，医生将通过多个方面进行鉴别。

1. 梨状肌综合征

此病是坐骨神经在臀部受到梨状肌的卡压导致的下肢神经肌肉功能障碍，此病的症状表现与坐骨神经损伤一样，但此病主要为慢性损伤。根据病史常可以做鉴别诊断，坐骨神经损伤患者常有臀部肌注药物、髋关节脱位、盆骨骨折或臀部外伤等病史。

2. 腰椎间盘突出症

腰椎间盘突出症主要是由于椎间盘的退变，导致髓核突出刺激或压迫神经根导致。临床主要表现为腰痛、下肢麻木、马尾综合征、坐骨神经痛等症状。腰痛、腰椎代偿性侧弯畸形，以及脊椎 X 线和 MRI 检查可帮助鉴别诊断。

3. 胫神经损伤和腓总神经损伤

坐骨神经在腘窝分为内侧的胫神经和外侧的腓总神经。胫神经损伤和腓总神经损伤与坐骨神经股后中下部损伤具有相似的临床表现。但胫神经损伤的主要表现为小腿后侧和足底皮肤感觉消失，不能随意地伸直脚板；腓总神经损伤的主要表现为不能外翻踝关节，患者行走困难，常表现为抬腿过高、跨步较小的“跨阈步态”，小腿前外侧、整个足背感觉消失。医生会根据疼痛损伤的部位以及相应临床表现等进行鉴别诊断。

【治疗】

坐骨神经损伤的治疗包括紧急处理、保守治疗和手术治疗。对于臀部和大腿上后部的坐骨神经损伤，应尽早行手术探查和治疗，以解除受损坐骨周围的血肿，尽可能地促进受损坐骨神经的再生修复。

一、一般治疗

给予高蛋白、高热量易消化的食物，术后采取高压氧治疗，监测患者的呼吸、血压、心率以及血氧饱和度，训练患者在床上的排便习惯等。

二、药物治疗

由于个体差异大，用药不存在绝对的最好、最快、最有效，除常用非处方药外，应在医生指导下充分结合个人情况选择最合适的药物。

1. 糖皮质激素

主要治疗急性神经损伤，可有效减轻局部神经炎症反应，防止组织水肿，减轻神经干与周围组织的粘连。如患者身体状况较差，不能及时地行手术治疗，医生可能会选择此种治疗方式，待患者身体状况好转后再进行手术治疗。常选用甲泼尼龙短期大剂量冲击疗法，主要是静脉用药。副作用 / 不良反应：长期大剂量使用有导致肥胖、满月脸、骨质疏松、股骨头坏死等副作用。用药禁忌：肾上腺皮质功能亢进、活动性消化道溃疡出血、严重高血压、高血糖等情况慎用。

2. 非甾体抗炎药

主要治疗轻微的顿挫、牵拉造成的坐骨神经损伤。对于轻度损伤采用此类药物治疗的患者，在治疗期间应检测神经功能恢复情况，若神经功能无恢复或恢复到一定程度不再有进展，则应及时进行手术探查和修复。常选用布洛芬、萘普生钠等，口服用药。副作用 / 不良反应：长期大剂量使用有导致上腹部不适、消化道溃疡出血等风险。用药禁忌：消化道溃疡出血、溃疡性结肠炎、严重肝功能不全患者应慎用。

三、手术治疗

（一）坐骨神经显露 [12]

1. 臀部及股上部坐骨神经的显露俯卧体位的手术步骤

（1）切口：自后上棘下外 4 ~ 5 cm 处斜向下外，经股骨大粗隆内侧约 2 cm 处呈弧形向内至臀皱襞远侧中点处，再沿股后正中线向下切开至需要的长度。

（2）显露坐骨神经：切开臀筋膜，分开臀大肌直至股骨大粗隆处，再纵行切开股部筋膜至臀皱襞处。切断臀大肌外侧附丽于髂胫束及股骨的腱性纤维，将臀大肌连同其神经血管翻起，以显露坐骨神经及梨状肌。必要时切断梨状肌，以显露坐骨神经在梨状肌深面的部分。可用咬骨钳咬除部分骶骨或髂骨，显露坐骨神经出骨盆处。

从坐骨切迹的穿出处至腘窝的胫神经和腓总神经分叉处，坐骨神经均易于显露。

2. 股部坐骨神经的显露俯卧体位的手术步骤

（1）切口：沿股后正中线切开，长度视需要而定。可由腋窝延伸至臀皱襞。

（2）沿切口切开深筋膜，注意保护股后皮神经。

（3）沿股二头肌与半腱肌之间分离，并向两侧牵开，继续向深部分离。

（4）向外侧牵开股二头肌，向内侧牵开半腱肌与半膜肌，分离神经周围的脂肪，显露坐骨神经。分离神经时应注意保护肌支。

（二）如损伤邻近坐骨切迹

切口从髂后上棘开始，沿臀大肌纤维的方向斜向外下到达大转子内侧 2.5 cm 处。然后弧形转向内侧，在臀股皱襞的远侧到达臀股皱襞中点的下方，最后沿大腿后侧向下延伸到腘横纹上 10 cm 处，并加深近端切口，切开臀大肌筋膜，分离臀大肌纤维向外侧至大转子。接着纵向切开大腿筋膜直至臀股皱襞，自髂胫束切断臀大肌远侧纤维的附着点。再将臀大肌连同其支配神经及血管翻向内侧，显露神经，近端可至梨状肌。切断梨状肌，显露坐骨神经从坐骨切迹穿出处。

（三）如神经损伤距坐骨切迹较远

臀部切口也应更靠远端。

（四）如损伤在大腿

切口可始于臀皱襞处，并按前述方法沿大腿后侧向远端延伸，到达膝上 10 cm。注意保护深筋膜深面的股后皮神经。在大腿近端找到股二头肌，牵向内侧，找到坐骨神经，在股二头肌深面向远端追踪神经，直至其分叉处。

（五）神经缺损的修复

通过广泛游离神经，包括两个分支，屈曲膝关节，过伸髋关节，可以闭合 15 cm 的缺损，大于 15 cm 的神经缺损需要进行神经移植。

四、康复治疗

（一）一般治疗

坐骨神经炎急性期患者应卧床休息，避免受凉。坐骨神经损伤急性期治疗及时、恰当的急救处理可减轻坐骨神经损伤后局部的疼痛和肿胀，降低局部组织水肿和污染概率，避免对坐骨神经造成二次损伤。采取以下紧急处理措施。

1. 紧急制动或固定

对于可能由于髋关节后脱位或骨盆骨折造成的坐骨神经损伤的患者，有效的髋部制动可以防止脱落的股骨头和髋臼或游离骨片进一步牵拉压迫坐骨神经，防止造成二次损伤。

2. 冰敷

对于由臀部药物肌注导致的坐骨神经损伤，有效的冰敷可以减轻损伤部位水肿和淤血的形成，减轻对坐骨神经的压迫，冰敷时间建议不超过 20 min，时间过长可能造成皮肤冻伤。

3. 清创

对于由于臀部或大腿后部开放性外伤导致的坐骨神经损伤，及时地对伤口进行清创处理，可以有效地防止局部组织发生感染的概率。

（二）术后康复治疗

（1）任何坐骨神经缝合术后，应用双髋人字石膏固定下肢，患侧的固定范围从乳头到足趾，对侧至膝关节上方。必要时，患侧膝关节屈曲，髋关节伸展。

（2）术后 2 周石膏开窗，拆除缝线。6 周后去除石膏，改用带铰链式膝关节的长腿支具，以便在此后的 6 周中逐渐伸直膝关节，待完全伸直后采用适当的支具代偿小腿的麻痹。

（三）物理治疗

1. 电疗法

（1）超短波疗法：使用大功率治疗仪，中号或大号板状电极，置于腰低部与患肢小腿后，并置，无热量 ~ 微热量，10 ~ 15 min/ 次，1 次 / 天，10 ~ 15 次（先行超短波疗法后行紫外线疗法则效果更好，这两个方法一般用于急性期）。

（2）干扰电疗法：4 个 3 cm × 4 cm 的电极在腰低部交叉放置，亦可放置于坐骨切迹外侧，腓肠肌内侧和坐骨切迹内侧，腓肠肌外侧，使两路电流交叉于坐骨神经的通路上，差频 90 ~ 100 Hz 和 0 ~ 100 Hz，各 10 min，1 次 / 天，8 ~ 15 次。

（3）直流电离子导入疗法：200 cm^2 或 300 cm^2 电极，横置于腰低部，加 1%乌头酊（接阳极）或加 10%碘化钾（接阴极），另一电极置于患肢小腿后或外侧，15 ~ 20 min/ 次，1 次 / 天，10 ~ 15 次。多用于下肢麻的患者。

（4）分米波或厘米波疗法：用长形辐射器，沿坐骨神经走向放置（以腰低、臀部为主），微热量，15 ~ 20 min/ 次，1 次 / 天，10 ~ 15 次。

（5）中药电熨疗法：以活血化瘀中药（粗末）作为电极衬垫，置于病患区，两极对置或并置，接以低、中频电疗，20 ~ 30 min/ 次，1 次 / 天，15 ~ 20 次为一疗程。

（6）温热低频电疗法：大电极置于腰低部，两个小电极分别置于患侧臀部和小腿后，按病情选择处方 1 或处方 2。

（7）肌电生物反馈治疗：肌电生物反馈技术通过反复肌电刺激可兴奋细胞（如神经、肌肉）的去极和复极化过程，并可促进中枢神经系统内源性类吗啡样物质释放。后者有加强肌肉张力的作用。刺激可使兴奋和不可兴奋的细胞中产生细胞内分子和离子振荡。并形成持续去极化（CDP）状态，均有促进神经肌肉功能恢复的作用[11]。应用 AM1000 A 神经功能重建治疗仪，患者仰卧或坐位，针对患者坐骨神经损伤的具体情况采用如下治疗：①腓总神经损伤以踝关节背屈治疗为主。将电极正极置于外踝上前方约 10 cm 处。负极置于腓骨小头下 3 ~ 5 cm 处，接地电极置于两者之间。②胫神经损伤以踝关节跖屈为主。将电极正极置于小腿后侧踝关节上约 10 cm 处。负极置于腋窝下 3 ~ 5 cm 处，接地电极置于两者之间。③腓总神经 + 胫神经损伤患者，先后进行踝关节背屈和跖屈治疗。选择快速治疗模式，首先让患者了解治疗的基本原理 . 目的是使之能够更好配合治疗。选择双通道反馈治疗方式，频率 50 Hz、脉宽 2 ms、上升时间 18 s、下降时间 1 s、刺激持续时间 4 s、刺激间歇时间 12 s，每次治疗 30 min，每日 1 次。

（8）经皮神经电刺激治疗：采用 2.5 Hz 慢频率进行静态定点治疗，暴露患侧下肢，选取所需穴位，将浸湿的圆形小电极分别固定于穴位处。治疗处方如下。①腓总神经损伤：阳陵泉（–）、解溪（+），足三里（–）、太冲（+）。②胫神经损伤：阴陵泉（–）、三阴交（+），委中（–）、承山（+）。③腓总神经 + 胫神经损伤：选择上述穴位隔天轮换治疗。在患者耐受范围内逐渐增加强度至最大。每次治疗 30 min，每天 1 次。

2. 光疗法

（1）紫外线疗法：四区法，第一区腰低部、第二区患侧臀部、第三区患肢大腿后、第四区小腿后，或三区法，第一区患侧臀部、第二区大腿后、第三区小腿后。第一、二区 4 ~ 5 个 MED，第三、四区 6 ~ 8 个 MED，每日照射一区，重复照射时每区增加 1 ~ 2 个 MED，重复 3 ~ 4 次。

（2）半导体激光疗法：功率 150 ~ 200 mW/cm^2，痛点照射，每点 3 min，每日或隔日 1 次，5 ~ 6 次。

（3）超声波疗法：超声波声头直径 4 cm 左右，置于腰低、臀部、大腿后及小腿外侧疼痛分布区，移动法，剂量 0.8 ~ 1.2 W/cm^2，10 ~ 15 min/ 次，1 次 / 天，8 ~ 12 次。

五、中国传统疗法

包括针灸、推拿和中草药是最常用的治疗方法，在中医基本理论的指导下整体调节、辨证施治，治疗效果显著，其中针灸是最具特色的代表疗法，通过针刺可以调节经络和刺激穴位来刺激神经系统[13]。“温通针法”是由热补针法激发的经气，通过左、右手配合，推弩行气，使所激经气沿经络循行持续传向病所，推动经脉运行气血，从而达到温通经脉、散寒除痹之功效[14]。采用推拿结合中药热敷治疗。推拿手法的刺激，使局部放松，缓解痉挛，改善血液循环，减轻坐骨神经的粘连；中药热敷法，选用补肝肾、强筋骨、祛风除湿、疏经通络的药材，药物通过热力渗透，使局部的血液、淋巴循环加快，改善新陈代谢，加速炎性水肿消散和吸收。两法共同运用，动静结合，可标本兼顾、相得益彰[15]。

六、药物治疗

用止痛药如阿司匹林、布洛芬等。急性期可用肾上腺皮质激素，如地塞米松、泼尼松等。

七、注射治疗

对顽固性慢性坐骨神经痛，可使用无水乙醇或苯酚注射级解疼痛。

八、其他

其他继发性坐骨神经痛，尤以腰椎间盘突出症多见，可按腰椎间盘突出症处理。其他原因所致的继发神经痛，应祛除病因，对症治疗。

第三节　股神经损伤

股神经源自腰丛（L2～L4）神经，沿髂肌表面下行，穿腹股沟韧带深面肌腔隙内侧入股三角，在股动脉外侧分支，在腹股沟韧带下方 3～4 cm 处分为前、后两股，分别支配缝匠肌、股四头肌，皮支至股前部、在膝移行为隐神经支配小腿内侧皮肤。

损伤后临床表现为股四头肌麻痹、股四头肌萎缩、膝关节伸直障碍及大腿前侧和小腿内侧感觉障碍。

【临床解剖】

一、股神经

为腰丛的最大分支，由腰 2～4 前支后股构成。该神经在腰大肌后面形成，穿出于腰大肌和髂肌在腹股沟韧带上方的沟中，沿髂肌表面下降，经肌间隙到达股部，于腹股韧带的下方的股动脉外侧分为前后两股，各分出肌支和皮支。到达膝部形成终支隐神经。

二、股神经分支

(1) 在髂窝内分出腰大肌利髂肌分支。

(2) 在腹股沟深面分出耻骨肌支，以上分支从主干发出：

(3) 在腹股沟韧带下方分为前、后股分支。

（4）前股的分支。①缝匠肌肌支。②股中间皮神经支（股三角处）。皮支又分出内、外侧两支，内侧支分出部位在腹股韧带下 80 mm 处穿出阔筋膜，支配大腿上部内侧皮肤的感觉，外侧支穿过缝匠肌时发出该肌肌支，再穿出阔筋膜，两侧支下降支配股前下 2/3 皮肤的感觉，终支到髌前神经丛。股内侧皮支，主干跨过动脉，分为前、后两支。前支在缝匠肌前面垂直向下，约在股中下 1/3 处穿出阔筋膜，至膝前参加髌前神经丛。后支沿缝匠肌后缘下降，至膝内侧穿出阔筋膜，分数支支配膝和小腿中段内侧的皮肤感觉。

（5）后股的分支。①隐神经：沿动脉外侧进入内收肌管，斜行越过动脉前方至其内侧。于内收肌管的下端与膝降动脉一道穿过内收肌腱板出管，在膝内侧的缝匠肌与股薄肌之间穿出固有筋膜，伴大隐静脉下降到小腿内侧，继而沿胫骨内侧缘下行，至小腿下 1/3 处分两支，一支继续沿胫骨内缘下行至内踝，另一支随大隐静脉经内踝前面达足内侧缘和踇趾内侧的皮肤。隐神经在内收肌管下端发支参加缝匠肌下丛。出管后，在缝匠肌深面发出髌下支，穿缝匠肌及固有筋膜至膝，参加髌丛。②股内收肌支：伴隐神经下行至内收肌腱板浅面，沿途发出 3 ~ 7 支进入股内收肌的内侧面，另发一小支至膝关节。③股直肌肌支：在股直肌上部的深面有 1 ~ 2 支进入该肌，并发一髋关节支随旋股外动脉的分支，进入髋关节。从以上解剖看股神经运动纤维主要支配髂腰肌（屈髋）、股四头肌（伸膝）、缝匠肌（外旋），以及股内、膝内和踝足内侧皮肤的感觉 [16]。

【病因与损伤机制】

股神经由腰髓 2 ~ 4 神经根组成，股神经在大腿的上部及中部穿阔筋膜分布于大腿前面的皮肤，在腰大肌与髂肌间穿出后经腹股沟韧带深面的肌间隙到达大腿，一部分穿缝匠肌并支配该肌后走出，支配股四头肌和缝匠肌，在其行进部位的病变易造成结构的损伤，临床相对少见，其中骨折、血肿压迫及医源性外伤为常见病因，15% ~ 20% 的患者会遗留不同程度的后遗症 [18]。同时由于股神经历经盆腔、股部及股部三角，故其易受外伤、血肿压迫及缺血损伤，见于血友病及抗凝治疗并发的血肿等 [17]，此外股骨、髋骨及盆腔的骨折，髂动脉的动脉瘤或盆腔肿瘤压迫，膀胱截石位手术及分娩中的过度屈曲、外旋位及外展导致腹股沟韧带压迫股神经；髋关节置换手术也可使股神经损伤，脊柱外科、盆腔及腹腔手术均有可能造成不同程度的损伤 [18]。

1. 股神经在腹股沟损伤病因

（1）手术伤：如疝修补术，大隐静脉曲张高位结扎，腹股沟部肿瘤，淋巴结切除，血管造影等。

（2）创伤：腹股沟部位的损伤、血肿、瘢痕、骨折端及骨痂压迫。

（3）肿物压迫。

2. 髂窝部股神经伤害病因

（1）腹后壁血肿、炎症、腰大肌纤维化。

（2）髂窝部肿瘤、盆腔内炎症。

（3）骨盆骨折。

【临床表现】

1. 股神经在腹股沟损伤临床表现

(1) 股四头肌麻痹，肌力、肌张力减弱或消失，髌腱反射减弱或消失。表现膝关节伸直无力或不能，股四头肌萎缩，电生理检测呈神经源性损害。缝匠肌力减弱，大腿及膝外旋力减弱，而大腿内收和髋屈曲力（髂腰肌）正常。

(2) 大腿、膝、小腿、踝、足内侧的皮肤感觉功能障碍。

(3) 腹股沟压痛和叩击痛，向腿内侧放射。

2. 髂窝部股神经伤害临床表现

(1) 腹股沟部股神经损伤的临床表现。

(2) 腰大肌、髂腰肌屈髋关节功能无力或不能、大腿内收力减弱。

(3) 托马斯征常为阳性，股神经牵拉试验阳性。

(4) 常合并闭孔神经和坐骨神经症状和体征。

【诊断】

1. 分支定位诊断股神经膝部伤害和大腿中段伤害

在膝部股神经伤害，只能伤害其皮支而不会伤及其肌支，因此只出现膝内侧，小腿内侧及内踝、足内侧皮肤感觉功能障碍，而无运动功能障碍。

2. 神经肌电图

神经肌电图是根据神经解剖原理和电生理特性对周围神经及肌肉本身的功能状态进行客观分析和评价的检查。当股神经损伤时，早期病理变化为水肿和脱髓鞘，严重者则有轴突变性。电生理检查中脱髓鞘病变表现为神经传导速度减慢及末端潜伏期明显延长；而轴索病变时则表现为动作电位波幅明显降低，末端潜伏期正常或稍微延长，当严重损害时才会出现神经传导速度明显减慢[19]。

(1) 神经肌电图标准。①计算患侧股神经诱发电位（M波）波幅下降比 =（健侧波幅－患侧波幅）/ 健侧波幅 ×100%；＞85% 为重度损害，65% ~85% 为中度损害，＜65% 为轻度损害。② NCV：以正常人股神经波幅传导及速度（均数 ± 2.5 s）作为正常值。损伤程度划分：股神经传导速度比正常值减少≥ 65% 为重度损害，减少 15% ~65% 为中度损害，减少＜ 15% 为轻度损害。③ EMG：按自发电位数目及运动单位电位时限（运动单位动作电位时限延长为超过同龄组正常 20% 以上）、相数、波幅及大力收缩募集干扰程度，分为部分和完全神经源性损害、无异常。

(2) 神经肌电图病情分度。①轻度：M波幅下降＜ 65%，NCV 正常或轻度减慢及 EMG 正常或极少自发电位发放。②中度：M 波幅下降 65% ~85%，NCV 中度减慢及 EMG 呈部分损害。③中重度：M波幅下降 85%，NCV 重度减慢及 EMG 部分或完全损害。④重度：M 波电位消失，NCV 波幅引不出及 EMG 出现大量的纤颤正相电位呈完全损害。

【治疗】

一、手术治疗

股神经开放性损伤往往合并髂、股血管伤，应注意急救处理，在修复血管的同时根据伤情做神经一期修复或二期修复。股神经显露时，患者取仰卧位，患侧臀部稍垫高。手术步骤如下。

（1）切口：由髂前上棘内上方 4 cm 处向内下方做一与腹股沟韧带相平行的切口，到腹股沟韧带中点，转向下并直线下行。

（2）显露神经：切开腹部皮肤及腹外斜肌腱膜，切断腹内斜肌及腹横肌，将腹膜及腹腔内容物向中线推开，切开髂筋膜即显露出股神经，向下可继续追踪到腹股沟韧带，必要时将韧带切断，继续向远端分离，即可显露股神经分支。

二、康复治疗

1. 物理治疗

（1）电疗法。

1）电兴奋疗法：100 cm^2 的电极为辅电极，连阳极，置于大腿内侧，带手柄的圆形电极为主电极（阴极），用感应电在感觉异常区移动，6 ~ 8 min，后用直流电调节电流强度至 60 ~ 80 mA（即电极下有灼痛感），在患区迅速移动 3 ~ 4 s，休息 1 ~ 2 min，重复一遍，共 2 ~ 3 遍，总时间 6 ~ 10 min，1 次 / 天，一疗程 10 ~ 15 次。

2）共鸣火花电疗法：用蕈状电极在大腿外侧患区移动，中等强度，8 ~ 10 min/ 次，1 次 / 天，一疗程 10 ~ 15 次。

3）直流电药物导人疗法：患处加维生素 B 200 mg，维生素 B_{12} 0.5 mg，接阳极，另一电极接阴极，置于腰低区，0.05 mA/cm^2，20 min/ 次，1 次 / 天，10 ~ 15 次为一疗程。

4）感应电疗法：150 ~ 200 cm^2 电极，置于腰低区，另一滚动电极于患区滚动，中等刺激量，8 ~ 15 min/ 次（具体按病变面积决定），1 次 / 天，15 ~ 20 次为一疗程。

5）中频电治疗：应用 K824 型电脑中频电疗仪（北京产），中频载波频率为 1 ~ 10 kHz，低频调制频率为 0.125 ~ 150 Hz，调制波形包括指数波和三角波，将 2 个 12 cm × 8 cm 板状电极于右侧股四头肌处并置，电极与皮肤之间加衬温水浸湿的衬垫，电流强度以引起肌肉收缩且患者耐受为限，每次治疗 20 min，1 次 / 天。

6）超声电导经皮透药治疗：应用 NAVA – 01 型超声电导仪（北京产），输出功率 100 mW，输出频率 1 MHz，首先将凝胶贴片固定在仪器的治疗发射头内，用无菌注射器抽取甲钴胺注射液（弥可保，日本产）2 mL，分别注入 2 个耦合凝胶片，再将贴片连同治疗发射头一起固定在患者的右侧腹股沟及股管区，每次 30 min，1 次 / 天。

（2）光疗法：主要采用红外线疗法，功率 200 ~ 300 W，照射大腿外侧患区，20 min/ 次，1 次 / 天，一疗程 10 ~ 15 次（治疗后注意局部保暖）。先行电兴奋疗法后行红外线疗法效果更好。

2. 注射疗法

可在股外侧皮神经穿出处或扳机点处作局部封闭，除利用 1% 利多卡因外，还可适当应用康宁克痛或泼尼松龙等。

3. 运动疗法

右下肢，术后即可开始给伤口以下的肌肉按摩，每天 3 次 ~ 5 次，每次 10 min，改善静脉回流，减少肿胀。术后 1 周开始肌肉收缩运动，防止肌肉萎缩及关节僵直。术后 4 周可行膝关节伸屈功能锻炼，主动被动锻炼相结合，每日 3 组，每组 100 次，肌力达到 3 级时可以拄拐行走锻炼。

（1）股四头肌肌肉力量练习。早期给予助力肌力训练，随着患者肌力增加，逐渐过渡到主动肌力训练和抗阻肌力训练。

（2）步行训练。按照站立训练—平行杠内行走—使用拐杖行走—独立行走的顺序训练，每次治疗 40 min，1 次 / 天。

4. 高压氧治疗

采用医用空气加压舱，压力为 0.2 MPa（2.0 ATA），加压 15 min，稳压吸氧 70 min（每吸 20 min 休息 5 min，吸舱内空气），减压 20 min，1 次 / 天 [20]。

参考文献

[1] FAGLIONI W, SIQUEIRA M G, MARTINS RS, et al. The epidemiology of adult traumatic brachial plexus lesions in a large metropolis [J]. Acta Neurochir (Wien), 2014, 156 (5): 1025–1028.

[2] ANN LOGAN, ZUBAIR AHMED, ANDREW BAIRD, et al. Neuro trophic factor synergy is required for neuronal survival and disinhibited axon regeneration after CNS injury[J]. Brain, 2006, 129: 490–502.

[3] 赖晓霏，骆文龙 . 神经营养因子在周围神经损伤后的作用 [J]. 现代医药卫生，2008，24（12）：1838–1839.

[4] 张培训，李剑，韩娜，等 . 剪碎的神经片断和神经生长因子在生物套管小间隙桥接修复周围神经损伤中的作用 [J]. 中国组织工程研究与临床康复，2008，12（23）：4465–4468.

[5] VAZ M A, FRASSON V B. Low–frequency pulsed current versus kilohertz–frequency alternating current: a scoping literature review [J].Arch Phys Med Rehabil, 2018, 99(4): 792–805.

[6] 马亮，王斌，尹佳丽，等 . 臂丛神经损伤后康复治疗方案的探究 [J]. 中国医药报导，2013，10（23）：52–54.

[7] 庄然，孙克兴，周俊明，等 . 电针结合康复训练治疗臂丛神经损伤的临床观察 [J]. 中国康复，2016，31（2）：149–150.

[8] SCOTT K R,AIMED A S COR T L, et al. Rehabilitation of brachial plexus and peripheral nerve disorders[J]. Handb Clin Neurol, 2013, 101: 499–514.

[9] VIKSTROM P,ROSÉN B,CARLSSON I K,et al. The effect of early relearning on sensory recovery 4 to 9 years after nerve repair: a report of a randomized controlled study[J]. J Hand Surg Eur Vol, 2018, 43(6):626–630.

[10] NORTON LA. RODAN GA. BOURRET LA. Epiphyseal cartilage cAMP elmges produced by electrical and mechanical perturbations[J]. Clin Orthop Relat Res, 1977(124):59–68.

[11] BAUMGAERTNER MR. Fractures of the posterior wall of the ac · etabuluIIl[J]. J Am Acad Orthop Surg, 1999, 7: 54–65.

[12] 胥少汀，葛宝丰，徐印坎 . 实用骨科学 [M]. 北京：人民军医出版社，2011：1272.

[13] 刘灿坤，刘志刚，秦雪飞，等 . 循经针刺配合腰背肌锻炼治疗腰椎间盘突出症疗效观察 [J]. 四川中医，2018，36（8）：181–183.

[14] 郝晋东，郑俊江，郑魁山 . 家传针法 [J]. 中医杂志，1998，39（5）：279–280.

[15] 闫乔生，耀添 . 臀部坐骨神经的应用解剖学研究 [J]. 宁夏医学杂志，1998，20（3）：162.

[16] WEISS JM, TOLO V. Femoral nerve palsy following iliacus hematoma[J]. Orthopedics, 2008, 31(2):178.

[17] 刘建寅，郭强，李庆泰，等 . 26 例股神经损伤的临床治疗分析 [J]. 中华显微外科杂志，2006（2）：

95-96.

[18] GOOD FELLOW J, FEN CB, MATTHEW JM. Iliacus hematoma-a common complication in haemophilia[J]. J Bone Joint Surg, 2013, 49(11):748-756.

[19] 汤晓芙 . 神经系统临床电生理学 [M]. 北京：人民军医出版社，2002：83-84.

[20] 郝玉通，王亚产，徐宏萍，等 . 高压氧治疗坐骨神经损伤 1 例 [J]. 第三军医大学学报，2001，2（10）：1152.

第十章

骨折护理

第一节　腕关节骨折术后

一、康复护理原则

（1）良好的复位和坚实可靠的固定是保证早期康复治疗的前提，保证骨愈合良好，恢复肢体的运动功能。

（2）长期肢体的固定会造成废用性肌肉萎缩、骨质疏松、关节僵硬、关节粘连和挛缩等，延迟患者康复，因此需要强调早期活动训练。特别是关节内或经关节骨折，早期活动尤其重要，能减少创伤性骨关节炎的发生，有助于功能恢复[1-2]。

（3）骨折早期主要是保持骨折对位对线、消除肢体肿胀、避免肌肉萎缩和关节粘连等。

（4）监测和防治骨折后各种并发症。

二、康复护理目标

（1）恢复关节功能：促进骨折愈合、肿胀消退、维持关节活动度，减轻肌肉萎缩的程度。

（2）恢复日常生活活动能力：尽可能早地进行日常生活活动训练，循序渐进。

（3）预防及减少并发症：关节僵硬、骨化性肌炎、创伤性关节炎、防止骨质疏松等，减少后遗症的发生，保证生活质量[3]。

三、康复护理措施

（一）饮食指导

适当多吃富含维生素 C 的蔬菜，如西红柿、青菜等；多食含锌和含钙较多的食物，如骨头汤、海产品、鸡蛋、豆类、绿叶蔬菜、小麦、面包等，以促进骨痂的愈合，同时应补充维生素 D 以协助吸收。避免吸烟、饮酒影响骨折愈合。

（二）肿胀和疼痛的护理

给予抬高患肢，超过心脏水平，肌肉进行静力收缩，用压力手套、温水浸泡、中药浸泡、中药外敷、局部贴止痛膏药、局部冰敷、按摩等方法消除肿胀和疼痛。同时要观察患肢血运，注意皮肤颜色、温度、感觉、疼痛经治疗后的改变情况。如患者经康复治疗后，患肢持续肿胀、麻木、剧痛、皮肤颜色变暗，应及时报告医师进行处理[1]。

（三）功能训练指导

（1）早期：伤后 1 ~ 2 周内。此期伤肢肿胀、疼痛，应在有效固定保持骨折对位良好的基础上，完成康复训练，此期功能锻炼的主要目的是促进患肢的血液循环，以利消肿和减轻疼痛。功能锻炼主要进行患侧肢体肌肉等长收缩（就是在关节不动的前提下，进行有节奏的肌肉静力收缩和放松），以预防肌肉萎缩，进行指关节活动及手指握拳、捏球练习。此期功能锻炼原则上除了骨折损伤处关节不运动外，身体其他部位均应进行正常的活动。

（2）中期：伤后 2 ~ 8 周。此期伤肢肿胀逐渐消退，疼痛减轻，骨折断端有纤维连接并逐渐形成骨痂，骨折处日趋稳定。此期除继续做伤肢的肌肉收缩锻炼外，可在医护人员或健肢的帮助下，逐渐恢复骨折部位近端、远端未被固定关节的活动，并逐渐由被动活动转为主动抗阻活动。此外，可配合理疗进行消肿化瘀、减轻疼痛、防止关节粘连、肌肉萎缩、促进骨痂形成的治疗。等骨折处有足够的骨痂形成，可进一步加大训练强度，由单关节到多个关节，扩大活动范围和负重力量[1]。

（3）后期：伤后 9 周到骨性愈合。此期骨性骨痂已形成，X 线上已显影，骨骼有了一定的支撑力。但多存在邻近关节的活动度下降、肌肉萎缩等功能障碍。因此，此期康复的重点是最大限度地恢复肌力及各关节的活动范围、ADL 和工作能力等。

（四）心理护理

讲解疾病相关康复知识，介绍康复治疗的措施，明确康复意义和目标，指导患者自我功能锻炼的方法，减轻患者思想负担，使患者正确认识疾病，乐观面对，积极配合康复治疗及护理，针对患者存在的顾虑及时给予解答及处理，增强患者的信心。

四、康复护理指导

（1）鼓励患者保持乐观、开朗、积极向上的心态，坚持自我功能训练，减少依赖，提高日常生活自理能力。

（2）注意饮食调理，多进食含钙高的食物，避免辛辣刺激饮食，戒烟、戒酒，防骨质疏松，控制体重，生活规律，睡眠充足，保持大便通畅。

（3）在进行功能锻炼时应循序渐进、用力适中、避免患肢过度负重，防跌倒摔伤等继发性损伤[1]。

（4）坚持肢体正确的体位摆放，如出现明显的肿胀和疼痛应及时就诊。

（5）骨折恢复后，鼓励患者及时参与社会生活，尽快回归工作岗位以减少家庭和社会负担。

第二节　肘关节骨折术后

一、康复护理原则

同第一节“康复护理原则”，见 P379。

二、康复护理目标

同第一节“康复护理目标”，见 P379。

三、康复护理措施

（1）骨折早期康复护理：康复护理早期一般指伤后1～2周内。此期伤肢肿胀、疼痛。因此，可用冰敷减轻局部炎症反应，减轻水肿，缓解疼痛，抬高患肢，用弹力绷带轻轻包扎患肢，促进静脉回流。此期功能锻炼的主要目的是促进患肢的血液循环，以利消肿和固定。功能锻炼的主要形式是伤肢肌肉做等长收缩，以预防肌肉萎缩或粘连。如做肩关节主动运动、握拳和手指屈伸活动。

（2）骨折中期康复护理：康复护理中期指伤后2～8周，骨折的临床愈合。此期伤肢肿胀逐渐消退，疼痛减轻，骨折断端有纤维连接，并逐渐形成骨痂，骨折处日趋稳定。此期除继续做伤肢的肌肉收缩锻炼外，可在医护人员或健肢的帮助下，逐渐恢复骨折部位近端、远端未固定的关节的活动，并逐渐由被动活动转为主动活动。伤后5～6周，骨折处有足够的骨痂形成，可进一步扩大活动的范围和力量，由一个关节到多个关节逐渐增加主动的关节屈伸活动，防止肌肉萎缩，避免关节僵硬。

（3）骨折后期康复护理：康复护理后期指已达临床愈合或已去除外固定后的时期。此期骨性骨痂已形成，X线上已显影，骨骼有了一定的支撑力，但多存在邻近关节的活动度下降、肌肉萎缩等功能障碍。因此，此期康复的目的是恢复受累关节的活动度、增强肌肉的力量、使肢体功能恢复正常。功能锻炼的主要形式是加强伤肢关节的主动活动和负重练习，使各关节迅速恢复到正常活动范围，同时最大限度地恢复肌力，恢复肢体的正常力量。在此基础上，恢复日常生活活动能力与工作能力。

四、康复护理指导

（1）心理调适：给予耐心开导，介绍骨折的治疗和康复训练方法、可能的预后等，并给予悉心的照顾，以减轻或消除患者心理顾虑。鼓励患者调适好心理状态，积极参与康复训练，但也不能急于求成，正确地按指导进行康复训练。

（2）饮食护理：绝大部分骨折患者食欲下降，易便秘，所以需给予易消化的食物，鼓励多吃蔬菜和水果。骨折后也易引起废用性骨质疏松，宜给予高钙饮食，必要时补充维生素D和钙剂，甚至是接受专业的骨质疏松用药。适量的高蛋白、高热量饮食有助于骨折后骨折愈合和软组织修复。

（3）自我观察病情：指导患者自我观察病情，特别是观察远端皮肤有无发绀、发凉，有无疼痛和感觉异常等，及早发现潜在的并发症，及早报告医生。

（4）自我护理：指导患者进行日常生活活动的自我护理，尽早生活独立。皮肤的清洁护理非常重要，以避免局部感染的发生，尤其是带有外固定者，并需注意避免外固定引起的压力性损伤。

（5）在外固定期应鼓励健侧手指、手臂做各种主动运动，去除固定后，除在康复室功能训练外，还应强调一日数次的自我练习，一般为双手同时进行作业练习，如弹奏乐器、手工和家务劳动等，也可采用中药泡洗、蜡疗、红外线治疗、超声波治疗、离子透入等。

第三节 肩关节骨折术后

一、康复护理原则

（1）固定：方法是使用前臂吊带进行贴胸位的固定，肩胛骨所处的压力较小，所受到的负荷较低，可以在此位置下发生愈合。

（2）功能锻炼：在固定期间要进行手部肌肉的功能锻炼，包括握拳、握力锻炼，还包括肘关节旋转、屈伸功能锻炼，也可以进行肱二头肌和肱三头肌的等长功能训练，能够最大限度地防止肌肉萎缩。

（3）保持健侧卧位休息：在肩胛骨骨折时尽量避免仰卧位睡觉，因为仰卧位睡觉时，容易引起肩胛骨和床面的压迫，容易出现骨折刺激。此时可以采取健侧卧位休息，健侧卧位睡觉可使肩胛骨所受的压力较小，可不影响肩胛骨的愈合。

二、康复护理目标

（1）患者主诉疼痛、肿胀等症状减轻或消失。

（2）生活自理能力提高。

（3）患者焦虑 / 恐惧程度减轻，配合治疗及护理。

（4）康复治疗期间未发生相关的并发症。

（5）患者掌握了相关用药知识及健康预防知识。

三、康复护理措施

（一）心理护理

给患者介绍相关知识，讲解情绪对疾病的影响，使患者保持愉快的心情。树立对生活及康复自信心，与患者协调关系建立护患沟通，消除思想顾虑，让患者有良好的心情，使其正确地面对疾病，促进患者早期康复，减少并发症的发生，成为疾病转归的保证。

（二）纤维骨痂形成期（第 0~4 周）

（1）急性期（术后 48 h 内）：康复目标是消除肿胀，缓解疼痛，预防并发症。康复内容包括保护患肢、局部制动、冰敷、加压包扎和抬高患肢。训练的主要形式是伤肢肌肉的等长收缩。非损伤部位开展早期康复，预防继发性功能障碍。

（2）亚急性期（术后 48 h ~4 周）：康复目标是逐步恢复关节活动范围、增加肌力训练、重建神经 - 肌肉控制及心肺功能。康复内容包括患肢抬高，保持正确的体位；等长收缩训练；受伤部位远侧及邻近关节的活动范围训练；物理治疗可选用脉冲电磁疗、低强度脉冲超声、电刺激治疗。

（三）骨痂形成期（第 5~12 周）

康复目标是消除残存肿胀，软化和牵伸挛缩的纤维组织，增加关节活动范围和肌力，恢复肌肉的协调性。主要康复内容有如下。

（1）继续加大关节活动度（ROM）训练，直至恢复全关节活动范围。

（2）骨折愈合后关节出现伸直或屈曲挛缩，可做伸直或屈曲牵引。在患者可忍受的范围内由治疗师进行持续被动终末牵伸。

（3）继续进行肌力和耐力训练，等长肌肉练习可逐步过渡到抗阻练习（由手术医生判定骨折完全愈合后开始），提高肌肉锻炼强度。

（4）临床诊断骨折愈合后，可进行所有肌群渐进性抗阻练习。并加强有氧耐力训练，鼓励进行日常生活活动、工作和娱乐活动。

（四）骨折愈合期（第12周以后）

康复目标是全功能活动范围；全功能性肌力和耐力；正常参与所有功能活动、工作和休闲。主要康复内容如下。

（1）关节活动范围：除继续以前的锻炼，关节松动术可采用三级、四级松动技术。关节僵硬患者，佩戴动态或静态渐进支具可增加关节活动范围。关节出现挛缩和僵硬，可做恢复性的关节牵引，也可在患者可耐受范围内由治疗师进行持续被动终末牵伸。

（2）继续前期训练，避免肌肉疲劳。

（3）全身有氧耐力训练，恢复身体体能。

（4）本体感觉神经肌肉强化。

四、康复护理指导

（一）饮食护理

进食高蛋白、高热量、高维生素、钙质丰富的食物。老年人常伴有骨质疏松，骨折后也易引起失用性骨质疏松，宜进食高钙饮食，补充维生素D和钙剂，接受专业的骨质疏松用药。

（二）活动注意事项

（1）活动中禁止冲击性或暴力性牵拉，以免导致新的损伤。

（2）被动活动应在无痛或微痛的范围内进行，若有明显的或持续的疼痛均表明有损伤，并可放射性引起肌肉痉挛，不利于功能训练。

（3）功能训练应循序渐进，活动范围由小到大，次数由少到多，时间由短到长，强度由弱到强，训练以不感到很疲劳、骨折部位无疼痛为度。

（4）指导自我病情观察：患者自我病情观察重点是观察远端皮肤有无发绀、发凉和有无疼痛和感觉异常等，肢体石膏管型应露出指（趾）端，抬高患肢，观察血运情况，保持石膏清洁。皮牵引后注意血运、神经功能、足下垂等情况，尽早发现潜在的并发症，及时就诊。

（5）随访时间及指征：出院后1个月、3个月、6个月需随访复查X线片，了解骨折愈合情况。如行内固定术，半年至一年复查后取出内固定物。如出现以下情况须随时复查：患肢肿痛、肢体畸形或功能障碍、出血、末梢血运差、肢端麻木等。

第四节　髋关节骨折术后

一、康复护理原则

（1）遵医嘱进行功能锻炼且要循序渐进，逐渐增加活动量，避免活动过度引起肢体肿痛，注意患肢不做盘腿动作。

（2）术后3个月内不弯腰系鞋带，不做下蹲动作，不坐矮板凳。穿袜子时要在伸髋屈膝后进行，保持患肢屈髋不大于90°。

（3）鼓励患者摄取充足的营养物质，提高自身抵抗力，保持心情舒畅，充足的睡眠，每晚持续睡眠应达到6~8 h，遵医嘱按时服药，告诉患者如有异常及时来院就诊。

二、康复护理目标

同第三节“康复护理目标”，见P382。

三、康复护理措施

（一）心理护理

同第三节“心理护理”，见P382。

（二）术后功能锻炼

要求在无痛情况下进行，并遵循早期开始、循序渐进的原则。同时还要将心理康复贯穿整个训练全过程。早期康复护理，在整个治疗中十分重要。一般为术后麻醉清醒后至术后5天内。经过骨科的术后护理及早期的康复护理后，患者的心情及下肢肌力、关节活动都有一定的增加，但还是要进行系统的康复治疗和护理。

1. 体位摆放

术后以仰卧位为主，夜间使用膝部可调式矫形器（对膝关节起到支撑、稳定和限位作用），不在膝关节下垫软枕，防止眶窝处受压，减少下肢深静脉血栓的发生。

2. 肌力训练

（1）股四头肌收缩：取仰卧位，伸直双下肢，双腿间放置梯形枕，绷紧大腿前方肌肉，使膝关节伸直保持3~5 s，然后放松，先健侧，再患侧，每次10~20个，每天可以进行多次。

（2）臀肌收缩锻炼：取仰卧位，伸直双下肢，双腿间放置梯形枕，收紧臀部，至臀部有夹紧感觉为止，保持这种姿势3~5 s，然后放松，每次20~30个，每天可以进行多次。

（3）直腿抬高锻炼：取仰卧位，伸直双下肢，双腿间放置梯形枕，大腿前方股四头肌收缩，踝关节尽量背伸，缓慢抬起整个下肢大约20 cm，保持3~5 s，然后放松，先健侧，再患侧，每次10~20个，每天可以进行多次。

3. 关节活动度训练

（1）踝泵运动：踝关节主动背屈和背伸，挤压深部血管，促进血液循环，预防下肢深静脉血栓形成（术后清醒后即可开始）。

（2）脚跟滑动训练：取仰卧位，伸直双下肢，双腿间放置梯形枕，操作者一手放在患者膝关节处，另一个手放在患肢的脚上，慢慢做脚跟向臀部做屈腿动作，注意不要使膝关节向两侧摆动，脚面不离开床面，保持3~5 s后放松，每次10个，每天2次。

（3）髋关节屈伸训练：取仰卧位，伸直双下肢，双腿放置梯形枕，操作者在患者患肢的腘窝处不用力，保护患肢，将小腿抬离床面做伸膝屈膝动作，髋关节屈曲＜90°，一般从30°开始，并在空中保持3~5 s后放松，每次10个，每天2次。

（4）下肢悬吊功能训练：取仰卧位，伸直双下肢，双腿间放置梯形枕，将身体移向患侧床边，将患肢悬挂床旁 1 ~ 2 min，然后抬高放于床上 6 ~ 7 min，并逐渐增加下垂时间，减少抬高时间。

（5）负重训练：适应了站位以后，即可在助行器的辅助下开始负重步行运动。但负重要循序渐进，直至患肢脚尖着地（约负重 30%），逐渐用前脚掌着地（约负重 50%），再过渡到用全脚着地，大约 2 个月可以 100% 负重。

（6）下蹲起立练习：患者先取站立位，手扶床栏慢慢下蹲直至膝关节可耐受的角度，然后再缓慢起立，休息片刻后再进行。每日 2 次，每次 10 ~ 20 个。

四、康复护理指导

（1）在任何体位时避免患肢向健肢交叉腿（盘腿、二郎腿等），尽量少做髋关节内收、内旋、半屈位动作，这些动作最易导致假体撞击脱位；日常活动中，应避免在髋关节内收内旋时自坐位站起的动作；避免在双膝并拢、双足分开的情况下，身体向术侧倾斜取东西、接电话等动作。进行一切活动时，应尽量减少患髋的负重度及各侧方压力；避免重体力活动，避免跑、跳等需髋关节大范围剧烈运动的项目，以减少术后关节脱位、半脱位、骨折及假体抬高等情况发生。

（2）卧：术后 3 个月内尽量仰卧位为主，在双腿之间放一个梯形枕，使双足间距保持不低于肩宽。

（3）坐：避免坐太矮的椅子，必要时加坐垫，以保持双膝在髋水平以下，坐位双足分开不低于肩宽，身体向后靠腿向前，身体不要前倾超过 90°；起立时逐渐向椅子的边缘滑动，然后用拐杖或其他支撑物站起。

（4）立：站立时患肢外展，双足尽量保持间距不低于肩宽，6 个月内患肢避免内收及内旋动作；终身禁止下蹲。

第五节　全髋置换术后

一、康复护理原则

同第四节“康复护理原则”，见 P383 ~ P384。

二、康复护理目标

同第三节“康复护理目标”，见 P382。

三、康复护理措施

（一）心理护理

同第三节“心理护理”，见 P382。

（二）术后康复护理

全髋关节置换术后的康复护理包括许多方面，在骨科的早期康复也很重要术后鼓励患者早期活动、早期离床、早期功能锻炼。

1. 体位摆放

避免患髓负重，受压。

（1）仰卧位，患者平卧位时将梯形枕放在双腿中间，使患侧髓关节外展 10° ~ 20°。

（2）侧卧位，取健侧卧位，将梯形枕竖放于双腿之间，向健侧翻身，在双足之间放置软枕；老年患者在腰背部放置软枕。

2. 肌力训练

（1）股四头肌收缩：取仰卧位，伸直双下肢，双腿间放置梯形枕，绷紧大腿前方肌肉，使膝关节伸直保持 3 ~ 5 s，然后放松，先健侧，再患侧，每次 10 ~ 20 个，每天可以进行多次。

（2）臀肌收缩锻炼：取仰卧位，伸直双下肢，双腿间放置梯形枕，收紧臀部，至臀部有夹紧感觉为止，保持这种姿势 3 ~ 5 s，然后放松，每次 20 ~ 30 个，每天可以进行多次。

（3）直腿抬高锻炼：取仰卧位，伸直双下肢，双腿间放置梯形枕，大腿前方股四头肌收缩，踩关节尽量背伸，缓慢抬起整个下肢大约 20 cm，保持 3 ~ 5 s，然后放松，先健侧，再患侧每次 10 ~ 20 个，每天可以进行多次。

3. 关节活动度训练

（1）踝泵运动：踝关节主动背屈和背伸，挤压深部血管，促进血液循环，预防下肢深静脉血栓形成（术后清醒后即可开始）。

（2）脚跟滑动训练：取仰卧位，伸直双下肢，双腿间放置梯形枕，操作者一手放在患者膝关节处，另一个手放在患肢的脚上，慢慢做脚跟向臀部做屈腿动作，注意不要使膝关节向两侧摆动，脚面不离开床面，保持 3 ~ 5 s 后放松，每次 10 个，每天 2 次。

（3）髋关节屈伸训练：取仰卧位，伸直双下肢，双腿放置梯形枕，操作者在患者患肢的腘窝处不用力，保护患肢，将小腿抬离床面做伸膝屈膝动作，髓关节屈曲＜ 90，一般从 30 开始，并在空中保持 3 ~ 5 s 后放松，每次 10 个，每天 2 次。

（4）下肢悬吊功能训练：取仰卧位，伸直双下肢，双腿间放置梯形枕，将身体移向患侧床边，将患肢悬挂床旁 1 ~ 2 min，然后抬高放于床上 6 ~ 7 min，并逐渐增加下垂时间，减少抬高时间。

四、康复护理指导

同第四节“康复护理指导”，见 P385。

第六节　膝关节骨折术后

一、康复护理原则

（一）负重

能否负重通常判断骨折部位是否在上下肢的力线上，在力线上的骨折，在骨痂未形成之前，是禁止负重的。当影像学检查显示骨痂生长，我们即可开始逐渐负重训练，开始让骨折部位接受较轻的应力刺激，促进骨折的愈合。

（二）疼痛管理

在物理治疗领域我们通常使用低频脉冲治疗、泥蜡治疗、红外线治疗、超声波治疗等方法来解除疼痛，疼痛是人身体的自我保护，对挛缩肌肉和其他软组织的牵拉痛感、撕裂关节内外瘢痕粘连产生的钝痛感、关节积液导致胀痛感、滑膜嵌顿造成的尖锐痛感等是最常见的几种情况，针对不同的疼痛类型，我们选择合适的治疗手段来减轻疼痛。

（三）力量增长

科学的力量训练方式需要在开链运动和闭链运动、向心收缩和离心收缩以及静力收缩之间做出选择。同时也涉及时间、强度和频率的关系。除了一些特定情况，开链运动简单容易，负荷小，但在废用性萎缩时难以启动；闭链运动较难，负荷大，但废用性萎缩时容易启动。大强度，少个数的力量训练增加爆发力；小强度，多组数的力量训练增加耐力。

（四）关节活动度增加

（1）无痛治疗是努力的方向，牵拉痛常伴随治疗产生，剧烈的疼痛需要避免。

（2）能主动肌肉收缩增加角度则优于被动活动增加角度。

二、康复护理目标

同第三节“康复护理目标”，见 P382。

三、康复护理措施

（一）心理护理

同第三节“心理护理”，见 P382。

（二）术后功能锻炼

要求在无痛情况下进行，并遵循早期开始、循序渐进的原则。同时还要将心理康复贯穿整个训练全过程。早期康复护理，在整个治疗中十分重要。一般为术后麻醉清醒后至术后 5 天内。经过骨科的术后护理及早期的康复护理后，患者的心情及下肢肌力、关节活动都有一定的增加，但还是要进行系统的康复治疗和护理。

1. 体位摆放

术后以仰卧位为主，夜间使用膝部可调式矫形器（对膝关节起到支撑、稳定和限位作用），不在膝关节下垫软枕，防止腘窝处受压，减少下肢深静脉血栓的发生。

2. 肌力训练

同第五节“肌力训练”，见 P386。

3. 关节活动度训练

（1）踝泵运动：踝关节主动背屈和背伸，挤压深部血管，促进血液循环，预防下肢深静脉血栓形成（术后清醒后即可开始）。

（2）脚跟滑动训练：取仰卧位，伸直双下肢，双腿间放置梯形枕，操作者一手放在患者膝关节处，另一个手放在患肢的脚上，慢慢做脚跟向臀部做屈腿动作，注意不要使膝关节向两侧摆动，脚面不离开床面，保持 3 ~ 5 s 后放松，每次 10 个，每天 2 次。

（3）下肢悬吊功能训练：取仰卧位，伸直双下肢，双腿间放置梯形枕，将身体移向患侧床边，将患肢悬挂床旁 1 ~ 2 min，然后抬高放于床上 6 ~ 7 min，并逐渐增加下垂时间，减少抬高时间。

(4) 负重训练：适应了站位以后，即可在助行器的辅助下开始负重步行运动。但负重要循序渐进，直至患肢脚尖着地（约负重 30%），逐渐用前脚掌着地（约负重 50%），再过渡到用全脚着地，大约 2 个月可以 100% 负重。

(5) 下蹲起立练习：患者先取站立位，手扶床栏慢慢下蹲直至膝关节可耐受的角度，然后再缓慢起立，休息片刻后再进行。每日 2 次，每次 10 ~ 20 个。

四、康复护理指导

(1) 保护膝关节的功能直接影响患者的生活质量，因此合理使用和保护关节是预防和减少术后疼痛等并发症的重要环节。为此，对出院患者加强随访，督促其功能锻炼，帮助建立良好的生活模式，避免剧烈运动和体力劳动，避免患肢单腿直立，选择适度活动，避免奔跑、跳跃。

(2) 指导患者合理饮食可食高蛋白、高热量、高维生素、适量纤维素的平衡膳食。

第七节　全膝关节置换术后

一、康复护理原则

(1) 个体化原则：由于每个患者的体质、病情、心理素质、三大功能要求、手术情况等各异，术后承复治疗没有统一的标准，应因人而异。

(2) 全面训练原则：接受手术大多是老年体弱者，而在作者所在科室大部分是军事训练伤所致，因此患者要全面康复，才能重返训练场。

(3) 循序渐进的原则：一般患者的关节本身及其活围组织都有不同程度的病变，所以患者的功能只能逐步恢复，切忌操之过急，避免发生再损伤。

二、康复护理目标

同第三节“康复护理目标”，见 P382。

三、康复护理措施

（一）心理护理

同第三节“心理护理”，见 P382。

（二）膝关节置换后康复护理

术后功能锻炼要求在无痛情况下进行，并遵循早期开始、循序渐进的原则。平时还要将心理康复贯穿整个训练全过程。早期康复护理，在整个治疗中十分重要。一般为术后麻醉清醒后至术后 5 天内。经过骨科的术后护理及早期的康复护理后，患者的心情及下肢肌力、关节活动都有一定的增加，但还是要进行系统的康复治疗和护理。

(1) 体位摆放：术后以仰卧位为主，夜间使用膝部可周式矫形器（对膝关节起到支撑、稳定和限位作用），不在膝关节下垫软枕，防止腘窝处受压，减少下肢深静脉血栓的发生。

（2）肌力训练：股四头肌收缩，取仰卧位，伸直双下肢，双腿间放置梯形枕，绷紧大腿前方肌肉，使膝关节伸直保持 3 ~ 5 s，然后放松，先健侧，再患侧，每次 10 ~ 20 个，每天可以进行多次；臀肌收缩锻炼，取仰卧位，伸直双下肢，双腿间放置梯形枕，收紧臀部，至臀部有夹紧感觉为止，保持这种姿势 3 ~ 5 s，然后放松，每次 20 ~ 30 个，每天可以进行多次；直腿抬高锻炼，取仰卧位，伸直双下肢，双腿间放置梯形枕，大腿前方股四头肌收缩，踝关节尽量背伸，缓慢抬起整个下肢大约 20 cm，保持 3 ~ 5 s，然后放松，先健侧，再患侧，每次 10 ~ 20 个，每天可以进行多次。

（3）关节活动训练：踝泵运动，踝关节主动背屈和背伸，挤压深部血管，促进血液循环，预防下肢深静脉血栓形成（术后清醒后即可开始）；脚跟滑动训练，取仰卧位，伸直双下肢，双腿间放置梯形枕，操作者一手放在患者膝关节处，另一个手放在患肢的脚上，慢慢做脚跟向臀部做屈腿动作，注意不要使膝关节向两侧摆动，脚面不离开床面，保持 3 ~ 5 s 后放松，每次 10 个，每天 2 次；髋关节屈伸训练，取仰卧位，伸直双下肢，双腿放置梯形枕，操作者在患者患肢的腘窝处不用力，保护患肢，将小腿抬离床面做伸膝屈膝动作，髋关节屈曲＜ 90°，一般从 30° 开始，并在空中保持 3 ~ 5 s 后放松，每次 10 个，每天 2 次；下肢悬吊功能训练，取仰卧位，伸直双下肢，双腿间放置梯形枕，将身体移向患侧床边，将患肢悬挂床旁 1 ~ 2 min，然后抬高放于床上 6 ~ 7 min，并逐渐增加下垂时间，减少抬高时间。

（4）负重训练：适应了站位以后，即可在助行器的辅助下开始负重步行运动。但负重要循序渐进，直至患肢脚尖着地（约负重 30%），逐渐用前脚掌着地（约负重 50%），再过渡到用全脚着地，大约 2 个月可以 100% 负重。

（5）下蹲起立练习：患者先取站立位，手扶床栏慢慢下蹲直至膝关节可耐受的角度，然后再缓慢起立，休息片刻后再进行。每日 2 次，每次 10 ~ 20 个。

四、康复护理指导

（1）指导患者日常生活活动中如何保护关节：保护关节的要点是保持正确的姿势，减轻对关节的压力，避免同一姿势长时间负荷，维持正常的关节和骨的力线。在疼痛时避免继续负重。能量节约技术就是生活中适时休息，劳逸结合，保持正确姿势，急性疼痛时减少活动。

（2）建议患者进行一些无撞击和暴力性的运动，如骑功率车、长距离行走等。

（3）指导患者做适合的运动：继续进行膝关节屈伸活动练习 3 个月，如果活动后出现关节肿胀，必须减少活动次数。可给予热敷帮助消肿，如关节有严重的红、肿、热、痛，应及时告知医生。

（4）行走安全指导：指导患者如何在不平坦的踏面、斜坡和户外弯道路面安全行走。保护好膝关节，维持一定的体重，适宜的运动有散步。

（5）保持心情舒畅，保证足够的睡眠，注意合理的饮食，可食高蛋白、高热量、高维生素、适量纤维素的平衡膳食。

第八节　踝关节骨折术后

一、康复护理原则

（1）在踝关节骨折术后如果病情稳定，要尽早进行康复训练。因为耽误的时间越长，后期恢复的可能性越小，容易出现踝关节内部软组织粘连，导致活动受限的症状，甚至会出现下肢肌肉萎缩的后遗症。

（2）要循序渐进地进行康复训练。因在踝关节骨折术后，如果过早或者早期训练量过大，很容易造成骨折移位，从而会引起踝关节的再次损伤。循序渐进地进行康复训练，能够促进骨痂的生长，加速骨折的愈合，同时也可以预防运动功能障碍。在踝关节骨折术后恢复期间，要注意营养的补充。

二、康复护理目标

同第三节“康复护理目标”，见 P382。

三、康复护理措施

1. 严密观察病情

测量生命体征，观察石膏固定肢体末端循环、皮肤颜色、温度、感觉等，局部疼痛与肿胀程度，表浅动脉能否扪及。

2. 疼痛与肿胀的护理

首先抬高患肢，有助于肿胀消退，患肢抬高必须远端高于近端，近端高于心脏，鼓励患者积极进行主动运动，即肌肉等长收缩（不产生关节活动，肌肉长度不变，而张力发生改变），目的在于促进局部血液循环，有助于静脉和淋巴回流。

3. 骨折功能训练指导

（1）指导要点：骨折肢体运动一定要在骨折复位及固定后进行。遵循个性化原则，因人而异，选择合适的活动方式。在医生的指导下，全面掌握患者情况，避免盲目活动。功能锻炼要依据骨折愈合的过程来制订，并适时调整。关节内骨折，常遗留严重的关节功能障碍，为减轻障碍程度，在固定 2～3 周后，如病情允许应每日短时取下固定装置，在保护下进行关节不负重的主动运动。运动后继续位置固定。这样可以促进关节软骨的修复。

（2）康复辅助器具的使用和保养：骨折中期，部分患者仍须借助轮椅、拐杖、支具、压力用品等代偿功能完成 ADL 和消除各种并发症，康复护士应认真指导辅助器具的使用注意事项和保养方法。

4. 心理康复护理

由于骨折一般常常是突然发生，患者易出现紧张、焦虑、烦躁等心理反应，不良情绪对康复护理的实施和治疗效果有直接关系。特别是损伤较严重的患者情绪会低落，失去生活的信心，护理人员应务与患者交流，了解患者的心理状况和情绪变化及时进行心理疏导，鼓励患者积极治疗，使其树立信心，早日康复。

5. ADL 的训练

由于卧床休息和制动、关节活动受限及肌力下降，均使患者日常生活和工作受到影响。因此，患者在住院或康复治疗期间的不同阶段均要进行日常生活能力的指导和训练，如正确的患肢和体位的摆放，侧身、转移、步态、手的功能训练及穿衣、梳洗、如厕等。

6. 饮食指导

指导患者进食含钙量高的食物，补充维生素 D。

四、康复护理指导

1. 注意饮食

饮食护理对于踝部骨折愈合起到非常积极的意义。若关节骨折患者需要在饮食方面多摄入钙质较高的食物，避免骨折处钙质流失过多而诱发骨质疏松，影响到治疗效果。

2. 注意情绪

调理好个人情绪，以积极乐观的心态面对骨折治疗，对于踝部骨折愈合恢复起到关键性作用。如果患者情绪不佳，长期处于焦虑抑郁等状态，会影响骨骼愈合，导致骨折部位愈合时间较长。

3. 注意运动

踝部骨折患者需要长期卧床休息，而在此期间也要注意加强局部肌肉功能锻炼，避免患处肌肉出现萎缩。而盲目性的运动会对身体造成较大刺激性，也会导致踝关节骨折，治疗难度增加。所以在生活中加强功能运动锻炼非常有必要，但是在运动时要注意把握好运动强度以及运动时间，运动方法也要注意，以舒缓类的运动为主。

第九节 疲劳性骨折

一、康复护理原则

尽早进行系统合理的功能锻炼，不仅能维持机体正常的生理功能水平、加快骨折愈合、防止毗邻未受伤关节的功能障碍，更重要的是可以防止因肌肉粘连、关节僵硬及肌肉萎缩所引起的受伤关节的永久的功能障碍，最大限度地恢复患者的肢体功能，预防肢体废用性萎缩及关节挛缩。

二、康复护理目标

同第三节“康复护理目标”，见 P382。

三、康复护理措施

（一）心理护理

介绍相关知识，讲解情绪对疾病的影响，使患者保持愉快的心情。树立对生活及康复自信心，与患者协调关系建立护患沟通，消除思想顾虑，让患者有良好的心情，使其正确地面对骨折术后的事实，促进骨折患者早期康复，减少并发症的发生，主动积极配合治疗达到疾病治愈目的。

（二）疲劳性骨折康复护理

（1）早期：康复锻炼的主要形式是伤肢肌肉的等长收缩。等长收缩，就是在关节不动的前提下，肌肉做有节奏的静力收缩和放松，即我们平时所说的绷劲和松劲，通过肌肉的等长可以预防肌肉萎缩或粘连。此期的康复训练原则上除了骨折处上下关节不运动外，身体的其他部位均应进行正常的活动。

（2）中期：康复锻炼除继续做伤肢的肌肉收缩训练外，可在康复治疗师的帮助下，逐渐恢复骨折端、远程未固定的关节的活动和骨折处上下关节的活动，并逐渐由被动活动转为主动活动，以防邻近关节的关节活动度下降；在病情允许下，应尽早起床进行全身活动。

（3）后期：康复锻炼主要形式是伤肢关节的主动活动和负重练习，使各关节迅速恢复到正常活动范围和肢体的正常力量。恢复期进行康复的同时可配合理疗及步态训练等。

四、康复护理指导

（1）运动应该是循序渐进的，并且经常性的长跑，或者是打篮球、踢足球、跳高、跳远等运动，还有部队上的训练，都有可能会引起疲劳性骨折，所以要避免这种极限的运动，并且要在完全康复以后才可以进行锻炼。

（2）而且疲劳性骨折由于经常性的极限锻炼让身体累积到一个不可承受的量，所以运动是有方式的，并且可以制定一个计划，要循序渐进的，千万不可以一下就让身体承受太极限、运动量太大的运动。

（3）平时患者在饮食上也要营养均衡，并且也要多注意休息，而且由于每天的运动量过大，所以也应该注意身体所需要的营养一定要补充到，并且也可以适当地补充身体所需要的钙量、维生素等，而且也要多加休息。

参考文献

[1] 刘小芳 . 康复护理 [M]. 广州：广东科技出版社，2009：165-174.
[2] 刘邦忠 . 康复护理学 [M]. 北京：人民卫生出版社，2015：278-289.
[3] 高凡 . 实用康复护理学 [M]. 北京：中国医药科技出版社，2018：134-139.

第十一章

上肢关节损伤护理

第一节　肩关节脱位

关节脱位是指构成关节的各个骨端的关节面之间失去正常的对合关系，多由暴力作用所致，以肩、肘、下颌及手指关节易发生脱位。以下介绍一下肩关节脱位的康复护理。

一、康复护理原则

以手法复位为主，严重者采用手术复位。复位后早期进行物理因子治疗，包括冷疗、牵引、超短波治疗、低频脉冲电刺激等，并进行相关关节运动治疗和关节活动度训练。

二、康复护理目标

（1）解除患者疼痛、肿胀等症状。

（2）提高患者的生活自理能力。

（3）减轻患者焦虑、恐惧的情绪，使其配合治疗及护理。

（4）预防治疗期间可能发生的相关并发症。

（5）使患者掌握相关疾病的用药知识及健康预防知识。

三、康复护理措施

肩关节脱位复位后，应尽早进行以手法治疗为主的训练，做完手法治疗后，可使用冰绿豆外敷，减轻消除局部肿胀、肌肉痉挛、疼痛。

（1）三角巾悬吊保护固定。

（2）握拳、张手、练习：用力张开手掌保持2～5 s，然后握拳至最大力量，保持2～5 s，放松后重复。

（3）肱三头肌等长收缩练习：患肢上臂背侧肌肉等长收缩练习，可在监测肢体协助保护下，30次/组，1～2组/天。

（4）耸肩练习：耸肩至可耐受的最大力量，保持2～5 s，放松后重复，30次/组，3～4组/天；以及“扩胸”“含胸”等肩关节周围肌肉力量练习。

（5）摆动运动：体前屈（弯腰）至上身与地面平行，在三角巾和健侧手的保护下摆动手臂，首先是前后方向的，待适应基本无痛后增加左右侧向的，最后增加环绕（划圈）动作，逐渐增大活动范围，每个方向 10 ~ 30 次 / 组，2 ~ 3 组 / 日，练习后即刻冰敷 15 ~ 20 min。

四、康复护理指导

（1）使患者了解复位以后保持固定位置对防止习惯性脱位的重要性。

（2）指导患者在平时的生活中应减少拉、拖、拽等动作，以预防发生关节脱位。

（3）帮助和指导患者进行康复训练，同时观察受伤部位情况。

第二节　肩袖损伤

肩袖是肩关节周围的一组肌腱（由肩胛下肌、冈上肌、冈下肌及小圆肌组成），形成“袖口”，包裹肩关节的前方、上方及后方。当上述肌腱、组织发生损伤或病变时，则称为肩袖损伤。以下介绍一下肩袖损伤的康复护理。

一、康复护理原则

肩袖损伤康复是指非手术综合治疗和手术治疗后，进行系统的康复训练。

二、康复护理目标

（一）术前

减轻疼痛和炎症，通过物理及药物治疗、康复训练提高一般适应能力和力量负荷练习等方法，促进损伤组织愈合和功能恢复。

（二）术后

预防修复组织再次破裂的基础上，减轻疼痛，增加肩关节活动范围，以及尽早恢复到正常的功能活动。

三、康复护理措施

肩袖损伤术后康复训练分为以下 3 个阶段。

（一）术后 0 ~ 6 周

1. 圈、钟摆

健手辅助患侧上肢前后、左右摆动及顺、逆时针划圈。钟摆运动，又称柯德曼式运动，是肩关节的一种自我松动方法。体前屈（弯腰）至上身与地面平行，在三角巾和健侧手的保护下摆动手臂。首先是前后方向的，待适应基本无痛后增加左右侧向的，最后增加绕环（画圈）动作，逐渐增大活动范围，但不超过 90°。

2. 手、腕、前臂及肘的相邻关节活动练习（主动）

3 次 / 天，5 ~ 10 个 / 次。

手：抓握，伸展；腕：掌屈、背屈、尺偏、桡偏、环转；前臂：旋前、旋后；肘：屈曲、伸展。

3. 冷敷痛区

3～6次/天，每次20～30 min。

4. 被动活动练习

术后第1天开始被动活动肩关节前屈和体侧外旋，术后第3～4天开始被动活动肩关节外展、内旋及外展外旋。

（1）肩关节前屈：患者应平卧于床上，伸直患侧上臂，健侧手扶患肢肘部。在患肢不用力的情况下，由健侧手用力使患肢尽可能上举达最大角度，并在该角度维持1 min。

（2）肩关节体侧外旋：患者平卧床上。患侧肘关节屈曲90°并紧贴在体侧。健侧手用一根木棒顶住患侧手掌。在维持患侧肘关节紧贴体侧的同时，尽力向外推患侧手，达到最大限度时同样维持1 min。

（3）肩关节外展：患者应平卧于床上，双手持一木棒于体前，健侧向患侧推，使患侧上肢贴于床面，肩关节展开，达到最大限度时同样维持1 min。

（4）肩关节外展外旋：患者应平卧于床上，患侧肘关节屈曲90°，肘不必紧贴于体侧，患侧肩关节尽可能外展90°以内，90°为最佳，健手患手均握木棒端，健手尽力向外推患手，注意上臂不可离开床面，达到最大限度时同样维持1 min。

（5）肩关节内旋：患者站立位，患肢背在背后，而健侧手背在脑后。两手分别握住一条毛巾的两端。患肢不用力的情况下，由健手通过所握的毛巾尽力将患手向上拉，达到最大限度时维持2 min。

5. 术后2周拆线后进行三角肌等长收缩训练

分别锻炼前、中、后部，均为3次/天，5～10个/次。

（1）等长收缩：肌肉在收缩时其长度不变而只有张力增加，这种收缩称为等长收缩，又称为静力收缩。

（2）三角肌等长收缩训练：患者平卧床上。患侧手握拳，肘关节屈曲90°并紧贴在体侧。在保持身体、肩关节、上肢位置不动的前提下，进行前方、外侧、后侧的抵抗训练，抵抗物可为床、健手及墙面等。

（二）术后7～12周

（1）除吊带后主动辅助关节活动训练：肩梯、滑轮等。

（2）站立位，利用棍棒等进行前屈、外展、外旋等练习，均为3次/天，5～10个/次；站立位，双手持棍，健手带动患手进行练习。

（3）继续进行肩部肌肉等长收缩练习；此阶段训练可与站立位进行，不过要保持躯干、患侧肩及上肢保持不动的原则。

（4）姿势纠正：与日常生活中保持良好的习惯及姿势，与康复训练同样重要，既可以很好地帮助康复训练，又可以避免不必要的并发症发生。

（三）术后12周以后

此阶段，重建或修复的肩袖已基本愈合，除继续强化之前的动作之外，可进行终末牵拉和力量练习。

1. 利用门、桌子等进行肩关节各方向牵拉

3次/天，5～10个/次，每次需持续10～20 s。

(1) 门框胸肌牵拉训练：上臂外展，曲肘前臂置门框。躯干缓慢转向对侧，直到感觉到了胸肌牵拉感。

(2) 肩关节后牵拉训练水平内收：前屈 90°水平面内收肩关节，对侧手在肘关节处加力帮助牵拉。

(3) 肩前屈牵引训练：立位面向墙壁，手向上滑动，缓慢靠近墙面以增加牵引。

2. 利用哑铃、弹力带等进行各方向力量练习

2～3 次 / 天，15 个 / 次，到达终末点时需持续 5～10 s。以下为几个重点联系的动作，保持肩关节肌肉力量的平衡。

(1) 肩关节体侧抗阻内外旋训练：手握一弹性皮筋一端，皮筋另一端固定于某处，向外侧用力牵拉皮筋，至最大角度保持一定时间或完成动作为一次。可通过皮筋的松紧调节阻力的大小。

(2) 肩关节抗阻后伸训练：手握一弹性皮筋一端，皮筋另一端固定于某处，向后用力牵拉皮筋，至最大角度保持一定时间或完成动作为一次。可通过皮筋的松紧调节阻力的大小。

(3) 肩关节抗阻前屈训练：手握一弹性皮筋一端，皮筋另一端踩于脚下，向上用力拉皮筋。可通过皮筋的松紧调节阻力的大小。注意不可耸肩，保持拇指向上。

(4) 复合运动训练：可让患者小运动量的游泳、慢跑和球类运动等以恢复患者上肢的协调性和运动的精确性，但半年内不能进行竞赛类运动。训练时所有活动均需在疼痛耐受范围内进行。同时可辅助理疗和药物等方法控制炎症、减轻疼痛。

四、康复护理指导

(1) 损伤早期要注意休息，不要过多地活动肩关节，比如不能使用患侧上肢提重物，否则会导致损伤加重。

(2) 要注意饮食营养的补充，少吃辛辣刺激性食物，多吃蛋白质以及维生素含量比较丰富的食物，有利于促进恢复。除了必要营养的补充外，因为肩袖损伤一般疼痛感较明显，尤其以夜间痛为著，可以口服或外用一些止痛类药物减轻疼痛症状。

(3) 循序渐进地进行功能锻炼，要改善肩关节的活动范围，提高肩关节周围肌肉的力量，要加强稳定性。平时在运动锻炼之前要做好热身活动，避免突然地使用上肢发力，否则容易引起肩袖再次损伤。

第三节　肘关节（尺侧 / 桡侧）副韧带重建术后

肘关节尺侧副韧带损伤，多有明显的外伤史，如跌倒时用手撑地手臂呈伸直外展位，或伸直外展和略后伸位致伤。桡侧副韧带损伤，多有明显的外伤史，如跌倒时用手撑地，肘关节处于内翻位，内翻应力作用于初在伸直或半屈曲位时的肘关节，或躯干压迫使肘关节内翻，则可引起桡副韧带损伤。损伤较重，副韧带完全断裂，应积极采取手术治疗。

一、康复护理原则

(1) 保护和增强肌体的抵抗力。

(2) 观察和预防术后并发症的发生。

(3) 鼓励患者树立信心，战胜疾病。

二、康复护理目标

(1) 尽快恢复肘关节正常生理功能。

(2) 减少心理和生理的痛苦与不适。

(3) 预防并发症的发生。

三、康复护理措施

(1) 了解术中情况及术后注意点，按各种麻醉后常规护理。

(2) 正确连接各种输液管、氧气管等。

(3) 正确执行术后医嘱。

(4) 注意保暖，防止意外损伤。

(5) 密切观察生命体征的变化。

(6) 做好术后相关宣教。

四、康复护理指导

(1) 保证患者安全，安置合适的体位，监测生命体征。

(2) 指导患者正确的营养与饮食。

(3) 保证术后休息及活动的指导。

(4) 术后1~4周。肘关节在屈曲50°~60°的情况下制动1周；进行肘关节主动活动，前3周在支具限制和保护下进行45°~90°的主动活动，第4周将活动范围扩大到30°~105°；进行肩胛带肌肉的等长收缩训练（避免肘关节外旋）；进行握力练习。术后1~4周的训练目标应以促进韧带愈合并减轻疼痛和炎症反应为主，并争取获得30°~105°的肘关节活动度。

(5) 术后4~6周。持续在支具的限制和保护下进行肘关节的主动活动，将肘关节活动范围扩大到15°~115°；在不诱发新的疼痛的前提条件下，进行肩关节和肘关节的等长屈伸训练；进行肩胛带动态稳定性的力量训练；考虑使用理疗手段促进康复。该阶段的康复目标是扩大肘关节活动范围，进一步控制疼痛和肿胀。

(6) 术后6~12周。更进一步的肘关节主动活动；改善肘关节伸展度，利用神经肌肉拉伸法改善肘关节活动度、提升肌肉力量；从第8周开始实施肩关节内外旋力量训练（该训练通常要由肘关节参与，会使肘关节内侧副韧带产生较大应力）；必要时使用理疗手段促进康复。该阶段的康复目标为恢复肘关节全范围活动，并恢复上肢基本的活动功能和负重能力。

(7) 术后12~16周。通过积极的训练使上肢力量、柔韧性得到全面恢复（肘关节的屈伸，肩的屈伸、外展内收、外旋内旋，腕关节的力量等）；进行耐力训练，强化肌肉力量；进行全身综合的功能性训练。该阶段的康复目标为体能恢复，为挑战更剧烈的运动做准备。

(8) 术后4~9个月。有投掷职业需求者，可以逐步开始激进的训练，恢复到受伤前的运动能力，并确保不再轻易受伤。

第四节 肘关节脱位切开复位内固定术后

肘关节是仅有一个关节腔的关节，具有 2 种不同的功能，旋前、旋后运动发生在上尺桡关节，屈曲和伸直发生在肱桡和肱尺关节。肘关节有 3 个明显的标志，它们是尺骨的鹰嘴突、肱骨内上髁和外上髁。常见的肘部损伤有肱骨髁上骨折、肱骨外髁骨折、肱骨内上髁骨折、肱骨髁间骨折、尺骨鹰嘴骨折、肘关节脱位等。手术治疗方法即切开复位内固定术。

一、康复护理原则

肘关节脱位是一种常见的骨外伤疾病，又叫肘关节“脱臼”，主要是指肘关节面失去了原有的对合关系。其康复护理原则如下。

（1）保护和增强肌体的抵抗力。

（2）观察和预防术后并发症的发生。

（3）鼓励患者树立信心战胜疾病。

（4）专业的康复训练对于术后肘关节功能康复至关重要，不可以暴力地被动活动，避免引发骨化性肌炎。强调主动锻炼，锻炼时要缓慢均匀地用力，在某个极点适应几秒后再重复。

（5）佩戴肘关节可调节支具保护，早期活动限于 60° ~ 90°，随后循序渐进地增加角度范围，术后 6 周左右达到全关节主动活动。

（6）物理治疗可于术后 6 周开始，循序渐进辅助肩关节及前臂的旋转功能训练，开始主动抗阻力训练及肩关节平面以下肘关节内旋训练。

（7）术后 6 周去除支具保护，开始行腕、肘及肩关节功能锻炼。

（8）术后 12 周，开始循序渐进地行自主功能及特殊力量训练。

（9）术后 15 周左右，大多数患者可恢复到伤前的运动水平。

二、康复护理目标

（1）尽快恢复肘关节正常生理功能。

（2）减少心理和生理的痛苦与不适。

（3）预防并发症的发生。

三、康复护理措施

（1）了解术中情况及术后注意点，按各种麻醉后常规护理。

（2）正确连接各种输液管、氧气管等。

（3）正确执行术后医嘱。

（4）注意保暖，防止意外损伤。

（5）密切观察生命体征的变化。

（6）做好术后相关宣教。

四、康复护理指导

(1) 保证患者安全，安置合适的体位，监测生命体征。

(2) 指导患者正确的营养与饮食。

(3) 保证术后休息及活动的指导。

(4) 术后用石膏托将肘关节固定于屈曲 90°位。

(5) 术后 10 日拆线，并每日取下石膏托数次，做肘关节伸屈活动，逐渐增加频次及力量。

(6) 待肘关节已恢复部分有力的自主活动后，可以白天去除石膏，做功能锻炼及理疗，晚上睡觉时仍用石膏托保护，共 6 ~ 8 周。

第五节　腕管综合征（术前、术后）

腕管综合征发生的原因是腕管内压力增加导致正中神经受压。腕管是一个由腕骨和屈肌支持带组成的骨纤维管道。前者构成腕管的桡、尺及背侧壁，后者构成掌侧壁。腕管综合征是最常见的周围神经卡压性疾病，也是手外科最常进行手术治疗的疾患。其病理基础是正中神经在腕部的腕管内受卡压。

一、康复护理原则

(1) 保护和增强肌体的抵抗力。

(2) 观察和预防术后并发症的发生。

(3) 鼓励患者树立信心，战胜疾病。

二、康复护理目标

(1) 解除正中神经支配区（拇指、示指、中指和环指桡侧半）感觉异常或麻木症状，夜间手指麻木很多时候是腕管综合征的首发症状。很多患者手指麻木的不适可通过改变上肢的姿势或甩手而得到一定程度的缓解，严重者可有大鱼际萎缩。

(2) 减少心理和生理的痛苦与不适。

(3) 预防并发症的发生。

三、康复护理措施

1. 术前护理

腕管综合征患者由于病程长，术前均接受过保守治疗，但效果不佳，因此对手术治疗的顾虑重重，护士应做好宣传教育，使患者消除紧张情绪，以较好的心理状态配合手术治疗。

2. 一般护理

病室空气新鲜，每日开窗通风，戒烟，普通饮食，尽量多食用一些富含维生素 B_1 的食物，以增加神经营养，促进神经恢复。

3. 体位

根据不同的麻醉方式采取合适的体位。手术部位肢体高于心脏 10 ~ 20 cm。

4. 伤口观察

手术切口加压包扎，减少出血，注意观察患者手术部位的末梢循环，监测患者手术部位的感觉活动及肢端颜色、温度及感觉功能恢复情况。

5. 疼痛的评估

术后及时评估疼痛程度，了解患者疼痛的原因，因静脉淤积引起，则抬高手术部位，严重者也可以考虑给予适当的止痛剂。

6. 负压引流的护理

防止引流管受压、扭曲，保证引流管通畅。

7. 理疗

消肿，消炎，促进伤口愈合。半导体激光照射，10 min/ 次，1 次 / 天；微波治疗仪，10 min/ 次，1 次 / 天。

8. 功能锻炼

患者早期进行功能锻炼，能最大限度地恢复肢体功能，术后第一天应督促患者进行患肢上举和手指主动伸屈活动。

手部功能锻炼方式有如下。

（1）手指抓空锻炼。

（2）分次合指法。

（3）腕关节屈伸法。

（4）拇指锻炼法。

（5）手腕旋转法。

以上各种锻炼方法的每种运动每次锻炼 15 ~ 20 次，3 ~ 5 次 / 天，频率不宜过快。

四、康复护理指导

（1）术后护士密切观察病情，及时汇报医生。

（2）保持切口清洁，预防感染。

（3）及早进行功能锻炼。

第六节　腕关节三角纤维软骨复合体损伤（术前、术后）

三角纤维软骨复合体损伤主要产生腕关节的尺骨侧（小指侧）症状，轻微的损伤往往被认为是腕关节扭伤；腕关节的软组织结构非常复杂，三角纤维软骨复合体起到腕关节各方向活动时的稳定作用。

一、康复护理原则

（1）保护和增强肌体的抵抗力。

（2）观察和预防术后并发症的发生。

（3）鼓励患者树立信心，战胜疾病。

二、康复护理目标

（1）腕关节各项功能的恢复，对手术的疗效起到强化作用，可更大程度帮助患者恢复功能。

（2）减少心理和生理的痛苦与不适。

（3）预防并发症的发生。

三、康复护理措施

（一）术前护理

术前与患者进行充分交流，掌握其心理状态，并采用通俗易懂的语言为患者及其家属讲解本次手术目的、注意事项及优点等，以消除其因对手术未知感而产生的顾忌、紧张等不良情绪；术前指导患者家属为其修剪指甲，避免指甲中存在细菌，并对患肢进行清洁；为避免皮肤出现损伤，在剃毛时应判断备皮区是否有感染灶或伤口；手术前晚，对患者术区皮肤进行初步消毒及包扎。

（二）术后护理

由于术中受操作的刺激，患者常存在酸胀感、沉重感，护理人员应将患者患侧上肢放置于功能位，位置稍高于心脏水平，促进患肢静脉回流，以避免患者肢体疼痛、肿胀；术后将冰袋冷敷于患者腕关节局部，并定时对患者进行巡视，密切观察指肢端的感觉、循环等情况，判断腕关节周围皮肤是否存在感觉障碍、硬结等情况；术后密切观察患者血运、周围神经、功能活动等情况，若出现手指感觉障碍、麻木等并发症，应立即与医生取得联系并处理；术后第 2 周，指导患者进行握力及手部伸指锻炼。

四、康复护理指导

（1）采用合理的患肢功能位。

（2）观察肢体末梢血运、感觉和肢体的活动情况。

（3）疼痛的评估和干预措施。

（4）正确康复训练指导和健康宣教。

第十二章

下肢关节损伤护理

第一节　膝关节半月板撕裂缝合术后

一、康复护理原则

（1）患者手术部位或骨性突起部位的皮肤应该适当保护，避免发生压疮。

（2）患肢可以适当抬高，以促进静脉回流，下肢或者患膝可以局部应用弹力绷带进行固定加压，局部进行冷敷，有助于肿胀消退。

（3）观察肢体末梢血运，观察皮肤色泽、温度和运动感觉等情况，以免发生静脉血栓或者血管神经的问题。

（4）切口护理尤为重要，需要保持手术切口干燥、洁净，定期进行伤口消毒。

（5）指导患者进行合理饮食，包括增加蛋白类物质的摄入，多吃高蛋白饮食，有利于伤口愈合。避免抽烟等不良习惯。

（6）按医生给予康复锻炼计划进行指导康复锻炼，鼓励做关节功能锻炼、肌肉收缩锻炼，有助于关节的功能恢复。

二、康复护理目标

（1）疼痛明显减轻或消失。

（2）焦虑消失或明显减轻。

（3）舒适感明显改善。

（4）基本生活需要能够得到满足。

（5）无并发症发生。

（6）患者了解并掌握功能锻炼方法，能积极进行锻炼。

三、康复护理措施

1. 体位

采取舒适体位，患肢下垫软枕，使之抬高 15° ~ 20°。

2. 用药指导

轻度疼痛者，指导患者采取一些预防或减轻疼痛的方法，如深呼吸等。中度疼痛可遵医嘱口服止痛剂。

3. 饮食指导

以高蛋白、高维生素为主，如奶制品、豆制品、鱼虾、肉类等，多食用新鲜的水果蔬菜，避免辛辣刺激食物以及饮酒等。

4. 生活护理

常用物品应放置在患者床旁易取到的地方。及时提供便器，协助做好便后清洁卫生。协助洗漱、更衣、床上擦浴、洗头等。提供合适的就餐体位与床上餐桌板。

5. 心理护理

做好心理护理，主动与患者聊天，减轻患者的陌生感，用通俗语言向患者介绍术后康复锻炼知识。介绍康复成功病例，消除其思想顾虑，积极配合治疗，树立战胜疾病信心。

6. 功能锻炼

（1）第一阶段：术后 1 ~ 3 天。24 h 内指导患者进行股四头肌肌肉等长收缩锻炼，可先练习健肢，再练习患肢。24 h 后，患肢进行股四头肌及腓肠肌的锻炼，也可以先进行股四头肌练习后再试着抬腿锻炼腓肠肌（方法是患者仰卧，两腿平放，伸直膝关节后慢慢抬离床面至足跟稍离床而即可）。4 ~ 5 次 / 天，每次 5 min，以不感到疲劳为原则，且抬腿不宜超过 45°。护士应经常检查患者的锻炼效果，以确实看到股四头肌收缩和完全舒张为标准，防止患者用臀大肌的收缩代替股四头肌的收缩锻陈。

（2）第二阶段：术后 4 ~ 9 天。膝部制动固定期的锻炼：护士协助患者取仰卧位或坐位，将手置于膝后，嘱患者用力将膝部压向手，再放松，反复“压紧→放松”，每小时 1 次，每次 5 min。直腿抬高锻炼：①首先抗重力抬高，伸直膝关节，抬离床面 70° 为宜；然后进行抗阻力抬高，如足部绑缚沙袋。②增加锻炼强度，改变体位，减慢抬腿速度和延长滞空时间。术前若有股四头肌萎缩，应强化锻炼，术后一旦恢复感觉，就开始锻炼。

（3）第三阶段：术后 10 ~ 14 天。此期患肢关节积液消退后，可在床上做伸屈关节的活动。患膝下垫一软枕，屈膝 30°，使足跟抬离床面，逐渐增加伸屈角度，直至患膝伸直，每次 15 min，每天 2 次。待肌力完全恢复 2 周后，开始不负重行走。患者下地行走的时间应根据以下 4 个条件考虑：①股四头肌有能力抬腿。②膝关节无肿胀，无积液。③伤口已拆线，全身情况良好，下地后无头晕不适。④已学会正确用拐。具备以上 4 个条件，就可以扶拐，患肢不负重下地活动。

（4）第四阶段：术后 3 ~ 6 周。①手术后 3 ~ 4 周：半蹲练习。双足分开与肩同宽，双膝轻轻弯曲约呈 30°，身体重心尽量向后（要有坐下的感觉），每日 1 次，每次 10 ~ 15 min，要求每天增加 30 ~ 60 s。②术后 4 ~ 6 周：半蹲位练习。每日 2 次，每次除 30° 外，增加 40° ~ 80° 靠墙站立 1 次，时间尽可能长，并每日增加 30 ~ 60 s，此期患者可增加行走距离，如感觉良好，则可开始慢跑，时间约 10 min，不要求速度。③ 6 周以后：如果股四头肌力量恢复良好，则可开始进行患肢单腿半蹲锻炼，方法同上，还可以进行综合训练器的抗阻伸膝练习，大重量慢起慢落。

四、康复护理指导

（1）少吃刺激性食物以免影响伤口愈合，每日大量饮水，按时排便避免便秘的发生。运动量不宜过大。保证足够的休息与睡眠。

(2) 继续练习将患肢抬高超过心脏水平 15 ~ 20 cm，以促进静脉回流，膝关节保持在近伸直位，在整个治疗期间都应强调和指导患者锻炼股四头肌，防止发生膝关节不稳定，这是获得最佳手术效果的关键，循序渐进，逐渐抗重力抬高，然后抗阻力抬高。

(3) 康复后，依旧要注意运动，尽量避免剧烈运动，注意休息和保暖。

第二节　膝关节前、后交叉韧带重建术后

一、康复护理原则

(1) 病情观察：严密观察患者生命体征的变化。

(2) 患肢的观察及护理：密切观察患肢远端血液循环、感觉、运动。

(3) 疼痛的护理：确定疼痛原因，对症处理，必要时应用止痛药物。

(4) 加强基础护理：

1) 满足患者的生活需求，帮助患者进食及排便。

2) 病室保持空气新鲜，环境清洁，保持床单平整干燥，使患者舒适。

3) 指导患者进行合理饮食，包括增加蛋白类物质的摄入，多吃高蛋白饮食，有利于伤口愈合。

4) 避免抽烟等不良习惯。

5) 协助患者翻身，做好皮肤护理。

(5) 切口护理尤为重要，需要保持手术切口干燥、洁净，定期进行伤口消毒。

(6) 按医生给予康复锻炼计划进行指导康复锻炼，鼓励做关节功能锻炼、肌肉收缩锻炼，有助于关节的功能恢复。

二、康复护理目标

(1) 患者能掌握减轻疼痛的方法；患者疼痛减轻，感觉舒适。

(2) 患者能说出引起焦虑的原因及感受；患者住院期间情绪稳定，积极配合治疗。

(3) 患者住院期间不发生关节积液、关节血肿。

(4) 患者住院期间基本生活得到满足。

(5) 患者皮肤完好。

(6) 无下肢深静脉血栓形成。

(7) 患肢血运好、关节活动如期恢复。

三、康复护理措施

1. 环境

创造整洁安静的环境，光线柔和，护理操作尽量集中，动作轻柔。

2. 体位

患肢处于伸直位，抬高患肢 20° ~ 30°。利于血液循环，减轻肿胀。在解除加压包扎前，

除功能锻炼，不负重活动外，应用数字卡盘调节式支具将膝关节固定在完全伸直位。护理上必须保持膝关节正确位置。

3. 患肢护理

观察敷料包扎松紧度，患肢血运、皮温、感觉、肿胀及肢端活动情况。如肢端颜色苍白、发钳、麻木，应及时通知医生处理。如膝关节张力大，肿胀明显，剧烈疼痛，患者拒绝患肢活动，应通知医生，必要时进行关节抽液。

4. 用药指导

轻度疼痛者，指导患者采取一些预防或减轻疼痛的方法，如深呼吸等。中度疼痛可遵医嘱口服止痛药。

5. 饮食指导

以高蛋白、高维生素为主，如奶制品，豆制品、鱼虾、肉类等，多食用新鲜的水果蔬菜，避免辛辣刺激食物以及饮酒等。

6. 生活护理

定时巡视病房，了解患者需要，及时解决问题。保持床单清洁、干燥、舒适。指导患者家属照顾患者的技巧。鼓励家属参与患者的生活护理。鼓励患者做力所能及的生活行为。

7. 皮肤护理

保持床铺平整、清洁、干燥、无碎屑。定时协助翻身、抬臀，避免局部长期受压。翻身及使用便盆时避免拖、拉、拽等动作，防止皮肤擦伤，避免局部刺激。每次更换体位应观察易发生祷疮部位皮肤。鼓励摄入充足的营养物质和水分。

8. 心理护理

耐心、细致、热情地讲解该病的常识。给予心理支持，耐心倾听患者及家属的诉说，理解、同情患者及家属的感受。保持病房环境安静，提供生活上的方便，减轻患者的后顾之忧。鼓励互相交流，使其消除对手术的恐惧感与不信任感。

9. 功能锻炼

（1）石膏固定期。

1）韧带损伤初期石膏固定次日，护士即指导患者开始锻炼踝、趾关节的背伸、屈曲和小腿的三头肌、股四头肌的等长舒缩锻炼。每次踝、趾关节的背伸、屈曲或小腿的三头肌、股四头肌的收缩锻炼都需要坚持 15 s 以上或感觉疲劳后放松。如此反复锻炼，每小时锻炼 3 ~ 5 min，每天 4 ~ 5 次。

2）指导患者股四头肌的正确锻炼方法：护士协助患者取仰卧位，患膝伸直，嘱患者绷紧股四头肌，此时髌骨上移，股四头肌处于绷紧状态，使其持续 15 s 后放松。如此反复锻炼，每小时锻炼 3 ~ 5 min，每天 4 ~ 5 次。进行锻炼时应告知患者尽重伸直膝关节，以利于股四头肌的锻炼，防止石膏拆除后出现关节僵硬的情况。

3）膝内侧副韧带损伤应指导患者强化夹紧大腿的动作（双膝间夹枕），以锻炼股内收肌。手术后 1 周，扶拐带石膏下地活动，可以负重。6 周拆除石膏，做膝关节屈伸锻炼。

4）膝外侧副韧带损伤应指导患者强化分开大腿的动作（双膝用弹力绷带捆缚在一起），以锻炼阔筋膜张肌。石膏固定 6 周，拆除石膏后，逐渐做关节屈伸运动。

5）膝交叉韧带损伤，应指导患者强化主动抬起和下压膝关节动作，以锻炼股四头肌、腘绳肌和腓肠肌，石膏固定 6 周，拆除石膏后，逐渐做关节屈伸运动。

（2）石膏拆除后。

1）屈曲的练习方法。以下方法任选其一，每日 1 次，力求角度略有增长即可。练习过程中或练习后如有特殊不适，应及时告知医生。练习过程中不得伸直休息，反复屈伸，否则将影响效果，且极易造成肿胀。坐（或仰卧）位垂腿：坐（或仰卧）于床边，膝以下悬于床外。保护下放松大腿肌肉，使小腿自然下垂，至极限处保护 10 min。必要时可于踝关节处加负荷。仰卧垂腿：仰卧于床上，大腿垂直于床面（双手抱腿以固定），放松大腿肌肉，使小腿自然下垂，必要时可于踝关节处加负荷（负荷不应过大，否则肌肉不能放松，即无效果）。坐位"顶墙"：坐椅上，患侧足尖顶墙或固定，缓慢向前移动身体以增大屈膝角度，感疼痛后保持不动，数分钟后疼痛消失或降低，再向前移动，至极限。全过程控制在 30 min 以内。俯卧屈膝：俯卧位（脸向下趴于床上），双腿自然伸展，自行握患腿踝关节，使膝关节屈曲（可用长毛巾或宽带子系于脚腕处，以便于牵拉）。或由他人帮助，但绝对禁止暴力推拿。

2）主动屈伸练习（被动屈曲后进行）。坐位屈膝：坐位，足不离开床面，缓慢、用力，最大限度屈膝，保持 10 s 后缓慢伸直。2 ~ 4 min/ 次，1 ~ 2 次 / 天。坐位伸膝：坐位，足垫高，于膝关节以上处加重物。完全放松肌肉，保持 30 min。30 min/ 次，1 ~ 2 次 / 天。伸屈的练习法：伸展练习中肌肉及后关节的牵拉感及轻微疼痛为正常，不可收缩肌肉对抗，应完全放松，否则将会无效。练习中采用负荷的重量不宜过大，应使患膝敢于放松，持续至 30 min，有明显牵拉感为宜。练习过程中不得中途休息，否则将影响效果。俯卧悬吊：俯卧，膝以下悬于床外，踝关节处加重物。完全放松肌肉，保持 30 min。30 min/ 次，1 ~ 2 次 / 天。

3）支具固定期。手术后第 3 天即开始指导患者进行膝关节屈曲锻炼，锻炼屈度从 15° 开始，逐加增加，1 个月之内增加至 120° 即可。每小时锻炼 3 ~ 5 min，每天 4 ~ 5 次。下肢支具 12 个月后即可拆除。

四、康复护理指导

（1）患者训练应严格按照循序渐进的原则，并因人而异，应避免超负荷，注意运动时的用力方向和速度，负重时必须有支具或护膝保护，避免剧烈运动。

（2）指导患者行走负重时选择后跟宽的、软的、高低适度的鞋，鞋跟过细过高者，身体重心升高，支撑面积减少而稳定度降低。行走时容易出现不平衡而摔倒、增加前交叉韧带再损伤的概率。

（3）指导患者加强腿部肌肉和膝关节的屈伸活动锻炼，坚持徒步行走以及马步站桩等，股四头肌力量的增强，可提高膝关节的稳定性。

（4）膝关节支具佩戴要求：术后 4 周内应全天佩戴（除了练习的屈膝练习外），术后第 2 个月在床上休息时可以不戴，但下床时要戴；术后第 3 个月出门时要佩戴。为方便步行，术后第 22 天开始调节夹板 0° ~ 30° 范围内活动，之后每周向内挪动一格，至术后第 7 周可 0° ~ 110° 活动。术后 12 周可完全去除支具保护。

（5）2 ~ 3 个月后拍片复查或遵医嘱按时复诊。

第三节　踝关节韧带损伤（术前、术后）

一、康复护理原则

早期发现、早期干预、综合康复。必要的给予手术治疗，康复护理要与家庭和患者的日常生活相结合，注重预防疼痛及复发的发生。

二、康复护理目标

（一）短期目标

通过手术减轻疼痛，减少踝关节韧带负荷，消除肌肉紧张，改善踝关节运动范围。采取康复护理措施，纠正患者的异常姿势，从而降低肌肉的紧张程度。

（二）长期目标

保持良好的步态或姿势，防止疼痛及复发。通过综合康复护理，使身体、心理、职业、社会等方面达到最大限度地恢复和补偿，实现最佳功能和独立性，提高生活质量。

三、康复护理措施

跟腱修复术后的康复应从术后 2 ~ 6 周开始。为了保护修复的跟腱，康复医生必须交代一些注意事项。比如，术后 12 周之内应该禁止被动牵拉跟腱。另外，负重过程也应该是在手术医生的指导下逐步进行。在术后的整个康复过程中治疗师必须明确跟腱愈合的 4 个阶段（炎症期、增生期、塑性期和成熟期）。在愈合的最初 6 周内（炎症期和增生期）跟腱时最脆弱的，在接下来的 6 周 ~ 12 个月内（塑性期和成熟期）强度慢慢增加。患者的康复是一个标准的功能性恢复过程。

（一）保护和愈合期（第 1 ~ 6 周）

（1）目标：保护修复的跟腱。控制水肿和疼痛、减少瘢痕形成、改善背屈活动度到中立位、增加下肢近端各组肌力到 5/5 级、医生指导下的渐进性负重、独立完成家庭训练计划。

（2）注意事项：避免被动牵伸跟腱、应把膝关节屈曲 90°位下的主动踝背屈限制在中立位（0°）、避免热敷、避免长时间下垂位。

（3）治疗措施：医生指导下使用腋仗或手杖时，穿戴轮盘固定靴下渐进负重，主动踝背屈 / 础屈 / 内翻 / 外翻、按摩瘢痕、关节松动、近端肌力练习、物理治疗、冷疗等。

（4）晋级标准：疼痛和水肿得到控制、在医生指导下可以负重、踝背屈达到中立位、下肢近端肌力达到 5/5 级。

（二）早期关节活动（第 6 ~ 12 周）

（1）目标：恢复正常步态，恢复足够的功能性关节活动，以满足正常步态（踝背屈 15°）及上台阶的要求（踝背屈 25°）恢复踝背屈，内翻和外翻肌力到正常的 5/5 级。

（2）注意事项：避免治疗性练习和功能活动中出现疼痛，避免被动牵伸跟腱。

（3）治疗措施：在保护下可闹手负重到完全负重练习步态，无痛时则可脱拐，水下踏车系统练习步态，鞋内足跟垫帮助恢复正常步态，本体感觉训练，等长 / 等张肌力练习：踝内

翻 / 外翻。术后 6 周：膝屈曲 90°位渐进性抗阻踝砋屈 / 背屈练习。术后 8 周：膝伸直 0°位渐进抗阻踝砋屈 / 背屈练习。用屈腿装置和膝伸直位脚踏装置进行砋屈肌力练习，自行车练习，脚踏多轴装置上描绘字母，倒走踏车。物理治疗，瘢痕按摩，向前上台阶练习。

（4）晋级标准：正常步态。足够的被动踝背屈角度（20°），踝背屈，内翻，外翻肌力达到徒手肌力评定 5/5 级。

（三）早期肌力练习（第 12～20 周）

（1）目标：恢复全范围主动关节活动，踝砋屈肌力达到正常 5/5 级，恢复正常平衡能力（用 NeuroCom 或 Biodex 平衡系统评定，恢复无痛的功能性活动，下台阶能力。

（2）注意事项：避免治疗性练习和功能性活动中出现疼痛，避免跟腱高负荷（即整个体重下过度背屈踝关节或跳跃）。

（3）治疗措施：等张 / 等速的内翻 / 外翻练习，固定系行车，训练阶梯，Versa 攀梯练习。本体感觉训练：本体感觉平板 /BAPS/ 泡沫滚筒 / 弹簧垫 /NeuroCom。加强踝砋屈渐进性抗阻来练习（强调离心运动），亚极量专项运动技能练习，渐进性本体感觉练习项目，水下踏车系统跑步练习，下肢近端肌力练习（渐进性抗阻练习），等速项目练习，活动中所需的柔韧性练习，向前下台阶练习。

（4）晋级标准：无恐惧下完成日常生活活动。正常的柔韧性，足够的肌力，表现为能单腿提踵 10 次，往复下台阶的能力，对称的下肢平衡能力。

（四）晚期肌力练习（第 20～28 周）

（1）目标：能够自如地在踏车上完成前向跑步活动。等速测定平均峰值力矩达到 75%。能够满足日常生活活动所需的最大肌力和柔韧性，恢复无限制的功能性活动，能无恐惧状态下完成更高水平的体育活动。

（2）注意事项：活动中避免疼痛和恐惧。未达到足够的力量和柔韧性之前避免跑步和体育活动。

（3）治疗措施：开始踏车上前向跑步练习，等度评定和训练，继续下肢肌力和柔韧性练习，干扰下高级本体感觉训练，轻度的功能往复运动（双脚跳跃练习），亚极量的体育技能练习，继续自行车，训练阶梯，Versa 攀梯练习，继续加强下肢近端肌力练习（渐进性抗阻练习）。

（4）晋级标准：无痛跑步能力。等速测定平均峰值力矩达到 75%，正常的柔韧性、正常的肌力（踝关节所有肌力均为 5/5 级），无恐惧地进行体育专项练习。

（五）第五阶段：全面恢复也体育技能（第 28 周～1 年）

（1）目标：无恐惧地进行体育运动。能够满足个人体育活动所需的最大肌力和柔韧性。垂直跳跃评定患肢达健肢的 85%，等度肌力测定患肢达健肢的 85%（砋屈 / 背屈 / 内翻 / 外翻）。

（2）注意事项：治疗性，功能性和体育性活动中避免疼痛，在具备足够的肌力和柔韧性之前避免全项体育运动。

（3）治疗措施：更高级的功能训练和灵活练习，功能往复运动，体育专项练习，等速评定，功能性评定，如垂直跳跃评定。

（4）晋级标准：达到体育运动所需的肌力和柔韧性，能够无恐惧地完成体育专项运动。

功能性评定患肢达健肢的85%，等速肌力测定患肢达健肢的85%（趾屈/背屈/内翻/外翻），能够独立完成健身房/家庭训练计划。

四、康复护理指导

(1) 指导尽早进行功能锻炼，恢复肢体功能，预防并发症。休息与运动1年内避免剧烈体育运动及重体力劳动。

(2) 指导合理饮食，均衡营养。

(3) 鼓励患者早期床上活动（患肢关节制动），可使用牵引床上拉手，抬高躯体，避免褥疮；增加肺活量，促进循环，防止肺部感染；按摩肌肉，预防下肢深静脉血栓。

(4) 不负重，不要提拉重物，过早弃拐行走。

(5) 定期复查。复诊须知术后3、6个月复诊。

第十三章
脊柱损伤护理

第一节　颈椎间盘突出症

一、康复护理原则

(1) 个体化原则：依据颈椎间盘突出症不同功能障碍，制订不同的康复护理方案。

(2) 整体化原则：对疼痛、神经功能障碍、日常生活功能障碍、颈部活动障碍、步态和姿势异常、心理障碍进行全面康复护理。

(3) 安全性原则：注意牵引、推拿反应，防止意外损伤。

(4) 提高患者防病意识，增强其治疗信心，掌握康复护理方法，循序渐进，持之以恒。

二、康复护理目标

(一) 短期目标

患者焦虑有所减轻，心理舒适感增加，疼痛得以解除，能独立或部分独立地进行躯体活动。

(二) 长期目标

加强患者颈部姿势的调整，使其不舒适的症状减轻或得到控制。

三、康复护理措施

(一) 睡姿与睡枕

颈部姿势对颈椎间盘突出症状有明显影响，睡眠姿势的影响尤大。绝大多数患者通过姿势调整特别是睡姿调整、适当休息以及正确的颈肩背部肌肉锻炼就能恢复健康或是大幅度缓解症状。颈椎有正常的生理弯曲，从侧面看有轻度前凸，从正面看，颈椎排列是一直线。因此，睡姿应以仰卧为主，头应放于枕头中央，侧卧为辅，要左右交替，侧卧时左右膝关节微屈对置。俯卧、半俯卧、半仰卧或上、下段身体扭转而睡，都属不良睡姿，应及时纠正。合适睡枕对防治颈椎间盘突出症十分重要，是药物治疗所不能替代的。适合人体生理特点的睡枕应具有：曲线造型符合颈椎生理弯曲；枕芯可承托颈椎全段，使颈椎得到充分松弛和休息；枕芯透气性良好，避免因潮湿而加重颈部不适。还需具备科学的高度和舒适的硬度。枕高应结合个体体型，一般以仰卧时枕中央在受压状态下高度 8.15 cm 为宜，而枕两端应比中央高出 1 cm 左右。使仰卧或侧卧时，保持头与颈在一个水平上，以利于颈肩部肌肉放松。总之，睡枕高度以醒后颈部无任何不适为宜。

（二）颈托和围领

这是颈椎间盘突出症患者治疗和康复中常用的器具，其主要起制动作用，限制颈椎过度活动。它的使用有助于组织的修复和症状的缓解，但长期应用可引起颈背部肌肉萎缩，关节僵硬，不利于患者的康复，故仅在颈椎间盘突出症急性发作时、微创术后、颈椎错位手法治疗后等颈椎需要制动、固定时使用。颈托和围领的合适高度以保持颈椎处于中立位为宜。若有颈部损伤则可应用前面宽、后面窄的颈托，使颈部处于轻度后伸位，以利颈部损伤组织的修复。

（三）牵引的康复护理

颈椎牵引是通过对颈椎牵伸的生物力学效应，增大椎间隙和椎间孔，解除血管神经受压，改善神经根内血液循环，消除淤血、水肿；使椎动脉伸展，变通畅；放松痉挛肌肉，减小颈椎压力；改善颈椎曲度，解除后关节处可能存在的滑膜嵌顿，减轻症状。

（1）坐位牵引：患者体位多取稳当的靠坐位，使颈部自躯干纵轴向前倾 10°～30°，避免过伸。要求患者充分放松颈部、肩部及整个躯体肌肉。牵引姿位应使患者感觉舒适，如有不适即应酌情调整。常用的牵引重量差异很大，可用自身体重的 1/15～1/5，多数用 6～7 kg，开始时用较小重量以利患者适应，每次牵引快结束时，患者应有明显的颈部受牵伸感觉，但无特殊不适，如这种感觉不明显，重量应酌情增加。每次牵引持续时间通常为 20～30 min。牵引重量与持续时间可有不同的组合，一般牵引重量较大时持续时间较短，牵引重量较小时持续时间较长。一般每日牵引 12 次，也有每日 3 次者，10～20 天为一疗程，可持续数个疗程直至症状基本消除。

（2）仰卧位牵引：如坐位牵引疗效不显著，或症状较重或体弱不耐久坐时可采用。用枕垫保持适当姿位，牵引重量一般为 23 kg，持续牵引 2 h 后休息 15 min，然后再做牵引，每天牵引总时间可达 10～14 h。由于持续卧床有诸多不利，症状有好转时即应改为坐位牵引。牵引时要注意患者的舒适程度，牵引过程可能出现不适，必须有毅力和耐力，在牵引中要分散患者注意力，可采用读报、谈心等方法，使其消除不适感，并要注意观察其面色、神态、呼吸、脉搏以免发生意外。少数患者颈椎牵引时可有不良反应，如颈痛加重，多为颈部姿势不当引起；又如颞下颌关节疼痛，多为牵引重量太大引起。适当调整后多可消除。牵引时配合颈肩部热疗，有助于热松肌肉，增强疗效。

（四）手法治疗的康复护理

手法治疗有很好疗效，简便易行，可疏通经脉、减轻疼痛、麻木、缓解肌肉紧张与痉挛，加大椎间隙与椎间孔，整复滑膜嵌顿及小关节半脱位，改善关节活动度，但切忌粗暴。在进行手法治疗前，要做好耐心细致的思想工作，说明手法治疗的目的和必要性，以取得患者的配合。手法治疗时要观察患者的反应，有异常情况应暂停手法治疗。

（五）心理护理

耐心倾听患者的诉说，理解、同情患者的感受，对患者提出的问题（如手术、治疗效果、疾病预后等）给予明确、有效的回答，建立良好的护患关系，使其能积极配合治疗。向患者婉言说明焦虑对身心健康可能产生的不良影响，帮助并指导患者及家属应用松弛疗法如按摩、听音乐等。创造安静、无刺激的环境，限制患者与具有焦虑情绪的病友及亲友接触，帮助患者树立正确的心态，掌握科学的手段防治疾病。

四、康复护理指导

（一）纠正不良姿势

纠正生活、工作中的不良姿势，防止慢性损伤，对颈椎间盘突出症病的防治显得尤为重要。正确坐姿应尽可能保持自然端坐，头部保持略前倾；桌椅高度比例应合适，桌面高度原则上以能使头颈、胸保持正常生理曲线为准，避免头颈部过度后仰或过度前倾前屈；避免长时间处于同一姿势，一般 2 h 变换一次体位。长期伏案工作者应定时改换头部体位，合理调整头与工作面的关系，不宜长期低头伏案看书或工作，也不宜长期仰头工作，工作中注意纠正头、颈、肩、背的姿势，不要偏头耸肩，谈话、看书时要正面注视，不要过度扭曲颈部。

（二）体育锻炼

合理适度的体育锻炼可以调整颈部组织间的相互关系，使相应的神经肌肉得到有规律的牵拉，有助于颈部活动功能的恢复，增加颈椎的稳定性，长期坚持对巩固疗效、预防复发有积极意义。进行医疗体育锻炼的方法因人而异，主要是运动颈椎、颈肩关节。应注意颈部运动的量和强度。运动时间每次 30 ~ 40 min，以舒适为宜，其中颈椎操可以加强颈部肌肉，增强其运动功能，保持颈椎具有较好的稳定性。颈部体操较多，有 Mckenzie 颈椎操、Pilates 颈椎操等。在颈椎间盘突出症患者的家庭康复和预防中，调整颈椎姿势同时还应加强颈肩部肌肉的锻炼，常用方法有：①头颈部缓慢进行前屈后伸、左右侧弯、内外旋转、放松动作、双肩、肋骨并拢动作。②坐位，双手交叉紧握并置于枕后，使头向后仰，胸部前挺，以扩大椎间隙。③ 仰卧位，颈项枕于枕上，使头后仰，然后可左右转动头部，可使颈肌松弛。每日数次，要求动作规范，长期坚持。既可缓解疲劳，又能使肌肉发达，韧度增强，从而有利于颈段脊柱的稳定性、增强颈肩顺应颈部突然变化的能力。

（三）防止外伤

避免各种生活意外损伤，如乘车中睡眠，急刹车时，极易造成颈椎损伤，故坐车时尽量不要打瞌睡。运动、劳动或走路时要防止闪、挫伤。在头颈部发生外伤后，应及时到医院早诊断、早治疗。另外落枕、强迫体位及其他疾病（如咽喉部炎症、高血压、内分泌紊乱）等因素均可诱发颈椎损伤，应尽可能避免。

（四）饮食

颈椎间盘突出症患者的一般饮食原则为合理搭配。患者需对症进食，应以富含钙、蛋白质、维生素 B 族、维生素 C 和维生素 E 的饮食为主。其中钙是骨的主要成分，以牛奶、鱼、猪尾骨、黄豆、黑豆等含量为多。蛋白质也是形成韧带、骨骼、肌肉所不可缺少的营养素。维生素 B、E 则可缓解疼痛，解除疲劳。

第二节　颈椎后路椎板切除融合术与椎板成形术后

一、康复护理原则

颈椎前路术后的康复训练非常重要，掌握康复护理方法，提高患者防病意识，增强术后恢复信心，不能过激训练，严格遵循循序渐进，规范系统的原则。

二、康复护理目标

术后功能恢复及重建与功能锻炼密切相关，巩固手术疗效，缓解手术带来的局部和全身创伤，康复训练能有效地促进脊髓和肢体功能恢复，应有针对性地安排周密的训练计划，对各种功能障碍进行有计划的训练。训练计划应结合每个患者的全身状况，对功能障碍进行详细评估，制订有针对性的个性化康复计划。关节活动度的改善、肌力恢复、残存肌力的增加以及功能性动作训练都需要有一个逐渐增加运动量的过程，密切观察康复效果，提高日常生活能力。

三、康复护理措施

（一）术后第 1 天（24 h）

（1）休养体位：颈椎后路术可以仰卧、侧卧，注意仰卧位时不要压迫颈后部，颈部不垫枕头、毛巾等。临床推荐侧卧位，以避免颈后伤口以及内部结构因压迫而出现问题，影响手术效果。还可避免切口引流管被压住，导致积血在伤口内积存而出现意外情况。侧卧位时应当保持枕头与肩同高，枕头过高或者过低都可以因为颈部扭曲引发强烈不适感甚至疼痛。对于后背驼背畸形者，以侧卧位为佳，仰卧时需注意调整好颈背部垫枕的高度。每 2 h 适当变换体位，防止压迫性褥疮形成。全麻完全苏醒后，无论颈椎前路手术还是颈椎后路手术，只要没有明显疼痛，在医生指导和帮助下，患者手术当日都可以坐起和离床行走，可以扶持学步架保持行走平稳。一般立位比卧位更有利于减轻脊髓水肿，减少静脉淤血，促进血液循环。

（2）颈部制动：戴颈托限制颈部活动，避免颈椎伸屈、旋转，包括扭头、点头。在翻身时注意保持颈部中立正直，避免颈部扭动。

（3）饮食：全麻苏醒后 4 ~ 6 h 可以进食水，以易消化的流食、半流食为主。

（4）术后止痛：颈椎手术切口疼痛一般比较轻微，简单对症处理即可，大多无须止痛泵。

（5）重点观察生命体征、呼吸道、引流管和四肢神经功能。

1）心电监护：观察血压、脉搏、心率、血氧饱和度等重要生命体征。

2）呼吸道：观察有无咽痛、胸闷、憋气、呼吸困难等情况，比较轻的可以采取雾化吸入、吸氧等处理即可，大多 2 ~ 3 天缓解，床头准备气管切开包，必要时可能需要气管切开。

3）引流管：如果手术精细、止血彻底，可以不放引流管。如果放置了引流管，需要观察是否通畅，引流量多少；如果引流球因为积存了较多的陈旧积血或者气体而几乎完全膨起，请及时呼叫护士进行处理，以免过多积血留存在伤口内造成血肿或者引发感染。必要时需要重新调整引流管。

4）神经功能：观察四肢感觉运动功能，每半小时就要询问观察手足上下肢的感觉运动状况，如果麻木加重，范围扩大，特别是下肢活动力量和范围减小，需要及时通报医护人员处理。四肢功能练习可以配合按摩和弹力袜使用，预防下肢深静脉血栓形成。

（二）术后第 2～3 天（24～72 h）

（1）体位与颈部制动：可以佩戴颈托侧身起卧，离床活动。可以先利用学步车先练习行走，然后再逐步正常行走，但应避免颈椎伸屈、旋转，包括扭头、点头。

（2）饮食：以易消化的半流食为主，若无咽痛等不适，可以正常饮食。多吃含钙高、维生素高、高蛋白的食物，促进伤口愈合。

（3）引流管：一般 24 h 引流量小于 50 mL，根据病情需要考虑是否拔除引流管。

（4）心电监护：血压、脉搏、心率、血氧饱和度等重要生命体征，如平稳术后第 2 天可以撤除。

（5）呼吸道：可以配合雾化吸入，以减轻呼吸道症状。

（6）神经功能：继续观察四肢感觉运动功能，特别是拔除引流管后 3～4 h。注意体会观察四肢感觉运动功能及头晕头痛、心慌胸闷、恶心呕吐等症状与术前的变化，并及时与医生沟通。

（7）复查：颈椎正侧位 X 线片，以观察颈椎序列和植骨及钢板螺钉位置情况。

（三）术后第 4～7 天

起身时佩戴颈托，侧身起卧，四肢可以做一些辅助的功能锻炼。此期间可做术后颈椎 CT、MRI 检查，以便更好地了解病情和判断手术效果，方便后期康复和复查。一般术后 4～7 天安排出院。皮内美容缝合不需拆线，一般丝线缝合的，颈后路术后 12 天拆线。

（四）术后 4～6 周

如果没有特殊情况，手术及术后恢复顺利，一般计划术后佩戴颈托 1 个月。术后 3 周就可以恢复办公室工作。术后 4～6 周之内，日常生活和出门、乘车时均需要佩戴围领，保护颈椎。人工椎间盘置换及颈后路椎板成形术，术后最好早期去除颈托，有利于恢复颈椎活动度和肌肉力量。

（五）术后第 6 周至 3 个月

平时不需要佩戴围领，颈部可以自由活动，低头、仰头、左右转头、歪头等动作都不受限制。但是出门、乘车时需要佩戴围领，保护颈椎，以防万一。

（六）特殊情况

（1）颈椎后路椎板切除融合术与椎板形成术，有时在手术后 2～3 天（个别情况术后一周）时出现一侧三角肌无力，表现为上臂抬臂困难，医学上称为“颈 5 神经根麻痹”，这个现象是由于原来非常狭窄的颈椎椎管扩大以后，脊髓获得减压的同时还移向后方，在这一过程中神经根会受到一定的牵拉。手术后 2～3 天，伤口内正常的水肿反应达到最高峰，表现为短暂时期的神经根麻痹。多数情况 3～6 个月以后就恢复正常，一般不会留下后遗症。

（2）颈椎后路手术后 2 周之内患者颈部可以自由活动，低头、仰头、左右转头、歪头等动作都不受限制。术后 2～6 周内患者均应避免双手持拎重物，以免影响颈后部的组织愈合和康复。术后 6 周之内及平时出门、乘车时均需要佩戴围领，保护颈椎。

四、康复护理指导

（一）肌肉舒缩训练

（1）手指的抓、握，双手同时由远端指间关节开始屈曲并卷至手心，用力握拳后最大限度地伸展手指，每个动作保持 10 s，如此反复。

（2）股四头肌的等长收缩双侧大腿同时绷紧 5 s 后放松 10 s，如此反复。

（3）踝关节跃屈运动患者仰卧位，最大限度地主动或被动屈伸踝关节并保持 10 s。

以上 3 项训练手术当天进行 1 ~ 2 次 / 天，5 ~ 10 min/ 次，次日增加至 4 ~ 6 次 / 天，以患者无不适症状为宜。

（二）关节活动度训练

术后第 1 天，在进行肌肉舒缩训练的基础上，指导患者进行关节活动度训练，主要目的是牵拉神经根，促进神经功能恢复。

（1）肩关节内收、外展床头抬高 15° ~ 30°，一般不超过 45°。指导患者双手握拳手臂伸直，做外展、内收运动，运动时动作缓慢，活动范围逐渐增大。

（2）直腿抬高运动患者仰卧位，双腿伸直绷紧逐渐抬离床面，逐渐增大角度，保持时间由 10 s 开始并逐渐增加，5 ~ 10 min/ 次，4 ~ 6 次 / 天。

（3）腰背肌训练加强腰背肌锻炼可增强躯干的稳定性。

（三）颈肩部训练

进行各个方向的颈部活动，按“米”字操进行 8 个方向运动，应尽量充分，但不应引起疼痛不适。颈部肌肉力量性训练，增强颈椎稳定性，可等长及等张收缩交替进行。肩周肌群训练，如上肢外展内收旋肩、上肢旋后展肩，可同时行对抗阻力锻炼；调节工作体位，长时间低头、仰头或单向转颈、长期在光线不良环境中工作的人员，应定时改变体位，并在工作一段时间后，做颈项部功能锻炼，以缓解肌肉痉挛、疲劳。也可采用运动处方，双手擎天，两脚分开，双手指相交叉置于胸前，掌心向上。颈部充分前屈，下颌接触胸前，眼看掌心，然后缓慢抬头，两手翻掌向上伸展，眼看手背。前俯后仰，双手手指交叉置于枕部，完成颈部屈伸动作。

（四）物理疗法

继续行各种热疗、电疗、磁疗、水疗等康复理疗。

第三节　腰椎间盘突出症

一、康复护理原则

同第一节“康复护理原则”，见 P410。

二、康复护理目标

1. 短期目标

减轻椎间压力，镇痛、消炎、解痉、松解粘连；恢复腰椎及其周围组织的正常结构和功能；改善心理状况，缓解心理障碍。

2. 长期目标

维持疗效，预防复发。

三、康复护理措施

（一）卧硬床休息和制动

腰椎间盘的压力坐位时最高，站位时居中，平卧位时最低。通常卧硬床，绝对卧床最好不超过 1 周，患者卧床休息一段时间后，随着症状改善，应尽可能下床做一些简单的日常生活活动。

（二）腰椎牵引

1. 作用机制

（1）缓解腰背部肌肉痉挛，纠正脊柱侧凸。

（2）增加椎间隙，使突出物充分还纳，减轻对神经根的压迫。

（3）椎间孔变大，上下关节突关节间隙增宽，减轻对关节滑膜的挤压，缓解疼痛。

（4）松解神经根粘连，改善神经的运动和感觉功能。

2. 应用原则

（1）急性期腰痛和患侧下肢剧烈疼痛的患者一般不急于牵引治疗，待卧床休息和药物治疗使疼痛减轻后再行牵引治疗。

（2）对于侧隐窝狭窄明显，下肢直腿抬高角度小于 30°的患者，可行慢速牵引，慢速牵引 1 ~ 2 次后，如果患者腰痛和患侧下肢疼痛减轻，可行快速牵引。

（3）慢速牵引 5 ~ 7 次或快速牵引 2 次疼痛无缓解者，改用其他方法治疗。

3. 物理治疗

常用的疗法有局部冰敷、电脑中频治疗、直流药物离子导入疗法、超短波治疗、红外线治疗、石蜡治疗、温水浴治疗等。

4. 手法治疗

国外物理治疗师治疗下腰痛的常用方法，其治疗作用主要是恢复脊柱的力学平衡，缓解疼痛，特别适用于腰椎间盘突出症。各种手法治疗都各成体系，西医以 Mckenzie 脊柱力学治疗法和 Maitland 的脊柱关节松动术最为常用；中医推拿手法比较普遍，常用的方法有抚摩腰部法、推揉舒筋法和推拿神经根法等。

5. 运动治疗

可采用体位疗法、肌力训练等方法。

（1）体位疗法：根据腰椎间盘突出的病因不同，分别采用不同的体位。

（2）肌力训练：当神经根刺激症状消除后，应开始进行腰背肌和腹肌的肌力训练。使患者通过系统锻炼，逐步形成强有力的“肌肉背心”，增强脊椎的稳定性，巩固疗效，预防复发。常用的方法有 Mckenzie 式背伸肌训练和 Williams 式前屈肌训练等。适用于疾病的亚急性期和慢性期。腰椎间盘突出症患者躯干肌肉训练时，应对屈、伸肌做综合考虑。在全面增强的同时，注意两者的平衡，对肌力偏弱的一方进行重点训练，同时考虑腰椎前凸强度。前凸过小需要增大时，宜偏重伸肌训练；前凸过大需纠正并减小骶骨前倾角度时，需要着重屈肌训练。在脊柱损伤、椎间盘病变或手术后，需要及早进行腹背肌训练，注意不宜使脊柱屈曲或过伸，防止椎间隙变形导致椎间盘内压力增加。当神经根刺激症状消除后，宜做腰椎的柔韧性练习，以牵引挛缩粘连组织，恢复腰椎活动度。包括腰椎屈曲、左右侧弯及左右旋转运动，节奏应平稳、缓慢，幅度尽量大，以不引起明显疼痛为度。

6. 康复训练

早期练习方法主要是腰背肌练习，具体如下。

(1) 五点支撑法：患者仰卧位，用头、双肘及双足跟着床，臀部离床，腹部前凸，稍倾放下，重复进行。

(2) 三点支撑法：即患者仰卧位，双手抱头，用头和双足跟支撑身体抬起臀部。

(3) 飞燕式：患者俯卧位，双手后伸至臀部，以腹部为支撑点，胸部和双下肢同时抬离床面。

恢复期练习方法如下。

(1) 体前屈练习：身体开立，两足等肩宽，以髋关节为轴心、身体上部尽量前倾，双手扶于腰的两侧或自然下垂，使手向地面逐渐接近。做 12 min 后还原，重复 35 次。

(2) 体后伸练习：身体开立，两足等肩宽。双手托扶于臀部或腰间，身体上部尽量伸展后倾。维持 12 min 后还原，重复 35 次。

(3) 体侧弯练习：身体开立，两足等肩宽，两手叉腰。身体上部以腰为轴心，向左侧或右侧弯曲，重复 68 次。

(4) 弓步行走：右脚向前迈一大步，膝关节弯曲，角度大于 90°，左腿在后绷直，然后迈左腿成左弓箭步，双腿交替向前行走，挺胸抬头，上体直立，自然摆臂。每次练习 5 ~ 10 min，每天 2 次。

(5) 后伸腿练习：双手扶住桌边或床头，挺胸抬头，双腿伸直交替进行后伸摆动，每次 35 min，每天 12 次。

(6) 蹬足练习仰卧位，右髋及右膝关节屈曲，足背勾紧，足跟向斜上方用力蹬出，大约 5 s 钟左右，双腿交替进行，每侧下肢做 20 ~ 30 次。

(7) 伸腰练习：身体开立，两足等肩宽，双手上举或扶腰，同时后伸身体，活动主要在腰部，重复 8 ~ 10 次。

7. 心理康复

多与患者交流，了解患者的心理状态，及时告诉患者症状、体征缓解情况用，实际疗效鼓励患者坚持康复治疗。

四、康复护理指导

(一) 用药指导

常用的药物有如下几种。

(1) 非甾体消炎镇痛药，如乙酰氨基酚、双氯芬酸钠等。

(2) 有肌痉挛的患者，可以加用肌肉松弛剂，如氯唑沙宗等。

(3) 脱水剂在腰椎间盘突出症急性能有神经根水肿时使用，如利尿剂、甘露醇等。

(4) 辅助性镇痛药，包括抗抑郁药、抗痉挛药、抗惊厥药等。

(二) 健康指导

让患者了解并维持正确的姿势。卧位时屈髋屈膝、两腿分开、大腿下垫枕。俯卧位时在腹部及踝部垫薄枕，使脊柱肌肉放松。行走时抬头、挺胸、收腹，使腹肌有助于支持腰部。

坐时使用脚踏，使腰与髋保持同一水平，身体靠向椅背，站立时应尽量使腰部平坦伸直，收腹提臀。

（三）日常生活指导

腰椎间盘突出症是运动系统疾病，应让患者减少运动，放松休息，使患者保持良好的生活习惯，防止腰腿受凉和过度劳累，避免搬重物、穿高跟鞋或缩短穿着时间。患者饮食应均衡，蛋白质、钙、维生素含量宜高，脂肪、胆固醇宜低，教育患者戒烟。

（四）运动指导

腰椎间盘突出症的基本病因是腰椎间盘退变、腰部外伤或积累劳损。通过锻炼、同时加强营养，减缓机体组织和器官的退行性变。可进行倒走锻炼、打太极拳、做广播操、健美操、游泳等训练。

（五）工作中指导

工作时应注意姿势正确、劳逸结合、不宜久坐久站，要定期更换姿势。驾驶员应有一个设计合理的座椅，保持坐姿的正确，避免或减少震动。腰部劳动强度大的工人，应佩戴有保护作用的宽腰带。

（六）手术后指导

术后鼓励患者在床上进行主动或被动双上肢（特别是肩关节）和双下肢关节功能锻炼、直腿抬高训练、踝关节主动背伸训练。术后 1 周应进行腰背肌和腹肌的锻炼同时进行呼吸训练促进换气。

第四节　腰椎椎板切除术和微创椎间盘切除术后

一、康复护理原则

对疼痛、日常生活功能障碍、腰部活动障碍、心理障碍制定动态康复护理计划，进行全面康复护理。循序渐进，贯穿始终，综合康复护理要与日常生活活动和健康教育相结合，鼓励患者积极参与配合治疗。

二、康复护理目标

（一）短期目标

通过心理干预，指导患者接受康复训练，增加自信心，使患者积极主动参与康复训练。患者术后尽早消除肿胀，改善血液回流。腰椎术后患者生活自理能力多数受到影响，协助患者进行日常生活能力训练，有助于提高生活自理能力。

（二）长期目标

恢复腰椎及其周围组织的正常结构和功能，维持疗效，预防复发。

三、康复护理措施

（一）不同术式的康复训练

1. 腰椎椎板切除术后

因减压范围及伤口创面较大，一般建议患者卧床 4 周。

（1）术后第 1 天：患者卧床，检查受累下肢术后的感觉、肌力恢复情况；嘱患者进行踝关节及跖趾关节的屈伸锻炼，双下肢可辅以抬腿联系，抬高角度以少于 60° 为宜，观察神经根的牵拉反应，每日 2 ~ 3 遍，每遍 10 次，该法既可预防神经根粘连，又可预防下肢肌肉的萎缩。

（2）术后第 2 天：同术后第 1 天，方法详细，抬腿练习应改为主动练习，次数相同。

（3）术后第 1 周：在卧床休息、下肢抬高练习的基础上，做腰背肌功能训练，每日 2 ~ 3 遍，每遍 10 ~ 30 次。

（4）术后第 2 周：内容同第 1 周，下肢抬腿练习次数可增加至每遍 20 次，抬高角度可大于 60° 下肢抬高后嘱患者让患肢在抬高位保持数秒，使肌肉得以抗重力训练，左右腿应交替进行。

（5）术后第 3 周：方法同第 2 周。

（6）术后第 4 周：方法同第 2 周。

（7）4 周后，如患者一般情况好，伤口愈合良好，可建议患者下床活动。如患者出现下腰痛等症状也可对症给予物理因子治疗。

2. 微创椎间盘切除术后

因伤口创面小，脊柱稳定性好，一般建议卧床休息 1 周，嘱患者做踝、足关节屈伸功能训练及双下肢直腿抬高训练；急性期过后可在腰围的保护下下床活动，站立位做腰背肌功能训练，即在站立位时，两手叉腰，将腹部及腰部向前挺，每日 2 ~ 3 组，每组 10 ~ 30 次。

（二）腰椎术后功能锻炼

腰椎术后由于部分软组织、骨性缺损，以及术后卧床时间较长，可能出现腰椎核心稳定肌退化，萎缩，造成脊柱失稳，或导致腰椎滑脱、间盘突出等症，所以患者亟须加强腰椎核心稳定肌功能。该锻炼方法适用于腰椎术后 3 个月以上并处于病情平稳状态的患者，不属于早期康复阶段。具体训练方法如下。

1. 腰部核心稳定肌功能训练

（1）燕子飞：可用双手压下腰部，或双手抱颈后，膝伸直，上半身和下肢同时抬起呈反弓状。每日 2 组，每组 30 ~ 50 个。

（2）侧桥支撑：侧卧位，一侧肘与前臂撑地，肘关节呈 90°，将胸腹部撑起。注意下肢与躯干呈一条直线。每次 3 组，每组 1 ~ 3 min，每组间隔 10 ~ 20 s。

（3）臀桥：屈髋屈膝，双肘屈曲置于胸侧，双足及肘部四点支撑，将髋部向上抬起。每次 3 组，每组 3 ~ 5 min 或 10 ~ 30 个，间隔 10 ~ 20 s。

（4）腹桥：俯卧位，以双肘和双脚为支点，将身体撑起并悬在空中，身体呈一字形，维持动作数秒。

（5）单腿桥：仰卧位，左腿伸直。右膝弯曲，右脚着地，右腿发力，右脚蹬地，左腿伸直，让臀部和背部抬起，只有右脚和肩部接触地面。这个姿势保持片刻，然后臀部慢慢放下，落地。左右腿交替进行。

(6) 改良仰卧起坐：仰卧位，屈髋屈膝，双手抱在胸前，避免颈部用力，尽量使用腹肌完成仰卧起坐的动作，要求双肩离开床面 10 cm 即可。

(7) 四点跪位支撑：手臂膝盖四点支撑在地面，屈髋屈膝 90°，对侧手脚抬起，并伸直，骨盆中立位。不要塌腰，保持核心稳定。

2. 呼吸肌功能训练

呼吸肌的训练主要针对腰椎术后患者存在的不良呼吸模式，即只进行胸式呼吸、腹式呼吸不能熟练应用等。在术后恢复的过程中，会伴随着胸廓活动度的下降，胸廓和肩胛周围肌肉及参与腰椎稳定的肌肉都会出现废用性肌萎缩，进一步造成呼吸肌的功能减退，在患者进行每一次呼吸时，肩胛带肌群会由于过度代偿而出现劳损紧张的状态，使肩胛带被动地向外向上扩张提起，呼吸的效率下降，加重了呼吸困难的情况。腰椎术后患者会长期处于一种错误的呼吸模式，对腰椎的稳定性产生了不良影响，胸肌、肋间肌乃至颈肩部肌群会出现过度的代偿，膈肌处于一种过度静力曲张或易疲劳的状态，不能维持正确的腹内压，因此训练正确的呼吸模式可以增加腰椎稳定性，为术后的康复提供保证。

(1) 波浪式呼吸：患者平卧位，髋关节、膝关节呈 90°，一手放在肚脐，一手在胸骨柄。让患者首先学习腹式呼吸模式，让患者用鼻子吸气，嘴巴呼气，在吸气时肚脐向上鼓，胸骨柄位置保持不动。完全掌握了腹式的模式以后，继续将用鼻子把气吸到胸骨柄的位置，这时胸骨会提高，腹部会相应下降。呼气时上牙咬住下嘴唇，发出“f”的音，以增大呼气阻力，呼气时先将胸部向下沉使右手下降，再将腹部向下沉使左手下降，完成一个循环的波浪式呼吸。此法可以纠正术后错误呼吸模式。

(2) 息肉式数秒呼吸：在波浪式呼吸的基础上，将一侧的鼻孔用手堵住，在吸气时增加阻力，呼气时上牙咬住下嘴唇，发出“f”的音，以增大呼气阻力并且将呼气的时间延长至 20 s 以上，以激活腹部深层肌肉。

四、康复护理指导

腰椎手术治疗大多是患者最后的选择，术后心理、精神护理至关重要。患者多在接受手法按摩、牵引复位、骶管封闭、药物、物理治疗等无效时才选择手术。许多患者病史长，心理负担重，特别是对手术效果能否达到心理预期而顾虑重重，甚至怕瘫痪在床。针对患者不同的情况，必须做好患者的思想工作，说明术后康复计划以及具体操作流程、安全性、效果等，介绍相关康复病例，以解除患者顾虑，使患者以较好的心理状态和精神准备配合术后康复治疗。但同时也要合理地针对患者病情说明其本人情况，比如下肢麻木的恢复可能需要 3 个月甚至更长的时间康复。病情重，晚者甚至不能恢复，背伸恢复慢，甚至不恢复。马尾神经损害者大小便恢复困难等，同时给予心理干预。

第五节 腰椎滑脱

一、康复护理原则

同第一节“康复护理原则”，见 P410。

二、康复护理目标

(1) 短期目标：减轻椎间压力，镇痛、消炎、解痉、松解粘连；恢复腰椎及其周围组织的正常结构和功能；改善心理状况，缓解心理障碍。

(2) 长期目标：维持疗效，预防复发。

三、康复护理措施

(一) 轻度滑脱无神经症状者护理措施

(1) 牵引疗法：牵引重量以相当于患者体重的 1/2 并稍超过为宜。牵引方式以持续牵引为好，20 ~ 30 min/ 次，1 次 / 天。如果牵引后症状略缓解，但随即症状复发，则需增加每次牵引的持续时间和每天牵引的次数。最好用电动牵引床作牵引，也可在病床上加特制牵引架作持续牵引。

(2) 手法治疗：一般腰椎向前滑脱者，先让患者俯卧，用推、揉、滚等手法按摩腰、甄，使肌肉放松。然后，让患者仰卧，双髓、双膝屈曲 90°，并向腹部按压，按压用持续力，不能用暴力。如果为反滑脱，则应相反地作腰后伸按压法。上述方法 1 次 / 天，如推拿按摩后症状反而加重，则不宜再用此法。

(3) 腰围保护：如经牵引、推拿后症状缓解，戴围腰 1 ~ 2 个月以保护腰部，待腰部功能恢复，特别是肌肉力量恢复后方能解除围腰。

(二) 重度滑脱并有神经症状者手术后的治疗

重度滑脱并有神经症状者常需手术治疗，术后进行的康复治疗如下。

(1) 电疗法超短波疗法：术后次日，即可在手术区进行，无热量，8 ~ 10 min/ 次，1 次 / 天，以促进局部血液循环，促进创口愈合。等幅正弦中频电疗法：术后拆除缝线后即可行之，20 min/ 次，1 次 / 天，以预防和减轻瘫痕和粘连。

(2) 自己洗脸和进食。术后 3 天，可在半坐位下做上肢各关节各个方向的活动。术后 5 ~ 7 天，可在半坐位下做上肢力量性训练。同时可做下肢屈髓、屈膝、腰、腹部肌肉等长收缩以及缩肛、提肛等运动。

四、康复护理指导

(一) 轻度滑脱无神经症状者

(1) 合理饮食：科学的膳食结构能促进患者的身体康复，如果在恢复过程中，患者仍然暴饮暴食、挑食，营养摄入不均衡，身体机能下降，病情恢复的速度会大大减缓。另外，如果患者日常饮食摄入量过多，体重迅速增加，还会加大腰椎的负担，有可能导致腰椎滑脱加重，病情进一步恶化。因此，养成合理饮食的习惯，非常有必要。

(2) 适当减重：腰椎滑脱的患者适当减重，尤其是减少腰部脂肪，能够减轻腰椎的负担和劳损，增强背部肌肉的力量，增加腰椎部位的稳定性，避免腰椎向前滑脱。

(3) 正确选用床垫：腰椎滑脱的患者应该使用偏硬的床垫，因床垫过软，会让患者腰部缺乏支撑，脊柱周围韧带和椎间各关节负荷加重，在夜间睡眠时使用腰椎翻身，增加腰椎的压力，不利于疾病的康复。当然，患者选用的床垫也不是越硬越好，太硬的话会降低舒适度，影响患者的睡眠质量。

（二）重度滑脱患者及有神经症状手术后

(1) 术后 3～5 天行直腿抬高训练，锻炼股四头肌，预防下肢静脉血栓形成。

(2) 术后 1 周开始行拱桥式背伸肌锻炼，包括三点支撑或五点支撑抬腰锻炼。

(3) 术后 2 周可在胸腰支具保护下逐步下床活动，活动范围及强度应循序渐进。

(4) 术后 3 个月内在支具保护下活动，其间避免腰椎屈曲及扭转类活动。

(5) 术后 3 个月后去除支具，当肌力已基本恢复后，可做腰椎前屈的活动，随后再做腰椎其他各方向的训练，使腰部恢复到较理想的功能状态。

(6) 腰椎滑脱患者术后的上下床动作与日常生活不同，应遵循一定动作流程，以减轻腰部肌肉负荷，促进患者康复。患者下床活动时在床上佩戴好支具，由仰卧位变换为腹卧位，并移至床边。双下肢先后离开床面，双脚踏实地面。双手以“俯卧撑”姿势支撑躯干，使躯干及腰部离开床面。在他人帮助下缓慢扶起，使患者腰部用力最小。起床过程中，注意患者有无体位性低血压症状，防止晕厥。上床动作与起床动作相反。

第十四章

骨科其他损伤护理

第一节　截　肢

一、康复护理原则

康复护理以尽可能防止和减轻截肢对患者身体健康和心理活动造成的不良影响为原则。

截肢后不可避免会影响患者的肢体活动、日常生活活动等能力，尽快重建或代偿已丧失的功能以减轻截肢对生理功能的不良影响。截肢后患者在心理上受到了极大创伤，从而产生严重的心理反应，康复护理中应重视心理康复以减轻截肢对患者心理活动的不良影响。

二、康复护理目标

分为短期目标和长期目标。

(1) 短期目标：穿戴假肢前，需改善残肢关节活动度、增强残肢肌力，增强残端皮肤弹性和耐磨性，消除残端肿胀，增强全身体能，增强健侧肢体和躯干的肌力；穿戴临时假肢后，需掌握穿戴假肢的正确方法，假肢侧单腿站立，不使用辅助具独立行走，能上下台阶、左右转身。

(2) 长期目标：穿戴正式假肢后，提高步行能力，减少异常步态，日常生活活动自理，提高对突然的意外做出反应的能力，跌倒后能站立。

三、康复护理措施

(一) 假肢的康复护理

截肢患者是否适合使用假肢，主要从四方面来观察。

(1) 心血管功能：使用假肢行走的患者比正常人行走时消耗更多的能量。膝下截肢者用假肢行走时将比正常时多消耗能量25%～45%，膝上截肢者多消耗能量65%～100%，因而对有心脏疾病者应慎重。因闭塞性脉管炎截肢的患者，如对侧肢体亦有间歇性跛行，使用假肢将增加对侧肢体的供血不全状态。

(2) 中枢神经系统：有脑血管病所致器质性脑病，导致记忆和学习运动能力减退，则有碍假肢的使用。

(3) 视觉：在学习使用假肢行走中，视觉反馈对于补偿截除肢体的感觉很重要。若视觉障碍程度已达到看不清自己足的位置时，将导致使用假肢困难。

（4）肌力和关节活动范围膝上截肢患者使用假肢，其髋关节必须具有健全的主动后伸及外展功能，膝下截肢患者，其膝关节伸直功能应正常。

（二）心理护理

对于需要接受截肢手术的患者在术前必须做好思想工作。特别是经受较大截肢术的患者，在家庭、婚姻、工作、生活等问题上忧虑甚重。心理护理的目的在于帮助患者认识自我价值，对现实采取承认态度，积极投入恢复自身功能的训练中去。要预先告知患者，其截肢平面的高低将影响美观和术后的伤残程度、患肢可能发生的感觉，并详细介绍康复计划和方法及所需时间，以取得患者的配合。

（三）康复训练

功能锻炼是装配假肢前必需的准备措施。

1. 术前训练

（1）下肢截肢者，如全身状态允许，要进行单足站立平衡训练和持拐训练。以便为术后早日康复打好基础。为了更好地利用拐杖，需让患者进行俯卧撑、健肢抗阻训练，使上、下肢有足够的肌力。尚需教会患者利用三点步、迈至步、迈越步等持拐行走的技术。

（2）上肢如截肢侧为利手，需进行将利手改变到对侧手的“利手交换训练”，以便术后对侧手能完成利手的功能，这种训练常由身边的日常生活动作开始，逐渐进行手指精细动作的练。对于截肢侧，为保持和增强残端的功能，须进行增强肌力和有关关节活动度的训练。

（3）目标是要改善关节活动度、增强肌力，增加残端皮肤的强度，消除残端肿胀，增加健侧肢体的肌力，增加全身的功能。

2. 术后训练

截肢术后的康复主要是功能恢复锻炼和假肢的装配功能，恢复锻炼有利于改善全身健康状态，促进假肢定型，增强肌力，防止肌肉萎缩、关节僵直及畸形，提高关节活动度，使装配假肢后更好地发挥代偿功能。

（1）术后即装假肢对小腿截肢和前臂截肢术后采取更积极的处理方法，在截肢术后手术台上即刻安装临时假肢，这对残肢定型、早期离床功能训练、减少幻肢痛等有积极作用。

（2）硬绷带包扎术术后残肢用石膏绷带包扎，能有效地减少渗出和肿胀，有利于残肢定型。一般在术后 2 周待伤口愈合拆线后改为软绷带包扎。

（3）软绷带包扎术用弹力绷带加压包扎，要掌握正确的包扎方法，即从残肢远端开始斜形向近端包扎，且远端包扎较紧，近端略松。

（4）保持合理的残肢体位如膝上截肢，髋关节应伸直且不要外展；膝下截肢，膝关节应伸直位。术后应尽早离床，在医护人员指导下进行关节活动和肌力训练，这是预防关节挛缩的最有效措施。

（5）截肢术后应尽早穿戴临时假肢，一般术后 3 周即可，其主要训练内容如下。

1）穿戴临时假肢方法的训练，如小腿假肢，残肢要穿袜套。当残肢萎缩接受腔变松时，需要增加袜套的层数。大腿假肢的穿戴方法是利用一块绸子将残肢包裹，残肢插入接受腔后，拥子的尾端通过接受腔底部的气孔，牵拉绸子使残肢完全进入接受腔底部，最后将绸子拉出。

2）站立平衡训练一般在双杠内进行，练习双下肢站立、健肢站立平衡，假肢站立平衡。

3）迈步训练先是假肢侧迈步，过渡到假肢侧站立迈步。由双手扶杆到单手扶杆，由双杠内到双杠外。

4）步行训练可用拐或步行器辅助，最后到独立步行，还要进行转弯、上下阶梯及过障碍物的训练。应该强调的是一旦穿用临时假肢就不要再乘坐轮椅，更不是每日仅仅短时间的运动训练。而应该坚持每日 5～6 h 的各种训练。

（6）穿戴永久性假肢后的训练，一般要求在穿戴永久性假肢前康复训练已基本完成。

1）上肢假肢的假手所需要的训练，假手在身体各部位的开闭动作，日常生活活动训练，更要进行利手交换的训练。

2）下肢假肢的训练强调对各种异常步态的矫正，如侧倾步态、外展步态、划弧步态等。对几种特殊路面的训练，如在石子路、沙地等步行训练。灵活性训练、倒地后站起、搬动物体、对突然意外做出快速反应能力的训练等。

（7）目标减少异常步态，跌倒后能站起来；对突然的意外能做出反应；提高步行能力；假手能达到日常生活活动自理。

四、康复护理指导

（1）保持适当的体重：现代假肢接受腔形状、容量十分精确，一般体重加、减超过了 3 kg 就会引起接受腔的过紧或过松，所以保持适当的体重很重要。

（2）防止残肢肌肉萎缩：残肢肌肉训练对防止萎缩是非常重要的，如小腿截肢要做患足训练，即残留的肌肉训练。

（3）防止残肢肿胀或脂肪沉淀：残肢应该用弹力绷带包扎，只要脱掉假肢就要包扎，尤其是夜间或因某些原因一段时间不能穿戴假肢时均要进行包扎。包扎时越靠近残端末梢应压力越大。

（4）保持残肢皮肤和假肢接受腔的清洁：防止残肢皮肤发生红肿、肥厚、角化、毛囊炎、疖肿、溃疡、过敏、皮炎等，保持残肢皮肤健康。

（5）其他：注意安全，避免跌倒等意外，密切观察残肢病情变化，防止残肢并发症，定期随访门诊。截肢患者应正确对待自己的疾病，树立战胜疾病的信心，早日协助和训练患者利用健肢做力所能及的事，促其生活自理。

第二节　骨质疏松

一、康复护理原则

减轻或消除患者的焦虑，减轻疼痛，做好疾病的预防工作，积极对症处理临床症状，降低骨折的发生率。

二、康复护理目标

（1）短期目标防治骨折，减少并发症，降低病死率。

（2）长期目标提高疾病的康复水平，改善生活质量。

三、康复护理措施

（一）预防骨折的发生

骨折是骨质疏松症最严重的并发症。降低骨折发生率是康复护理最重要也是最终的目的。

（1）锻炼适当：任何过量，不适当活动或轻微损伤均可引起骨折。

（2）预防跌倒：近年来急速增长的髋部骨折中 90% 是由于跌倒所致，因此预防跌倒对预防骨质疏松至关重要。预防老年人跌倒，可采用以下措施合理使用助行辅具，增加下肢肌力、外出减少镇静或安眠药物的使用、视力矫正、居家危险环境改造等。

（3）骨折处理：有骨折者应给予牵引固定复位或手术治疗。骨折患者卧床要及时给予被动活动，以减少制动或失用所致的骨质疏松。

（4）药物预防：对高危人群，包括轻微或无暴力的骨折，尤其存在骨质疏松的其他危险因素时，应给予药物防治。

骨质疏松症的治疗药物大致有 3 类。

1）抗骨吸收药物：如降钙素、双膦酸盐、雌激素等。降钙素给药途径为肌肉注射或皮下注射不能口服。使用时要观察有无低血钙和甲状腺功能亢进的表现；使用雌激素者，要注意阴道出血情况，定期做乳房检查，防止肿瘤和心血管疾病的发生。

2）促骨形成药物：如氟化物及核查类固醇药物等。此类药有消化道反应。在晨起空腹服用，同时饮清水 200 ~ 300 mL，半小时内禁饮食，禁平卧。

3）促进骨矿化药物：如钙制剂维生素 D 类等。口服钙剂每日 1.0 ~ 1.5 g，连续服用 1 年以上。用时不可与绿叶蔬菜一起服用，防止钙赘合物形成，降低钙的吸收，同时要增加饮水，防止泌尿系统结石与便秘。维生素 D 可改善骨质疏松，缓解腰背痛，与降钙素、钙剂合用有较好的治疗效果，可长期小剂量安全使用。此外，如甲状旁腺素、生长激素、生物雌激素、选择性雌激素受体调节剂等，有的尚未广泛用于临床，有待进一步评估。

（二）运动治疗

运动治疗是防治骨质疏松症较为有效的基本方法。1989 年 WHO 明确提出防治骨质疏松症的大原则是补钙、运动疗法和饮食调节。运动要量力而行，循序渐进，持之以恒。应设计个人的运动处方如患者正处于疼痛期，应先止痛及向有关医务人员咨询方可做运动。

1. 负重运动：增加骨强度，预防骨折

（1）高强度负重运动可根据自身身体状况选择跳舞、爬山、跑步、跳绳、乒乓球等强度较大的运动。每周 1 ~ 2 次，每次至少 30 min。

（2）低强度负重运动可根据自身身体状况选择身体支撑栏杆墙上压、手掌支撑墙面掌上压、上下楼梯、快走等强度较低的运动。每周大于等于 3 次，每次至少 30 min。

2. 增加肌力和耐力的方法

（1）握力锻炼或上肢外展等长收缩，用于防治肱、桡骨的骨质疏松。

（2）下肢后伸等长运动，用于防治股骨近端的骨质疏松。

（3）防治胸腰椎的骨质疏松，可采用躯干伸肌等长运动训练，即在站位或俯卧位下进行躯干伸肌群、臀大肌与腰部伸肌群的肌力增强运动，每次 10 ~ 30 min，每周 3 次。

3. 改善平衡能力：提高平衡控制能力，预防摔倒

（1）下肢肌力训练：①坐位，足踝屈伸。②坐位，轮流伸膝。③坐位，扶持立位，轮流向前提腿 45°（膝保持伸直）。④从坐位立起。⑤立位，原地高提腿踏步。

（2）平衡能力训练：①立位，摆臂运动。②立位，侧体运动。③立位，转体运动。④立位，着力平衡运动。⑤立位，髋部外展。

（3）步行训练：①平地步行，每日多次，每次 50 ~ 100 m，逐渐增加距离。②按照“8”字形曲线行走以锻炼步态稳定性和耐力，不宜走得过快。

（4）练习太极拳临床观察及研究已证实练习太极拳有助于改善平衡功能，减少摔倒。

（5）健足按摩：①按摩足底涌泉穴，早晚各做一次，以擦热为度。②按摩小腿足三里穴，每天 2 ~ 3 次，每次 5 ~ 10 min（自我按摩或由他人按摩）对预防骨折至意保暖防滑。

4. 脊柱加强训练

①卧位头颈抗阻训练，每天 2 次，每次重复 10 个，每个动作持续 5 s 以上。②坐位直立后屈训练，每天至少 5 次，每次重复 5 个，每个动作持续 5 s 以上。③俯卧抬胸训练至少每天 1 次，感到不适停止，每个动作持续 5 s 以上。④立位伸肌训练，每天 1 次，每次重复 15 ~ 20 个。

5. 有氧运动

以慢跑和步行为主要方法，每日慢跑或步行 2000 ~ 5000 m，防治下肢及脊柱的骨质疏松。

6. 姿势训练

姿势训练主要关注的是身体各部分之间的直线性，不良体式会增加脊柱的负担导致骨折，活动和休息时都应注意保持身体的直线性。

（1）立位保持耳、肩、手肘、臀、膝、踝在一条直线上。

（2）坐位保持脊柱直立，臀部和膝盖在一条直线上，如坐在较软的沙发上，可用枕支撑背部。

（3）卧位仰卧放松训练，有利于增加背伸肌的耐力，保持脊柱的直立性每天 5 ~ 10 min 为宜。

（三）物理因子治疗

物理因子治疗根据疗效可分为两类：一类为消炎止痛功效的物理因子疗法，如低频及中频电疗法、电磁波及磁疗法、按摩疗法等；另一类为促进骨折愈合类的物理因子疗法，如可采用温热疗法、光疗法、超声波疗法、离子导入疗法及磁疗法。在进行物理因子疗法时，需注意以下护理要点。

（1）明确物理治疗的适应证和禁忌证，以便及时发现问题避免造成患者不必要的痛苦和损伤。

（2）向患者解释治疗的目的及康复作用，介绍治疗的方法，注意事项，以取得合作。

（3）做好治疗前的心理护理，说明所应用治疗方法的感受和反应，解除患者对治疗的顾虑和恐惧等不良心理反应。治疗后观察和询问患者的精神状况及反应，如有不适及时向医生和治疗师反应并给予处理。

四、康复护理指导

（一）用药指导

需对骨质疏松患者进行用药指导，补钙及维生素 D 时，注意复查血钙和尿钙；以免产生高钙血症和高钙尿症，以致发生尿路结石。若尿钙＞300 mg/d 和尿钙 / 尿肌酐比值＞0.3 时，应暂停服用。长期雌激素替代治疗，要密切衡量其利弊，因可能增加乳癌及子宫内膜癌的发生率，应定期行妇科及乳腺检查，并应注意血栓栓塞症发生的危险，由于有如此的危险性，现已较少应用此疗法。双膦酸盐治疗期间注意服药方法，防止药物对上消化道损伤。

（二）饮食调理

骨质疏松症患者的饮食调理，包括饮食一日三次要均衡，避免酸性食物摄入过多，适量进食蛋白质及含钙丰富的食物、蔬菜、水果，少饮酒、少吃甜食、戒烟。

（三）保持正确姿势

保持良好的姿势，如正确的卧位和坐位姿势。卧位时用硬床垫和较低的枕头，尽量使背部肌肉保持挺直，站立时肩膀要向后伸展，挺直腰部并收腹；坐位时应双足触地，挺腰收颈，椅高及膝站立时意识地把脊背挺直，收缩腹肌增加腹压，使臀大肌收缩，做吸气的动作，使胸廓扩展，伸展背部肉其次是面向前方，收回下腭，双肩落下。尽量做到读书或工作时不向前弯腰，尽可能地避免持重物走路。

（四）指导佩戴腰围上下床方法

指导患者正确佩戴腰围上下床方法。腰围佩戴时间为 3 个月，每日大约佩戴 13 h。注意上床时佩戴腰围躺好后才能取下，下床时先佩戴好腰围才能起床。患者也不能过分依赖腰围，应根据腰背肌力量缩短佩戴腰围的时间，长时间佩戴腰围可致腰部力量减弱和腰背肌萎缩，反而产生背痛。

（五）安全措施

骨质疏松病患者需采取一系列安全措施，每年 65 岁以上的人群中约有三分之一的人发生跌倒。而跌倒最常见的结局就是骨折，跌倒的常见因素包括室内和户外的危险，某些生活方式也可以增加跌倒的风险。因此要预防跌倒，注意室内室外活动安全。室内活动时保持室内有充足的光线；地面要保持干燥，无障碍物，地毯要固定；患者的鞋需防滑，鞋底有坑纹，平而富于弹性；把常用物品放置在易于拿取的地方，避免做大量的弯腰动作；对站立不稳的患者，应配置合适的助行器；行动不便的老年人外出时需有人陪同。室外活动时避免在易滑，障碍物较多的路面行走；上下楼梯和电梯时注意使用扶手；夜晚出行时应尽量选择灯光明亮的街道；外出时尽量使用背包、腰包、挎包等，使双手闲置出来。

（六）强调三级预防

（1）一级预防：从青少年开始，注意合理的饮食，适当的体育锻炼，养成健康的生活方式，如注意合理营养应多食蛋白质及含钙丰富的食物，如牛奶、豆制品、蔬菜及水果。钙是提高骨峰值和防治骨质疏松症的重要营养素，WHO 指出钙剂是骨质疏松的膳食补充剂，补钙是预防骨质疏松的基本措施，我国营养学会制定成人每日元素钙摄入推荐量是 800 mg。避免嗜烟和酗酒，少喝咖啡和碳酸饮料。对骨质疏松症的高危人群，要重点随访。防治影响骨代谢疾病；限制影响骨代谢药物的应用等。

（2）二级预防：对绝经后的妇女，应及早地采取对策，积极防治与骨质疏松症有关的疾病，如糖尿病、甲状腺功能亢进症、慢性肾炎、甲状旁腺功能亢进症等。

（3）三级预防：对已患有骨质疏松症的患者，应预防不恰当的用力和跌倒，对骨折者要及时进行理。

第十五章

脊髓损伤护理

脊髓损伤（Spinal Cord Injury，SCI）是指由外伤、疾病等不同原因引起的脊髓结构和功能损害，导致损伤平面以下运动、感觉、大小便、自主在神经功能的障碍，是一种严重的致残性疾病。脊髓损伤可分为外伤性和非外伤性。外伤性脊髓损伤常因高空坠落、车祸、运动损伤等导致脊髓受压甚至完全断裂。非外伤性脊髓损伤主要因脊髓损伤、炎症、肿瘤、血管性疾病等引起。

一、康复护理原则

早期应以急救、制动固定、防止脊髓二次损伤及药物治疗为原则。恢复期以康复治疗为中心，加强姿势控制、平衡转移及移动能力的训练，提高日常生活活动能力。

二、康复护理目标

恢复独立生活能力、回归社会，开创新生活。

(1) 短期目标：脊髓损伤发生后，早期应以急救、固定制动、药物治疗及正确选择手术适应证，防止脊髓二次损伤及并发症的发生。

(2) 长期目标：最大限度地恢复独立生活能力及心理适应能力，提高生存质量，并以良好的心态回归家庭与社会，开始新的生活。

三、康复护理措施

(一) 康复病区的条件及设施

(1) 康复病区：应宽敞，病床之间不应小于 1.5 m，使轮椅有足够的空间，方便患者移动及日常活动。病床应选择带有床档的多功能床，应备有大小不同的软垫，满足患者康复需求。病房床头、走廊、卫生间、淋浴间均应安装呼叫器。

(2) 病区地面：是保证脊髓损伤患者活动安全的重要内容，应平整、防滑、有弹性不易松动的表面材料，保证患者行走、训练、轮椅使用安全可靠。

(3) 卫生间应无台阶、门宽大、应安装滑道并侧拉，坐便器两侧有扶手；水龙头应安装长柄，建造截瘫患者使用方便的洗澡设施，淋浴应有软管喷头，方便患者使用。

(4) 病区走廊：应宽敞，方便患者转移；安装扶手，利于患者行走训练。

(二) 急性期康复护理措施

急性期是指脊髓损伤后 6 ~ 8 周内，主要问题是脊柱骨折尚不稳定，咳嗽无力呼吸困难，脊髓休克。此期主要防止并发症，其次维持关节活动度和肌肉的正常长度，进行肌力和耐力训练，为过渡到恢复期治疗做准备。脊柱、脊髓损伤患者早期急救处理极为重要，急救措施的正确、及时与否，决定患者的预后。不完全脊髓损伤可因急救处理不当而造成完全性损伤，完全性损伤可因急救处理不当造成损伤水平上升。对颈脊髓损伤患者，上升一个节段就意味着康复目标的降低及残疾程度的增加。

1. 正确体位的摆放

急性期卧床阶段正确的体位摆放，不仅有利于损伤部位的愈合，而且有利于预防压疮、关节挛缩及痉挛的发生。

（1）仰卧位：四肢瘫患者上肢体位摆放时应将双肩向上，防止后缩，双上肢放在身体两侧，肘伸展，腕关节背屈 30°～45°以保持功能位，手指自然屈曲，手掌可握毛巾卷，以防形成功能丧失的“猿手”。截瘫患者上肢功能正常，采取自然体位即可。四肢瘫及截瘫患者下肢体位摆放相同。髋关节伸展，保持髋关节轻度外展。双下肢下垫软枕使下肢高于心脏水平，促进静脉回流，以防止下肢肿胀。双足底可垫软枕，以保持踝关节背屈中立位，预防足下垂的形成。

（2）侧卧位：四肢瘫患者应将双肩向前，肘关节伸展，上侧的前臂放在胸前的枕头上，下侧的前臂旋后放在床上，腕关节自然伸展，手指自然屈曲，在躯干背后放一枕头给予支持；四肢瘫及截瘫患者的下肢体位摆放相同，下侧的髋宽和膝关节伸展，上侧的髋和膝关节屈曲放在枕头上，与下侧的腿分开，踝关节自然背屈，上面踝关节下垫一软枕。

2. 被动活动

被动运动可促进血液循环，保持关节和组织的最大活动范围，防止关节畸形、肌肉缩短及挛缩。患者受伤后就应开始训练，每个肢体的关节从近到远端的活动时间应在 10 min 以上，每个关节都要进行数次的全范围的活动，每天 1～2 次。对外伤和脊柱骨折导致的脊髓损伤，脊柱稳定性差的患者，禁止脊柱的屈曲和扭转活动。四肢瘫的患者禁止头颈部及双肩的牵伸运动。为避免加重胸、腰椎的损伤，截瘫痛患者的髋关节活动应禁止。肩关节屈曲、外展对上脊柱有影响，应控制在 90°以内。对下脊柱有影响的直腿抬高运动时应禁止超过 45°，膝屈曲下髋关节屈曲运动禁止超过 90°。

3. 主动运动

加强患者肢体残存服机力的训练，可以提高机体的运动功能，增强日常生活能力，为患者重返社会奠定基础。不同肌肉，不同肌力的训练方法不同，以循序渐进为原则，不可操之过急，造成损伤，逐渐从被动运动过渡到主动运动，并尽早进行独立的功能性上肢力运动。如三头肌无力时，做伸肘动作，通过肩的外旋、前伸，放松肱二头肌，靠重力使肘关节伸展。手的功能训练：首先借重力使腕关节屈曲，此时 5 个手指呈伸展位，将双手或单手食指和拇指放在要抓的物体上，靠桡侧腕伸肌收缩使腕关节伸展，使屈指肌腱被动牵张，即可抓起较轻的物体。四肢瘫的患者主动运动的重点是三角肌、肱二头肌和斜方肌的下部，以加强转移和行走的控制。主动运动包括以下 3 种。

（1）助力运动：肌力小于 3 级的肌群可采取助力运动，在治疗师的帮助下，配合完成肢体运动，也可在悬吊装置的帮助下进行肢体减重运动，提高肌力。

（2）抗阻力运动：肌力大于 3 级需进行抗阻力运动，可用沙袋、滑轮提供阻力，或采取渐进性抗阻力运动。

(3) 等速肌力运动：对肌力大于 3 级可利用等速训练仪进行训练，可较快提高肌力。但抗阻力运动和等速肌力训练还有一定限制，最好在恢复早期或后期康复中进行。

4. 体位变换

脊髓损伤患者应根据病情变换体位，一般每 1 ~ 2 h 变换一次，使用气垫床可延长体位变换时间。变换前向患者及家属说明目的和要求，以取得理解和配合。体位变换时，注意维持脊柱的稳定性，可由 2 ~ 3 人轴向翻身，避免因脊柱的不对称性而造成二次损害：避免拖、拉、拽等动作，并仔细检查全身皮肤有无局部压红、破溃、皮疹、肢体血液循环障碍情况。

5. 呼吸及排痰训练

颈脊髓或高位胸段脊髓损伤的患者伤后存在不同程度呼吸功能障碍，影响呼吸肌的运动和协调功能，可导致呼吸衰竭。

(1) 呼吸训练：所有患者都要进行深呼吸锻炼。胸椎以上损伤时，膈肌是唯一有神经支配的呼吸肌，应鼓励患者充分利用膈肌吸气，可用手掌轻压紧靠胸骨下面的部位，帮助患者全神贯注于膈肌吸气动作；在患者进行有效呼气期间，用两手在患者胸壁上施加压力，并尽量分开两手，每次呼吸之后，应变换手的位置，尽量多覆盖患者胸壁。

(2) 辅助咳嗽：用双手在膈肌下施加压力，可代替腹肌的功能，协助完成咳嗽动作。单人辅助法：两手张开放在患者的胸前下部和上腹部，在患者咳嗽时，借助躯体力量均匀有力地向内上挤压胸廓，压力要酌情，以避免骨折处疼痛，又要把痰排出为度。两人辅助法：如患者有肺感染，痰液黏稠或患者胸部较宽，可两人操作。操作者分别站在患者的两侧，将前臂错开横压在胸壁上或张开双手放在患者靠近自己一侧的胸壁上和下部，手指向胸骨，待患者咳嗽时同时挤压胸壁。最初两周内，每天进行 3 ~ 4 次，以后可每天 1 次。患者可每天自行练习咳嗽或在家人的帮助下练习，该方法对颈脊髓损伤患者十分重要，可有效排出呼吸道分泌物，预防和治疗肺感染。

6. 膀胱和肠道功能的处理

脊髓损伤后出现的排尿障碍为神经源性膀胱，不能排空尿液而遗留不同程度的残余尿，为细菌繁殖提供培养基，造成尿路感染。残余尿增多还可造成膀胱输尿管反流，形成上尿路积水使肾功受损。脊髓损伤后 1 ~ 2 周内多采用置管导尿的方法，使导尿管处于持续开放状态，防止膀胱过度充盈。保证每日摄水量在 2000 ~ 3000 mL，引流袋低于膀胱水平以下，避免尿液反流，预防泌尿系感染。待病情稳定后，应正确评估膀胱功能状态，尽早停止置管导尿，实行间歇导尿法。便秘患者可用润滑剂、缓泻剂、灌肠等方法，必要时应戴上指套，为患者人工驱便，指导患者合理饮食，帮助其养成良好的排便规律。

(三) 恢复期康复护理措施

脊髓损伤患者经过约 2 个月的综合治疗，运动、平衡、转移及日常生活活动能力都有了一定程度的改善，此期的问题是挛缩，各种功能性活动能力低下、日常生活不能自理。康复护士应配合 PT 师、OT 师监督、保护、辅导患者去实践已学到的日常生活动作，不脱离整体训练计划，指导患者独立完成某些功能训练。

(1) 增强肌力，促进运动功能恢复，脊髓损伤患者为了应用轮椅、拐杖或自助器，在卧床或坐位时，主要重视肌力的训练。

1）0 级和 1 级肌力主要训练方法为被动活动、肌肉电刺激及生物反馈治疗。

2）2～3 级肌力时，可进行较大范围的辅助、主动及器械性运动，根据患者肌力情况，调节辅助量。

3）3 级～4 级肌力时，可进行抗阻力运动。

(2) 垫上训练的康复护理：病员的垫上训练主要对躯干、四肢的灵活性、力量及功能性动作的训练。

1）垫上翻身：患者平卧在垫上，头颈屈曲旋转，双上肢上举，做节律性对称性摆动，借摆动惯性，头从一侧转向另一侧，随后双上肢、躯干、下肢顺势转向俯卧位。从俯卧位向仰卧位翻身，可先在一侧骨盆或肩胛下放枕头帮助最初的旋转，如翻身仍困难，可增加枕头，实现躯干和肢体的转动，四肢瘫患者需帮助才能完成，也可借助绳梯或吊环。

2）垫上胸肘支撑：为改善床上活动强化前锯肌和其他肩胛肌的肌力，促进头颈和肩胛肌的稳定，应在垫上进行胸肘支撑的练习。但俯卧位时，两肘交替移动，直到两肘撑起后，肘位于肩的下方，也可做双肘伸直支撑手支撑俯卧位，可用于床上移动，但需要三角肌、肱二头肌、肱三头肌、肱挠肌等的良好肌力及肩肘关节活动正常。

3）垫上双手支撑：进行垫上双手支撑的患者，上肢功能必须正常。这项训练更适用于截瘫患者。患者双手放于体侧臀旁支撑在垫上，使臀部部充分抬起，有效支撑动作取决于上肢力量，支撑手的位置和平衡能力。训练时为保持坐位平衡，头、肩、躯干要前屈，使重心保持在髋关节前面，双上肢靠近身体两侧，在髋关节稍前一点位于垫上，手掌尽可能伸展，手指伸展，身体前倾，头的位置超过膝关节。双侧肘关节伸直，双手向下支撑。双肩下降，把臀部从垫上抬起，如患者上肢长度不足抬起以支撑使臀部抬离床面，可加用手支撑器。

4）垫上移动：包括侧方支撑移动、前方支撑移动和瘫痪肢体移动患者可利用吊环进行坐起和躺下训练。对改善患者日常生活活动能力非常重要。截瘫患者因双上肢功能正常，垫上移动容易完成，而四肢瘫患者的垫上移动与损伤水平、上肢的长度有关。移动方法是：先借助吊环自我坐起，双手放在体侧，躯干前屈、前倾，双手用力快速向下支撑，头及肩后伸，躯干及下肢向前移动，反复训练。相同方式进行向后和两侧的移动。

(3) 坐位训练的康复护理：脊髓损伤患者多采用长坐位和端坐位进行平衡维持训练。包括静态平衡训练和动态平衡训练。在训练中，应逐步从睁眼状态过渡到闭眼状态下进行。

1）静态平衡训练：患者取长坐位，在前方放一姿势镜，患者和护士可随时调整坐位的姿势。当患者在坐位能保持平衡时，再指示患者将双上肢从前方、侧方抬起至水平位。

2）动态平衡训练：护士可与患者进行抛球、传球的训练，不但可加强患者的平衡能力，也可强化患者双上肢、腹背肌的肌力及耐久力。

(4) 转移训练的护理：转移训练大致分三种形式，即两脚离地的躯干水平转移、两脚不离地的躯干水平转移和两脚不离地的躯干垂直转移。前者的移动平稳，后者的移动需很强的肌力。训练动作包括从轮椅到训练台、床、卫生间、汽车等。其中包括帮助转移和独立转移训练。

1）帮助训练：可由 1 人帮助进行双足不离地的躯干垂直转移，或 2 人帮助进行双足离地躯干水平转移。转移训练时，护士双足及双膝抵住患者的双脚及双膝的外面，开始时患者躯干前倾、髋关节屈曲、髋后伸、伸膝、躯干伸展。治疗师双手抱住患者臀下或提起患者腰带，同步完成站立动作。注意患者站立时锁住双脚及双膝，以防跌倒。坐下时，患者髋关节屈曲，治疗师双手由臀部滑向肩胛，使患者屈髋，臀部坐到凳子上。

2）患者独立转移：包括臀部在轮椅上向前移动、将下肢移到训练床上及躯干移动。从轮椅到床的转移方法有：①向前方转移：训练前，护士应先演示、讲解，并协助患者完成训练，将轮椅靠近床边 30 cm，锁住轮椅，将双下肢放在床上，打开刹车靠近床边，刹车，用双上肢支撑将身体移至床上完成转移。②向侧方转移：轮椅侧方靠近床边并去掉床侧轮椅的扶手，将双下肢放在床上，一手支撑在轮椅的扶手上，另一手支撑在床上，将臀部移至床上。另一种方法是将双脚放在地上，使脚与地面垂直，这种转移方法可以使双脚最大限度地负重。③斜向转移：将轮椅斜向床边 30°，刹住并将双脚放在地面上，利用支撑动作将臀部移到床上。上述转移过程也可使用滑板，如床与轮椅转移时将轮椅与床平行，前轮尽量向前，刹住轮椅，取下靠床的轮椅扶手，架好滑板，放好双下肢，用双上肢支撑将臀部移到滑板上，相反将移到轮椅上。

（5）站立训练的康复护理：病情较轻的患者经过早期坐位训练后，无直立性低血压等不良反应即可在康复医师指导下进行站立练习。训练时应注意协助患者保持脊柱的稳定性，协助佩带好腰围。胸椎以下截瘫患者，可借助矫形器与拐杖实现功能性步行。患者站起立于床边，从倾斜 20°开始逐渐增加角度。

（6）步行训练的康复护理伤后 3 ~ 5 个月，已完成上述训练，可带矫形器完成步行训练，尽早开始步行训练可防止下肢关节挛缩，减少骨质疏松，促进血液循环。先在平行杠内站立，在平行杠内行走训练。可采用迈至步、迈越步、四点步、二点步等方法训练，平稳后移至杠外训练，用双拐来代替平行杠，方法相同。

（7）日常生活动能力训练的护理活动能力训练包括进食、梳洗、如厕、更衣、沐浴、交流、家务、外出等训练。训练前应协助患者排空大小便，如患者携带尿管、便器等，应在训练前协助患者妥善固定好。训练后，对患者整体情况进行观察及评估，有不适感及时与康复医师联系，调整训练内容。

1）进食：不具备手的抓握功能的患者需要借助自助具来完成进餐动作。训练用的餐具如碗，盘应特殊制作。

2）梳洗：手功能受限的患者在刷牙、梳头时可用环套套在手上，将牙刷或梳子套在套内使用，拧毛巾时，可指导患者将毛巾中部套在水龙头上，然后将毛巾双端合拢，再将毛巾向同一个方向转动，将水挤出。

3）如厕：患者如厕一定要遵照轮椅转换的动作。

4）更衣：训练用的衣服宜宽大、简单，衣扣和带子改为尼龙搭扣，以穿脱开襟衣服为例。穿法：衣服背面放在膝盖上，领子对着自己，衣服的前面向上并打开，将一手伸入衣袖内并伸出手腕；用同样方法完成另一只手，低头将衣服举翻过头顶，手臂伸直，让衣服垂落至肩膀上，身体前倾，使衣服沿躯干与椅子之间的空隙滑下来。脱法：解开衣服纽扣，躯干尽量前屈，双手由衣领处向上拉并使衣服过头，恢复躯干伸展坐位，一只手拇指勾住对侧衣袖腋窝处使手退出衣袖，用同样方法退出另一只手。

5）沐浴：姿势一般采用长坐位，身体向前倾，头颈部屈曲，可借助长柄的海绵刷擦洗背部和远端肢体，注意防止烫伤。

6）交流：通常语言交流无障碍，由于手功能差，可能无法进行书信交流和电话交流，可以制作不同的自助具，以提高患者生活质量。

7）家务：胸椎以下脊髓损伤患者一般能做家务，但由于患者须坐在轮椅上，因此患者的生活环境需要进行改造。

8）外出：主要是轮椅与汽车间的转移动作。需要注意的是，坐在轮椅上时，每 30 min 左右用上肢撑起躯干使臀部离开椅面减压一次，以免坐骨结节等处形成压疮。

(8) 心理的康复护理：脊髓损伤患者由于身体的残障，形成了与其他人不同的特殊群体心理这种心理特征决定了心理康复的内容、方法与注意的问题。患者大都经历震惊、否定、抑郁、对抗独立以及适应阶段。以上各阶段多数时候无法截然划分，可能交叉出现、康复护士应运心理治疗方法减轻患者的心理障碍，减少焦虑、抑郁、恐慌等神经症状，帮助患者建立良好的人际关系，促进人格的正常成长，很好地面对生活及适应社会。当然，有关人员（同事或家属）的帮助系统、专家协助系统、社区辅助支持系统的合作与帮助，在康复过程中起着非常重要的作用。

（四）家居无障碍环境

为了使脊髓损伤患者在家能顺利完成日常生活活动，方便轮椅的出入，家居环境具体要求如下。

(1) 出入口的屋内外地面宜相平，若有高度差时，应用坡道连接，坡度不超过 5°。

(2) 门最好采用推拉门或自动门，门开启的净宽不得少于 0.8 m。

(3) 调整床和坐便池的高度，便于轮椅转换动作。

(4) 家庭卫生间宽度不能少于 0.8 m，卫生间的门与坐便距离不少于 1.2 m，在便池邻近的墙上安装承受身体重量的安全抓杆。

(5) 厨房用具的台面需要调低，水龙头开关要求装有长柄，易开关，方便使用。

(6) 浴室内轮椅面积不应少于 1.2 m × 0.8 m，邻近墙面应装有安全抓杆。

(7) 床旁、厨房、沙发、饭桌旁均安装扶手，以利于完成转移动作。

(8) 家用电器带有遥控装置，可使用专门设计的“环境控制系统”。

（五）并发症的护理

1. 泌尿系统感染

脊髓损伤患者通常存在排尿功能障碍、尿道解剖结构及泌尿系统病理生理的改变，进而引起尿动力学的变化。如处理不当很容易出现反复泌尿系统感染、泌尿系统结石，甚至引起肾积水及肾功能损害。因此，尽早评估泌尿系功能的障碍，确定正确的阶段性膀胱管理模式并进行恰当的防治至关重要。长期留置导尿管，可增加患者泌尿系感染的发生率，并给患者生活带来不便。及时对患者行尿动力学检查，以尽早拔除尿管，行清洁间歇导尿。间歇导尿期间，根据患者个体情况制订并实施相应的饮水计划：根据患者膀胱残余尿量和液体入量，决定每天导尿时间和次数；定期行尿常规及尿培养检查。若出现泌尿系统感染症状，则指导患者多饮水，保持会阴部清洁，必要时按医嘱应用抗生素等抗感染治疗。

2. 呼吸系统感染

呼吸系统并发症是外伤性脊髓损伤患者死亡的主要原因，以通气障碍、肺不张和肺炎最为常见。其发生与脊髓损伤的节段有关，损伤节段越高对呼吸系统及其功能的影响就越大。

此外，外伤性胸髓损伤还常合并有胸膜炎、血气胸、肺挫裂伤等损伤，这也是引起肺部感染及肺不张的重要因素。患者长期卧床，支气管及喉部的分泌物不易排出，容易发生肺部感染。保持呼吸道通畅，及时清除呼吸道分泌物，是预防肺部感染的关键措施。对于长期卧床的患者，指导患者采用缩唇法、深呼吸及借助呼吸训练器等方法锻炼肺功能。定时给予翻身拍背，指导患者注意防寒保暖，防止受凉。病房内每天开窗通风两次，每天空气消毒一次。如是气管切开患者，各项操作严格遵从无菌操作原则，加强气道湿化，及时吸痰，保持呼吸道通畅。如已发生肺部感染，则按医嘱应用抗生素，加强翻身扣背；痰液黏稠较难咳出时，遵医嘱予以纤维支气管镜下吸痰、超声雾化吸入，并按医嘱应用化痰药物治疗。

3. 循环系统并发症常见以下几种

（1）深静脉血栓：深静脉血栓形成（Deep Venous Thrombosis，DVT）是脊髓损伤后常见并发症，与其相关的肺栓塞直接危及患者生命。卧床期间可对瘫痪肢体进行被动运动、按摩、间断充气加压等康复治疗。住院期间，常规行四肢静脉彩超检查。若检查结果为阳性，则注意患肢制动、抬高 10° ~ 15°，勿热敷、按摩等；严密观察患肢周径的变化，局部有无红、肿、热等现象及足背动脉搏动的情况；尽量避免选用患肢静脉输液或采血等；按医嘱应用抗血栓药物治疗，注意观察有无出血倾向及肺栓塞表现，必要时行下腔静脉滤器植入术。

（2）体位性低血压：脊髓损伤患者早期站立训练时，因交感神经反应丧失，静脉扩张，血压不能随体位及时调整，造成体位性低血压。损伤早期，待患者生命体征稳定后，即可进行体位适应性训练，开始床上被动活动，保持患肢功能位；3 周后过渡到床上的自主活动，逐步从卧位转向半卧位或坐位，颈髓损伤患者早期抬高床头时，需使用颈托，4 周后进行起立床训练，倾斜的角度每日逐渐增加，从 30°逐渐抬高至 80°，循序渐进。指导患者改变体位时动作不宜过快；摄入充足的钠盐和水分，保证血容量；避免久坐久站，即使在训练时也应每隔 1 ~ 2 h 活动一下；避免使用易引起血压下降的药物，使用降压药物或利尿药时，随时监测血压；少食多餐，进食不宜过饱，餐后避免马上活动；积极进行康复训练，物理治疗体位性低血压，包括电动起立床治疗、手法治疗、紧张性治疗；患者在改变体位前可穿弹力袜，腹部采用弹力腹带，减少腹腔血液淤滞；坐轮椅时腰部前倾可缓解体位性低血压。注意观察患者有无低血压症状，如头晕、面色苍白、虚脱等，一旦发生，立即予患者平卧位，抬高双下肢。如患者乘坐在轮椅上，立即将轮椅向后倾斜，以减轻症状，并通知医生处理。

（3）自主神经过反射：自主神经过反射是脊髓损伤最严重的并发症，由机体交感神经系统过度激活乃至失控所引起。在胸椎或其以上节段损伤较为常见。脊髓损伤段以下许多刺激都可诱发，最常见的是下尿路受激，如尿潴留、感染、尿道扩张、结石和睾丸扭转等，其次是大便滞留。临床表现为面部潮红、损伤平面以上皮肤出汗、血压升高（比平常血压升高 40 mmHg 以上）、心动过缓或过速。一旦发现：使患者立即坐直位或抬高床头；减少搬动，使静脉回流减少，并保持病房安静；及时检查膀胱是否过度充盈，大便是否有滞留，注意衣着、鞋袜、矫形器有无压迫或不适，积极袪除诱因；根据医嘱吸氧，密切监测血压变化情况并及时上报：若处理后收缩压仍然高于 150 mmHg 时，可给予硝苯地平（心痛定）10 mg 舌下含服，以快速降压，减轻症状和避免高血压引起的并发症。若 10 min 后仍然未缓解，可再次给药并及时汇报。使用硝苯地平应注意预防低血压的发生。遵医嘱给予镇静药、阿托品等。向患者及家属讲解发生自主神经过反射的原因，消除患者紧张情绪。

（4）神经源性皮肤：即压疮，是因身体局部过度受压引起血液循环障碍，造成皮肤及皮下组织坏死而形成，压疮好发于脊髓损伤瘫痪区域的骨突部，如低尾部、大粗隆部、坐骨结节部、跟骨部、肩胛骨部、棘突部、头后部。患者因活动受限，长期卧床或依赖轮椅转移，皮肤及全身抵抗力差，极易引起压疮。首先要保持患者床单元的清洁、干燥、平整、无渣屑，协助患者每 1 ~ 2 h 翻身一次，翻身时避免拖、拉、拽等动作。必要时可安置气垫床减压保护。动态评估患者压疮评分，建立翻身卡，加强交接班，每次便后予温水擦洗会阴部及肛周，皮肤较干燥者可涂油保护。坐位时，每 30 min 左右指导患者支撑身体，抬起臀部 1 ~ 2 min，或在臀部放置臀垫，以减少皮肤受压。指导患者进食优质高蛋白饮食，提高皮肤抵抗力。如已发生压疮，则缩短翻身间隔时间，及时予以换药处理。根据创面情况选择合适的敷料，动态评估患者伤口情况，遵医嘱予以药物抗感染治疗。

4. 消化系统并发症

脊髓损伤自主神经功能紊乱，出现大便控制障碍，主要表现为便秘和大便失禁，统称为神经源性直肠，后者在临床少见。

（1）便秘：教会患者养成定时排便的习惯，以餐后 30 ~ 45 min 最佳，持续 15 min 左右，保持在每天的同一时间进行，给患者提供适宜的排便环境，充足的排便时间。定排便体位，蹲位或坐位都可，以便于患者建立排便反射。教会患者定时刺激肠道的技术方法以促进低级排便中枢反射的形成，如肛门牵张术、盆底肌训练术、腹部按摩术、肛门括约肌训练术等。饮食上鼓励患者多饮水，以每天 2000 mL 为宜。多食植物脂肪，如核桃仁、花生米、芝麻等有润肠作用的食物。多食富含粗纤维的食物来维持正常排便，如青菜、韭菜、芹菜、木耳等。必要时按医嘱应用缓泻剂或给予灌肠。

（2）大便失禁：增加膳食中食物纤维的含量，食物纤维不会被机体吸收，但可增加粪便的体积，刺激肠蠕动，有助于恢复肠道功能，加强排便的规律性，有效地改善大便失禁状况。注意肛周皮肤护理，保持皮肤的清洁干燥，便后用温水洗净肛周皮肤，未出现皮肤破损时可使用爽身粉或油性软膏等保护皮肤。必要时遵医嘱予以止泻药物治疗，注意用药后效果。

5. 神经系统并发症

（1）疼痛：脊髓损伤后疼痛是常见的并发症之一，为起源于脊髓本身的中枢性疼痛，常表现为损伤平面以下呈扩散性的感觉异常性疼痛，常为烧灼痛、针刺痛、麻木或跳动痛，一般为自发性，多与情绪改变有关。临床有一些患者的主诉实际上属于感觉紊乱。严重者可影响患者饮食、睡眠及日常生活，应及时处理。经常与患者交流，向患者及家属介绍其目前的病情、先进的医疗技术和医疗设备，帮助其树立战胜疾病的信心。及时倾听患者的主诉，去除导致疼痛的各种诱因。进行各项操作时，动作轻柔，以免增加患者的不适感，协助患者取舒适卧位。根据疼痛评分量表评分，按医嘱应用非阿片类或阿片类药物。采用相应的物理治疗，如肌电生物反馈疗法、经皮神经电刺激等。同时让患者听舒缓的音乐或做其感兴趣的事情，以分散其注意力，减轻疼痛。

（2）体温调节功能障碍：脊髓损伤后，体温调节中枢对体温调节失去控制，对周围环境温度的变化丧失了调节能力。高热时，调节室温保持在 22℃左右，指导患者多饮水，给予温水擦浴、冰枕物理降温、大动脉处置冰袋等，及时更换潮湿的被服，必要时按医嘱应用退热药物，并观察降温效果，防止降温过快、过低引起衰竭。对体温过低的患者，调节室温维持在 22～26℃，给患者增加衣服和盖被，喝温热饮料，避免使用热水袋局部保暖，以防烫伤，同时注意心率及血压的变化，发现异常及时通知医生处理。

（3）痉挛：痉挛是由不同的中枢神经系统疾病引起的，以肌肉的不自主收缩反应和速度依赖性的牵张反射亢进为特征的运动障碍。由于痉挛性瘫痪很少出现肌肉萎缩，因此，一定程度的痉挛对于预防压疮或骨质疏松的发生，对不全截瘫患者的站立都是有利的。但是如过度痉挛影响日常生活活动和康复训练的进行，则应该进行治疗。及时发现并去除促使痉挛恶化的因素，如采取避免引起肌紧张的体位、控制感染、稳定情绪、保持环境温度恒定；运用物理疗法，如关节活动范围训练、站立训练、冷疗、水疗、交替电刺激等治疗缓解肌肉张力；联合肌松药物治疗，可口服巴氯芬或替扎尼定等药物，根据患者痉挛变化，调整用药剂量、种类及时间；用苯酚神经封闭、肉毒毒素注射等方法行局部神经阻滞及行脊髓后根切断术治疗。

6. 内分泌系统并发症

（1）骨质疏松：脊髓损伤后患者长期卧床、缺少功能锻炼，骨代谢迅速发生改变，导致骨质量降低、骨结构破坏，骨折危险性增加。一旦发生，很难纠正，预防是至关重要的。早期干预措施包括药物治疗如二膦酸盐类，物理疗法如被动站立训练及功能性电刺激、脉冲电磁场等。定期检查骨密度，积极防治骨质疏松、预防病理性骨折。指导患者进食含钙丰富的食物，如虾皮、海带、紫菜、牛奶、新鲜蔬菜等。条件允许时，让患者多接受阳光照射，可以促进钙质的吸收。对患者进行早期康复训练，尤其是站立训练，每天不少于 2 h，按医嘱补充钙剂，防止或延缓骨质疏松的发生。

（2）低钠血症：急性脊髓损伤后常继发一系列水和电解质代谢紊乱，低钠血症是最常见的早期并发症之一。一般认为脊髓损伤后低钠血症属中枢性低血钠，除与早期患者进食少、利尿剂、脱水剂的应用有关外，与中枢神经功能紊乱有关。缓慢发生的低钠血症可无明显临床症状或症状不典型，常被脊髓损伤症状掩盖，如果不及时治疗，可使已恢复的神经功能再次丧失，严重时甚至危及生命。当急性脊髓损伤患者出现高热或并发颅脑损伤时，需高度警惕低钠血症的发生。患者入院后定时监测血和尿电解质、渗透压、尿量、尿比重的变化，准确记录 24 h 出入量，协助医生确诊低钠的性质。加强饮食护理，增加钠的摄入量是预防低钠血症的重要措施。禁食者可早期预防性补钠，对于合并颅脑损伤及中枢性高热患者，实施高热护理配合限水、增钠的强化护理，可取得良好的效果。

7. 异位骨化

异位骨化（Heterotopic Ossification，HO）是指关节周围的软组织中出现成骨细胞并形成骨组织。常于脊髓损伤后 1～6 个月出现。HO 常发生在 SCI 平面以下，髋关节常见，其次为膝、肘和肩关节，手和脊柱也可受累。早期可有不明原因的低热，伴局部组织肿痛；中期皮下组织有硬结出现，患侧肢体较对侧肢体粗大；后期关节活动度降低，关节强直，运动功能障碍。虽然康复锻炼可以防止 SCI 患者肌肉挛缩、关节僵硬，但是力度较大的活动却会造成组织损伤，因此进行推拿或被动活动关节时，动作应轻柔，禁止粗暴用力。超声波或磁热疗法能促进局部类定的吸收，可以防止 HO 的形成，但是不适用于已经出现 HO 的患者。使用具有活血化瘀、舒筋通络、消肿止痛功效的中药进行热敷，能够滑利关节、改善肢体血液循环，可有效防止 HO 的形成。

四、康复护理指导

脊髓损伤患者的康复是终身的，出院后需继续康复锻炼及护理，因此必须将脊髓损伤的基本知识、生活自理所需的技巧教给患者及其照顾者以提高其自我管理能力，特别是不完全性脊髓损伤患者的自我护理知识与技巧的掌握，对提高其独立水平有很大的帮助。

（一）饮食调节

注意饮食调节，制订合理的膳食计划，保证维生素、纤维素、钙及各种营养物质的合理摄入。

（二）自我护理

(1) 学会自我护理：教会患者和家属在住院期间完成“替代护理”到自我护理的过渡，重点是教育患者学会如何自我护理。

(2) 培养良好卫生习惯：住院期间，培养患者养成良好的卫生习惯，掌握家居环境的要求，出院后要定期复查，防止主要脏器发生并发症。

(3) 用药指导：指导患者遵医嘱按时准确服药，尤其注意抗痉挛药物停药时应逐渐减量。

(4) 学会自己处理大小便：掌握排尿、排便管理方法，学会自己处理二便，高颈髓损伤的人家属要学会协助他们处理二便问题。

(5) 制订长远康复计划：教会家属掌握基本的康复训练知识和技能，防止二次残疾。

（三）心理调适

教育患者培养良好的心理素质，正确对待自身疾病，充分利用残存功能去代偿致残部分功能，尽最大努力去独立完成各种生活活动，成为一个身残智不残，对社会有用的人。

（四）回归社会

(1) 配合社会康复和职业康复部门，协助患者做回归社会的准备，帮助家庭和工作单位改造环境设施，使其适合患者生活和工作。

(2) 在康复医师的协助下，对患者进行性康复教育。残疾人的性教育，是维持家庭和谐稳定的重要手段，家庭完整、家属支持，是残疾者最大的精神支柱，应鼓励他们勇敢地面对未来。

第十六章

脑卒中护理

第一节　脑梗死

一、康复护理原则

选择早期合理康复护理时机；制订动态康复护理计划；循序渐进、贯穿始终、综合康复护理要与日常生活活动和健康教育相结合，鼓励患者及家属的主动参与和配合；积极预防并发症，做好脑卒中的二级预防。

二、康复护理目标

包括短期目标和长期目标。

（1）短期目标：患者能适应卧床或日常生活活动能力下降的状态，采取有效的沟通方式表达自己的需要和情感，提供舒适的环境，选取恰当的进食方法，维持正常的营养供给，生活需要得到满足，情绪稳定；积极配合进行语言和肢体功能等康复训练，保证受损的感觉、运动、语言和心理等功能的逐步恢复；有效预防压疮、肺炎、尿路感染、深静脉血栓形成等并发症的发生。

（2）长期目标：通过实施体位摆放、体位转移、呼吸训练等综合康复护理技术，最大限度地促进脑卒中患者功能障碍的恢复，防止失用和误用综合征，减轻后遗症；充分强化和发挥残余功能，通过代偿和使用辅助工具，争取患者早日恢复日常生活活动能力，回归社会。

三、康复护理措施

康复护理措施要在评估患者功能水平基础上制订并实施，实施后积极进行护理评价，再通过评价结果及时修改已制订的康复护理措施，并为下一步制订康复护理措施提供依据。

（一）运动功能障碍的康复护理

1. 软瘫期

患者意识清楚或轻度意识障碍，生命体征平稳，但患肢肌力、肌张力均很低，腱反射也低。在不影响临床抢救，不造成病情恶化的前提下，康复护理措施应早期介入，从而预防并发症以及继发性损害，同时为下一步功能训练做准备。一般每天 2 h 更换一次良肢位以防发生压疮、肺部感染及痉挛模式。

（1）良肢位摆放：是指为防止或对抗痉挛姿势的出现，保护肩关节、防止半脱位，防止骨盆后倾和关节外展、外旋，早期诱发分离运动而设计的一种治疗体位。偏瘫患者典型的痉挛姿势表现为：上肢为肩下沉后缩、肘关节屈曲、前臂旋前、腕关节掌屈、手指屈曲；下肢为外旋，髋膝关节伸直、足下垂内翻。早期注意保持床上的正确体位，有助于预防或减轻上述痉挛姿势的出现和加重。为增加偏瘫侧的感觉刺激，多主张患侧卧位，此时偏瘫侧上肢肩关节应前屈 90°，伸肘、伸指、掌心向上；偏瘫侧下肢应伸髋、膝稍屈、踝背伸 90°；健侧肢体放于舒适的位置。仰卧位时，偏瘫侧肩胛骨和骨盆下应垫薄枕，防止日后的后缩，偏瘫侧上肢肩关节应稍外展，伸肘、伸腕、伸指，掌心向下；偏瘫侧下肢屈髋、屈膝、足踩在床面上（必要时给予一定的支持或帮助），或伸髋、伸膝、踝背伸 90°（足底可放支持物或穿丁字鞋）；健侧肢体放于舒适的位置。健侧卧位时，偏瘫侧上肢有支撑（垫枕），肩关节前屈 90°，伸肘、伸腕、伸指，掌心向下；偏瘫侧下肢有支撑（垫枕），呈迈步状（屈髋、屈膝、踝背伸 90°，患足不可悬空）。

（2）肢体被动运动：主要目的是为了预防关节活动受限，另外有促进肢体血液循环和增强感觉输入的作用。患者病后 3 ~ 4 日病情较稳定后，对患肢进行按摩可促进血液、淋巴回流，防止和减轻水肿，同时又是一种运动感觉刺激，有利于运动功能恢复。按摩要轻柔、缓慢、有节律地进行，不使用强刺激性手法。对肌张力高的肌群用安抚性质的推摩，对肌张力低的肌群则予以摩擦和揉捏。对患肢所有的关节都做全范围的关节被动运动，先从健侧开始，然后参照健侧关节活动范围再做患侧。一般按从近端关节到远端关节循序渐进，动作要轻柔缓慢。重点进行肩关节外旋、外展和屈曲，肘关节伸展，腕和手指伸展，髋关节外展和伸展，膝关节伸展，足背屈和外翻。每天做 2 ~ 3 次，每次 5 min 以上，直到主动运动恢复。

1）肩关节：肩关节外展 90°，肘关节屈曲 90°，做肩关节内旋、外旋运动；并对肩关节做前屈、后伸运动。运动幅度以患者不出现疼痛为度。

2）肘、前臂：给予肘关节屈伸训练，然后将肘关节屈曲 90°，靠于体侧，护士一手扶持肘关节，另一手握持患者手部，做前臂旋前、旋后训练。

3）腕、指关节：一手握持患者前臂，一手握持手指，做腕关节屈、伸、尺侧偏、桡侧偏运动，或做由内向外绕腕运动，屈、伸手指运动，并注意拇指各方向的被动运动。

4）髋关节：仰卧位时，屈曲健侧髋关节和膝关节，一手按压健侧膝关节，使髋、膝关节充分屈曲，另一手同时向下按压患侧大腿，使患侧髋关节充分伸展。健侧卧位时，护士一手扶持骶部，一手握持膝部向后移动，起到伸展髋关节的作用。仰卧位时，患侧髋关节屈曲，护士一手扶持膝部，另一手握持足部向外移动，达到髋关节内旋的作用。

5）膝关节：仰卧位时，做膝关节屈、伸运动；护士一手扶持膝部后方，另一手握持踝部上方做内旋、外旋运动（可有 15°活动范围）。

6）踝关节：治疗者用一手托抬腘窝，使膝关节屈曲，另一手握住足跟，并用前臂将足底压向踝背屈方向，牵拉跟腱。

7）髋、膝、踝三关节被动挤压：患者仰卧位，治疗者用一手托抬腘窝，使膝关节、髋关节屈曲，另一手握住足跟，并用该侧前臂将足压向头部，使髋关节、膝关节充分屈曲，踝关节充分背屈，并保持一定的挤压力。髋关节、膝、踝关节三关节受到充分挤压，增加本体感觉冲动，预防下肢伸性痉挛。

(3) 主动活动：主要原则是利用躯干肌的活动以及各种手段，促使肩胛带和骨盆带的功能恢复。

1）上肢自主被动运动：做 Bobath 握手动作，即双手手指叉握，患手大拇指置于健手拇指之上，用健侧上肢带动患侧上肢做患肢的被动运动，使双侧肘关节伸展，肩关节前屈，并可上举。此运动可防止或减轻患侧上肢出现失用性肌萎缩，维持肩、肘关节活动度和抑制上肢痉挛。

2）体位变换：为了预防压疮和肺部感染，尽早使患者学会更换体位。平卧位会强化伸肌优势，健侧卧位会强化患侧屈肌优势，患侧卧位会强化患侧伸肌优势，不断变换体位可使肢体的伸屈肌张力达到平衡，预防痉挛模式出现。一般 2 h 变换体位一次。首先进行健侧翻身训练，然后进行患侧翻身训练。

①被动向健侧翻身训练：先旋转上半部躯干，再旋转下半部躯干。护士一手放在颈部下方，另一手放在患侧肩胛骨周围，将患者头部及上半部躯干转呈侧卧位，然后一只手放在患侧骨盆将其转向前方，另一手放在患侧膝关节后方，将患侧下肢旋转并摆放于自然半屈位。②被动向患侧翻身训练：护士先将患侧上肢放置于外展 90°的位置，再让患者自行将身体转向患侧，若患者处于昏迷状态或体力较差时，则可采用向健侧翻身的方法帮助患者翻身。③主动向健侧翻身训练：做 Bobath 握手动作，伸直肘关节，屈曲肩关节 90°，头转向健侧；由健侧上肢、躯干带动患侧上肢及躯干翻向健侧，同时健侧膝关节背屈，勾住患侧小腿，在健侧下肢的带动下，使骨盆和患侧下肢转向健侧。④主动向患侧翻身训练：做 Bobath 握手动作，伸直肘关节，屈曲肩关节 90°，头转向患侧。健侧下肢屈曲，足蹬踏床面，着力点在外侧，向患侧用力，在躯干和上肢手配合下，翻向患侧。

3）桥式运动：进行翻身训练的同时，必须加强患者伸髋屈膝肌的练习，可有效防止站位时因髋关节不能充分伸展而出现的臀部后突所形成的偏瘫步态十分重要。

①双侧桥式运动：取仰卧位，上肢放于体侧，双腿屈曲，足踏床，然后将臀部主动抬起，并保持骨盆成水平位，维持一段时间后慢慢地放下。②单侧桥式运动：在患者较容易地完成双桥式运动后，让患者悬空健腿，仅患腿屈曲，足踏床抬臀。③动态桥式运动：为了获得下肢内收、外展的控制能力，患者仰卧屈膝，双足踏住床面，双膝平行并拢，健腿保持不动，患腿做交替的幅度较小的内收和外展动作，并学会控制动作的幅度和速度。然后患腿保持中立位，健腿做内收、外展练习。

2. 痉挛期

此期康复护理的目标是通过抗痉挛的姿势体位来预防痉挛模式和控制异常的运动模式，促进分离运动的出现。

(1) 抗痉挛训练：大多数患者患侧上肢以屈肌痉挛占优势，下肢以伸肌痉挛占优势。抗痉挛训练方法具体包括以下方法。

1）卧位抗痉挛训练：做 Bobath 握手动作，上举上肢，使患侧肩胛骨向前，患肘伸直。仰卧位时双腿屈曲，做 Bobah 握手动作，抱住双膝，将头抬起，前后摆动使下肢更加屈曲。

此外，还可以进行桥式运动，也有利于抑制下肢伸肌痉挛。

2）被动活动肩关节和肩胛带：患者仰卧，做 Bobath 握手动作，用健手带动患手上举，伸直和加压患臂。可帮助上肢运动功能的恢复，也可预防肩痛和肩关节挛缩。

3）下肢控制能力训练：卧床期间进行下肢训练可以改善下肢控制能力，为以后行走训练做准备。

①屈曲动作训练：目的是抑制下肢伸肌异常运动模式的产生，促进下肢分离运动的出现，主要进行屈髋、屈膝动作的训练。取仰卧位，上肢置于体侧，或双手十指交叉举至头顶。护士一手将患足保持在背屈位、足底支撑于床面；另一手扶持患侧膝关节，维持髋关节呈内收位，令患足不离开床面而移向头端，完成髋、膝关节屈曲，然后缓慢地伸直下肢，如此反复练习。也可在坐位下完成屈膝练习。②踝背屈训练：患者取仰卧位，双腿屈曲，双足踏在床面上。护士一手拇指、示指分开，夹住患侧踝关节的前上方，用力向下按压，使足底支撑于床面，另一只手使足背屈外翻。当被动踝背屈抵抗消失后，让患者主动保持该位置，随后指示患者主动背屈踝关节。用冰、毛刷快速刺激趾尖、趾背和足背外侧容易诱发踝背屈。注意开始时要防止患者过度用力引起足内翻。③下肢内收、外展控制训练：方法见动态桥式运动。

(2) 坐位训练；只要病情允许，应尽早采取床上坐位训练。长期在床上制动，尤其是老年人，可产生许多严重的并发症，如静脉血栓形成、坠积性肺炎、压疮等。

1）坐位耐力训练：开始坐起时可能发生体位性低血压，故应首先进行坐位耐力训练。取坐位时，不宜马上取直立（90°）坐位，可先取 30° 坚持 30 min 后，再依次过渡到 45°、60°、90°。如已能坐位 30 min，则可进行从床边坐起训练。

2）从卧位到床边坐起训练：从患侧坐起时，仰卧位，患者将患腿置于床边外，使膝关节屈曲，开始时需康复护士促进这一动作，或用健腿把患腿抬到床边。然后健侧上肢向前过身体，同时旋转躯干，健手在患侧推床以支撑上身，并摆动健腿到床外，帮助完成床边坐位。若患者需要更多的帮助，护士可将其上肢环绕患者的头和患肩，通过身体扶持患者坐直。从健侧坐起时，先向健侧翻身，健侧上肢屈曲缩到体下，双腿远端垂于床边，头向患侧（上方）侧屈，健侧上肢支撑慢慢坐起。患者由床边坐位躺下，运动程序与上述相反。

3. 恢复期

恢复期早期患侧肢体和躯干肌力尚弱，还没有足够的平衡能力，因此，坐起后常不能保持良好的稳定状态。故恢复期应先进行平衡训练。

(1) 平衡训练。平衡分为三级：一级平衡为静态平衡；二级平衡为自动动态平衡；三级平衡为他动动态平衡。平衡训练包括左右和前后训练。在静态平衡完成后，进行自动动态平衡训练，即要求患者的躯干能做前后、左右、上下各方向不同摆幅的摆动运动。最后进行其他动动态平侧训练，即在他人一定外力推动下仍能保持平衡。

1）坐位平衡训练：静态平衡训练。患者取无支撑下床边或椅子上静坐位，髋关节、膝关节和踝关节均屈曲 90°，足踏地或踏支持台，双足分开约一脚宽，双手置于膝上。护士协助患者调整躯干和头至中间位，当感到双手已不再用力时松开双手，此时患者可保持该位置数秒。然后慢慢地倒向一侧，要求患者自己调整身体至原位，必要时给予帮助。静态平衡训练完成后，让患者自己双手手指交叉在一起，伸向前、后、左、右、上和下方并有重心相应的移动，此称为自动动态平衡训练；完成被动动态平衡训练后就可认为已完成坐位平衡训练，此后坐位训练主要是耐力训练。

偏瘫患者坐位时常出现脊柱向健侧侧弯，身体重心向健侧臀部偏移。护士应立于患者对面，一手置于患侧腋下，协助患侧上肢肩胛带上提，肩关节外展、外旋，肘关节伸展，腕关节背伸，患手支撑于床面上；另一手置于健侧躯干或患侧肩部，调整患者姿势，使患者躯干伸展，完成身体重心向患侧转移，达到患侧负重的目的。

2）立位训练为行走训练做准备。

①起立训练：患者双足分开约一脚宽，双手手指交叉，上肢伸展前伸，双腿均匀持重，慢慢站起，此时护士站在患者面前，用双膝支撑患者的患侧膝部，双手置于患者臀部两侧帮助患者重心前移，伸展髋关节并挺直躯干，坐下时动作相反。要注意防止仅用健腿支撑站起的现象。②站位平衡训练：静态站位平衡训练是在患者站起后，让患者松开双手，上肢垂于体侧，护士逐渐去除支撑，让患者保持站位。注意站位时不能有膝过伸。患者能独立保持静态站位后，让患者重心逐渐移向患侧，训练患腿的持重能力，同时让患者双手交叉的上肢（或仅用健侧上肢）伸向各个方向，并伴随躯干（重心）的相应摆动，训练自动态站位平衡。如在受到突发外力的推拉时仍能保持平衡，说明已达到被动态站位平衡。③患侧下肢支撑训练：当患侧下肢负重能力提高后，就可以开始进行患侧单腿站立训练。患者站立位，身体重心移向患侧，健手可握一固定扶手以起保护作用，健足放在护士腿上。为避免患侧膝关节过度伸展，用手帮助膝关节保持屈曲 15°左右。随着患侧下肢负重能力的提高，可用另一手握住患者健足，使之向下踩的力量减弱，进而使患侧下负重能力逐渐接近单足站立平衡能力。

（2）步行训练。当患者达到自动动态平衡后，患腿持重达体重的一半以上，且可向前迈步时才可开始步行训练。

1）步行前准备：先练习扶持站立位，接着进行患腿前后摆动、踏步、屈膝、伸髋等活动，以及患腿负重，双腿交替前后迈步和进一步训练患腿平衡。

2）扶持步行：护士站在偏瘫侧，一手握住患手，掌心向前；另一手从患侧腋下穿出置于胸前，手背靠在胸前处，与患者一起缓慢向前步行，训练时要按照正确的步行动作行走或平行杠内步行，然后扶杖步行到徒手步行。

3）改善步态训练：步行训练早期常有膝过伸和膝打软（膝突然屈曲）现象，应进行针对性的膝控制训练。如出现患侧骨盆上提的划圈步态，说明膝屈曲和踝背屈差，应重点训练。

4）复杂步态训练：如高抬腿步，走直线，绕圈走，转换方向，跨越障碍，各种速度和节律地步行以及训练步行耐力，增加下肢力量（加上斜坡）训练步行稳定性（如在窄步道上步行）和协调性（如踏固定自行车）。

5）上下楼梯训练：上下楼梯训练应遵照健腿先上、患腿先下的原则。护士站在患侧后方，一手协助控制患膝关节，另一手扶持健侧腰部，帮助将重心转移至患侧，健足先登上一层台阶。健肢支撑稳定后，重心充分前移，护士一手固定腰部，另一手协助患腿抬起，髋膝关节屈曲，将患足置于高一层台阶。如此反复进行，逐渐减少帮助，最终能独立上楼梯。下楼梯时，护士站在患侧，协助完成膝关节的屈曲及迈步。患者健手轻扶楼梯以提高稳定性，但不能把整个前臂放在扶手上。

(3) 上肢控制能力训练包括臂、肘、腕、手的训练。

1) 前臂的旋前、旋后训练：指导患者坐于桌前，用患手翻动桌上的扑克牌，亦可在任何体位让患者转动手中的一件小物件。

2) 肘的控制训练：重点在于伸展动作上。患者仰卧，患臂上举，尽量伸直肘关节，然后缓慢屈时，用手触摸自己的口、对侧耳和肩。

3) 腕指伸展训练：双手交叉，手掌朝前，手背朝胸，然后伸肘，举手过头，掌面向上，返回胸前，再向左、右各方向伸肘。

(4) 改善手功能训练：患手反复进行放开、抓物和取物品训练，纠正错误运动模式。

1) 作业性手功能训练：通过编织、绘画、陶瓷工艺、橡皮泥塑等训练患者双手协同操作能力。

2) 手的精细动作训练：通过打字、搭积木、拧螺丝、拾小钢珠等动作以及进行与日常生活有关的训练，加强和提高患者手的综合能力。

(二) 言语功能障碍的康复护理

语言是交流沟通的重要手段，发病后要尽早开始语言训练。尽管患者失语，但仍需与其进行语言或非语言交流，通过交谈和观察，全面评估语言障碍的程度，并列举语言功能恢复良好者案例，同时加强心理疏导，增强其语言训练的信心。

1. 失语症的康复护理

患者首先可进行听理解训练和呼吸训练，以后逐渐同步进行语言表达训练和书写训练。

(1) Schuell 的刺激法（认知刺激法）：治疗是通过刺激言语过程，促进患者的言语功能。治疗的基本形式：刺激（S）—患者的反应（R）—治疗师的反馈（FB）。核心要求：以强的听觉刺激为基础，根据失语情况选用听、视或触觉刺激方式和刺激强度反复给予刺激：一次刺激未能引出反应，则反复几次以提高其反应性。刺激应引出反应，如不能引起反应，应改变刺激或减轻难度，诱发应答。反馈；错误反应不要给予否定，或设法解释；而是给予提示，直到患者应答正确或呈现另一刺激。

具体做法：根据失语症类型选择治疗课题（表 16–1），按语言模式及程度选择训练课题。选择句子、单词或词组（如西瓜、橘子、桃子、皮球等），通过听、视或触觉刺激患者做出反应，当患者无反应或反应不全时提示患者（如描述、手势、词头音等）或给予适当的反应时间。正确反应和延迟反应及自我更正记为（+）；错误反应记为（–）；无反应时给予提示，连续无反应或错答应降低刺激级别；连续 3 次正答率大于 80% 可进行下一课题。

表 16–1　按失语症类型选择治疗项目

失语类型	训练重点	失语类型	训练重点
命名性失语	口语命名、文字命名	经皮质感觉性失语	听理解，以 Wernicke 失语为基础
Broca 失语	构音训练、文字表达		
Wernicke 失语	听理解、会话、复述	失语	以 Broca 失语为基础
传导性失语	听写、复述		

（2）阻断去除法：其应用于失语症患者基本保留语言能力，而语言的运用能力存在障碍，通过训练可获得语言运用能力。方法：将未受阻断的较好的语言形式作为“前刺激”引出另一种语言形式有语义关联的语言形式的正确反应。

（3）程序介绍方法：将刺激的顺序分成若干阶段，对刺激的方法和反应的强化严格限度，使之有再现性并定量测定正确率。它是认知刺激法和操作条件反射法的结合。

（4）脱抑制法：此方法是利用保留的功能，如唱歌来解除功能的抑制。

（5）功能重组法：通过对功能残存成分的重新组织或加上新的成分，而产生一个适合于操作性的功能系统。

（6）间接法：其以改善日常生活交流能力为目的的方法，包括：交流效果促进法；功能性交际治疗；小组治疗及交流板的应用等。

2. 构音障碍患者的康复护理

应先进行松弛训练和呼吸训练，在此基础上再进行发音训练、发音器官运动训练和语音训练等。每次训练应注意合适的训练环境及训练时间，要考虑患者的注意力、耐力及兴趣，可根据患者的日常生活及工作选择训练内容。语言训练的同时进行整体康复。

（三）吞咽功能障碍的康复护理

昏迷患者最初 1～2 天禁食，待病情稳定后进行鼻饲。大多数患者仅在初期需要鼻饲，严重的吞咽困难者需要终身鼻饲或其他方法替代进食。早期进行吞咽训练，会改善吞咽困难，预防因吞咽障碍导致的误吸、营养不良等并发症。吞咽困难患者进行经口进食时，康复处理包括：间接训练，直接训练，代偿性训练，电刺激治疗。

1. 间接训练

（1）口唇运动：利用单音单字进行康复训练，如嘱患者张口发“a”音，并向两侧运动发“yi”音，然后再发“wu”音，也可嘱患者缩唇然后发“f”音。其他练习方式如吹蜡烛、吹口哨动作，缩唇、微笑等动作也能促进唇的运动，加强唇的力量。此外用指尖或冰块叩击唇周，短暂的肌肉牵拉和抗阻运动、按摩等，通过张闭口动作促进口唇肌肉运动。

（2）颊肌、喉部运动：颊肌运动嘱患者轻张口后闭上，使双颊部充满气体、鼓起腮，随呼气轻吐出，也可将患者手洗净后，做吮手指动作，或模仿吸吮动作，体验吸吮的感觉，借以收缩颊部及轮匝肌肉，每日 2 遍，每遍重复 5 次。

喉上提训练方法：是患者头前伸，使颌下肌伸展 2～3 s。然后在颌下施加压力，嘱患者低头，抬高舌背，即舌向上吸抵硬腭或发辅音的发音训练。目的是改善喉入口的闭合能力，扩大咽部的空间，增加食管上括约肌的开放的被动牵张力。

（3）舌部运动：患者将舌头向前伸出，然后左右运动摆向口角，再用舌尖舔下唇后转舔上唇，按压硬腭部，重复运动 20 次。

（4）屏气 - 发声运动：患者坐在椅子上，双手支撑椅面做推压运动和屏气。此时胸廓固定、声门紧闭；然后，突然松手，声门大开、呼气发声。此运动不仅可以训练声门的闭锁功能、强化软腭的肌力而且有助于除去残留在咽部的食物。

（5）冰刺激：用头端呈球状的不锈钢棒蘸冰水或用冰棉签棒接触咽腭弓为中心的刺激部位，左右相同部位交替刺激，然后嘱患者做空吞咽动作。冷刺激可以提高软腭和咽部的敏感度，改善吞咽过程中必需的神经肌肉活动，增强吞咽反射，减少唾液腺的分泌。

(6) 呼吸道保护手法：常用手法如下。

1) 声门上吞咽法：也叫自主气道保护法先吸气后，在屏气时（此时声带和气管关闭）做吞咽的动作，然后立即做咳嗽动作；亦可在吸气后呼出少量气体，再做屏气和吞咽动作及吞咽后咳嗽。

2) 超声门上吞咽法：吸气后屏气，再做加强屏气动作，吞咽后咳出咽部残留物。

3) 门德尔松氏手法：指示患者先进食少量食物，然后咀嚼、吞咽，在吞咽的瞬间，用拇指和示指顺势将喉结上推并处于最高阶段，保持这种吞咽状 2 ~ 3 s，然后完成吞咽，再放松呼气。此手法是吞咽时自主延长并加强喉上举和前置运动来增强环肌打开程度的方法，可帮助提升咽喉以助吞咽功能。

2. 直接训练

进食时采取的措施，包括进食体位、食物入口位置、食物性质（大小、结构、温度和味道等）和进食环境等。

(1) 体位：进食的体位应因人因病情而异。开始训练时应选择既有代偿作用又安全的体位。对于不能坐位的患者，一般至少取躯干 30° 仰卧位，头部前屈，偏瘫侧肩部以枕垫起，喂食者位于患者健侧。此时进行训练，食物不易从口中漏出、有利于食团向舌根运送，还可以减少向鼻腔逆流及误咽的危险。颈部前屈是预防误咽的一种方法。仰卧时颈部易呈后屈位，使与吞咽活动有关的颈椎前部肌肉紧张、喉头上举困难，从而容易发生误咽。

(2) 食物的形态：根据吞咽障碍的程度及阶段，本着先易后难的原则来选择。容易吞咽的食物特点是密度均匀、黏性适当、不易松散、通过咽和食管时易变形且很少在黏膜上残留。稠的食物比稀的安全，因为它能较满意地刺激触、压觉和唾液分泌，使吞咽变得容易。此外，要兼顾其物的色、香、味及温度等。不同病变造成的吞咽障碍影响吞咽器官的部位有所不同，对食物的要求亦有所不同，口腔准备期的食物应质地很软，易明嚼，如菜泥、水果泥和浓汤。必要时还需用长柄勺或长注射器喂饲；口腔期的食物应有内聚；黏性，例如很软的食物和浓汤。咽期应选用稠厚的液体，例如果蔬泥和湿润光滑的软食。避免食用有碎屑的糕饼类食物和缺少内聚力的食物；食管期的食物为软食、湿润的食物；避免高黏性和干燥的食物。根据食物的性状，一般将食物分为 5 类，即稀流质、浓流质、糊状、半固体（如软饭）、固体（如饼干、坚果）等。临床实践中，应首选糊状食物。

(3) 食物在口中位置：食物放在健侧舌后部或健侧颊部，有利于食物的吞咽。

(4) 一口量：包括调整进食的一口量和控制速度的一口量，即最适合吞咽的每次摄食入口量，正常人约为 20 mL。一般先以少量（3 ~ 4 mL）试之，然后酌情增加，如 3 mL、5 mL、10 mL。为防止吞咽时食物误吸入气管，可结合声门上吞咽训练方法。这样在吞咽时可使声带闭合封闭喉部后再吞咽，吞咽后咳嗽，可除去残留在咽喉部的食物残渣。调整合适的进食速度，前一口吞咽完成后再进食下一口，避免 2 次食物重叠入口的现象，还要注意餐具的选择，应采用边缘纯厚匙柄较长，容量 5 ~ 10 mL 的匙子为宜。

(5) 培养良好的进食习惯：最好定时、定量，能坐起来不要躺着，能在餐桌上不要在床边进食。

(6) 代偿性训练：代偿性训练是进行吞咽时采用的姿势与方法，一般是通过改变食物通过的路径和采用特定的吞咽方法使吞咽变得安全。

1）侧方吞咽：让患者分别左、右侧转头，做侧方吞咽，可除去梨状隐窝部的残留食物。

2）空吞咽与交替吞咽：每次进食吞咽后，反复做几次空吞咽，使食团全部咽下，然后再进食，可除去残留食物防止误咽，亦可每次进食吞咽后饮极少量（1～2 mL）的水，这样既有利于刺激透发吞咽反射，又能达到除去咽部残留食物的目的，称为“交替吞咽”。

3）用力吞咽：让患者将舌用力向后移动，帮助食物推进通过咽腔，以增大口腔吞咽压，减少食物残留。

4）点头样吞咽：颈部尽量前屈形状似点头，同时做空吞咽动作，可去除会厌谷残留食物。

5）低头吞咽：颈部尽量前屈姿势吞咽，使会厌谷的空间扩大，并让会厌向后移位，避免食物溢漏入喉前庭，更有利于保护气道；收窄气管入口；咽后壁后移，使食物尽量离开气管入口处。

（7）电刺激治疗：包括神经肌肉低频电刺激和肌电反馈技术。

（四）认知功能障碍的康复护理

认知功能障碍常常给患者的生活和治疗带来许多困难，所以认知训练对患者的全面康复起着极其重要的作用。训练要与患者的功能活动和解决实际问题的能力紧密配合。认知功能训练是提高智能的训练，应贯穿在治疗的全过程。方法包括记忆力、注意力、理解判断能力、推理综合能力训练等。

（1）注意力与集中能力缩短的训陈：注意力与集中能力是指患者为促进理解并做出适当反应集中足够时间长度的能力。脑损伤患者往往不能注意或集中足够的时间去处理一项活动任务，容易受到外界环境因素的干扰而精力涣散。对这类患者常采用的处理方法包括：简化某项活动程序，将活动分解为若干个小步骤；给予患者充裕的时间完成活动；对提供的新的信息不断重复；鼓励患者参与简单的娱乐活动，如下跳棋和猜谜；避免身体疲劳；提供频繁的词语、视觉及触觉暗示。

（2）记忆力损伤的训练：记忆力是指保持恢复并以后可再次使用信息的能力。记忆由短期记忆和长期记忆组成。短期记忆是指保持信息 1 min 到 1 h 的能力；长期记忆是保持信息 1 h 或更长的时间的能力。常采用的处理方法包括：鼓励患者使用记忆助具，如卡片、杂志、书籍或录音带，反复的朗诵需要记住的信息；提供钟表、日历、电视及收音机等提醒物；设计安排好日常活动表；把时间表或日常安排贴在高一些的醒目之处；提供新的信息，用不断重复的方式来增进记忆；为过后回忆（复习）而记录或写下新的信息。

（3）空间障碍的训练：适当的分级活动可帮助患者恢复掌握空间关系的能力，先从包含 2 项内容的绘画中选择一项适当的内容，再从包含 3 项内容的绘画中选择一项适当的内容，最后从一幅整幅绘画中选择一项适当的内容。逐渐升级到较为正常的刺激水平。

（4）判断力损伤的训练：判断力是患者理解确定采取行为后果的能力以及以安全恰当的方式采取行动的能力。常用的处理方法包括：让患者做简单的选择，如下跳棋和猜谜；让患者参与做决定的过程；提供多项活动选择的机会；提供频繁的反馈；降低 / 减少注意力涣散（精力涣散）而提供安静的环境；提供充裕的时间。

（5）视觉缺陷的训练：患者常有视野损伤如偏盲、图形—背景视觉损伤、单侧忽略及不能正确判断距离。通过功能性活动及变换技巧的方式进行治疗，如对视野缺损者用在检查表上圈勾特定字母的练习活动，以改善和转移患者在功能性活动中的视野问题；提供镜子反馈；将颜色涂于重要的被忽略物体上；教患者使用患侧肢体。

(6) 顺序排列困难的训练：大多数脑损患者不能说出自己认为完成一项活动各步骤的适当时序。常用处理方法包括：把活动分解成简单的步骤；对活动的每一步都提供暗示；在提供下一步的暗示前，允许患者尽己所能完成每一步的活动。

(7) 失认的训练：失认是大脑损伤患者在没有知觉障碍、视力障碍或语言障碍的情况下对先前已知刺激的后天性辨别能力的损害。通常针对不同的失认状态如视觉空间失认、身体失认、触觉失认、听觉失认、单侧忽略等通过重复刺激、物体左右参照物对比、强调正确的答案及其他感觉的方式，促进认识，如熟悉物体的照片可以帮助患者记忆其名称。

（五）心理和情感障碍的康复护理

由于对疾病认识的异常、病后的抑郁状态及情感失控，脑卒中患者会出现不同程度的心理和情感障碍。因此，心理和情感障碍的康复护理尤为重要。具体包括以下几个方面：

(1) 建立良好的护患关系，促进有效沟通良好的护患关系是良好沟通的精髓与切入点。建立良好的病友关系，振奋患者精神。

(2) 运用心理疏导，帮助患者从认识上进行重新调整消除诱因，帮助患者建立正常的情结反应模式；促进患者建立主动认知模式，鼓励患者通过各种方式倾诉内心痛苦体验；对患者需要给予理解和支持；给予患者安慰、激励、解释与积极暗示，指导其从正面、有利的方面看待现实，增强心理应激能力。

(3) 认知行为干预：根据认知过程影响情绪和行为的理论，通过认知和行为来改变患者不良认知和功能失调性态度。首先评估患者认知能力及其与自我放松技巧的关系以及接受新事物的能力，鼓励患者练习自我活动技巧，增加成就感；模仿正面形象，自我校正错误行为，提高患者对现实的认知能力。

1）放松技巧：康复护士根据“代偿”和“升华”心理防御机制，符合患者心理的赞赏、鼓励和美好的语言劝导，巧妙转移患者不良心境。教会其自我行为疗法，如转移注意力、想象、重构、自我鼓励、放松训练等减压技巧，有助于减轻患者抑郁程度。

2）音乐疗法：音乐疗法对脑梗死后抑郁患者有较好的疗效，其中感受式音乐疗法因其简便易行而常被作为首选方法。通过欣赏旋律优美、节奏舒适的轻音乐可引起患者的注意和兴趣，达到心理上的自我调整。

（六）日常生活活动能力的康复护理

目的是争取生活自理，并可进行必要的家务和户外活动等。早期即可开始，通过持之以恒的日常生活活动训练，争取能自理生活，从而提高患者生活质量。训练内容包括进食方法、个人卫生、穿脱衣裤鞋袜、床椅转移、洗澡等。为完成日常生活活动能力训练，可选用一些适用的装置，如便于进食的特殊器皿、改装的牙刷、各种形式的器皿及便于穿脱的衣服。

四、康复护理指导

1. 康复护理指导原则

教育患者主动参与康复训练，并持之以恒；积极配合治疗原发疾病，如高血压、糖尿病、高脂血症、心血管病等；指导有规律的生活，合理饮食，睡眠充足，适当活动，劳逸结合，保持大便通畅，鼓励患者日常生活活动自理；指导患者修身养性，保持情绪稳定，避免不良情绪刺激，学会辨别和调节自身不良习惯，培养兴趣爱好，如下棋、写字、绘画、晨晚锻炼、打太极拳等，唤起他们对生活的乐趣。增强个体耐受、应付和摆脱紧张处境的能力，有助于整体水平的提高；争取获得有效的社会支持系统，包括家庭、朋友、同事、单位等社会支持。

2. 康复护理指导方法

(1) 用药指导：耐心解释各类药物的作用、不良反应及使用注意事项，指导患者遵医嘱正确用药；出院后合理用药、积极锻炼并定期随诊。

(2) 计划性指导：制订教育计划，通过宣传卡、健康教育处方和公休座谈会的方式，耐心向患者及家属讲解所患疾病有关知识、危险因素及预防，介绍治疗本病的新药物、新疗法，指导正确服药和进行功能训练等。目的是使健康教育对象对所患疾病有切合实际的认识和评价，重新树立起病损后的生活和工作目标，为患者重返社会打下基础。

(3) 随机指导：针对患者及家属不同时期的健康问题及心理状态进行非正式的随机教育。可贯穿于晨、晚间护理、巡视病房及护理操作中，也可利用探视时间向患者、亲属讲解脑梗死有关知识。

(4) 示范性指导：通过早期给予体位摆放及肢体训练方法，逐渐教会患者及家属协助，积极进行自我康复训练，经过行为替代达到适应正常生活，最大限度发挥潜能。

(5) 交谈答疑式指导：让患者及家属提出心理上的疑点、难点，积极给予回答和解决。通过交谈将患者最渴望得到的相关知识讲述给患者及家属，从而使他们更积极主动地参与到康复护理中。

第二节 丘脑出血

一、康复护理原则

康复护理原则同第一节“康复护理原则”，见 P439。

二、康复护理目标

康复护理目标同第一节“康复护理目标”，见 P439。

三、康复护理措施

康复护理措施要在评估患者功能水平基础上制订并实施，实施后积极进行护理评价，再通过评价结果及时修改已制订的康复护理措施，并为下一步制订康复护理措施提供依据。

1. 感觉障碍的康复护理

(1) 对障碍部位进行拍打、逆毛发方向刷擦，以促进感觉功能的恢复，忌用过热的水擦浴、泡脚，以免烫伤。

(2) 先进行触觉训练，选用软物（如橡皮擦）摩擦手指掌侧皮肤，然后是振动觉训练。

后期训练涉及对多种物体大小、形状、质地和材料的鉴别，可将一系列不同大小、不同形状、不同质地、不同材料的物体放在布袋中让患者用手触摸辨认，如钥匙、螺钉、回形针、扣子、硬币、橡皮块等。训练的原则是由大物体到小物体，由简单物体到复杂物体，由粗糙质地到纤细质地，由单一类物体到混合物体。

2. 运动功能障碍的康复护理

弛缓性瘫痪期：患者意识清楚或轻度意识障碍，生命体征平稳，但患肢肌力、肌张力均很低，腱反射也低。在不影响临床抢救，不造成病情恶化的前提下，康复护理措施应早期介入，从而预防并发症以及继发性损害，同时为下一步功能训练做准备。一般每 2 h 更换一次良肢位以防止发生压疮、肺部感染及痉挛模式。

（1）良肢位摆放：是指为防止或对抗痉挛姿势的出现，保护肩关节、防止半脱位，防止骨盆后倾和髋关节外展、外旋，早期诱发分离运动而设计的一种治疗体位。偏瘫患者典型的痉挛姿势表现为：上肢为肩下沉后缩、肘关节屈曲、前臂旋前、腕关节掌屈、手指屈曲；下肢为外旋，髋膝关节伸直、足下垂内翻。早期注意保持床上的正确体位，有助于预防或减轻上述痉挛姿势的出现和加重。为增加偏瘫侧的感觉刺激，多主张患侧卧位。

（2）肢体被动运动：目的是预防关节活动受限，促进肢体血液循环和增强感觉的输入。在病后 3 ~ 4 天病情较稳定后，对患肢进行按摩，可促进血液、淋巴回流，防止和减轻水肿，按摩同时又是一种运动感觉刺激，有利于运动功能恢复。按摩要轻柔、缓慢、有节律地进行，不使用强刺激性手法。对肌张力高的肌群用安抚性质的推摩，对肌张力低的肌群则予以摩擦和揉捏。进行患肢关节的全范围关节被动运动，先从健侧开始，然后参照健侧关节活动范围再做患侧，从近端关节到远端关节循序渐进，动作要轻柔缓慢，运动幅度以患者不出现疼痛为度。重点进行肩关节外旋、外展和屈曲，肘关节伸展，腕和手指伸展，髋关节外展和伸展，膝关节伸展，足背屈和外翻。每天做 2 ~ 3 次，每次 5 min 以上，直到主动运动恢复。

1）肩关节：将患者肩关节外展 90°，肘关节屈曲 90°，做肩关节内旋、外旋运动；做肩关节前屈、后伸运动。

2）肘、前臂：护士一手扶持肘关节，另一手握持患者手部，做肘关节屈伸训练；将肘关节屈曲 90°，靠于体侧，做前臂旋前、旋后训练。

3）腕、指关节：护士一手握持患者前臂，另一手握持手指，做腕关节屈、伸、尺侧偏、桡侧偏运动，或做由内向外绕腕运动；做屈、伸手指运动，注意拇指各方向的被动运动。

4）髋关节：患者仰卧位时，屈曲健侧髋关节和膝关节，护士一手按压健侧膝关节，使健侧髋、膝关节充分屈曲，另一手同时向下按压患侧大腿，使患侧髋关节充分伸展；患者健侧卧位时，护士一手扶持患者骶部，一手握持患侧膝部向后移动，使患侧髋关节充分伸展；患者取仰卧位，患侧髋关节屈曲，护士一手扶持膝部，另一手握持足部向外移动，做髋关节外展训练。

5）膝关节：患者仰卧位，护士一手扶持膝部，另一手握持踝部，做膝关节屈、伸运动；护士一手扶膝部后方，另一手握持踝部上方做内旋、外旋运动（可有 15°活动范围）。

6）踝关节：护士一手托抬患者腘窝，使膝关节屈曲，另一手握住足跟，并用前臂将足底压向踝背屈方向，牵拉跟腱。

7）髋、膝、踝三关节被动挤压：患者仰卧位，护士用一手托抬腘窝，使膝关节、髓关节屈曲，另一手握住足跟，并用该侧前臂将足压向头部，使髋关节、膝关节充分屈曲，踝关节充分背屈，并保持一定的挤压力。髋、膝、踝三关节受到充分挤压，增加本体感觉冲动，预防下肢伸肌痉挛。

（3）主动活动：目的是通过躯干肌的活动训练，促进肩胛带和骨盆带的功能恢复。

1）上肢自主被动运动：做 Bobath 握手动作，即双手手指交叉握手，患手大拇指置于健手拇指之上，用健侧上肢带动患侧上肢做患肢的被动运动，使双侧肘关节伸展，肩关节前屈，上举。此运动可防止或减轻患侧上肢出现失用性肌萎缩，维持肩、肘关节活动度和抑制上肢痉挛。

2）体位变换：平卧位会强化伸肌优势，健侧卧位会强化患侧屈肌优势，患侧卧位会强化患侧伸肌优势，不断变换体位可使肢体的伸屈肌张力达到平衡，预防痉挛模式出现，同时也有利于预防压疮和肺部感染。每 2 h 变换体位一次。首先进行健侧翻身训练，然后进行患侧翻身训练。

3）被动向健侧翻身训练：先旋转上半部躯干，再旋转下半部躯干。护士一手放在患者颈部下方，另一手放在患侧肩胛骨周围，将患者头部及上半部躯干转呈侧卧位，然后一只手放在患侧骨盆将其转向前方，另一手放在患侧膝关节后方，将患侧下肢旋转并摆放于自然半屈位。

4）被动向患侧翻身训练：护士先将患者患侧上肢放置于外展 90°的位置，再让患者自行将身体转向患侧。若患者处于昏迷状态或体力较差时，则可采用向健侧翻身的方法帮助患者翻身。

5）主动向健侧翻身训练：做 Bobath 握手动作，伸直肘关节，屈曲肩关节 90°，头转向健侧，由健侧上肢、躯干带动患侧上肢及躯干翻向健侧，同时健侧膝关节背屈，勾住患侧小腿，在健侧下肢的带动下，使骨盆和患侧下肢转向健侧。

6）主动向患侧翻身训练：做 Bobath 握手动作，伸直肘关节，屈曲肩关节 90°，头转问患侧，健侧下肢屈曲，足蹬踏床面，着力点在外侧，向患侧用力，在躯干和上肢手配合下，翻向患侧。

7）桥式运动：进行翻身训练的同时，加强患者伸髋屈膝肌的练习，可有效防止站位时因髋关节不能充分伸展而出现的臀部后突所形成的偏瘫步态。

8）双侧桥式运动：取仰卧位，上肢放于体测，双腿屈曲，足踏床面，将臀部主动抬起，并保持骨盆成水平位。

9）单侧桥式运动：在患者可以较容易地完成双侧桥式运动后，进行单侧桥式运动训练。取仰卧位，上肢放于体测，健侧腿悬空，患侧腿屈曲，足踏床面抬臀。

10）动态桥式运动：锻炼下肢内收、外展的控制能力。取仰卧位，屈膝，双足踏住床面，双膝平行并拢，健侧腿保持不动，患侧腿做交替的幅度较小的内收和外展动作，并学会控制动作的幅度和速度，然后患侧腿保持不动，健侧腿做内收、外展练习。

3. 言语功能障碍的康复护理

言语功能障碍的康复护理同第一节“言语功能障碍的康复护理”，见 P444～P445。

4. 吞咽功能障碍的康复护理

昏迷患者病初 1 ~ 2 天禁食，待病情稳定后进行鼻饲。大多数患者仅在初期需要鼻饲，严重的吞咽困难者需要终身鼻饲或其他方法替代进食。早期进行吞咽训练，可改善吞咽困难，预防因吞咽障碍导致的误吸、营养不良等并发症。

5. 认知功能障碍的康复护理

认知功能障碍给患者的生活和治疗带来困难，认知训练对患者的全面康复起着重要作用。注意训练应紧密结合患者的功能活动和解决实际问题的能力。

6. 心理和情感障碍的康复护理

患者会出现不同程度的心理和情感障碍，康复护理内容同第一节“心理和情感障碍的康复护理”，见 P448。

7. 日常生活活动能力的康复护理

早期即可开始，通过持之以恒的日常生活活动训练，争取能自理生活，从而提高患者的生活质量。训练内容包括进食方法、个人卫生、穿脱衣裤鞋袜、床椅转移、洗澡等。为完成日常生活活动能力训练，可选用一些适用的装置，如便于进食的特殊器皿、改装的牙刷、各种形式的器皿以及便于穿脱的衣服等。

四、康复护理指导

包括以下几个方面。

（1）用药指导：耐心解释各类药物的作用、不良反应及使用注意事项，指导患者遵医嘱正确用药；出院后合理用药、积极锻炼并定期随诊。

（2）计划性指导：制订教育计划，通过宣传卡、健康教育处方和公休座谈会的方式，耐心向患者及家属讲解所患疾病有关知识、危险因素及预防，介绍治疗本病的新药物、新疗法，指导正确服药和进行功能训练，使健康教育对象对所患疾病有切合实际的认识和评价，重新树立起病损后的生活和工作目标，为患者重返社会打下基础。

（3）随机指导：针对患者及家属不同时期的健康问题及心理状态进行非正式的随机教育。可贯穿于晨、晚间护理、巡视病房及护理操作中，也可利用探视时间向患者及家属讲解脑卒中有关知识。

（4）示范性指导：通过体位摆放及肢体训练方法等示范，逐渐教会患者及家属，鼓励患者积极进行自我康复训练，最大限度发挥潜能。

（5）交谈答疑式指导：鼓励患者及家属提出问题，护士积极给予回答和解决。通过交谈让患者及家属得到最渴望的相关知识，解除疑惑，更积极主动地参与康复训练。

（6）出院指导：向家属提供科学的护理和协助锻炼的方法，强调对患者的情感支持；指导患者定期随访，坚持康复训练。鼓励成立俱乐部，组织同类患者相互交流，吸取康复成功者的经验。

第三节 小脑出血

一、康复护理原则

个性化方案、长期康复、全面康复、家属参与。

二、康复护理目标

（1）短期目标：尽最大限度提高患者的觉醒能力，防治各种并发症。

（2）长期目标：最大限度地促进患者功能的恢复，提高生活质量，使患者最大限度地回归社会。

三、康复护理措施

（一）运动障碍的康复

运动控制训练的目的是通过抑制异常运动模式，使脑损伤患者重新恢复其机体的平衡、协调及运动控制功能。一般应在生命体征稳定后，在医生及治疗师的指导下，确定活动量、活动范围及限度，应尽早开始偏瘫训练。采用综合促进技术、传递冲动练习、站立床负重及电动体操等，促进神经功能的恢复，防止肌萎缩并诱发主动运动。

（二）言语训练

针对构音障碍可采取呼吸训练、发音器官运动功能训练、节律控制训练、发音训练等康复治疗，以改善患者的交流能力。

（三）感觉障碍的康复

（1）对障碍部位进行拍打、逆毛发方向刷擦，以促进感觉功能的恢复，忌用过热的水擦浴、泡脚，以免烫伤。

（2）先进行触觉训练，选用软物（如橡皮擦）摩擦手指掌侧皮肤，然后是振动觉训练。后期训练涉及对多种物体大小、形状、质地和材料的鉴别，可将一系列不同大小、不同形状、不同质地、不同材料的物体放在布袋中让患者用手触摸辨认，如钥匙、螺钉、回形针、扣子、硬币、橡皮块等。训练的原则是由大物体到小物体，由简单物体到复杂物体，由粗糙质地到纤细质地，由单一类物体到混合物体。

（四）日常生活活动能力障碍的康复

脑损伤患者由于精神、情绪异常、行为失控常出现拒绝进食、不能自我料理日常生活的情况，作业治疗对其功能恢复有着特殊的意义，如床上肢体功能位的放置、起坐、利用桥式运动翻身、床边站立、床—轮椅、轮椅—浴室等地的转移训练。尽量让患者自己进食，减少不必要的他人帮助。卧位时患者如没有吞咽障碍且意识清楚，可让患者自己用瓶子、吸管喝水；服药时也应将药递到患者手中后，让其自己放入口中；在患者能够独立坐稳后，让患者采用坐位将患侧肩前屈、肘伸展、手平放在桌子上躯干双肩保持端正、平稳进餐。在获得一定的运动功能后，利用全身镜子训练患者动态平衡坐的同时，练习穿脱鞋、裤子、上衣等动作。站立动态平衡达到3级时，让患者学习站着提裤子、系腰带，试着让其站在卫生间的水池边练习洗漱如单手洗脸、挤牙膏、拧毛巾等，万一有不稳或跌倒的感觉，学会利用周围的设施缓冲下跌的速度。有目的地训练患者对周围事物和的物体的认识能力，通过与周围人物的交流提高记忆和理解能力等。

（五）心理护理

脑损伤常因突然发生的意外所致，心理的变化大都经历震惊期、否认期、抑郁期、努力期及承受期，各个时期有时交错出现。患者由过去健康的身体、正常的工作及生活，突然转变为肢体功能障碍，需要他人照顾，心理上面临巨大的压力和打击，常表现出消沉、抑郁、悲观和焦虑，甚至会产生轻生的念头及其他异常的行为举止。因此，医务人员对待工作需认真负责，尊重患者，对患者充满同情和理解，避免使用伤害性语言，以免加重患者的猜疑和痛苦。康复护士应对患者进行行为矫正疗法，建立健康行为，使患者能面对现实，学会放松，逐渐学会生活自理，融入社会。

四、康复护理指导

（1）全面康复护理：全面康复是指既要选择适当的运动治疗进行反复训练，又必须进行认知、心理等其他康复训练，并持之以恒。根据患者的具体情况综合运用各种康复措施，如各种运动疗法、认知康复、心理康复、言语康复、日常生活活动能力训练、康复工程和药物治疗等，只有综合康复才能达到良好的效果。

（2）社区家庭康复护理：提高家庭参与训练的意识与能力，取得患者及家属的配合，使其了解基本的康复知识和训练技能，并懂得其意义和重要性。保证患者在家庭中的得到长期、系统、合理的训练，使其早日回归家庭和社会。

（3）康复护理指导原则：教育患者制动参与康复训练，并持之以恒；指导规律生活、合理饮食、睡眠充足、适当运动、劳逸结合；保持大便通畅，鼓励患者日常生活活动自理；指导患者保持情绪稳定，避免不良情绪刺激；获得有效的社会支持系统，包括家庭、朋友、同事、单位等社会支持。

第四节　脑干出血

一、康复护理原则

康复护理原则同第一节“康复护理原则”，见 P439。

二、康复护理目标

（1）近期目标：顺利度过危险期，增加营养及脑供血，提高自我护理能力，促进肢体功能恢复。

（2）远期目标：全面康复不留后遗症。

三、康复护理措施

（一）抗痉挛体位护理

（1）脑卒中急性期卧床患者抗痉挛体位摆放是脑卒中康复护理的基础和早期康复介入的

重要方面，能够使患者偏瘫后的关节相对稳定，预防患者出现上肢屈肌、下肢伸肌的痉挛情况，还可以辅助预防患者出现病理性运动模式。

(2) 抗痉挛体位摆放应该贯穿在偏瘫后的各个时期，注意定时改变体位，一般每 2 h 体位变换 1 次，鼓励患侧卧位，该体位增加了患肢的感觉刺激，并使整个患肢被拉长，从而减少痉挛并且能让健手自由活动；适当采取健侧卧位；尽量避免仰卧位，因为仰卧位受颈紧张反射和迷路反射的影响，会加重异常的运动模式和引起骶尾部、足跟部压力性损伤。

（二）床上体位转移护理

包括被动体位转移、辅助体位转移和主动体位转移等方式，训练应该按照完全被动、辅助和完全主动的顺序进行。体位转移的训练内容包括患者床上侧面移动、前后方向移动、被动健侧翻身、患侧翻身起坐训练、辅助和主动翻身起坐训练、床上搭桥训练以及床上到轮椅、轮椅到床上的转移训练等。床上体位转移技术的实施要注意转移过程的安全性问题，在身体条件允许的前提下，应尽早离床。

（三）吞咽功能障碍的护理

昏迷患者病初 1 ~ 2 天禁食，待病情稳定后进行鼻饲。大多数患者仅在初期需要鼻饲，严重的吞咽困难者需要终身鼻饲或其他方法替代进食。早期进行吞咽训练，可改善吞咽困难，预防因吞咽障碍导致的误吸、营养不良等并发症。

（四）膀胱和直肠功能障碍的护理

(1) 膀胱功能评定：确定膀胱功能障碍的类型和严重程度，评定应获取卒中发病前的泌尿系统病史，对尿失禁或尿潴留的患者通过膀胱扫描或排尿后间歇性导尿记录容量来评定残余尿量以及对尿意和排空感的认知意识进行评定。

(2) 急性卒中患者在入院后 24 h 内拔除留置导尿管。

(3) 对于尿留患者制订个性化饮水排尿计划，采取间歇性导尿。

(4) 尿失禁患者采用个性化的结构化管理策略，包括膀胱再训练、定时提示排尿、盆底运动、间歇性导尿、抗胆碱能药物治疗和 / 或改变环境或生活方式。

(5) 肠道功能评定：对大便硬度、排便频率、时间以及发病前的肠道治疗史进行评定。

(6) 对大便失禁的患者提供肠道护理计划，包括均衡饮食、良好的液体摄入、体育锻炼和定期计划的排便。便秘计划排便可包括使用口服泻药、栓剂或灌肠剂、腹部按摩等。

（五）呼吸道护理

(1) 当患者血氧饱和度＜ 95%时，需要给予患者吸氧，改善肺通气功能。

(2) 睡眠呼吸障碍在脑卒中患者可达 70% ~ 95%。轻度睡眠呼吸障碍患者夜间可采用侧卧位，低流量吸氧改善通气状况；中、重度睡眠呼吸障碍患者夜间可予气道正压通气改善通气状况。

(3) 对气管切开的患者，一方面做好气管切开的基础护理，另一方面加强呼吸功能训练，防止胃食管反流和误吸，缩短机械通气时间、封管时间，尽早拔出气管套管。

（六）心理护理

卒中后情绪障碍可发生于脑卒中后各时期，显著增加脑卒中患者的病死率、致残率和认知功能障碍，降低患者的生活质量。推荐对所有脑卒中患者进行标准的抑郁和焦虑筛查，应注意观察卒中后情绪障碍，在患者的全面评价中应涵盖心理史，包括患者病前性格特点、心理疾病、病前社会地位及相关社会支持情况，减少并消除心理障碍的相关症状和体征。

（七）饮食护理

1. 脑卒中伴吞咽障碍患者尽早进行 NRS2002 营养风险筛查

对于总评分 > 3 分者，需请营养师进行更准确的营养评定，以便确定营养不良的原因，根据评定结果制订干预计划。

2. 饮食营养干预途径的选择

(1) 早期容迷、认知功能障碍或吞咽障碍不能经口摄食的患者，应予以管饲喂养。

(2) 口服营养补充。

(3) 吞咽功能障碍患者经评估，进行吞咽功能训练。

四、康复护理指导

(1) 评定患者的病情、功能障碍程度、健康知识的认知水平及患者和家属对健康知识的需求。根据评定结果与患者和家属共同制订个性化的健康宣教计划。

(2) 相关疾病介绍：根据患者及家属对疾病的理解程度和患者文化水平、性格等不同，采取患者可接受的方式进行健康指导，促使患者及家属共同参与到患者的生活改善中，发挥患者家庭支持系统的重要性。

(3) 饮食指导：改变脑卒中患者高盐、高脂肪食物及吸烟、酗酒等不良习惯。

(4) 体位管理指导：向脑卒中偏瘫患者及家属讲解正确体位摆放可有效避免肌肉挛缩、肩关节半脱位、足下垂、压疮、肺部感染及泌尿系统感染等并发症发生，也可促使血液通畅，尽快康复。指导并监督患者及家属抗痉挛体位的摆放，包括仰卧位、健侧卧位、患侧卧位、床上坐位和轮椅坐位。

第五节　颞顶叶出血

一、康复护理原则

个性化、长期康复、全面康复、家属参与。

二、康复护理目标

患者应遵循全面康复的原则，即从急诊到入院、从康复中心到社区及家庭进行全面系统的康复评定、制定个体化的康复方案、进行全面的康复训练和指导，使患者和家属积极参与，达到最大化的康复以减少并发症、减轻残疾，回归家庭及社会。

(1) 患者言语功能、认知水平恢复或能采取各种沟通方式表达自己的需要。

(2) 患者恢复到原来的日常生活自理水平。

三、康复护理措施

（一）言语功能障碍的康复护理

康复护理具体同第一节“言语功能障碍的康复护理”，见 P444 ~ P445。

（二）吞咽功能障碍的康复护理

昏迷患者病初 1～2 天禁食，待病情稳定后进行鼻饲。大多数患者仅在初期需要鼻饲，严重的吞咽困难者需要终身鼻饲或其他方法替代进食。早期进行吞咽训练，可改善吞咽困难，预防因吞咽障碍导致的误吸、营养不良等并发症。

（三）认知功能障碍的康复护理

康复护理具体内容同第一节“认知功能障碍的康复护理”，见 P447～P448。

计算机在认知康复中的应用较普遍，它可用于注意、集中、视知觉、手眼协调、分辨、言语等方面的训练。优点在于刺激可以在高度受控制的方式下提供；治疗过程患者只需和他自己竞争，有利于增加患者的积极性和信心；准确、客观，患者可立即收到反馈。

（四）行为障碍的康复护理

对行为异常的康复目标是积极消除不正常的、不为社会所接受的行为，促进亲社会行为的发展。稳定、限制的住所与结构化的环境，是改变不良行为的关键。

（1）躁动不安与易激惹性的处理：提供安全结构化的环境，减少不良刺激，如导管、引流管等有害刺激；避免过于限制或约束患者的行动能力，避免治疗次效过多时间过长；对恰当的行为提供积极的反馈；对于不安的情绪提供宣泄的方式，如散步或其他体力性活动；最大限度地减少与不熟悉工作人员的接触。

（2）易冲动的处理：提供一个安全、布局合理、安静的房间；对不当的行为立即给予反馈；用简单的奖动方法如实物、代币券等教会患者自我控制。对所有恰当的行为进行奖励；在不恰当行为发生后的短时间内拒绝奖励性刺激；一旦不恰当行为出现，应用预先声明的惩罚；在极严重的不良行为发生后，给患者厌恶刺激。

（五）运动障碍的康复护理

运动控制训练的目的是通过抑制异常运动模式，使患者重新恢复其机体的平衡、协调及运动控制功能。一般应在生命体征稳定后，在医生及治疗师的指导下，确定活动量、活动范围及限度，应尽早开始偏瘫训练。采用综合促进技术、传递冲动练习、站立床附中及电动体操等，促进神经功能的恢复，防止肌萎缩并诱发主动运动。

（六）心理护理

脑出血常因突然发生的意外所致，心理的变化大都经历震惊期、否认期、抑郁期、努力期及承受期，各个时期有时交错出现。患者由过去健康的身体、正常的工作及生活，突然转变为肢体功能障碍，需要他人照顾，心理上面临巨大的压力和打击，常表现出消沉、抑郁、悲观和焦虑，甚至会产生轻生的念头及其他异常的行为举止。因此，医务人员对待工作需认真负责，尊重患者，对患者充满同情和理解，避免使用伤害性语言，以免加重患者的猜疑和痛苦。康复护士应对患者进行行为矫正疗法，建立健康行为，使患者能面对现实，学会放松，逐渐学会生活自理，融入社会。

四、康复护理指导

同第三节“康复护理指导”，见 P454。

第六节　蛛网膜下腔出血

一、康复护理原则

选择合适的早期康复时机；康复护理贯穿于治疗的全过程，循序渐进；要有患者的主动参与和家属的积极配合，并与日常生活和健康教育相结合。

二、康复护理目标

(1) 近期目标疼痛减轻，无再出血，无脑疝形成，无护理并发症。

(2) 远期目标避免再发，争取恢复部分生活和自理工作能力。

三、康复护理措施

(一) 严密观察病情

密切观察并记录患者的病情变化，尤其意识、瞳孔、生命体征，头痛及肢体活动情况，保持呼吸道通畅，重症患者需入住神经科重症监护室（Neurology of Intensive Care Unit，NICU），应用多功能监护仪 24 h 心电监护；有进行性意识加深者或清醒患者突然发生意识障碍者，一侧肢体活动出现障碍者，一侧瞳孔发生改变者，头痛突然加重者，生命体征突然发生改变者均应及时通知医生，警惕发生不可逆的病情改变。

(二) 头痛的护理

头部剧烈疼痛，呈炸裂样是蛛网膜下隙出血患者最突出的症状，要首先严密观察疼痛的部位、性质、程度和持续时间，观察有无伴发其他症状，如呕吐、颅内高压的征象的观察及再出血征象的观察。当疼痛突然加剧时需警惕颅内高压与脑痛。医护人员要充分相信患者对疼痛的描述，由于疼痛完全是个人的主观感受而不能被他人证实或否定，同时一定告诉患者不能强忍疼痛，以免引起严重后果。

及时将患者的病情变化反馈给医生，并做好护理记录，积极建立静脉通道、给予脱水剂和尼莫地平（Nimodipine）等防治脑血管痉挛药物，必要时慎重使用镇静剂。

(三) 预防脑血管痉挛的护理

维持正常血压和血容量，观察是否出现进行性加重的头痛、脑膜刺激征；观察意识状态及神经系统定位体征，如果意识障碍加重，或由清醒转为昏迷，出现肢体瘫痪、失语等，按时给予钙通道阻滞剂，如尼莫地平口服，尼莫地平静脉滴注预防和治疗脑血管痉挛，并在用药时严密监测血压。

(四) 运动功能障碍的康复护理

1. 抗痉挛训练

大多数患者患侧上肢以屈肌痉挛占优势，下肢以伸肌痉挛占优势。抗痉挛训练具体包括以下方法。

(1) 卧位抗痉挛训练：做 Bobath 握手动作，上举上肢，使患侧肩胛骨向前，患肘伸直。仰卧位时双腿屈曲，做 Bobath 握手动作，抱住双膝，将头抬起，前后摆动使下肢更加屈曲。

此外，还可以进行桥式运动，也有利于抑制下肢伸肌痉挛。

（2）被动活动肩关节和肩胛带：患者仰卧，做 Bobath 握手动作，用健手带动患手上举，伸直和加压患臂。可帮助上肢运动功能的恢复，也可预防肩痛和肩关节挛缩。

（3）下肢控制能力训练：卧床期间进行下肢训练可以改善下肢控制能力，为以后行走训练做准备。屈曲动作训练：目的是抑制下肢伸肌异常运动模式的产生，促进下肢分离运动的出现，主要进行屈髋、屈膝动作的训练。取仰卧位，上肢置于体侧，或双手十指交叉举至头顶。护士一手将患者患足保持在背屈位、足底支撑于床面，另一手扶持患者患侧膝关节，维持髋关节呈内收位，使患足不离开床面而移向头端，完成髋、膝关节屈曲，然后缓慢地伸直下肢，如此反复练习。也可在坐位下完成屈膝练习。

（4）踝背屈训练：患者取仰卧位，双腿屈曲，双足踏在床面上。护士一手拇指、示指分开，夹住患侧踝关节的前上方，用力向下按压，使足底支撑于床面，另一只手使足背屈外翻。当被动踝背屈抵抗消失，让患者主动保持该位置，指导患者主动背屈踝关节。用冰块或毛刷快速刺激趾尖、趾背和足背外侧可诱发踩背屈。注意要防止患者过度用力引起足内翻。

（5）下肢内收、外展控制训练：动态桥式运动锻炼下肢内收、外展的控制能力。取仰卧位，屈膝，双足踏住床面，双膝平行并拢，健侧腿保持不动，患侧腿做交替的幅度较小的内收和外展动作，并学会控制动作的幅度和速度，然后患侧腿保持不动，健侧腿做内收、外展练习。

2. 坐位训练

只要病情允许，应尽早采取床上坐位训练。长期卧床的患者，尤其是老年人，会产生许多严重的并发症，如深静脉血栓形成、坠积性肺炎、压力性损伤等。

（1）坐位耐力训练：开始坐起时可能发生直立性低血压，故应首先进行坐位耐力训练。取坐位时且马上取直立（90°）坐位，可先取 30° 坚持 30 min 后，再依次过渡到 45°、60°、90°。如已能坐位 30 min，则可进行从床边坐起训练。

（2）从卧位到床边坐起训练：从患侧坐起时，仰卧位，患者将患腿置于床边外，使膝关节屈曲，开始时需护士促进这一动作，或用健腿把患腿抬到床边，然后健侧上肢向前过身体，同时旋转躯干，健手在患侧推床以支撑上身，并摆动健腿到床外，帮助完成床边坐位。若患者需要更多的帮助，护士可将其上肢环绕患者的头和患肩，通过身体扶持患者坐直。从健侧坐起时，先向健侧翻身，健侧上肢屈曲缩到体下，双腿远端垂于床边，头向患侧（上方）侧屈，健侧上肢支撑慢慢坐起。患者由床边坐位躺下，运动程序与上述相反。

（五）日常生活活动能力的康复护理

早期即可开始，通过持之以恒的日常生活活动训练，争取能自理生活，从而提高患者的生活质量。训练内容包括进食方法、个人卫生、穿脱衣裤鞋袜、床椅转移、洗澡等。为完成日常生活活动能力训练，可选用一些适用的装置，如便于进食的特殊器血、改装的牙刷、各种形式的器皿以及便于穿脱的衣服等。

（六）言语功能障碍的康复护理

护理具体内容同第一节“言语功能障碍的康复护理”，见 P444 ~ P445。

（七）吞咽功能障碍的康复护理

昏迷患者病初 1～2 天禁食，待病情稳定后进行鼻饲。大多数患者仅在初期需要鼻饲，严重的吞咽困难者需要终身鼻饲或其他方法替代进食。早期进行吞咽训练，可改善吞咽困难，预防因吞咽障碍导致的误吸、营养不良等并发症。

（八）饮食护理

给予清淡易消化、含丰富维生素和蛋白质的饮食，多食蔬菜水果。避免辛辣等刺激性强的食物，戒烟酒。

（九）安全护理

对有精神症状的患者，应注意保持周围环境的安全，对烦躁不安等不合作的患者，床应加护栏，防止跌床，必要时遵医嘱予以镇静。有记忆力、定向力障碍的老年患者，外出时应有人陪护，注意防止患者走失或其他意外发生。

（十）心理和情感障碍的康复护理

患者会出现不同程度的心理和情感障碍，康复护理包括以下几个方面。

(1) 建立良好的护患关系，促进有效沟通良好的护患关系是沟通的精髓与切入点。应关心、尊重患者，鼓励其表达自己的感受，耐心倾听、解答患者提出的问题，解除患者的思想顾虑。

(2) 心理疏导，帮助患者从认识上进行重新调整，消除诱因，建立正常的情绪反应模式；鼓励患者通过各种方式倾诉内心痛苦体验，促进患者建立主动认知模式；安慰、激励患者，给予积极暗示，指导其从正面、有利的方面看待现实，增强心理应激能力。

四、康复护理指导

(1) 预防再出血告知，患者情绪稳定对疾病恢复和减少复发有重要意义，使患者了解，并能遵医嘱绝对卧床并积极配合治疗和护理。指导家属关心、体贴患者，在精神和物质上对患者给予支持，减轻患者的焦虑、恐惧等不良心理反应。告知患者和家属再出血的表现，发现异常，及时就诊。女性患者 1～2 年内避免妊娠和分娩。

(2) 疾病知识指导，向患者和家属介绍疾病的病因、诱因、临床表现、应进行的相关检查、病程和预后、防治原则和自我护理的方法。SAH 患者一般在首次出血后 3 天内或 3～4 周后进行 DSA 检查，以避开脑血管痉挛和再出血的高峰期。应告知数字减影血管造影的相关知识，使患者和家属了解进行 DSA 检查以明确和祛除病因的重要性，积极配合。

(3) 介绍有关的疾病知识，如卧床的重要性、防止颅内压增高的因素，与疾病预后息息相关。减少探视等各种不良刺激，保持情绪稳定，有文献报道，当患者情绪激动或紧张时，动脉压力可增高，易在血管薄弱处发生破裂引起再出血。教会家人能认识症状，尽早处理。

第七节 基底节区出血

一、康复护理原则

个性化方案、长期康复、全面康复、家属参与。及时排除颅内血肿，控制脑水肿，降低颅内压，防止一切可能发生的并发症。

二、康复护理目标

（1）合理用药，改善脑组织灌注。

（2）患者掌握移动躯体的正确方法，在帮助下可进行活动。

（3）患者语言功能恢复或能采取各种沟通方式表达自己的需要。

（4）患者卧床期间感到清洁舒适，生活需要得到满足。

（5）患者皮肤完好，未发生压疮。

（6）患者能进行自理活动，如梳头、洗脸、如厕、穿衣等。

（7）患者有适当的社会交流，有应对焦虑的有效措施，情绪稳定。

（8）患者或家属了解疾病、药物及护理等相关知识。

三、康复护理措施

（一）急性期康复护理及并发症预防策略

患者急性期由于病情不稳定，除维持患者生命体征平稳和急危重症的临床护理外，早期康复护理干预是预防和降低突发事件和并发症发生的有力保障。

1. 昏迷

重型颅脑外伤患者长期昏迷发生率为0.52% ~7.33%，主要与损伤严重程度、年龄、手术时机、是否早期启动康复治疗、颅内血肿、脑干反射消失、缺氧、低血压、颅内压增高或脑灌注压下降等因素有关。早期康复护理促醒措施介入能有效改善昏迷患者结局。

（1）入院24 h内对患者的意识障碍程度进行康复护理评定。应用格拉斯哥昏迷指数、格拉斯哥预后分级；电生理学评定，推荐脑电图；影像学评定，可用正电子发射型计算机断层现象（PET）和功能性磁共振（fMRI）。

（2）促醒治疗：87.5%的昏迷患者经过1个月科学诊疗联合早期促醒治疗后能有效促进苏醒。①听觉刺激：进行各项护理操作时将患者视为正常人，呼唤患者姓名并以鼓励、询问的语言进行交流；播放患者熟悉和喜爱的音乐、广播节目。②触觉刺激：对患者的四肢和躯干进行拍打、按摩；家属探视时按照头部、胸部、手臂、腹部、腿部的顺序依次进行亲情抚触。③运动刺激：做好体位管理，每2 h为患者进行翻身拍背，病情稳定时推荐维持坐姿，在康复治疗师的指导下进行肢体功能训练。

（3）根据营养师的建议改变摄入食物和液体的性状及总量，满足营养需求。

（4）病情不平稳、日输液量＞800 mL时可留置导尿，但应尽早拔除尿管，有条件时尽早介入神经源性膀胱管理。

（5）每日早餐后30 min进行腹部按摩，根据营养师建议调整饮食结构中的膳食纤维量，注意保护肛周皮肤。

（6）病情允许情况下抬高床头30°，在康复治疗师或康复护士的指导下进行肢体的被动运动，预防压力性损伤、深静脉血栓、肺部感染、肌肉萎缩等长期卧床引起的并发症。早日离床。

2. 肺部感染

肺部感染是颅脑外伤患者发生医院感染的最常见类型，主要与意识障碍和呼吸功能障碍并存造成的自主咳嗽、排痰功能差和气道内分泌物排出不畅有关，肺部感染的发生严重影响患者的肺通气和换气功能，甚至成为致死因素。

制订以目标为导向的个体化肺部康复护理方案能有效预防肺部感染。

（1）入院 24 h 内对患者的呼吸功能进行康复护理评定，包括呼吸频率、血氧饱和度、咳嗽、咳痰、人工气道、吞咽功能等。

（2）正确的体位管理：病情平稳状态下维持 30° 以上半卧位是预防肺部感染简单有效的措施。

（3）规范气道管理：当患者 $SpO_2 < 95\%$、心率变化率达到基础心率的 7.75%、呼吸频率增加 17.65%、气道内可见分泌物、肺部听诊呼吸音加粗时进行吸痰。气管切开者，进行气管切开护理。

（4）有效咳嗽训练：是预防肺部感染最有效的方式。刺激被动咳嗽，鼓励自主咳嗽。

（5）吞咽功能评定，尽早展开吞咽功能训练。

3. 泌尿系统感染

颅脑外伤患者泌尿系统感染占 8.9%。常见诱发因素包括膀胱排空不完全、留置尿管、间歇导尿操作不规范、饮水量不足等。规范的膀胱管理能有效预防泌尿系统感染。留置尿管是造成泌尿系统感染的最常见原因之一，应尽早拔除尿管，行尿流动力学检查和残余尿量监测，采用无菌间歇导尿。

4. 压力性损伤

颅脑外伤患者是压力性损伤的高危人群，与长期处于昏迷和肢体障碍状态制动有关，常见风险因素包括灌注及氧合不足、营养状态较差、皮肤湿度增加、感觉障碍等。大部分的压力性损伤是可以预防的，压力性损伤风险评定是降低压力性损伤发生的关键。

5. 关节挛缩和肌肉萎缩

关节挛缩和肌肉萎缩是颅脑外伤患者长期卧床制动导致的废用综合征，最终遗留运动功能障碍，严重影响患者的生活质量。个体化的早期康复护理介入能有效改善患者的运动功能。

（1）入院后 24 h 内评定患者的关节活动度、肌力、肌张力等状态。

（2）早期正确抗痉挛体位摆放。避免和减少加重痉挛的不当处理和刺激。

（3）对每个关节行重复被动运动，依据患者病情逐渐增加主动参与成分。

（5）推荐在康复治疗师指导下使用标准的强制性运动疗法。

（6）早期功能锻炼时配合使用各种固定性肢体矫形器，可预防由于肌力不平衡引起的屈指、拇指内收等畸形。

（7）在营养师的指导下制订个体化营养治疗计划。

6. 深静脉血栓形成

重症患者深静脉血栓形成发生率高达 19% ~ 42%，颅脑外伤患者因存在手术、严重创伤、休克、长期卧床、肢体功能障碍等危险因素，是深静脉血栓形成的危人群，血栓脱落继发肺栓塞是导致重症患者病情恶化甚至死亡的一个重要原因。大部分的深静脉血栓是可以预防的。

7. 营养失调

颅脑外伤患者常存在意识障碍、吞咽功能障碍、急性应激反应、激素分泌及内脏功能失衡等代谢紊乱，如果不及时进行营养管理，患者可因营养不良导致免疫功能下降、感染、脏器功能障碍甚至死亡。制订个体化的营养康复护理方案是维持患者营养均衡的关键环节。入院 24 h 内参考营养风险筛查表 2002（NR2002）并结合患者的临床指标、疾病状态、胃肠道功能和误吸风险等进行综合营养评定和过程动态评价，制订个体化营养处方。

（二）恢复期功能障碍康复护理措施

进入恢复期后，主要是促进患者功能的改善，发挥患者的最大主观能动性，积极参与训练，使其最大限度康复，增强患者独立性，维持自尊感，提高生活质量，尽快回归社会和家庭。

1. 精神障碍

精神障碍是颅脑外伤最严重的并发症之一，若早期得不到积极有效的治疗，可能转变为长期或终身损害。早期康复护理介入能有效改善患者精神状态，提高生活质量。

（1）入院 24 h 内对患者进行康复护理评定，包括认知功能、情绪、家庭支持等。

（2）确保安全是精神障碍康复护理的首要原则。保持地面平整、干燥，光线明亮，使用病床防护栏，热水瓶专柜放置，室内禁止摆放刀、剪等锐器。

（3）合理用药是精神障碍患者的主要治疗方式，结合患者的年龄、性别、健康状态等每日动态评定药物的作用与药物不良反应。

（4）以鼓励、暗示、诱导的方式协助或督促患者自我照顾，如进食、如厕和料理个人卫生等。采用愉快因子刺激疗法改善患者负性情绪，避免激发精神症状的各种因素。

（5）颅脑损伤越重，精神障碍症状持续时间越长，重视与患者及家属的沟通，将患者病情、预后、约束带使用、跌倒和伤人等情况及时与家属沟通，取得理解与配合。

（6）午睡、夜间、饭前、交接班前后加强防范，以防走失、坠楼、自杀等意外发生。

（7）病情稳定时鼓励患者在家属陪同下下床活动，主动参与社会交往。

2. 认知障碍

70% ~ 80%的颅脑外伤患者存在认知功能障碍，认知功能障碍是造成患者后期生活无法自理、走失、受伤等的主要原因。康复团队应尽早对患者进行认知康复训练，对改善患者认知功能十分重要。

（1）入院 24 h 内使用简易智能状态检查表和蒙特利尔认知评定表对患者进行全面的认知功能评定。

（2）从简单发音开始，有意识地与患者进行字、词的认识表述及简单对话训练，根据训练结果逐渐加大难度。

（3）在家属的参与下，对患者进行空间、时间、季节、物品、环境等认知强化辨认。

（4）指导患者回忆往事，循序渐进地加大重要事件及亲友同事等的认知范围，适时给予提示、纠正、赏识及肯定。

（5）根据患者病情，进行亲人关系、自然现象、空间概念、数字分类、是非辨别及自我认知等训练。

(6) 训练患者对事物的异同、范围限度、人际亲疏以及言行判断与扩展等的感知能力，视伤情给予同步强化。

(7) 播放患者熟悉喜爱的歌曲，指导家属对患者肢体进行不定时接触安抚。

3. 言语交流障碍

25%的颅脑外伤患者出现不同程度的言语交流障碍，伤后无法交流或交流不畅给患者心理造成很大的创伤，早期康复护理干预有助于敢天程度地恢复交流能力，同时防止习得性废用或不适当的代偿行为。

(1) 治疗前对患者进行标准的失语症筛查和交流能力检查，判断患者是否存在失语症交流障碍，如有，需评估其类型及程度。

(2) 为患者营造一个合适的语言环境，安静整洁，训练时限制无关人员进出，减少患者下必要的紧张，安排无言语障碍病友同室，增加交流机会。

(3) 缩唇呼吸有利于控制发音和音量，推荐在饭前或饭后 1 h 进行。

(4) 在言语治疗师的指导下进行个体化言语康复训练，指导患者做唇舌训练、发音训练、听理解训练、口语表达训练及书写训练等，对于言语障碍较重的患者辅以肢体语言、交流板等代偿方式。

(5) 当患者拒绝交流、出现暴躁、焦虑情绪时，给予心理疏导，同时对患者的微小进步行鼓励、表扬，帮助患者重拾对治疗和生活的信心，必要时转介给心理治疗师。

(6) 指导患者在日常生活活动中学习和运用各种交流技术是言语训练的主要方面。指导家属帮助患者在日常生活中学习语言，将每天日常生活中经常出现的动作告诉患者，并帮其学习、复述对应的词语，如吃饭、饮水等。

4. 吞咽障碍

颅脑外伤患者吞咽障碍发生率为 30% ~ 73%，患者常因进食困难而引起水、电解质及营养物质摄入不足，吞咽功能受损是导致颅脑创伤患者发生呛咳、肺部感染、窒息甚至死亡的主要原因。尽早进行吞咽障碍筛查和正确的饮食技巧指导，改善患者吞咽功能，满足患者营养需求。

5. 运动感觉障碍

颅脑外伤患者常遗留躯体运动障碍和偏身感觉障碍，严重影响患者躯体的协调、平衡及运动功能，感觉的丧失和迟钝还易造成烫伤、创伤和感染等系列不安全事件。早期康复护理介入有利于改善患者的运动感觉功能。

(1) 入院 24 h 内对患者的肌力、肌张力、关节活动度以及全面的感觉功能进行评定。

(2) 早期抗痉挛体位摆放：仰卧位易引起紧张式颈反射和迷路反射，维持时间＜ 1 h；患侧卧位可促进本体感觉输入，减轻患侧躯体痉挛，以 60° ~ 80°倾斜为佳，维持时间＜ 2 h；健侧卧位有利于患侧血液循环，维持时间＜ 2 h；半卧位易引起紧张性颈反射，颅脑外伤后偏瘫患者不建议采取半卧位，提倡早期由卧位向坐位过渡。

(3) 使用棉签、冷热毛巾交替擦敷或实物触摸筛选等方法训练触觉、温度觉等浅感觉功能，通过肢体轻拍、叩打、触摸、冰敷刺激等方法进行深感觉障碍的感觉运动训练。

(4) 指导患者按由上到下、由近到远、左右两侧的顺序做上肢、下肢各关节被动运动，辅以挤压和负重训练。生命体征平稳后，可循序渐进进行床上主动运动，包括 Bobath 握手动作、桥式运动等。

（5）当患肢肌力达到Ⅲ～Ⅳ级，坐位能持续 30 min 时缓慢进行躯干俯仰、侧屈运动，配合上肢以锻炼坐位的平衡功能。当下肢肌力达Ⅴ级以上方可训练行走，初始步行可在平行杠内进行迈步训练，再过渡到辅助下行走、扶拐行走，直至独立行走。

（6）日常生活与训练中要注意防烫伤 / 灼伤、冻伤，防刮擦伤、碰伤、拉伤或扭伤或骨折等。

6. 神经源性膀胱

神经源性膀胱是颅脑外伤后常见的并发症，发生率高达 36%，进行规范的早期叛逆观光管理能有效改善患者的排尿和储尿功能，促进膀胱功能恢复。

（1）入院 24 h 内通过询问病史、症状评定、体格检查、实验室检查及专科评定对患者进行康复护理评定。

（2）早期处理以留置导尿为主，包括经尿道留置尿管和耻骨上膀胱造瘘，以预防膀胱过度储尿和感染。病情稳定后尽早拔除尿管，开展膀胱训练、间隙导尿。

四、康复护理指导

康复护理指导内容同第三节“康复护理指导”，见 P454。

第十七章

周围神经损伤护理

第一节　臂丛神经损伤

臂丛神经损伤并不少见，临床上根据受伤部位的高低可分为三类：上臂型、前臂型、全臂型。康复治疗时应根据损伤类型而采用适当的方法。

（1）上臂型：损伤采用外展支架保护患肢，同时按摩患肢各肌群、被动活动患肢各关节，也可选用温热疗法、电疗法。在受累肌肉出现主动收缩时，应根据肌力选择助力运动、主动运动及抗阻运动，必要时可用手术治疗。

（2）前臂型：损伤使用支具使腕关节保持在功能位，协助患侧腕关节及掌指、指间关节做被动运动。

（3）全臂型：损伤协助做患肢各关节的被动运动，如患肢功能不能恢复，应训练健肢的代偿功能。

一、康复护理原则

损伤早期的康复主要是去除病因，消除炎症和水肿，减少对神经的损伤，预防挛缩、畸形的发生，为神经再生打好基础。恢复期，重点在于促进神经再生、保持肌肉质量、增强肌力、促进感觉功能恢复。

二、康复护理目标

康复目标是在康复护理的基础上，针对不同患者及不同损伤程度制订个体化的可实现的标准。

（1）短期目标：主要是及早消除炎症、水肿，促进神经再生，防止机体发生挛缩畸形。

（2）长期目标：使患者最大限度地恢复原有的功能，恢复正常的日常生活和社会活动，重返工作岗位或从事力所能及的工作，提高患者的生活质量。

三、康复护理措施

（一）早期康复护理措施

（1）保持良肢位：应用矫形器、石膏托等，将受损肢体的关节保持功能位。如垂腕时，将腕关节固定于背伸 20°～30°，垂足时将踝关节固定于 90°。

(2) 受损肢体的主动、被动运动：由于肿胀疼痛等原因，周围神经损伤后常出现关节的挛缩和畸形，受损肢体各关节早期应做全方位的被动运动，每天至少 1 ~ 2 次，每次各方向 3 ~ 5 次，保证受损各关节的活动范围。若受损部位较轻，需进行主动运动。

(3) 受损肢体肿痛的护理：抬高患肢，弹力绷带压迫，患肢做轻柔的向心按摩与被动运动，应用热敷、温水浴、红外线等方法也可改善局部血液循环，减轻组织水肿和疼痛。

(4) 受损部位的保护：因病损神经所分布的皮肤、关节的感觉丧失，无力对抗外力，易继发外伤。一旦发生创伤，由于创口常有营养障碍，治疗较难。因此，对受损部位应加强保护，如戴手套、穿袜子等。若出现外伤，可选择适当的物理方法，如应用紫外线、超短波、微波等温热疗法，但需慎重，避免造成感觉丧失部位的烫伤。

(二) 恢复期康复护理措施

急性期 5 ~ 10 天，炎症水肿消退后，进入恢复期。早期的治疗护理措施仍可使用，此期的重点是促进组织再生，保持肌肉质量，增加肌力，促进运动、感觉功能的恢复。

(1) 神经肌肉电刺激疗法（NES）：电刺激虽不能防止肌肉萎缩，但可延迟病变肌萎缩的发展。值得注意的是：电刺激只是在肌肉仍有恢复神经支配的可能时才真正有用。电流引起收缩时，患者应同时尽力主动收缩该肌，这样功能恢复会更好。应注意治疗局部皮肤的观察和护理，防止感染和烫伤。

(2) 肌力训练：肌力的训练包括增强最大肌力和增强肌肉的持久力，增强最大肌力宜采用等长运动法，而增强肌肉持久力宜采用等张运动法。受损肌肉肌力在 0 ~ 1 级时，进行助力运动，应注意循序渐进；受损肌肉肌力在 2 ~ 3 级时，可进行范围较大的助力运动、主动运动及器械性运动，但运动量不宜过大，以免肌肉疲劳。随着肌力逐渐增强，助力逐渐减小；受损肌肉肌力在 3 ~ 4 级时，可进行抗阻练习，以争取肌力的最大恢复，同时进行速度、耐力、灵敏度、协调性和平衡性的专门训练。

(3) 作业疗法：根据功能障碍的部位与程度、肌力与耐力情况，进行相关的作业治疗。如上肢周围神经病损者可进行编织、打字、泥塑等操作；下肢周围神经病损者可进行踏自行车、缝纫机等操作。由于无论选用哪种作业方法都会有某些抗阻力的作用，因此尽量应用在健康情况下需两侧肢体参加的作业内容为好。随着肌力的恢复，逐渐增加患肢的操作。

(4) ADL 训练：在进行肌力训练时，应注意结合日常生活活动的训练，如练习洗脸、梳头、穿衣、踏自行车等，以增强身体的灵活性和耐力，从而达到生活自理，提高生存质量的目的。

(5) 感染功能训练：周围神经病损后，出现的感觉障碍主要有局部麻木感、灼痛，感觉敏感，感觉缺失等。

1) 局部麻木感、灼痛：有非手术疗法和手术疗法。前者包括药物（镇静、镇痛药和维生素）治疗、交感神经封闭（上肢作星状神经节、下肢作腰交感神经节封闭）、物理疗法(TENS、干扰电疗法、超声波疗法、磁疗、激光照射、直流电药物离子导入疗法、电针灸等)。对非手术疗法不能缓解者，可以选择手术治疗，而对保守治疗无效和手术失败者，可采用脊髓电刺激疗法。

2) 感觉敏感：采用脱敏疗法。皮肤感觉敏感是神经再生的常见现象。感觉敏感的脱敏治疗包括两方面：一是教育患者使用敏感区。告诉患者如果不能使用敏感区，其他功能训练就无法进行，这种敏感是神经再生过程的必然现象和过程。二是在敏感区逐渐增加刺激，具体方法如下：①旋涡浴：开始用慢速，逐渐再加快，15～30 min。②按摩：先在皮肤上涂按摩油，做环形按摩。若有肿胀，可由远端向近端进行按摩。③用各种不同质地不同材料的物品刺激，如毛巾、毛毯、毛刷、沙子、米粒、小玻璃珠等。④振动方法。⑤叩击方法，如用叩诊锤、铅笔橡皮头叩击敏感区以增加耐受力。

3）感觉丧失：在促进神经再生的治疗基础上，采用感觉重建方法治疗。用不同物体放在患者手中而不靠视力帮助，进行感觉训练。开始让患者识别不同形状、大小的木块，然后用不同织物来识别和练习，最后用一些常用的家庭器皿，如肥皂、钥匙、别针、汤匙、铅笔等来练习。

（6）心理护理：周围神经病损患者，往往伴有心理问题，担心病损后的经济负担，担心疾病不能恢复，以及由此而发生的家庭和社会生活问题。护士可通过宣教、咨询、示范等方式来消除或减轻患者的心理障碍，使其发挥主观能动性，积极地进行康复治疗。也可通过作业治疗来改善患者的心理状态，如治疗性游戏等。

四、康复护理指导

患者的再教育包括以下方面：

（1）首先必须让患者认识到靠医生和治疗师，不能使受伤的肢体功能完全恢复，患者应积极主动地参与治疗。

（2）早期在病情允许下，进行肢体活动，以预防水肿、挛缩等并发症。

（3）周围神经病损患者常有感觉丧失，因此失去了对疼痛的保护机制，无感觉区容易被灼伤或撞伤，导致伤口愈合困难。

（4）必须教育患者不要用无感觉的部位去接触危险的物体，如运转中的机器、搬运重物。

（5）烧饭、吸烟时易被烫伤。

（6）有感觉缺失的手要戴手套保护。

（7）无感觉区易发生压迫溃疡，夹板或石膏固定时应注意皮肤是否发红或破损，若出现石膏、夹板的松脱、碎裂，应立即就诊。

五、恢复期训练指导原则

（1）在运动功能恢复期，不使用代偿性训练，运动功能无法恢复时，再应用代偿功能，注意不能造成肢体畸形。

（2）伴有感觉障碍时要防止皮肤损害，禁忌做过伸性运动。

（3）如果挛缩的肌肉和短缩的韧带有固定关节的作用时，以保持原状。

（4）作业训练应适度，不可过分疲劳。

六、日常生活的康复指导内容

①指导患者学会日常生活活动自理，肢体功能障碍较重者，应指导患者改变生活方式，如单手穿衣、进食等。②注意保护患肢，接触热水壶、热锅时，应戴手套，防止烫伤。③外

出或日常活动时，应避免与他人碰撞肢体，必要时佩带支具保护患肢功能位。④指导并鼓励患者在工作、生活中尽可能多用患肢，将康复训练贯穿于日常生活中，促进能早日恢复。

第二节　坐骨神经损伤

一、康复护理原则

同第一节“康复护理原则”，见 P466。

二、康复护理目标

同第一节“康复护理目标”，见 P466。

三、康复护理措施

1. 受损肢体的主动、被动运动

由于肿胀疼痛等原因，坐骨神经损伤后常出现下肢肌肉的挛缩和关节畸形，受损肢体各关节早期应做全方位的被动运动，每天 1 ~ 2 次，每次各方向 3 ~ 5 次，保证受损各关节的活动范围。若受损范围较轻，需进行主动运动。

2. 受损肢体肿痛的护理

抬高患肢，弹力绷带压迫，患肢做轻柔的向心按摩与被动运动，应用热敷、温水浴、红外线等方法也可改善局部血液循环，减轻组织水肿和疼痛。

3. 受损部位的保护

坐骨神经损伤可能出现小腿外侧及足部感觉丧失，足底负重区皮肤因无感觉，常易导致损伤及溃疡，且易感染。

4. 指导 ADL 训练

在进行肌力训练时，结合日常生活活动训练，练习踏自行车、踢球动作等。训练应逐渐增加强度和时间，以增强身体的灵活性和耐力。

5. 肌力练习

为延缓失神经支配的肌肉萎缩，使肌肉保持一定的肌容积，避免肌肉萎缩而纤维化，应早期行肌力练习。根据神经损伤程度，可选择肌肉电刺激、肌电生物反馈、助力运动、抗阻运动等。肌力 3 级以下时，采用辅助主动运动；肌力 3 级或以上时，进行抗阻练习，不断强化，争取最大程度的恢复。对于下肢的其他肌肉，如臀肌、髂腰肌、股四头肌、胫骨前肌、小腿三头肌也应行等长或等张肌力练习，为步态及平衡训练做准备。

6. 关节活动度训练

高位坐骨神经损伤导致屈膝受限，为防止关节囊及其周围韧带挛缩，应早期行膝关节的被动关节活动练习，待肌力有所恢复后可行主动关节活动练习（仰卧位垂腿练习、俯卧位勾腿练习）。

7. 步态训练

腘绳肌在步行周期中起作用的时间为摆动相中期及首次触地至承重反应结束。应在步态周期的相应时间内加强腘绳肌肌力的训练。

8. 感觉功能训练

坐骨神经损伤后出现的感觉障碍主要有局部麻木感、灼痛，感觉敏感，感觉缺失等。

(1) 局部麻木感、灼痛：有非手术疗法和手术治疗。前者包括药物（镇静、镇痛剂，维生素）、腰交感神经节封闭、物理疗法（超声波疗法、激光照射、直流电药物离子导入疗法、电针灸等）。对非手术疗法不能缓解者，可以选择手术治疗，而对保守治疗无效和手术失败者，可采用脊髓电刺激疗法。

(2) 感觉敏感：采用脱敏疗法。皮肤感觉敏感是神经再生的常见现象。感觉敏感的脱敏治疗包括两方面：一是教育患者使用敏感区。告诉患者如果不使用敏感区，其他功能训练就无法进行，这种敏感是神经再生过程的必然现象和过程。二是在敏感区逐渐增加刺激，具体方法如下。①旋涡浴：开始用慢速，逐渐再加快，15 ~ 30 min。②按摩：先在皮肤上涂按摩油，做环形按摩。若有肿胀，可由远端向近端进行按摩。③用各种不同质地不同材料的物品刺激，如毛巾、毛毯、毛刷、沙子、米粒、小玻璃珠等。④振动方法。⑤叩击方法，如用叩诊锤、铅笔橡皮头叩击敏感区以增加耐受力。

(3) 感觉丧失：在促进神经再生的治疗基础上，采用感觉重建方法治疗。用不同物体放在患者手中而不靠视力帮助，进行感觉训练。开始让患者识别不同形状、大小的木块，然后用不同织物来识别和练习，最后用一些常用的家庭器皿，如肥皂、钥匙、别针、汤匙、铅笔等来练习。

9. 心理康复护理

坐骨神经病损患者，往往伴有急躁、焦虑、抑郁、躁狂等心理问题，担心病损后不能恢复、就诊的经济负担、病损产生的家庭和工作等方面的问题。可采用医学教育、心理咨询、集体治疗、其他患者示范等方式来消除或减轻患者的心理障碍，使其发挥主观能动性，积极地进行康复治疗。

四、康复护理指导

同第一节“康复护理指导”，见 P468。

第三节　股神经损伤

一、康复护理原则

同第一节“康复护理原则”，见 P466。

二、康复护理目标

(1) 短期目标：主要是及早消除炎症、水肿，促进神经再生，减少并发症、预防伤肢肌肉和关节的挛缩、畸形。

(2) 长期目标：使患者最大限度地恢复原有功能，恢复肌力，增加关节活动度，促进感觉功能的恢复，对于不能完全恢复的肢体，使用支具，促进代偿，最大限度恢复其生活能力。

三、康复护理措施

（一）受损肢体的主动、被动运动

由于肿胀疼痛等原因，股神经损伤后常出现下肢肌肉的挛缩和关节畸形，受损肢体各关节早期应做全方位的被动运动，每天至少一两次，每次各方向 3~5 次，保证受损各关节的活动范围。若受损范围较轻，需进行主动运动。

（二）受损肢体肿痛的护理

抬高患肢，弹力绷带压迫，患肢做轻柔的向心按摩与被动运动，应用热敷、温水浴、红外线等方法也可改善局部血液循环，减轻组织水肿和疼痛。

（三）受损部位的保护

高位股神经损伤时，感觉自主区很小，大腿区仅在髌骨内上方有一小块麻木区。隐神经支配区小腿内侧感觉障碍。若为股神经受压，则出现大腿前侧和小腿内侧皮肤感觉区疼痛。低位股神经损伤时，股前和小腿内侧皮肤感觉消失。

（四）指导 ADL 训练

在进行肌力训练时，结合日常生活活动训练，练习踏自行车、踢球动作等。训练应逐渐增加强度和时间，以增强身体的灵活性和耐力。

（五）肌力练习

为延缓失神经支配的肌肉萎缩，使肌肉保持一定的肌容积，避免肌肉萎缩而纤维化，应早期行肌力练习。根据损伤后髂腰肌及股四头肌肌力下降的程度，可选择肌肉电刺激、肌电生物反馈、助力运动、抗阻运动等。对于下肢的其他肌肉，如臀肌、腘绳肌、胫骨前肌、小腿三头肌也应行等长或等张肌力练习，为步态及平衡训练做准备。

（六）关节活动度训练

股神经损伤导致伸膝及屈髋受限，为防止关节囊及其周围韧带挛缩，应早期行髋、膝关节的被动关节活动练习，待肌力有所恢复后可行主动关节活动练习，如仰卧屈髋、立位前踢腿练习。

（七）步态训练

髂腰肌、股四头肌为步行周期中的关键肌肉；髂腰肌力降低造成肢体行进缺乏动力，患侧步长明显缩短。股四头肌无力支撑使膝关节处于过伸位，导致躯干前屈，长期处于此状态将极大地增加膝关节韧带和关节囊的负荷，导致损伤和疼痛。针对屈髋肌无力步态及股四头肌无力步态应分别进行步态训练。

（八）感觉功能训练

1. 局部麻木感、灼痛

有非手术疗法和手术治疗。前者包括应用药物（镇静、镇痛剂，维生素）、腰交感神经节封闭、物理疗法（超声波疗法、激光照射、直流电药物离子导入疗法、电针灸等）。对非手术疗法不能缓解者，可以选择手术治疗，而对保守治疗无效和手术失败者，可采用脊髓电刺激疗法。

2. 感觉敏感

采用脱敏疗法。皮肤感觉敏感是神经再生的常见现象。感觉敏感的脱敏治疗包括两方面：一是教育患者使用敏感区。告诉患者如果不使用敏感区，其他功能训练就无法进行，这种敏感是神经再生过程的必然现象和过程。二是在敏感区逐渐增加刺激，具体方法如下。①旋涡浴：开始用慢速，逐渐再加快，15 ~ 30 min。②按摩：先在皮肤上涂按摩油，做环形按摩。若有肿胀，可由远端向近端进行按摩。③用各种不同质地不同材料的物品刺激，如毛巾、毛毯、毛刷、沙子、米粒、小玻璃珠等。④振动方法。⑤叩击方法，如用叩诊锤、铅笔橡皮头叩击敏感区以增加耐受力。

3. 感觉丧失

在促进神经再生的治疗基础上，采用感觉重建方法治疗。用不同物体放在患者手中而不靠视力帮助，进行感觉训练。开始让患者识别不同形状、大小的木块，然后用不同织物来识别和练习，最后用一些常用的家庭器皿，如肥皂、钥匙、别针、汤匙、铅笔等来练习。

（九）心理康复护理

股神经的损伤对患者的下肢产生巨大的影响，患肢功能的缺失使患者失去部分自理能力，对患者的心理造成了很大的影响，多数患者表现为肢体疼痛、麻木、僵硬，给患者增加了心理负担，使患者感到痛苦、焦虑。应为患者提供心理支持，耐心讲解神经损伤的最新治疗方法及神经恢复的特点，减轻患者焦虑，鼓励患者增强康复的信心，主动参与治疗。

四、康复护理指导

(1) 使患者和家属了解疾病的概况、病因、主要临床表现，以及各种功能障碍的状态和预后情况等。

(2) 向患者及家属介绍康复治疗措施，包括正确的肢体功能位置、如何保持关节活动度、主要的物理治疗以及感觉功能是如何促进和恢复的。

(3) 注意保护，防止伤害，股神经损伤后患肢感觉功能障碍区域极易被冻伤、烫伤、碰伤等再损伤，且不易愈合。因此应协助患者用温水擦洗患肢，注意保暖，避免日常活动过度，外出或日常生活活动时，应避免他人碰撞患肢，必要时佩戴支具使患肢保持功能位。

(4) 尽快适应生活，指导患者学会日常生活活动自理，患者肢体功能障碍较重者，应指导患者如何进行生活方式的改变、使用助行器等。

(5) 向患者及家属讲解健康饮食的重要性：要多吃含高蛋白、高热量、高维生素食物。同时注意原发性疾病如高血压、糖尿病的控制情况。

(6) 改善心理状态，指导患者减轻或解除因损伤带来的焦虑、忧虑、躁狂等。

(7) 出院指导：①继续康复训练，指导并鼓励患者在工作、生活活动中尽可能多用患肢，将康复训练贯穿于日常生活活动中，寻求更多的家庭及社会支持以促进患者的功能早日康复。②指导作业活动，鼓励患者积极地参与家务活动。